U0252968

疼痛疑难病例
和并发症处理

Challenging Cases and Complication Management in Pain Medicine

［德］梅格达莱纳·阿尼特斯库（Magdalena Anitescu）著

樊碧发　肖军　毛鹏　主译

清华大学出版社
北京

北京市版权局著作权合同登记号 图字：01-2021-4283

First published in English under the title
Challenging Cases and Complication Management in Pain Medicine
edited by Magdalena Anitescu, Honorio T. Benzon, Mark S. Wallace
Copyright ©Springer International Publishing Switzerland, 2018
This edition has been translated and published under licence from Springer Nature Switzerland A G .

本书封面贴有清华大学出版社防伪标签，无标签者不得销售。

版权所有，侵权必究。举报：010-62782989，beiqinquan@tup.tsinghua.edu.cn。

图书在版编目（CIP）数据

疼痛疑难病例和并发症处理 /（德）梅格达莱纳·阿尼特斯库著；樊碧发，肖军，毛鹏主译. —北京：
清华大学出版社，2021.9
书名原文：Challenging Cases and Complication Management in Pain Medicine
ISBN 978-7-302-59111-5

Ⅰ.①疼… Ⅱ.①梅… ②樊… ③肖… ④毛… Ⅲ.①疼痛－病案 Ⅳ.① R441.1

中国版本图书馆 CIP 数据核字（2021）第 182119 号

责任编辑：肖　军
封面设计：何凤霞
责任校对：李建庄
责任印制：丛怀宇

出版发行：清华大学出版社
　　　网　　址：http://www.tup.com.cn, http://www. wqbook. com
　　　地　　址：北京清华大学学研大厦A座　　　邮　　编：100084
　　　社 总 机：010-62770175　　　邮　　购：010-62786544
　　　投稿与读者服务：010-62776969, c-service@tup.tsinghua.edu.cn
　　　质量反馈：010-62772015, zhiliang@tup.tsinghua.edu.cn
印 装 者：小森印刷（北京）有限公司
经　　销：全国新华书店
开　　本：185mm×260mm　　　印　张：23.25　　　字　数：498千字
版　　次：2021年11月第1版　　　印　次：2021年11月第1次印刷
定　　价：198.00元

产品编号：086746–01

译者名单

主　译　樊碧发　肖　军　毛　鹏

译　者　（按姓氏笔画排序）

王泊宁　王晓越　王新星　毛　鹏

刘　星　刘春华　李　冉　李　晨

李怡帆　李春蕊　肖　军　张　毅

张媛婧　努尔比亚·阿布拉

赵浩成　胡慧敏　蒋雨徽　樊碧发

序

　　疼痛是不愉快的！疼痛是严重问题！疼痛引发痛苦！疼痛需要治疗！
这是我们作为疼痛医师的使命。

　　作为医师，我们很早就从医学院里了解到疾病对患者意味着什么。我
们知道，如果不治疗，疼痛会发展为持续性痛苦，即慢性疼痛状态。带着
紧迫感，我们治疗疼痛患者：努力治愈他们，努力安慰他们，但是我们如
何才能有信心去真正帮助他们呢？

　　作为一个有数千年历史的症状，疼痛是我们在诊室或医院中最常听到
的主诉之一。有些患者尽管进行了积极治疗，但还是发展为长期顽固性疼
痛。正如我们的治疗方法从古老的罂粟种子汁液发展为技术先进的工具，
我们对慢性病的理解也是如此。

　　但在某些情况下，尽管医学知识更加进步，病理生理更为透彻，并
且运用了现代的治疗手段，但有些患者的疼痛却开始了"不同寻常"的
历程。

　　无论是药物不良反应、介入手术并发症，还是罕见的解剖变异，我
们在开始从医后很快就学到：我们的患者是独一无二的。因此，临床实
践中遇到的各种情况意义重大。这也是临床经验非常重要，有时变得无
价的时候。

　　这也是为什么在地方性、区域性、全国性和国际性会议的走廊里，你
会发现疼痛医师与同行热烈讨论疑难病例，为什么很多会议上设有专门的
"专家讨论"环节。

　　分享专业知识以及正规的学习经验，确保您从发病率、患病率到复杂
的病理生理学、鉴别诊断和精心治疗，对一个主题获得真正、深入、全面
的了解。

　　这就是《疼痛疑难病例和并发症处理》的编写初衷。这是我们所有
人多年来与同行学术讨论的延伸。本书源自"美国区域麻醉与疼痛学会"
（American Society of Regional Anesthesia and Pain Medicine）秋季年会的
"专家讨论"栏目，是常见问题和罕见问题的回顾，旨在提高临床疼痛治
疗能力。最重要的是，它将有助于读者对自己未经历过的临床情况的理
解。本书也着力于通过每章的"讨论"内容，来拓展读者的医学知识。

　　在本书中，为了获得疼痛医师群体的知识和经验，各章节的作者包
含了学术单位和私人诊所的医师。每节都从描述一个临床场景开始，这

些临床情况都是基于真实病例而来。因此，全书代表了所有作者的集体临床经验。

在病例说明之后，讨论部分对主题进行了全面的回顾。这些回顾均基于最新的循证文献编写而成，为读者提供所述主题的最新参考。

本书的目的并不是要讨论疼痛治疗的所有话题，但采用了知名学者以及著名医师的学术专长。我们希望本书能够为初学者和经验丰富的医师，就日常疼痛实践中可能遇到的常见和不常见的问题，提供方便且广泛的参考。

最后，我们要强调持续学习的重要性。当我们完成培训后，我们的职业旅程才刚刚开始。虽然在住院医师和进修期间，我们确实学到了我们的专业基础，但只有在独立行医的最初几年，我们才真正开始成长，并且使用在培训期间学到的决策技能。

正如一位编辑的母亲，一位有成就的罗马尼亚眼科医师，曾经告诉她的那样：你可以比较容易地教会学员一项临床操作技能，但是识别并最优处理与该任务相关的并发症则需要终身学习。在某种程度上，我们可以说，学会如何真正治疗复杂疼痛患者，在我们结束正式进修培训时才刚刚开始。

希望我们的读者能够喜欢这本书，并能找到在临床实践，以及提高和获取医学知识方面的有用信息。我们也希望通过本书，医师能更好地识别和治疗疼痛介入治疗的并发症。

由于疼痛是不愉快的，并可能导致痛苦。因此，通过本书及其内容，我们的目的是帮助我们的同事为患者找到最佳的疼痛治疗方案和治愈方法，以及通过将并发症可能降到最低的治疗方法，帮助患者减轻疼痛和痛苦，获得更好的生活质量。

美国伊利诺伊州芝加哥   Magdalena Anitescu，M.D.，Ph.D.
美国加利福尼亚州拉霍亚   Mark S. Wallace，M.D.
美国伊利诺伊州芝加哥   Honorio T.Benzon，M.D.

目　录

第四部分　疼痛介入治疗：置入式药物输注系统

第五部分　疼痛介入治疗：脊髓刺激器

第六部分　疼痛介入治疗：椎体后凸成形术

第七部分　其他

第一部分
非介入性疼痛治疗

第一节　阿片类药物过量

1.1　病例

患者：男性，54岁，由救护车送至急诊室。患者反应迟钝，呼吸微弱，对刺激反应差。其妻诉患者今日嗜睡，但疼痛较前更严重，在其出现呼吸停止时，呼叫救护车来诊。患者既往有多次腰背部手术史，并遗留有慢性疼痛，且疼痛在过去几个月加重。患者服用包括阿片类药物在内的多种药物治疗疼痛，但具体名称或剂量不详。患者与家庭医师有联系，据家属说最近增加了阿片类药物的用量，但不确定。

检查：血压90/72 mmHg，心率105次/分钟，呼吸6次/分钟，氧饱和度为92%，体温38℃。强刺激能唤醒，但无法回答问题或遵从指令。体检：瞳孔等大等圆，对光反射存在。无外伤及针刺痕迹，皮肤无贴片。呼吸弱，腹软，未闻及肠鸣音。

急诊科医师给予吸氧，建立静脉通路，并抽血送检。初步诊断阿片类药物过量，给予纳洛酮0.4 mg，静脉注射。患者呼吸频次增加，氧饱和度提高，但仍神志不清。

医师从国家在线处方监测系统了解到，患者从一位医师处定期开具阿片类药物。最近一次是4天前，羟考酮缓释片每天服

用两次，剂量从20 mg增至40 mg。同时羟考酮/对乙酰氨基酚每天服用10/325 mg，与上月相同。2个月前还开出了阿普唑仑30片（0.5 mg）。

其妻诉患者依从性良好，无服用处方外药物现象。患者曾因抑郁经心理医师治疗，但其妻不认为其最近有过度的抑郁或焦虑。患者既往无药物过量或自杀史。

在应用纳洛酮15分钟后，患者氧饱和度又开始下降，再次给予纳洛酮0.4 mg后，氧饱和度快速改善，意识也变得清醒。

患者指尖血糖90 mg/dL，尿检羟考酮阳性，苯二氮䓬类和其他违禁药物阴性。

在接下来的4小时里，患者逐渐清醒，又用了3次纳洛酮。患者病情好转，鼻导管低流量吸氧2 L/min，氧饱和度能保持在正常范围内。患者不再需静脉注射纳洛酮，但仍需住院观察。

患者事后承认，由于疼痛剧烈，其在入院前的早上多服用了2个剂量的羟考酮缓释片和1片阿普唑仑。患者第2天早上出院，出院带2个剂量的纳洛酮和1个鼻喷雾适配器以备急用。患者及其妻子被告知如何识别药物过量的表现以及如何使用急救药物，并嘱其尽快至其家庭医师处就诊。

1.2 病例讨论

美国目前经历着一场阿片类药物依赖、滥用和过量的现象：涉及处方的阿片类药物和非法使用的海洛因。造成这种局面是阿片类药物处方泛滥所致。自1999年以来，美国阿片类药物过量的发生率翻了两番多，已成为现在意外死亡的主要原因。目前，接近一半的药物过量涉及阿片类药物。很多人推测目前的海洛因泛滥也是使用阿片类药物镇痛的患者增加所致，因为绝大多数新的海洛因依赖者报告说，其在滥用海洛因之前，是从滥用阿片类药物开始的。

1.3 临床表现

只要出现精神改变，尤其是处方或怀疑有获得阿片类药物可能的人，都应考虑药物过量的可能性。患者可出现昏迷、嗜睡、神志不清、疲倦、兴奋、激动和行为异常等症状（表1-1）。

表1-1 阿片类药物过量的临床表现

呼吸抑制（R<8次/分钟）
感觉改变（镇静）
肠鸣音消失
瞳孔缩小（不一定出现）
肌筋膜室综合征
横纹肌溶解
低温（如发生暴露）
误吸表现
心律失常（QTc间期延长）
癫痫发作（曲马多/他喷他多（tapenadol）/哌替啶/非药物芬太尼）

其他非阿片类药物使用/过量表现（多数用药过量有多个类别）
使用毒品表现（针刺痕迹、心内膜炎）
脉搏消失/肺水肿（终末期）

阿片类药物过量的主要表现是患者出现呼吸抑制，表现为呼吸频次低于8次/分钟且潮气量减少。如呼吸频次低于12次/分钟但无嗜睡，则强烈提示急性中毒可能。并伴有平滑肌麻痹，肠鸣音减少。瞳孔缩小是阿片类药物的常见副作用，由动眼神经支配，但阿片类药物过量时并不一定出现，不是所有的阿片类药物都会引起瞳孔收缩（如哌替啶），某些药物如拟交感神经药物或抗胆碱能药物可能会令瞳孔看起来正常甚至扩张。

其他症状和体征还包括：因暴露和延迟就医所致的体温低和低血糖，患者服用阿片类药物可延长QTc间期（美沙酮常见）出现心律失常。服用曲马多和他喷他多（tapentadol）因5-羟色胺能作用引发癫痫。2015年秋美国食品药品监督管理局发布警告：与芬太尼相关的癫痫发作和死亡的人数大幅增加。据称，这一现象是由于非法服用大剂量芬太尼所致，也与海洛因和/或可卡因混合服用有关。

如果患者经气管插管和机械通气后仍处于低氧状态，需排除肺水肿。发生肺水肿的主要原因是声门闭合时吸气引起的胸腔内压力降低所致。也有人认为，快速给纳洛酮可导致儿茶酚胺激增，引起后负荷显著增加，从而导致肺水肿。产生肺水肿的机制是压力增加导致间质水肿和肺泡充盈。但这一理论也遭到了一些人的质疑，他们认为肺水肿是在循环恢复后出现的，而肺已经因心脏停搏而受损。

导致呼吸困难的另一个常见原因是误吸。值得注意的是，任何中毒，特别是涉及多种药物时，都会发生误吸。

在呼吸和循环稳定后，体检还应包括所有肌肉群的触诊，以排除肌筋膜室综合征。此外，如果担心患者出于对刑事逮捕的恐惧，可能在其身上藏有阿片类药物，则应考虑直肠或阴道检查。还应检查身体是否存在药物贴片，如有应立即去除并用肥皂和冷水清洗皮肤。如果患者涉嫌利用身体藏毒走私，可考虑进行腹部 X 线检查。

1.4　实验室检查

此类患者必须检测血糖，因为低血糖与阿片类药物过量的症状相似，但低血糖可以迅速纠正。如果怀疑横纹肌溶解症和肌红蛋白尿时，可检测电解质、血清肌酸磷酸激酶和肌酸激酶。如有必要，还应检测对乙酰氨基酚水平。无临床考虑或不存在无法解释的阴离子间隙的情况下，无须进行水杨酸盐检测。

药物尿检筛查在初始复苏中的临床价值不大，不应因此延误纳洛酮的使用。尿检阳性的结果只表明患者在某段时间内服用了何种药物，可能并非病因。另外，治疗是基于阿片类这样一大类药物，而非只针对其中某种药物。

1.5　阿片类药物过量的治疗

恢复通气和氧合是当务之急。在使用解毒剂之前，应首先进行基本生命支持和复苏。如考虑药物过量，应尝试确定何种药物。确定药物的服用时间、方式及数量，将会在复苏过程中发挥重要作用。阿片类

药物的血浆半衰期从数小时到近 60 小时变化很大。由于基因差异和患者接触阿片类药物的时间不同，个体间的差异很大。对于可疑的处方过量，可通过查阅患者病历和查询国家处方监控系统来确定。由于服用药物效力的不确定性，以及其他掺假药物的潜在存在，治疗非法阿片类药物过量是一项不可预测的任务。

纳洛酮是羟吗啡酮的合成衍生物，可通过肠外途径、鼻内或气管内插管给予。它是一种竞争性拮抗剂，对 μ、δ 和 κ 受体上均具有亲和力，没有呼吸抑制或滥用的风险。纳洛酮的给药是经验性的。静脉注射给药时，其起效时间为 1~2 分钟，10 分钟内达峰，半衰期为 30~80 分钟。

推荐静脉注射常用的初始剂量是 0.04 mg，根据个体反应情况，每 2~5 分钟追加一次。如果鼻黏膜给药，每个鼻孔的给药量不应超过 1 mL，因为超过这个量鼻黏膜不会吸收。值得注意的是，给药剂量的确定应基于呼吸的恢复，而非镇静的逆转。因为，完全逆转会导致剧烈的阿片类药物戒断反应，并使患者处于不稳定状态。另外，如果患者服用阿片药物镇痛，若纳洛酮完全逆转将导致所治疗症状的复发。二氧化碳监测可以更准确地监测呼吸情况，并使纳洛酮的静脉滴注更为容易。

预防阿片类药物过量的另一种药物正在临床实践中迅速获得认可。Evzio 是一种包含两个一次性自动注射器的产品，每个注射器含纳洛酮 0.4 mg，通常与一个黑白训练器（trainer）一起使用（图 1-1）。

纳洛酮会引起儿茶酚胺的释放，导致急性戒断引发心动过速、高血压、腹部绞痛、呕吐、腹泻和躁动。这些症状对心血管疾病患者和阿片类药物依赖母亲所生的新生儿尤为危险。癫痫患者中必须谨慎使用纳洛酮，在疑似哌替啶诱发的癫痫发作

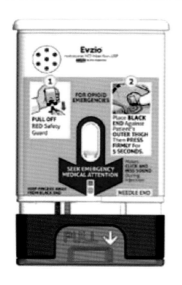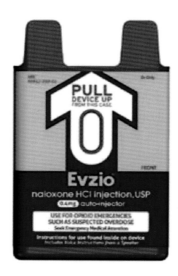

图1-1　Evzio是一种含有两个自动注射器的装置，每个注射器中装有纳洛酮0.4mg和一个黑白训练器。让长期和大剂量服用阿片类药物的患者使用，以预防可能发生的药物过量

中必须避免使用纳洛酮。

15 mg纳洛酮被认为是使用上限，但尚未确定最大剂量。没有脉搏并且呼吸暂停的患者可以接受更高的初始剂量。对阿片类药物依赖的患者也需要更高的剂量。最初治疗时的呼吸改善，尤其是未使用过阿片类药物的患者，通常是短暂的，这就需要纳洛酮的再给药。如果需要多次给药且患者出现复发，应考虑纳洛酮静脉滴注。纳洛酮静脉滴注的浓度和速率也取决于患者的呼吸频次。通常的用法是，开始时每小时给予纳洛酮初始剂量的2/3，然后在呼吸恢复时逐渐降低剂量。

纳洛酮的唯一副作用是诱导阿片类药物依赖患者产生戒断症状。如果在复苏过程中给予的剂量"超出"了逆转剂量并引发了戒断症状，不要试图通过给患者更多的阿片类药物来抵消这个错误。这是因为纳洛酮的半衰期通常要短得多，而给予更多的阿片类药物只会加剧呼吸抑制的问题。越慢、越有控制的给药总是越安全。这也是为什么建议降低纳洛酮初始剂量的部分原因。除了前面提到的危险之外，完全逆转还会导致患者变得非常激动和好斗。基

于患者和医护人员的安全考虑，这本身就可能是紧急情况。还有一些冒着很大的复发风险，仍违反医嘱离开医院的病例报告。

如果纳洛酮不能改变或改善临床症状，则应考虑其他情况或原因。类似阿片类药物过量的表现包括头部外伤、脑血管意外、电解质异常和败血症产生的症状。

可以考虑吸除胃内容物，但临床上效果有限，在罕见的难治性病例中，可考虑脑脊液灌洗，这在鞘内注射过量阿片类药物的患者中最常采用。对体温升高的患者，应注意患者是否通过静脉注射毒品引起的心内膜炎。由于阿片类药物的表观分布容积很大（1～10 L/kg），因此不建议给患者透析。癫痫发作与曲马多、他喷他多、丙氧芬和哌替啶有关。部分阿片类激动剂和阿片类混合激动/拮抗剂（如丁丙诺啡）可能需要高剂量并更长时间输注纳洛酮。

在阿片类药物过量的情况下，肺水肿并非液体过多导致。因此，不应使用利尿剂，以免发生肾衰竭。在昏迷患者中可能会发生横纹肌溶解、肌红蛋白诱发的肾衰竭和长时间不动引起的肌筋膜室综合征，会使复苏复杂化，需要个体化治疗。FDA

曾发文强制降低阿片类药物联合制剂中对乙酰氨基酚的剂量，在此之前经常发生因处方的阿片类药物相关性药物过量出现肝衰竭。如今发生这种情况的可能性很少了。但是，如果对乙酰氨基酚的摄入有任何疑问，则应排除这一点。同样重要的是，对乙酰氨基酚的毒性直到初步复苏完成后才能在临床上显现。

当确认海洛因是导致过量的唯一药物时，由于两种药物的半衰期相似，因此单剂量纳洛酮被证明是唯一的干预措施。但对于美沙酮或其他缓释阿片类药物，可能需要长时间注射纳洛酮。

纳洛酮不会阻碍其他非阿片类镇静药的呼吸作用。例如，苯二氮䓬类药物或乙醇引起的呼吸抑制不会随着纳洛酮的使用而改变。但不建议将氟马西尼用于可疑的阿片类药物和苯二氮䓬类药物联合的用药过量。如果患者还服用了促惊厥药物，则有出现戒断症状或失去苯二氮䓬类药物保护作用的可能。阿片类药物在临床上有比GABA激动剂更强的呼吸抑制作用。因此，如果复苏成功，可能就不需要逆转苯二氮䓬类药物了。在药物过量的治疗中，不推荐使用兴奋剂、冰浴或"气味盐"（smelling salts）来逆转或"唤醒"神志不清患者。

1.6 药物过量的危险因素（表1-2）

表1-2 阿片类药物过量的危险因素

非西班牙裔白人
年龄＜35岁（可能是海洛因）
年龄＞65岁（可能处方阿片类药物）
肝脏疾病
肾脏疾病
肺部疾病

续表

心脏疾病
睡眠呼吸暂停
精神病史
药物滥用
用药过量前科
最近增加处方的阿片类药物剂量
日总剂量＞50 MME[a]
同时使用镇静剂和/或兴奋剂
近期出现特殊表现

[a] 每日等效吗啡毫克数（morphine milligram equivalents, MME）

阿片类药物过量风险增加的人群包括非西班牙裔白人、患有慢性肺部疾病、药物滥用、精神健康问题和社会经济地位低下的人群。既往有用药过量史和频繁急诊就诊也是独立的危险因素。儿童和老年患者更容易发生用药过量，更容易出现不良结果。儿童体重较小且新陈代谢不成熟，药物过量后果更为严重。老年人的不同之处在于，他们更有可能合并肾功能不全、慢性阻塞性疾病、肝功能异常或睡眠呼吸暂停。

尽管男性的药物滥用和依赖的比率要高得多，但死于用药过量的可能性只是略高于女性。无论男性和女性，海洛因和处方阿片类药物引起的最高死亡率发生在19至35岁之间。35岁以后，处方阿片类药物更可能发生用药过量。

阿片类药物的日剂量是一个独立的危险因素，在多项研究中都有发现。服用缓释或长效（ER/LA）处方阿片类药物，可能会因总剂量更高和作用时间延长，而增加用药过量的风险。使用处方类阿片药物的同时，使用苯二氮䓬类或其他镇静剂会增加非致命性和致命性药物过量的风险。还值得注意的是，最近释放的囚犯由于在监禁期间的监管，有较高的用药过量风险。

由于每个阿片类药物的代谢不同，因此用药过量的风险也因药物而异。例如，海洛因（一种药物前体）首先代谢为 6-单乙酰吗啡（6 MAM），然后代谢为吗啡。吗啡通过血脑屏障的速度很慢，但 6-单乙酰吗啡很快就能穿透。因此，海洛因以 6-单乙酰吗啡的形式穿过血脑屏障，在中枢神经系统内被代谢为吗啡。这意味着吗啡是一种长效呼吸抑制剂，与单独服用相比，它通过海洛因的形式对呼吸中枢的渗透性更强。这使得海洛因有更大的呼吸抑制风险。通过检测美沙酮的清除率，可以看到代谢如何改变风险的另一个例子。从体内清除美沙酮的第一步是通过细胞色素 P450 3A4 进行 N-去甲基化。其他药物对该酶的抑制作用或个体差异，会显著延迟该药物的清除并增加过度镇静的可能性。

1.7 阿片类药物代谢的独特方面

与其他阿片类药物副作用相比，对呼吸抑制耐受性的出现较晚，耐受也不完全的，而且会随时间而变化。这意味着，长期服用阿片类药物的患者，即使服用相同剂量的阿片类药物，仍有用药过量的风险。此外，当增加阿片类药物日剂量以抵消对镇痛作用的耐受性时，对呼吸抑制的耐受性可能未达到相同程度。这可以解释为什么即使是小剂量增加后不久也常出现用药过量。在滥用阿片类药物的人中也存在同样的问题，因为对欣快感的耐受性比对呼吸抑制的耐受性出现得更快。

阿片类药物的耐受不是完全由 μ 受体介导的，反射调节和学习在耐受中也发挥作用。在新的环境中服用阿片类药物，耐受性较低，会增加用药过量的风险。在一项研究中，成瘾者以前从未使用过海洛因的地方，发生了不成比例的海洛因过量。这是否也适用于处方阿片类药物过量的情况，尚不清楚，但这种反射调节和学习在疼痛行为中发挥着作用。

在服用阿片类药物过量期间，其药代动力学会发生很大变化。因此，依靠正常预期的清除时间和半衰期来进行治疗可能非常危险，服用大量药片会导致吸收改变和胃排空延迟。此外，如果阿片类药物的代谢酶疲于应付，即使少量的阿片类药物的吸收也会导致其血浆浓度的大幅上升。消除也将从药物水平的百分比下降转变为一个固定的数量。这些因素都会增加呼吸抑制的严重程度和持续时间。

原书参考文献

[1] CDC Health Alert Network October 26, 2015, 0815 EDT (08: 15 AM EDT) CDCHAN-00384. http://emergency.cdc.gov/han/han00384.asp. Accessed 10 July 2016.

[2] Dunn KM, Saunders KW, Rutter CM, et al. Opioid prescriptions for chronic pain and overdose: a cohort study. Ann Intern Med. 2010; 152(2): 85–92.

[3] Paulozzi LJ, Kilbourne EM, Shah NG, et al. A history of being prescribed controlled substances and risk of drug overdose death. Pain Med. 2012; 13(1): 87–95.

[4] Boyer EW. Management of opioid analgesic overdose. N Engl J Med. 2012; 367(2): 146–55.

[5] Gomes T, Mamdani MM, Dhalla IA, Paterson JM, Juurlink DN. Opioid dose and drug-related mortality in patients with nonmalignant pain. Arch Intern Med. 2011; 171(7): 686–91.

[6] Bohnert AS, Valenstein M, Bair MJ, et al. Association between opioid prescribing patterns and opioid overdose-related deaths. JAMA. 2011; 305(13): 1315–21.

［7］　Dasgupta N, Funk MJ, Proescholdbell S, Hirsch A, Ribisl KM, Marshall S. Cohort study of the impact of high-dose opioid analgesics on overdose mortality [published online September 1, 2015]. Pain Med. doi: 10.1111/pme.12907.

［8］　Sivilotti ML. Flumazenil, naloxone and the 'coma cocktail'. Br J Clin Pharmacol. 2016; 81(3): 428–36. Epub 21 Sept 2015.

［9］　Gwira Baumblatt JA, Wiedeman C, Dunn JR, Schaffner W, Paulozzi LJ, Jones TF. High-risk use by patients prescribed opioids for pain and its role in overdose deaths. JAMA Intern Med. 2014; 174(5): 796–801.

［10］　Liang Y, Turner BJ. Assessing risk for drug overdose in a national cohort: role for both daily and total opioid dose? J Pain. 2015; 16(4): 318–25.

［11］　Zedler B, Xie L, Wang L, et al. Risk factors for serious prescription opioid-related toxicity or overdose among Veterans Health Administration patients. Pain Med. 2014; 15(11): 1911–29.

［12］　White JM, Irvine RJ. Mechanisms of fatal opioid overdose. Addiction. 1999; 94(7): 961–72.

［13］　Siegel S. Pavlovian conditioning and heroin overdose: reports by overdose victims. Bull Psychon Soc. 1984; 22(5): 428–30.

［14］　Bohnert AS, Logan JE, Ganoczy D, Dowell D. A detailed exploration into the association of prescribed opioid dosage and overdose deaths among patients with chronic pain [published online January 22, 2016]. Med Care. doi: 10.1097/MLR.0000000000000505.

2

第二节 多药与药物相互作用：美沙酮

2.1 病例

患者：男性，69岁，既往有血清阴性类风湿关节炎、因神经根病多次行腰椎手术，患者有慢性肌痛、颈痛和最近诊断的急性髓细胞性白血病（AML）病史。其颈部和腰痛剧烈，既往对羟考酮和芬太尼贴剂以及糖皮质激素、局部麻醉药局部注射治疗反应良好，还接受过肉毒杆菌毒素和一些物理治疗。遗憾的是，其症状逐渐恶化，累及身体功能。患者因顽固性疼痛症状急诊就诊后，被转至疼痛门诊。其曾服用非甾体消炎镇痛药（NSAIDS）、对乙酰氨基酚、加巴喷丁、阿米替林、替扎尼定、环苯扎林（cyclobenzaprine）、巴氯芬和氢可酮（hydrocodone），疼痛均无缓解。疼痛严重损害了患者的身体功能，还严重影响其睡眠、人际关系和情绪。患者背部和骨盆多处有弥漫性压痛，无麻木和无力。

在疼痛门诊，患者被告知每8 h口服美沙酮5 mg（每日3次）和即释氢吗啡酮治疗爆发痛，并停用羟考酮；开始使用巴氯芬和双氯芬酸。在接下来的几天和几周里，其疼痛程度和功能均有所改善。美沙酮用量逐渐增加至7.5 mg，每日3次；未出现不良反应。在此期间，患者加入了

一项联合应用阿扎胞苷（azacitidine）、大剂量阿糖胞苷（cytarabine）和米托蒽醌（mitoxantrone）治疗急性髓细胞性白血病的临床试验。其治疗因持续性中性粒细胞减少性发热而变得复杂，同时影像学检查显示侵袭性真菌性肺炎可能，开始应用伏立康唑（voriconazole）治疗。肿瘤科门诊因患者服用伏立康唑而减少了坦索罗辛（tamsulosin）的剂量。这些药物与美沙酮发生相互作用的可能性未引起注意，也未与患者或治疗疼痛医师讨论。在接下来的两周里，疼痛程度继续改善，但患者及其妻子报告说镇静、疲劳和认知功能障碍逐渐加重，遂决定在伏立康唑治疗期间将美沙酮剂量减半。减量后的一周内，患者的不良反应减少。患者的疼痛控制良好，急性髓细胞性白血病也缓解，得以去佛罗里达度假2个月。不幸的是，患者的急性髓细胞性白血病在3个月后复发，此后不久死于严重败血症。

2.2 病例讨论

美沙酮是一种合成类阿片药物，1937年在德国合成，1947年获美国FDA批准用于治疗多种与疼痛有关的综合征。它是

l-立体异构体左旋甲基沙酮的外消旋混合物，可以与μ、κ和δ阿片受体结合，D-立体异构体右旋甲基沙酮可阻断NMDA受体。这种独特的药理结构部分解释了为何美沙酮给已服用另一种阿片类药物的患者服用后，其药效明显增强。此外，美沙酮对多种疼痛综合征也有效果，包括那些只对部分阿片类药物有效果的疼痛综合征。近年来，美沙酮因其独特的药理作用和低廉的成本，对顽固性疼痛综合征的潜在疗效引起广泛关注。然而，给这样一种药效不确定、半衰期长且多变、药动学和药效学因其他药物相互作用而改变的药物确定给药剂量也是一项挑战。

美沙酮口服给药后很容易吸收，约85%进入血液，是吗啡的3倍。与其他阿片类药物不同，美沙酮具有从血流到脂肪的快速且广泛的药物消除阶段（α-消除），随后是缓慢而可变的消除阶段（β-消除），此阶段没有额外的镇痛作用，但会减弱戒断症状。β-消除延长可能导致药物蓄积和毒性反应。美沙酮可与α-1酸性糖蛋白（α-1 acid glycoprotein，AAG）高度结合，后者是一种血浆蛋白和急性期反应物。因此，非蛋白结合（活性）药物在应激、阿片依赖、恶性肿瘤以及与其他高蛋白结合药物合用时就会发生波动。美沙酮的代谢高度依赖于肝细胞色素酶系统，主要是CYP3A4，较少依赖CYP2B6、CYP2D6和CYP1A2，通过N-去甲基化产生两种生物学上无活性的代谢产物。对CYP系统尤其是CYP3A4的高度依赖，使美沙酮易与多种药物产生药物-药物相互作用。

世界卫生组织报告说，药物相互作用是发病和死亡的主要原因。尽管每年美沙酮在美国的阿片类药物处方中占比不到5%，但超过1/3的阿片类药物相关死亡病例与药物相互作用有关。药物与药物的相互作用是两种或两种以上药物或物质共同使用的药理学或临床反应，超过单独给药的已知的预期效应，从而产生协同、拮抗或特异的结果。如果多种药物作用于同一受体、位点或生理系统，但一种药物改变了第2种药物的吸收、分布或消除，则药物相互作用是药代动力学的。

药代动力学相互作用受药物减少（抑制）或增加（诱导）靶酶活性程度的影响。根据对敏感的CYP3A4底物的暴露增加程度，CYP3A4抑制剂分为强、中或弱（表2-1）。在我们的患者中，将美沙酮（一种CYP3A4底物）与一种强效CYP3A4抑制剂伏立康唑合用时，当美沙酮的代谢受损，美沙酮的全身暴露就会增加，导致镇静、疲劳和认知功能障碍加重。因此，在开始或维持美沙酮治疗时，应考虑药物相互作用，如可能导致QTc延长和额外的呼吸抑制或镇静作用。

表2-1　CYP3A4抑制剂的分类

强CYP3A4抑制剂	中CYP3A4抑制剂	弱CYP3A4抑制剂
引起敏感CYP3A4底物的AUC增加≥5倍	引起敏感CYP3A4底物的AUC增加≥2，但<5倍	引起敏感CYP3A4底物AUC升高1.25倍以上

有报道称美沙酮治疗的患者中出现QTc间期延长和心电图异常，导致尖端扭转型室速和猝死。尖端扭转型室性心动过速（torsade de pointes，TdP）通常是由阻断心肌细胞钾通道的药物或QT间期延长（大于500 ms可增加风险）引起。美沙酮可阻断心脏human ether-a-go-go相关基因（HERG）钾通道，产生负性变时特性。QT间期延长进而发展为TdP的因素很多，如年龄、女性、低钾血症、严重低镁血症、心动过缓、近期房颤转归、充血性心力衰竭、亚临床长QT综合征、基线QT间期延长、离子通道多态性以及相关药物治疗。

这些危险因素相对影响尚不清楚，但在开始使用美沙酮或其他增加QT延长风险的治疗开始之前，必须考虑所有这些因素。美沙酮对QT间期的影响与剂量相关，口服美沙酮>100 mg/d或美沙酮剂量虽低但应用可卡因的患者尤为显著。既往存在QT间期延长是药物诱发心律失常的严重危险因素，而且一直是诱发TdP的最可靠的预测因子。药物开发的国际监管指南建议将QT间期延长450 ms作为无关性别的分类阈值。在长QT综合征患者，QTc间期>500 ms与晕厥或猝死的比值比为4.2。因此，任何时候对QTc>500 ms的患者都不应应用美沙酮。

假如所有可修正的危险因素均已纠正，基线QTc>450 ms的患者应考虑使用其他阿片类药物。

在考虑患者是否能够接受美沙酮治疗时，初步评估必须包括合用药物、非法药物的使用、个人及家族的器质性心脏病史以及个人心律失常病史。此外，对存在QTc间期延长基线危险因素的患者在开始美沙酮治疗前，应复习近期心电图以评估QTc间期。因此，嘱患者做心电图进行评估是必要的。图2-1提供了一种渐进、安全地开始美沙酮治疗的方法。对合并用药，应评估其是否会通过CYP3A4影响美沙酮的代

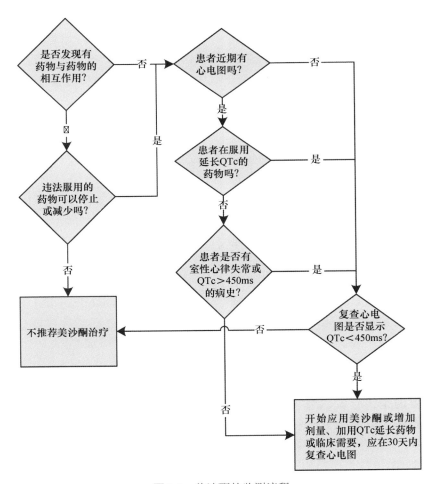

图2-1 美沙酮的监测流程

谢，以及导致叠加毒性（如嗜睡或呼吸抑制）或QTc延长的潜在可能。如果确定存在药物与药物相互作用，应考虑停止或减少相关药物的剂量。一旦开始应用美沙酮，必须进行密切监测。单次给药后通常不会观察到过量症状，但几天后往往出现累积。监测到潜在的相互作用后，可以调整美沙酮的剂量。当联合使用CYP诱导剂或抑制剂时，需要加强监测。表2-2列出了已知与美沙酮存在相互作用的药物。由于新疗法的不断涌现（2014年有44种药物获得FDA批准），药物与药物相互作用的可能性增加，因此必须提高警惕并咨询药物专家。另外，绝大多数接受美沙酮治疗的患者也同时服用其他药物治疗相关的合并症或疼痛。因此，考虑药物相互作用应被视为必需，而非偶尔为之。目前已提出许多降低药物相互作用风险的方法：①每次就诊时，与患者一起回顾服用的每个药物，并记录药物和剂量。②如果任何医师对用药方案做了任何补充或改变，建议患者与你联系。③告知患者潜在的不良反应和潜在的致命不良反应。④告知患者街头药物、非处方药和草药补品有加强药物与药物的相互作用，增加不良反应的风险。⑤从低剂量开始使用易感药物，并在评估反应后逐渐增加剂量。⑥维持抑制剂的低剂量或缓慢增加。⑦考虑使用由多个P-450酶代谢而不是单由一个CYP系统代谢的药物。⑧了解哪些药物是CYP系统的强抑制剂。⑨如果药物水平与毒性有关系，应进行药物效应监测。⑩采用计算机软件程序识别药物与药物的相互作用或咨询药剂师或药物专家。或许，最重要的是，应告知患者在同一药房里取所有药物，以便药剂师确定潜在的药物相互作用。

表2-2　有临床意义的美沙酮药物-药物相互作用

药物	对美沙酮水平的影响	对QTc间期的影响	镇静或呼吸抑制作用
抗生素			
环丙沙星（Ciprofloxacin）	增加		
克拉霉素（Clarithromycin）	增加	增加	
红霉素（Erythromycin）	增加	增加	
伊曲康唑（Itraconazole）	增加		
酮康唑（Ketoconazole）	增加		
氟康唑（Fluconazole）	增加		
伏立康唑（Voriconazole）	增加		
波沙康唑（Posaconazole）	增加		
利福平（Rifampin）	减少		
抗惊厥药			
卡马西平（Carbamazepine）	减少		
苯妥英钠（Phenytoin）	减少		
抗组胺药			
苯海拉明（Diphenhydramine）			增加
异丙嗪（Promethazine）			增加
抗精神病药			
喹硫平（Quetiapine）	增加	增加	
巴比妥类药物			
苯巴比妥（Phenobarbital）	减少		增加
苯二氮䓬类药物			
阿普唑仑（Alprazolam）			增加
氯安定（Clorazepate）			增加
地西泮（Diazepam）			增加

续表

药物	对美沙酮水平的影响	对QTc间期的影响	镇静或呼吸抑制作用
艾司唑仑（Estazolam）			增加
氟西泮（Flurazepam）			增加
劳拉西泮（Lorazepam）			增加
咪达唑仑（Midazolam）			增加
三唑仑（Triazolam）			增加
佐匹克隆（Zopiclone）			增加
唑吡坦（Zolpidem）			增加
艾滋病药物			
阿巴卡韦（Abacavir）	降低		
奈韦拉平（Nevirapine）	降低		
德拉维定（Delavirdine）	增加		
埃法维伦兹（Efavirenz）	降低		
利托那韦-洛匹那韦（Ritonavir-lopinavir）	降低		
奈夫那韦（Nelfinavir）	降低		
安佩那韦（Amprenavir）	降低		
阿扎那韦（Atazanavir）	降低		
选择性5-羟色胺再摄取抑制剂			
氟伏沙明（Fluvoxamine）	增加		
奈法唑酮（Nefazodone）	增加		
帕罗西汀（Paroxetine）	增加		

续表

药物	对美沙酮水平的影响	对QTc间期的影响	镇静或呼吸抑制作用
三环类抗抑郁药			
阿米替林（Amitriptyline）		增加	
地昔帕明（Desipramine）		增加	
丙咪嗪（Imipramine）		增加	
去甲替林（Nortriptyline）		增加	
普罗替林（Protriptyline）		增加	
尿碱化剂			
双枸橼酸（Bicitra）	增加		
聚柠檬酸（Polycitra）	增加		
维拉帕米（Verapamil）	增加		
其他			
阿瑞吡坦（Aprepitant）	增加		
西咪替丁（Cimetidine）	增加		
可卡因（Cocaine）	减少	增加	
二硫仑（Disulfiram）	增加		
乙醇（Ethanol）	减少		增加
葡萄柚汁或全果（Grapefruit juice or whole fruit）	增加		
奥美拉唑（Omeprazole）	增加		
圣约翰草（St. John's wort）	减少		

关键点

- 美沙酮治疗疼痛虽然高效，但由于其半衰期长且多变，且药物与药物之间存在相互作用，因此也面临着独特挑战。

- 必须对患者进行密监测，特别是在美沙酮开始使用、剂量增加或开始使用已知影响美沙酮代谢的药物后的几天。
- 建议所有患者在开始美沙酮治疗之前以及美沙酮开始或剂量增加后30天内评估QTc间期。

原书参考文献

［1］ Gaertner J, Voltz R, Ostgathe C. Methadone: a closer look at the controversy. J Pain Symptom Manag. 2008; 36(2): e4–6.

［2］ Gourlay GK, Cherry DA, Cousins MJ. A comparative study of the efficacy and pharmacokinetics of oral methadone and morphine in the treatment of severe pain in patients with cancer. Pain. 1986; 25: 297–312.

［3］ Bruera E, Sweeney C. Methadone use in cancer patients: a review. J Palliat Med. 2002; 5(1): 127–38.

［4］ Ettinger DS, Vitale PJ, Trump DL. Important clinical pharmacologic considerations in the use of methadone in cancer patients. Cancer Treat Rep. 1979; 63: 457–9.

［5］ Garrido MJ, Aguirre C, Troconiz IF, et al. Alpha 1-acid glycoprotein (AAG) and serum protein binding of methadone in heroin addicts with abstinence syndrome. Int J Clin Pharmacol Ther. 2000; 38(1): 35–40.

［6］ Baumann P, Tinguely D, Schopf J. Increase of alpha 1-acid glycoprotein after treatment with amitriptyline. Br J Clin Pharmacol. 1982; 14: 102–3.

［7］ Sullivan HR, Smits SE, Due SL, et al. Metabolism of d-methadone: isolation and identification of analgesically active metabolites. Life Sci. 1972; 11: 1093–104.

［8］ Lepakhin VK. World Health Organization Web site. Safety of medicines: a guide to detecting and reporting adverse drug reactions. 2002. http://whqlibdoc.who.int/hq/2002/WHO_EDM_ QSM_2002.2.pdf. Accessed 14 Nov 2015.

［9］ Shields LB, Hunsaker JC Ⅲ, Corey TS, Ward MK, Stewart D. Methadone toxicity fatalities: a review of medical examiner cases in a large metropolitan area. J Forensic Sci. 2007; 52: 1389–95.

［10］ Webster LR, Cochella S, Dasgupta N, et al. An analysis of root causes for opioid-related overdose deaths in the United States. Pain Med. 2011; 12: S26–35.

［11］ Crowther NR, Holbrook AM, Kenwright R, Kenwright M. Drug interactions among commonly used medications. Can Fam Physician. 1997; 43: 1972–81.

［12］ Stimmel B, Lipski J, Swartz M, Donoso E. Electrocardiographic changes in heroin, methadone and multiple drug abuse: a postulated mechanism of sudden death in narcotic addicts. Proc Natl Conf Methadone Treat. 1973; 1: 706–10.

［13］ Krantz MJ, Lewkowiez L, et al. Torsades de Pointes with very-high-dose methadone. Ann Intern Med. 2002; 137(6): 501–4.

［14］ Roden DM. Drug-induced prolongation of the QT interval. NEJM. 2004; 350: 1013–22.

［15］ Kornick CA, Kilborn MJ, Santiago-Palma J, et al. QTc interval prolongation associated with intravenous methadone. Pain. 2003; 105: 499–506.

［16］ Soyka LF, Wirtz C, Spangenberg RB. Clinical safety profile of sotalol in patients with arrhythmias. Am J Cardiol. 1990; 65(2): 74A–81A.

［17］ Chou R, Weimer MB, Dana T. Methadone overdose and cardiac arrhythmia potential: findings from a review of the evidence for an American Pain Society and College on Problems of Drug Dependence clinical practice guideline. J Pain. 2014; 15(4): 338–65.

［18］ Baxter LE Sr, Campbell A, DeShields M, et al. Safe methadone induction and stabilization. J Addict Med. 2013; 7: 377–86.

［19］ Perkins NA, Murphy JE, Malone DC, Armstrong EP. Performance of drug-drug interaction software for personal digital assistants. Ann Pharmacother. 2006; 40(5): 850–5.

3

第三节　阿片类药物戒断

3.1　病例

患者：男性，63岁，至疼痛门诊接受新评估。其在40岁时发生摩托车事故，导致左臂丛神经撕脱伤。主诉左上肢持续性烧灼样痛和枪击样痛，目前疼痛程度为8/10，在6～10波动。左臂感觉比右臂凉，并有皮肤颜色改变和不自主肌肉运动。否认痛觉超敏或痛觉过敏。患者尝试过多种药物，包括抗惊厥药、抗抑郁药、苯二氮䓬类药物和各种阿片类药物。目前服用羟考酮缓释片30 mg，4次/日，或羟考酮30 mg，6～8次/日。在查阅为其开阿片类药物的家庭医师的记录时，发现其有多次提前用完药物、不遵医嘱和额外要求药物以达到更高剂量的情况。患者承认，阿片类药物并不能真正有效地治疗其疼痛，他想停用，但每次试图减少剂量时都会经历严重的戒断综合征。患者从未尝试缓慢地减少剂量。患者称想要摆脱阿片药物，认为阿片类药物就像是绕在其脖子上的"枷锁"。

系统回顾：患者有睡眠障碍、疲劳、焦虑和抑郁。

体格检查：其整个左上肢力量明显减弱，温度比右侧低约3℃。皮肤颜色略显苍白，无痛觉超敏或痛觉过敏。颈部伸展和旋转疼痛，伴椎旁肌肉压痛。

问题和诊断包括：

（1）继发于臂丛撕脱伤的神经病理性疼痛。

（2）阿片类药物依赖。

（3）抑郁。

（4）焦虑。

颈椎MRI显示为严重得多节段椎间盘退变伴多节段椎管狭窄，左＞右。

与患者讨论治疗计划，具体包括以下治疗措施：

（1）阿片类药物开始减量。

（2）心理科会诊。

（3）如必要，请成瘾精神科医师行Suboxone（丁丙诺啡8 mg＋纳洛酮2 mg舌下含服）脱瘾治疗。

（4）睡前服用加巴喷丁并定期进行剂量评估。

为患者制订阿片类药物减量时间表，1周后复诊。4天后，其电话告知门诊，称已戒掉阿片类药物，并由于疼痛加剧而自行服药治疗。

3.2　病例讨论

3.2.1　类阿片耐受、依赖和戒断生物学

阿片类药物的耐受、依赖、戒断综合

征是长期服用阿片类药物引发的大脑改变所致。大多数长期服用阿片类药物的疼痛患者会产生耐受和依赖，会因突然停药而导致戒断综合征。这与成瘾形成鲜明对比，后者涉及强烈的药物渴求和强迫使用。阿片类药物戒断综合征是导致阿片类药物依赖和成瘾的有力因素之一。在阿片类药物依赖与成瘾之间没有明确的界限，因为许多长期服用阿片类药物的患者表现出成瘾的行为。患者是成瘾了？还是在试图避免戒断综合征？这种复杂性使得采用阿片类药物治疗慢性疼痛变得极具挑战。

阿片类药物戒断是大脑多个区域适应的结果，包括中脑边缘（中脑）奖赏系统、腹侧被盖区（ventral tegmental area，VTA）、伏隔核（nucleus accumbens，NAc）、蓝斑和导水管周围灰质。阿片类药物激活中脑边缘系统在VTA中产生信号，导致NAc释放多巴胺，从而产生愉悦感。蓝斑去甲肾上腺素能中的神经元产生去甲肾上腺素（NA），释放后刺激觉醒、呼吸、血压和一般警觉。阿片类药物可抑制NA释放，导致嗜睡、呼吸抑制和低血压。中脑导水管周围灰质富含阿片受体和内源性阿片肽，并介导多种生理功能。这表明中脑导水管周围灰质在依赖和戒断综合征中起着关键作用。

阿片类药物戒断综合征只发生于长期服用阿片类药物并已产生耐受性的患者。耐受性是指因持续使用导致阿片类药物的有效性降低。不同的器官系统，耐受水平和速率也不相同。瞳孔缩小表示耐受较小或没有耐受；便秘、恶心、镇痛、呼吸抑制、低血压和镇静表示中度耐受，欣快感表示高度耐受。随着时间的推移，耐受性会发展为欣快感，而阿片类药物滥用者继续服用阿片类药物并不是为了欣快感，而是为了避免戒断综合征。有趣的是，这种欣快感在疼痛时会减弱，因此服用阿片类

药物的慢性疼痛患者不一定会体验到这种欣快感；然而，对这类药物的耐受性导致需要更高的剂量、依赖性和突然停药时会出现严重的戒断症状。目前尚不清楚为什么系统之间存在这种耐受性的差异，但据认为是功能性受体储备差异所致。换句话说，瞳孔缩小需要的阿片受体激活就比镇痛要低。阿片类药物的耐受涉及神经系统的多个水平，包括μ受体、细胞内信号传导机制和脊髓上部位。长期使用阿片类药物对受体的影响存在争议。提出的机制包括受体内化和去磷酸化，但还没有明确的共识。在细胞内，长期使用阿片类药物会引起适应性反调节，从而导致神经递质释放恢复至更正常的水平。因此，需要更高的剂量才能实现更多的神经递质释放。这种适应将发生在上述大脑区域，导致耐受。

在存在上述的阿片类药物耐受的情况下，蓝斑去甲肾上腺素能神经元将通过增加其活性水平进行调节，并抵消阿片类药物的抑制作用，从而使患者感觉正常。但是，在突然停药时，NA释放量会急剧增加，导致戒断综合征。

3.2.2　阿片类戒断综合征

接受长期阿片类药物治疗的患者突然停用阿片类药物或使用阿片类拮抗剂会导致戒断的体征和症状，包括腹部绞痛、腹泻、出汗、心率加快、血压升高、易怒、烦躁、痛觉过敏和失眠。这些症状是大脑中去甲肾上腺素激增的结果。戒断的发作和持续时间取决于其使用的阿片类药物的药代动力学。突然停用吗啡，会在24小时内导致戒断综合征，持续7～10天。美沙酮的半衰期更长，其戒断综合征会出现得更慢、有时症状不明显。持续释放或控制释放的阿片类药物在完全释放阿片类药物后会延迟发作。有戒断综合征的患者常被

人误以为他们永远需要阿片类药物。使用拮抗剂会立即引起戒断综合征。尽管阿片类药物戒断通常不会危及生命，但据报道服用拮抗剂后的急性戒断可导致神经源性肺水肿、急性呼吸窘迫综合征、呼吸衰竭和死亡。如果使用拮抗剂来逆转镇静和呼吸抑制，建议逐渐增加剂量。但是，如果出现呼吸停止和昏迷，应给予足够剂量来逆转。

　　阿片类药物戒断通常经历三个阶段。第一阶段（急性戒断）开始于最后一剂阿片类药物后约12小时（美沙酮最多30小时），在3天左右达到高峰，并持续约5天。症状包括抑郁、失眠、恶心、呕吐、腹泻和腹部绞痛。由于人体正在调整由长期阿片类药物引起的脑神经递质失衡，因此第二阶段会持续约2周。症状包括寒战、瞳孔扩大和腿抽筋。第三阶段最不严重的阶段，持续时间从1周到2个月。症状包括焦虑不安和失眠。

3.2.3　阿片类药物戒断的评估

　　阿片类药物戒断的DSM-5标准如下：

　　1. 下列情况之一：

　　（a）停止（或减少）大量且长期（数周或更长时间）的阿片类药物使用。

　　（b）在使用阿片类药物一段时间后使用阿片类药物拮抗剂。

　　2. 下列三个（或多个），在标准A之后的几分钟到几天内发展为：

　　（a）烦躁情绪；（b）恶心或呕吐；（c）肌肉酸痛；（d）流泪或鼻涕；（e）瞳孔扩张、毛发竖起或出汗；（f）腹泻；（g）打哈欠；（h）发热；（i）失眠。

　　3. 标准B中的症状导致严重临床问题，或者导致社交、职场或其他重要功能领域损害。

　　4. 体征或症状不是由于另一种医学状况所引起，也不能用另一种精神障碍更好地解释，包括中毒或其他药物的戒断。

　　有几种经过验证的量表可用于评估阿片类药物戒断的严重程度。最常用的工具是临床阿片类药物戒断量表（clinical opioid withdrawal scale，COWS），这是一个由临床医师管理的11项量表。总分是所有11项的总和（5～12＝轻度，13～24＝中度，25～36＝中重度，＞36＝重度戒断）。客观阿片类药物戒断量表（objective opoid withdrawal scale，OOWS）包含13个可观察到的体征，根据评分者对患者一定时间的观察来判定存在或不存在（最高分14）。主观阿片类药物戒断量表（subjective opioid withdrawal scale，SOWS）包含16种症状，强度从0（完全没有）到4（极度）之间（1～10＝轻度，11～20＝中度，21～30＝重度戒断）。这些量表之间的主要区别在于，COWS结合了临床医师对体征的观察和患者的症状主诉，OOWS只依赖于体征，而SOWS只依赖于症状。

3.2.4　哪些人应停止使用阿片类药物?

　　由于高度的依赖性，阿片类药物是一旦开始就需要长期使用的为数不多的几类药物之一。停止使用阿片类药物治疗可能极具挑战性，需要很大努力并非常耗时。一般来说，阿片类药物不应突然停药；但是，对于依从性差的患者、滥用者或倒卖者，也可以突然停药。与乙醇或苯二氮䓬类药物不同，急性阿片类药物戒断综合征不会危及生命。

　　理论上讲，所有疼痛控制良好且依从性良好的患者应继续无限期服用阿片类药物。但由于阿片药物对其他器官系统和健康的负面影响，这一点正受到挑战。因此，这些患者应考虑逐渐减量。许多服用阿片类药物的患者发现，一旦停药，其疼痛并没有那么严重，反而感觉好些。阿片类药物的"假期"也提供了观察用药和停药后生活质量的时间。但这种方法尚无明确共识。

对于那些显然未从阿片类药物中获益、疼痛程度严重、依从性差、表现出觅药行为以及出现不可接受的副作用的患者，应启动严格的阿片类药物减量计划。

3.2.5　阿片类药物逐渐减量的方法

一旦决定停止使用阿片类药物，必须就停用的原因向患者进行沟通和宣教。必须向患者明确说明：放弃的是治疗，而不是患者。沟通使用非阿片类药物、综合疗法、注射、运动和社会心理支持治疗其疼痛的替代方法。如果你能向他们展示你仍然在那里的图景，他们就更有可能合作并取得成功。与此同时，你必须对减量的决定保持坚定，不能容忍不遵守减量的行为。不要受制于不顺从的患者，特别是因不顺从或滥用而逐渐减量时。向患者说明计划的步骤，这是一个平稳减量中的第一步，第二步是用辅助药物治疗严重的戒断症状，第三步是停止逐渐减量，并行丁丙诺啡治疗，第四步是如果可能，将患者转至戒毒中心住院，第五步是如果不服从就突然停药。

大多数阿片类药物每周可减少10%～20%。对于服用长效阿片类药物的患者，可以将长效阿片类药物的一部分转化为短效阿片类药物，并逐渐减少短效阿片类药物，直至完成。这个过程可以重复，直至戒除阿片类药物。根据患者的依从性，可以每周或每月复诊并再开药（表3-1）。

表3-1　阿片类药物逐渐减量示例

周	吗啡缓释（ER）剂量	吗啡即释（IR）剂量
1	100 mg Tid	30 mg Tid
2	100 mg Tid	15 mg Tid
3	100 mg Tid	15 mg Tid
4	100 mg Tid	30 mg Tid
5	100 mg Tid	15 mg Tid
6	100 mg Tid	15 mg Tid
7	30 mg Tid	30 mg Tid
8	30 mg Tid	15 mg Tid
9	30 mg Tid	15 mg Tid
10	15 mg Tid	15 mg Tid
11	15 mg Tid	7.5 mg Bid
12	15 mg Tid	7.5 mg Bid
13	停止	15 mg Bid
14		7.5 mg Bid
15		7.5 mg Bid
16		停止

3.2.6　阿片类戒断症状的处理

如果缓慢减量（约每周10%），大多数患者只会出现轻微的戒断症状。但一些患者也会出现严重的戒断症状，需要辅助用药并可能转至门诊或住院丁丙诺啡解毒治疗。丁丙诺啡在阿片类药物戒断治疗中通常会减少对症药物的需求。然而，鉴于目前丁丙诺啡的监管情况，许多做法无法实现，需要尝试对症治疗戒断症状。有一系列症状药物适合用于阿片类药物戒断（表3-2）。可乐定是阿片类药物戒断最常用的药物，因其可以抵消阿片类药物戒断引起的去甲肾上腺素激增。由于可乐定是一种降压药，因此在血压低和/或心率慢的患者中应慎用。它通常与其他用于治疗诸如恶心、腹泻、腹部和肌肉痉挛以及失眠等症状的药物联合应用。口服受限或呕吐的患者，应监测水电解质情况。

表3-2　用于治疗阿片类戒断症状的药物

戒断症状	药物
恶心呕吐	甲氧氯普胺 10 mg Tid prn
	前氯哌嗪 5 mg Tid prn
	昂丹司琼 4~8 mg Bid prn
腹泻	阿托品和地芬诺酯（Lomoti®）1~2 片 Tid prn
	洛哌丁胺（Imodium®）1~2 片 Bid prn
骨骼肌痉挛	奎宁 300~600 mg，夜间 prn
肌肉和关节疼痛	非甾体抗炎药
	对乙酰氨基酚
焦虑	可乐定 0.1 mg Bid，如需要且能耐受可滴定至 0.3 mg Tid
失眠症	加巴喷丁 300~900 mg 睡前
	普瑞巴林 75~300 mg 睡前

3.2.7　丁丙诺啡解毒

对于不能耐受戒断症状的阿片类药物逐渐减量患者，可以使用丁丙诺啡诱导和解毒。丁丙诺啡是部分 μ 受体激动剂和 κ 受体拮抗剂，与完全激动剂相比，其镇痛、镇静、欣快感和呼吸抑制作用较弱。作为部分激动剂，丁丙诺啡具有较高剂量时激动剂作用的"天花板效应"，从而提高了安全性，其对阿片受体具有很强的亲和力，可以取代与受体亲和力较弱的完全激动剂。由于丁丙诺啡不能像完全激动剂那样刺激受体，这种取代可能导致阿片药物戒断症状。因此，当患者出现阿片类药物戒断症状时（例如，使用短效阿片类药物后至少4小时或使用美沙酮等长效阿片类药物后24小时），开始使用丁丙诺啡。在这个所谓的诱导阶段，患者要在办公室观察数小时，然后每隔30~60分钟给予一次丁丙诺啡，直到戒断症状消失。

丁丙诺啡的口服生物利用度差，需要经黏膜或经皮给药。FDA批准了一种7天的透皮贴剂治疗疼痛，是与纳洛酮联合的黏膜制剂。由于纳洛酮批准用于治疗医师办公室模式（office-based）阿片成瘾，因此加入纳洛酮以阻止静脉内使用该药物。为了开始和停止阿片类药物戒断症状，通常使用2 mg，然后再增加至8~24 mg/d。由于"天花板效应"，32 mg以上的剂量不太可能有任何进一步的益处。其作用在初始剂量后1~4 h达到峰值，半衰期很长，为24~60 h。因此，可以每日单剂量给药，但也有患者喜欢每日两次给药，有些患者还可以延长至隔日给药。一旦剂量稳定后，住院患者可每1~3天减少2 mg剂量，或门诊患者每周减少2 mg剂量。一旦患者在接受一定剂量的丁丙诺啡诱导后没有戒断症状，其通常在逐渐停用丁丙诺啡之前要经历一个稳定期（称"维持期"）。虽然随着丁丙诺啡的逐渐减量，阿片类药物戒断症状趋于减轻，但如果出现，可以使用表3-2中总结的药物。

3.2.8　丁丙诺啡法规

在2000年《戒毒治疗法》（DATA 2000）之前，仅在专门的门诊治疗计划（OTPs，俗称"美沙酮门诊"）中批准药物辅助治疗阿片类药物依赖。此类诊所的活动受美国法典的《管制物质法》的管制，该法将阿片依赖的MAT限制为此类设施。它对美沙酮或左旋-α-乙酰基甲基美沙酮（LAAM）这两种药物的使用做了严格规定。DATA 2000使有资格的医师能够从这些要求中获得"权限"，并在一般办公室环境中提供美沙酮，包括专门批准的附表Ⅲ、Ⅳ和Ⅴ药物的分配或处方。

权限可以从药物滥用和精神卫生服务管理局（Substance Abuse and Mental Health Services Administration，SAMHSA）获得。只有DEA注册的医师才能获得此类权限，而其他处方者，如执业护士，则不能获得此类权限。具备下列任何一项将使医师获得该资格：

- 获得成瘾精神病学专业委员会认证。
- 持有美国成瘾医学会的成瘾治疗证书。
- 经过有资格的组织提供的至少8小时的阿片类药物使用障碍的治疗和管理培训。在DATA 2000文档中还详细列出了其他一些不常见的资格标准。

以下含丁丙诺啡的产品经FDA批准用于类阿成瘾的治疗：

- 仅含丁丙诺啡的舌下含片（Subutex®及其通用等效物）。
- 丁丙诺啡+纳洛酮舌下含片（Suboxone®及其通用等效物）。
- 丁丙诺啡+纳洛酮黏膜贴剂（Bunavail®和Zubsolv®，无通用等效物）。

还有其他含丁丙诺啡的产品（即注射剂或透皮制剂）仅被批准用于治疗疼痛。

含丁丙诺啡的产品属附表Ⅲ药物，根据DEA指南要求，其处方最多可以补装5次。如果该州的规定碰巧更为严格，则以更严格的规定为准。

合格的医师将获得一个特殊的DEA编号，如果处方含丁丙诺啡的产品用于治疗阿片类药物依赖，则必须在处方上使用此编号：（如果用于非说明书外用途，如疼痛，则不必使用此特殊的DEA编号）。

由于使用丁丙诺啡存在潜在的严重风险，因此FDA要求持有DATA 2000权限的医师在诊所治疗阿片类药物依赖期间遵守风险评估和缓解策略（Risk Evaluation and Mitigation Strategy，REMS）。

在诱导阶段，REMS要求处方者：

- 确认患者符合阿片类药物依赖的诊断标准。
- 与患者讨论使用该药治疗的风险和益处。
- 解释含丁丙诺啡药品的正确储存和处置方法。
- 初诊后只开有限量的含丁丙诺啡的药品，并安排经常性随访直至疗效稳定和维持。

对治疗的管理和监测通常由患者在治疗开始时签署的"治疗合同"来辅助。这是REMS的推荐，但并非必需。

在维护阶段，REMS要求相关医师：

- 定期进行药物筛查，包括丁丙诺啡代谢物（后者用于监测转移情况）。相关违禁药物的毒理学检测应至少每月进行一次。
- 检查患者是否参与专业咨询和支持服务。
- 根据患者的稳定性和进展情况安排就诊频率。一旦达到稳定的丁丙诺啡剂量，并且尿毒理学显示没有违禁药物使用的迹象，则可以安排每两周或每月进行一次就诊。

单靠药物治疗通常不足以解决阿片类药物成瘾。研究表明，接受的社会心理服务的强度与成功戒断阿片类药物呈正相关。因此，REMS要求医师能够提供此类服务或将患者转诊至此类服务机构。无论是由持照者提供的药物滥用咨询，还是参加自助计划（例如：匿名戒酒、匿名戒毒、智能康复）就已足够，如两项都参加，可获得最佳效果。

DEA要求在门诊用丁丙诺啡治疗阿片类成瘾治疗的医师应遵守特定的记录要求。在随机的情况下，药品监督管理局会访问医师的办公室并审核丁丙诺啡处方患者的病历表，以确保符合REMS的要求。建议将丁丙诺啡的记录分开保存。

有使用丁丙诺啡治疗阿片类药物依赖权限的医师可以要求列入SAMHSA的丁丙诺啡治疗医师定位系统（Buprenorphine Treatment Physician Locator）。

3.2.9 孕妇的阿片类药物管理

一般不建议孕妇大幅度减少阿片类药物，因为阿片类药物戒断综合征会对胎儿产生不良影响。但是，许多长期服用阿片类药物的妇女因担心新生儿出现药物依赖而希望停止使用阿片类药物。因此，尝试少量减少阿片类药物是合理的。非妊娠患者每周可以减少10%～25%，而孕妇每周可能需要减少＜5%。同时需要对阿片类药物戒断症状进行仔细评估。如果孕妇可以忍受，则可以继续减量。否则，应放慢或停止。通常情况下，由于对胎儿的风险，不建议添加其他药物来治疗戒断症状。恩丹司琼是可以安全使用的第2类止吐药，但应咨询患者的产科医师，以取得任何治疗症状药物的许可。目前，丁丙诺啡还没有被FDA批准用于治疗孕妇的阿片类药物戒断。如果阿片类药物停药不成功，孕妇在分娩前应继续服用阿片类药物直至分娩，并应在分娩前咨询新生儿科医师，以设计新生儿阿片类药物停药的治疗计划。

要点

- 长期使用阿片类药物会导致中枢神经系统的生理变化，从而导致依赖、戒断和成瘾。
- 阿片类药物戒断综合征虽不会危及生命，但可导致患者对阿片类药物停药的强烈反对，并避免出现戒断症状。
- 长期应用阿片类药物治疗疼痛和成瘾之间没有明确的界限。尽管许多患者从长期使用阿片类药物治疗疼痛并获益，但在某些患者，需要用可控的方式积极清除体内阿片类药物浓度。让患者明白，医师放弃的是一种治疗方式，而非患者。
- 丁丙诺啡解毒是一种有效戒除阿片类药物的方法，但必须遵循某些法律规定。

原书参考文献

[1] Kosten TR, George TP. The neurobiology of opioid dependence: implications for treatment. Sci Pract Perspect. 2002; 1(1): 13–20.

[2] Ouyang H, Liu S, Zeng W, Levitt RC, Candiotti KA, Hao S. An emerging new paradigm in opioid withdrawal: a critical role for glia neuron signaling in the periaqueductal gray. ScientificWorldJournal. 2012; 2012: 940613.

[3] Pasternak GW. Molecular biology of opioid analgesia. J Pain Symptom Manag. 2005; 29(5 Suppl): S2–9.

[4] Yaksh TL, Wallace MS. Opioids, analgesia and pain management. In: Brunton L, Chabner B, Knollman B, editors. Goodman and Gilman's the pharmacological basis of therapeutics, vol. 12. New York: McGraw-Hill; 2011. p. 481–525.

[5] Koob GF, Le Moal M. Drug addiction, dysregulation of reward, and allostasis. Neuropsychopharmacology. 2001; 24(2): 97–129.

[6] Hamilton RJ, Olmedo RE, Shah S, et al. Complications of ultrarapid opioid detoxification with subcutaneous naltrexone pellets. Acad Emerg Med. 2002; 9(1): 63–8.

[7] American Psychiatric Association. Diagnostic and statistical manual of mental disorders (DSM-5®). American Psychiatric Pub; 2013.

[8] Wesson DR, Ling W. The clinical opiate withdrawal scale (COWS). J Psychoactive Drugs. 2003; 35(2): 253–9.

[9] Handelsman L, Cochrane KJ, Aronson MJ, Ness R, Rubinstein KJ, Kanof PD. Two new rating scales for opiate withdrawal. Am J Drug Alcohol Abuse. 1987; 13(3): 293–308.

[10] Srivastava A, Kahan M. Buprenorphine: a potential new treatment option for opioid dependence. CMAJ. 2006; 174(13): 1835.

[11] Molassiotis A, Uyterlinde W, Hollen PJ, Sarna L, Palmer P, Krishnasamy M. Supportive care in lung cancer: milestones over the past 40 years. J Thorac Oncol. 2015; 10(1): 10–8.

[12] Center for Substance Abuse Treatment. Clinical guidelines for the use of buprenorphine in the treatment of opioid addiction. DHHS Publication No. (SMA) 04-3939 ed. Rockville: Substance Abuse and Mental Health Services Administration; 2004.

[13] Patwardhan AG, Rathmell J, Viscomi CM, Bernstein IM. Managing pain during pregnancy and lactation. In: Staats P, Wallace MS, editors. Pain medicine and management: just the facts, vol. 2. New York: McGraw-Hill; 2015. p. 316–24.

第四节 慢性疼痛与自杀

4.1 病例

患者：女，62岁，由神经科医师转至疼痛门诊，主诉下肢疼痛。既往有因糖尿病控制不良导致双下肢周围神经病变病史。患者足趾疼痛开始于10年前，现双脚疼痛并延伸至其大腿中部。表现为麻木、灼痛、抽筋和跳痛，偶发偏头痛。患者称在互联网上了解到加利福尼亚州能提供安乐死（医师协助的自杀）。患者希望可以抵达那里去"睡觉"。患者有这些想法已经大约两年了。患者诉其活力、食欲和活动水平下降，以及由于疼痛而无法入睡。

患者被诊断为严重抑郁症，需要定期去神经科医师处就诊。医师最近增加了舍曲林的剂量。并尝试治疗她的慢性疼痛，她以前曾用过加巴喷丁、度洛西汀、去甲替林、阿米替林、文拉法辛、托吡酯，环苯扎林。其神经科医师最近开始使用羟考酮/对乙酰氨基酚治疗疼痛，患者诉疼痛减轻了1/5。

患者每天抽一包烟，否认有吸毒或酗酒史。其在美国没有家庭，从未结婚，也没有孩子。在本地区没有亲密朋友，独自生活，有高中学历，目前没有工作。

患者腰椎MRI检查无异常，下肢肌电图显示感觉轴索性多神经病。患者外表衣衫不整，衣服不合身，眼睛充血。整个检查过程中，流泪、坐立不安、焦躁。患者目光躲闪，衣服上有浓烈的烟味。生命体征稳定。体格检查见下肢显著的水肿。下肢肌肉体积和肌张力正常，肌力5/5，无肌颤。下肢感觉检查显示，膝以下的针刺觉减弱。位置觉和振动觉正常。

检查之后，我们讨论了她的自杀问题。患者诉疼痛如此严重，以至于"想自杀"。她说"我不认为我有胆量杀死自己，但你必须帮我减轻疼痛"。医师说，如果她说出她没有自杀的计划，也无意伤害自己，他会很乐意送她回家。患者说她自己目前没有计划，也没有自杀的手段和意图。医师回顾了她服用麻醉药品的风险，并开始用普瑞巴林帮助她缓解神经病理性疼痛。护士询问了她之前的自杀未遂史，但她否认了。医师安排下周为她进行一次交感神经阻滞；她说医师"给了她很大希望"。

4.2 病例讨论

自杀风险与慢性疼痛有关。许多研究已经注意到这种关联，患有慢性疼痛的人出现自杀意念的可能性是无慢性疼痛的3

倍，自杀未遂的可能性约是无慢性疼痛的两倍。事实上，2015年对澳大利亚境内的慢性疼痛和自杀倾向（自杀意念、计划和企图）的回顾发现，65%的自杀未遂者有慢性疼痛史，而且在控制了人口、心理健康和药物使用疾病等因素之后，慢性疼痛与自杀率有较高的独立相关。

近年来，许多文献尝试研究慢性疼痛与自杀之间的相关性。总体而言，多种心理过程会同时增加疼痛患者的自杀风险，包括抑郁、与疼痛相关的无助感、逃避的欲望、对死亡恐惧的侵蚀和灾难化。疼痛相关的灾难化被描述为夸大疼痛且消极关注疼痛，这种关注与无助感和绝望感有关。他们对疼痛的关注成为生活的中心，导致无法逃脱并持续接受疼痛的感觉。这就形成了一个恶性循环，使抑郁、疼痛强度和疼痛相关的残疾加重。导致了精神上的挫败感，因慢性疼痛患者的身份标志而丧失自主性和人格，并遭受严重打击。这种失落和痛苦，即精神上的挫败，会让人有永远解脱的想法，这种想法可能表现为自杀。精神挫败可以被认为是一个涵盖更广的术语，它反映了慢性疼痛对患者自我感觉的深远影响，而这并不能完全由抑郁本身能解释的。

4.2.1 风险因素

在研究慢性疼痛人群中的自杀行为时，已发现了很多危险因素。在回顾1966年至2004年的文献时，Tang等能够确定最常见的危险因素（表4-1）。有自杀家族史的慢性疼痛患者中，自杀意念的发生率是没有自杀家族史的慢性疼痛患者的8倍。这与总体自杀风险文献有关，家族史是自杀意念和企图的重要风险因素。同样，在慢性疼痛患者（以及普通人群）中，先前的自杀未遂和共病抑郁症自杀倾向增加。但性别与一般的人口研究并不一致，后者显示男

性更容易完成自杀尝试。在慢性疼痛患者中，女性患者更容易发生自杀行为。然而，这种关联可能是由于女性慢性疼痛的患病率增加所致。也有大量证据表明特定的疼痛会增加自杀率：背痛、颈痛、腹痛和偏头痛。此外，疼痛持续时间越长，自杀意念的可能性就越大。虽然疼痛的严重程度似乎是自杀的一个合理的危险因素，但数据迄今仍相互矛盾，因此它不能被视为一个确定的危险因素。最后，共病失眠被发现是慢性疼痛患者自杀意念的重要危险因素，与非自杀者相比，自杀个体的睡眠障碍更为严重。但值得注意的是，并非所有抑郁的慢性疼痛患者都想自杀。

表4-1　慢性疼痛患者自杀的危险因素

1. 家族史

2. 之前的自杀未遂

3. 共病抑郁症

4. 女性

5. 疼痛部位（背部、颈部、腹部、偏头痛）

6. 疼痛持续时间

7. 共病失眠

4.2.2 镇痛药会增加自杀风险吗？

在考虑慢性疼痛患者的药物治疗时，目前使用了多种药物，包括各种神经病类药物（抗惊厥药和抗抑郁药）和阿片类药物。

抗惊厥药物（antiepileptic drugs，AEDs）经常用于治疗慢性疼痛，包括加巴喷丁、普瑞巴林和卡马西平。2008年，FDA完成了一项统计分析，导致联邦命令要求所有AEDs都贴上标签，以警告自杀风险增加。然而，自那以后，许多文献都驳斥了这种广泛的概括。FDA的数据分析，只有托吡酯和拉莫三嗪对自杀风险的增加有统计学意义。从那以后，已经发表的许多研究表明在慢性疼痛情况下，常用的AEDs既有

效又不会增加自杀风险，一些数据可能会提供保护作用（通过帮助控制慢性疼痛）。Rissanen等发现使用AED和未使用AED者自杀意念的风险没有增加（尽管这是对癫痫患者的回顾性分析，而不是对慢性疼痛患者）。Gibbons等在慢性疼痛患者的医疗索赔数据库中进行了对加巴喷丁的药物流行病学研究，发现自杀未遂的风险在统计学上没有显著增加。这些数据与FDA的数据分析相符。值得注意的是，有研究指出加巴喷丁会增加自杀风险，特别是Patorno等学者，这可能是由于混杂因素造成的，因为这是其他研究的一个异常值（回顾FDA分析汇总表时）。和加巴喷丁一样，普瑞巴林被认为是低自杀风险药物。虽然有3个关于普瑞巴林治疗开始后患者出现自杀意念和未遂的病例报道，但FDA更大量的数据显示，普瑞巴林的自杀率在统计学大的置信区间上没有显著增加。但是，也不应完全忽略AEDs的自杀风险。虽然这一趋势可能在统计学上并不显著，充其量只是某种关联，但慢性疼痛患者有许多增加自杀风险的危险因素。因此，开始使用AEDs时可能是考虑筛查患者自杀意念的合适时机。

选择性5-羟色胺再摄取抑制剂（selective serotonin reuptake inhibitors，SSRIs）作为一类药物，最初被认为会增加自杀倾向。近年来，已有多项研究对此自杀风险进行了澄清。在成年人中，SSRI使用和非使用者在抑郁人群中的自杀风险要么没有差异，要么可能降低。但在青少年中，SSRIs可能增加自杀风险。如果考虑自杀风险的时间进程，成人和青少年自杀的最高风险发生在开始用药的前28天内或停止治疗时。在SSRIs这类药品内部，自杀风险没有差异。与三环类抗抑郁药（tricyclic antidepressants，TCAs，如阿米替林）相比较，Coupland等的研究表明，在用SSRIs或

TCAs治疗抑郁症的患者队列中，自杀率和自残率是相似的。

阿片类药物治疗慢性疼痛具有与自杀相关的特定因素。事实上，Fischer等的结果显示，在研究安大略省6年来阿片类药物处方和相关死亡率时发现，随着阿片类药物处方的增加，阿片类药物的相关死亡率也增加。还应注意，接受较大剂量阿片类药物的患者，不管有意无意地，也相应增加了阿片类药物过量的风险。

为限制开立阿片类药物处方的自杀未遂风险，已经提出了许多建议。特别是经常性药物筛查，以及在阿片类药物新处方开始后4周内进行随访，会有助于自杀未遂风险的降低。最后，避免（如果非限制性的）开立额外的镇静剂，后者会增加副作用的风险，特别是过量服用时。

4.2.3 风险评估的必要性

虽然并非所有慢性疼痛患者都有自杀倾向，但临床医师需要能够识别增加自杀倾向的特殊风险因素，并制订应对风险的计划。

过量服药是慢性疼痛患者最常见的自杀方式，根据Smith等的研究，约75%的患者试图过量服用镇痛药和三环类抗抑郁药。此外，Tang等也注意到大多数结束生命的慢性疼痛患者曾在自杀前1个月内就诊。这个时间点强调了医师预防、干预和风险管理的重要性。

目前尚无正式评估慢性疼痛患者自杀倾向的金标准。风险评估应集中于评估无畏、抑郁、绝望、精神挫败、灾难化、应对技巧和支持系统等关键点。目前已经有多个经过验证的对各种特定的风险因素的评估方法。贝克抑郁量表（Beck Depression Inventory）和情绪状态概况（Profile of Mood States）是临床试验方法、测量和疼

痛评估措施（Initiative on Methods, Measurements, and Pain Assessment in Clinical Trials, IMMPACT）小组推荐的两种筛查工具，用于测量慢性疼痛试验中测量情绪功能。贝克抑郁量表快速筛查（Beck Depression Inventory Fast Screen, BDI-FS）是另一种经过验证的评估疼痛患者抑郁的工具，专门用于消除与初始贝克抑郁量表的假阳性。BDI-FS在繁忙的临床工作中非常有用，因为它很短，只有7个筛查问题，但其受版权保护，不能免费使用。

风险评估不应局限于抑郁，还应包括评估无畏、绝望、精神挫败、灾难化、应对技巧和支持系统等关键点。虽然与患者进行简单的讨论可能有助于阐明其中的许多因素，但可以采取特定的筛查措施。医院焦虑和抑郁量表（Hospital Anxiety and Depression Scale）、贝克绝望量表（Beck Hopelessness Scale）、疼痛自我效能问卷（Pain Self-Efficacy Questionnaire）、疼痛灾难化量表（Catastrophizing in Pain Scale）和疼痛自我知觉量表（Pain Self-Perception Scale）均已被用于学术实践。

自杀风险的一个重要指标是精神挫败。Tang等研究发现，精神挫败是疼痛干预、抑郁和社会心理残疾的最强预测因素，也是慢性疼痛患者自杀风险增加的关键指标。要评估精神挫败，可以使用疼痛自我知觉量表（Pain Self-Perception Scale, PSPS）（图4-1）。这是一份24项问卷，用于评估慢性疼痛患者的精神挫败，该问卷已在英语和西班牙语中进行了验证。PSPS是由PTSD精神挫败量表和抑郁挫败量表中的精选问题组合而成，其中患者以5分制对最近的疼痛进行评分（0＝完全没有/从来没有，1＝非常少，2＝中等，3＝强烈，4＝非常强烈），总分从0到96。一个局限性是，没有明确的分数线表示自杀风险在统计学上的显著

疼痛自我知觉量表

1. 我觉得被生活打败了
2. 我觉得我已经失去了在世界的地位
3. 我觉得生活把我当废物一样对待
4. 我感到无能为力
5. 我觉得我的信心已经丧失了
6. 我觉得无法应付生活给我的东西
7. 我觉得我已经沉到了生活的底部
8. 我觉得完全失去了行动能力
9. 我觉得我是人生的失败者
10. 我觉得我已经放弃了
11. 我感到很沮丧
12. 我觉得我输了生命中重要的战斗
13. 我觉得我没有斗志了
14. 我觉得我失去了意志力
15. 我不再在乎我发生了什么
16. 我觉得被打败了
17. 我觉得自己不像一个人
18. 在我看来，我放弃了
19. 作为一个人，我感到很失落
20. 我觉得我想死
21. 我觉得我失去了内心的抵抗力
22. 我觉得自己像一个物体
23. 我完全被发生在我身上的事情所左右
24. 我觉得很丢脸，失去了内心的尊严

图4-1 疼痛自我知觉量表。评分基于最近的疼痛发作，采用5分制（0分为"根本没有/从来没有"，1分为"很少"，2分为"中等"，3分为"强烈"，4分为"非常强烈"），慢性疼痛患者的评分通常大于30

增加。但是，在最初的PSPS研究和西班牙语的翻译验证中，慢性疼痛患者的平均得分＞30，且其得分往往高于急性疼痛患者。该量表还可用于预测患者心理健康状况随治疗时间的变化趋势，并评估其得分增加时加强自杀风险管理的必要性。

如果你担心患者的自杀风险，直接与患者联系，询问患者潜在的自杀意图不会增加自杀风险；Dazzi等发现这些问题实际上可以减少自杀意念，并改善健康状况。以下是根据完整的哥伦比亚自杀严重程度评分量表（Columbia-Suicide Severity Rating

Scale）建议的问题，可以向患者询问以评估你的决策（转诊、住院等）：

– 你真的想过自杀吗？

– 你想过怎么做吗？

– 你是否有过这些想法，并打算采取行动？

– 你有没有开始研究或已解决了如何自杀的细节？你打算执行这个计划吗？

– 你有没有做过什么，开始做什么，或者准备要做什么来结束你的生命？

　　无论采用何种方法，都应在初次就诊时进行风险评估，并在随访时定期进行风险评估。如果患者表现出自杀的危险因素，重要的是要问他们是否有自杀念头，如果有，是否有计划。如果他们的回答是肯定的，则应进行精神病学检查，如果患者已经制订了自杀计划，则必须让患者住院。

　　此外，表4-2列出了高危患者需要考虑的关键措施。医师应提供给高危慢性疼痛患者其电话号码和紧急情况下的联系信息，包括911和国家自杀预防生命线（1-800-273-8255），可提供英文和西班牙文版本，也可在www.sidepreventionlifeline.org上在线查看。与患者讨论他们的支持网络（包括家人、朋友和支持小组），并帮助他们制订计划以解决获得自杀手段的问题，如处方药和枪支。强调行为健康和精神病联合治疗的必要性，以多学科的方法治疗他们的慢性疼痛。这有助于共病抑郁的治疗，以及提供心理治疗干预，如减少灾难化的应对技巧、放松治疗、认知行为疗法（cognitive behavior treatment，CBT）和接受与承诺疗法（acceptance and commitment therapy，ACT）。无论采取何种精神治疗方法，所有参与治疗的人都应清楚知道患者的疼痛问题，并强调这是一种真正且困难的慢性健康状况。最后，如果认为自杀风险较高需要立即干预，则应持续评估是否需要立即

住院治疗。

　　关于阿片类药物，在筛选出的自杀风险较高的患者中，如有可能，应避免使用阿片类药物。如果需要，可能的处方策略包括以尽可能低的剂量配给少量阿片类药物，以有效治疗疼痛，同时限制合用的中枢神经系统抑制剂，如苯二氮䓬类药物。此外，在开始新的处方和剂量变化（阿片类药物、神经病和抗抑郁药）后，应进行早期随访（3～4周），因为这可以显著降低自杀的风险。最后，与所有慢性疼痛患者一样，针对自杀风险中的潜在因素（失眠、疼痛应对技巧等），将心理治疗和精神病治疗纳入到多模式疼痛管理治疗中。

表4-2　自杀高危患者应考虑的干预措施

– 关键紧急联系人：国家自杀预防生命线1（800）273-8255，www.sidepreventionlifeline.org

– 强调支持网络（家庭、朋友、神职人员、支持团体等）

– 制订计划，可用的解决方法，包括处方药物、武器等

– 行为健康/精神病护理共同治疗（帮助管理抑郁症和心理治疗）

– 在开始新药（类阿片、神经病变、抗抑郁药）后的早期随访（4周内）

– 自杀风险高的患者需要立即住院干预

关键点

• 慢性疼痛与自杀风险增加独立相关。

• 在慢性疼痛患者中，伴有自杀意念和自杀未遂的可能性是非慢性疼痛患者的2～3倍。

• 多种潜在的情绪导致自杀风险增加，包括抑郁、与疼痛相关的无助感和精神挫败。

• 慢性疼痛中自杀的危险因素：家族史、共病抑郁、自杀未遂史、女性、疼痛部位（背部、颈部、腹部和偏头痛）、疼痛持续时间长、共病失眠和处方阿片类药物。

• 阿片类药物是唯一可增加自杀风险的慢

性疼痛药物。

- 定期筛查和风险评估：贝克抑郁量表（和贝克抑郁量表快速筛查）、情绪状态概况、疼痛自我知觉量表。
- 尽早整合多学科的慢性疼痛治疗，包括行为和精神治疗。
- 开始新的治疗药物（阿片类药物、神经病药物、抗抑郁药）后的早期随访（4周内）可减少高危患者的自杀率。

原书参考文献

[1] Tang NKY, Crane C. Suicidality in chronic pain: a review of the prevalence, risk factors and psychological links. Psychol Med. 2006; 36(5): 575–86.

[2] Hooley JM, Franklin JC, Nock MK. Chronic pain and suicide: understanding the association. Curr Pain Headache Rep [Internet]. 2014; 18(8): 435. http://link.springer.com/10.1007/s11916-014-0435-2.[Cited 29 Aug 2015].

[3] Breslau N. Migraine, suicidal ideation, and suicide attempts. Neurology. 1992; 42(2): 392–5.

[4] Hinkley BS, Jaremko ME. Effects of pain duration on psychosocial adjustment in orthopedic patients: the importance of early diagnosis and treatment of pain. J Pain Symptom Manag. 1994; 9(3): 175–85.

[5] Magni G, Rigatti-Luchini S, Fracca F, Merskey H. Suicidality in chronic abdominal pain: an analysis of the Hispanic Health and Nutrition Examination Survey (HHANES). Pain. 1998; 76(1–2): 137–44.

[6] Campbell G, Darke S, Bruno R, Degenhardt L. The prevalence and correlates of chronic pain and suicidality in a nationally representative sample. Aust N Z J Psychiatry. 2015; 49(9): 803–11.

[7] Wang H, Ahrens C, Rief W, Schiltenwolf M. Influence of comorbidity with depression on interdisciplinary therapy: outcomes in patients with chronic low back pain. Arthritis Res Ther. 2010; 12(5): R185.

[8] Cheatle MD. Depression, chronic pain, and suicide by overdose: on the edge. Pain Med. 2011; 12(Suppl 2): S43–8.

[9] Tang NKY, Beckwith P, Ashworth P. Mental defeat is associated with suicide intent in patients with chronic pain. Clin J Pain. 2016; 32(5): 411–9.

[10] Tang NKY, Salkovskis PM, Hanna M. Mental defeat in chronic pain: initial exploration of the concept. Clin J Pain. 2007; 23(3): 222–32.

[11] Smith MT, Edwards RR, Robinson RC, Dworkin RH. Suicidal ideation, plans, and attempts in chronic pain patients: factors associated with increased risk. Pain. 2004; 111(1–2): 201–8.

[12] Hawton K, Casañas i Comabella C, Haw C, Saunders K. Risk factors for suicide in individuals with depression: a systematic review. J Affect Disord. 2013; 147(1–3): 17–28.

[13] Hawton K, van Heeringen K. Suicide. Lancet. 2009; 373(9672): 1372–81.

[14] Fisher BJ, Haythornthwaite JA, Heinberg LJ, Clark M, Reed J. Suicidal intent in patients with chronic pain. Pain. 2001; 89(2–3): 199–206.

[15] Treharne GJ, Lyons AC, Kitas GD. Suicidal ideation in patients with rheumatoid arthritis. Research may help identify patients at high risk. BMJ. 2000; 321(7271): 1290.

[16] Timonen M, Viilo K, Hakko H, Särkioja T, Ylikulju M, Meyer-Rochow VB, et al. Suicides in persons suffering from rheumatoid arthritis. Rheumatology (Oxford). 2003; 42(2): 287–91.

[17] Jackson T, Thomas S, Stabile V, Han X, Shotwell M, McQueen K. Prevalence of chronic pain in low-income and middle-income countries: a systematic review and meta-analysis. Lancet. 2015; 385(Suppl 2): S10.

[18] Smith MT, Perlis ML, Haythornthwaite JA. Suicidal ideation in outpatients with chronic musculoskeletal pain: an exploratory study of the role of sleep onset insomnia and pain intensity. Clin J Pain. 2004; 20(2): 111–8.

[19] Hassett AL, Aquino JK, Ilgen MA. The risk of suicide mortality in chronic pain patients. Curr Pain Headache Rep. 2014; 18(8): 436.

[20] Im JJ, Shachter RD, Oliva EM, Henderson PT, Paik MC, Trafton JA. Association of Care Practices with suicide attempts in US veterans prescribed opioid medications for chronic pain management. J Gen Intern Med. 2015; 30(7): 979–91.

[21] U.S. Department of Health and Human Services, Food and Drug Administration, Center for Drug Evaluation and Research, Office of Translational Sciences, Office of Biostatistics. Statistical review and evaluation: antiepileptic drugs and suicidality. 23 May 2008.

[22] Kanner AM. Are antiepileptic drugs used in the treatment of migraine associated with an increased risk of suicidality? Curr Pain Headache Rep. 2011; 15(3): 164–9.

[23] Hesdorffer DC, Berg AT, Kanner AM. An update on antiepileptic drugs and suicide: are there definitive answers yet? Epilepsy Curr. 2010; 10(6): 137–45.

[24] Rissanen I, Jääskeläinen E, Isohanni M, Koponen H, Ansakorpi H, Miettunen J. Use of antiepileptic or benzodiazepine medication and suicidal ideation—the Northern Finland Birth Cohort 1966. Epilepsy Behav. 2015; 46: 198–204.

[25] Gibbons RD, Hur K, Brown CH, Mann JJ. Gabapentin and suicide attempts. Pharmacoepidemiol Drug Saf. 2010; 19(12): 1241–7.

[26] Mutschler J, Grosshans M, Herwig U, Heekeren K, Kawohl W, Brühl A. Pregabalin-induced suicidal ideations. Pharmacopsychiatry. 2011; 44(3): 119.

[27] Kustermann A, Möbius C, Oberstein T, Müller HH, Kornhuber J. Depression and attempted suicide under pregabalin therapy. Ann Gen Psychiatry. 2014; 13(1): 37.

[28] Tandon V, Mahajan V, Gillani Z, Mahajan A. Pregabalin-induced self-harm behavior. Indian J Pharmacol. 2013; 45(6): 638.

[29] Khan A, Khan S, Kolts R, Brown WA. Suicide rates in clinical trials of SSRIs, other antidepressants, and placebo: analysis of FDA reports. Am J Psychiatry. 2003; 160(4): 790–2.

[30] Barbui C, Esposito E, Cipriani A. Selective serotonin reuptake inhibitors and risk of suicide: a systematic review of observational studies. CMAJ. 2009; 180(3): 291–7.

[31] Gordon M, Melvin G. Selective serotonin re-uptake inhibitors—a review of the side effects in adolescents. Aust Fam Physician.2013; 42(9): 620–3.

[32] Coupland C, Hill T, Morriss R, Arthur A, Moore M, Hippisley-Cox J. Antidepressant use and risk of suicide and attempted suicide or self harm in people aged 20 to 64: cohort study using a primary care database. BMJ. 2015; 350: h517.

[33] Atkinson SD, Prakash A, Zhang Q, Pangallo BA, Bangs ME, Emslie GJ, et al. A double-blind efficacy and safety study of duloxetine flexible dosing in children and adolescents with major depressive disorder. J Child Adolesc Psychopharmacol. 2014; 24(4): 180–9.

[34] Fischer B, Jones W, Urbanoski K, Skinner R, Rehm J. Correlations between prescription opioid analgesic dispensing levels and related mortality and morbidity in Ontario, Canada, 2005-2011. Drug Alcohol Rev. 2014; 33(1): 19–26.

[35] Dunn KM, Saunders KW, Rutter CM, Banta-Green CJ, Merrill JO, Sullivan MD, et al. Opioid prescriptions for chronic pain and overdose: a cohort study. Ann Intern Med. 2010; 152(2): 85–92.

[36] Madadi P, Persaud N. Suicide by means of opioid overdose in patients with chronic pain. Curr Pain Headache Rep [Internet]. 2014; 18(11): 460. http://link.springer.com/10.1007/s11916-014-0460-1. [Cited 29 Aug 2015].

[37] Newton-John TR. Negotiating the maze: risk factors for suicidal behavior in chronic pain patients. Curr Pain Headache Rep. 2014; 18(9): 447.

[38] Poole H, Bramwell R, Murphy P. The utility of the Beck Depression Inventory Fast Screen (BDI-FS) in a pain clinic population. Eur J

Pain. 2009; 13(8): 865–9.

[39] Tang NKY, Goodchild CE, Hester J, Salkovskis PM. Mental defeat is linked to interference, distress and disability in chronic pain. Pain. 2010; 149(3): 547–54.

[40] García-Campayo J, Rodero B, del Hoyo YL, Luciano JV, Alda M, Gili M. Validation of a Spanish language version of the pain self-perception scale in patients with fibromyalgia. BMC Musculoskelet Disord. 2010; 11: 255.

[41] Dazzi T, Gribble R, Wessely S, Fear NT. Does asking about suicide and related behaviours induce suicidal ideation? What is the evidence? Psychol Med. 2014; 44(16): 3361–3.

[42] Posner K, Brown GK, Stanley B, Brent DA, Yershova KV, Oquendo MA, et al. The Columbia–suicide severity rating scale: initial validity and internal consistency findings from three multisite studies with adolescents and adults. Am J Psychiatr. 2011; 168(12): 1266–77.

[43] Posner K, Brown GK, Stanley B, Brent DA, Yershova KV, Oquendo MA, et al. Columbia-suicide severity rating scale, Daily/Shift Screen [Internet]. 2008. http://www.cssrs.columbia.edu/documents/C-SSRSFrequentScreener.docx. [Cited 17 Sept 2015].

第五节　美沙酮治疗后心动过速

5

5.1　病例

患者：男性，62岁，患有酒精性肝硬化、丙型肝炎合并肝细胞癌，拟行肝癌非手术治疗而入院。患者拟行的化学栓塞和射频肿瘤消融。其目前应用的药物包括阿米洛利、氟西汀、呋塞米、乳果糖、美沙酮、利福昔明、Peri-Colace（通便药-译者注）和硫酸锌。无药物过敏史。每日吸烟，45包/年。3年前戒酒，25年前经静脉注射过毒品。

术前：体温35.8℃，心率79次/分钟，呼吸频率20次/分钟，血压126/58 mmHg，SpO_2 97%。

建立静脉通道，并采用以下监护措施：ECG、无创血压和脉搏血氧饱和度。鼻导管吸氧，静脉点滴芬太尼和咪达唑仑保持镇静。患者在手术开始时焦虑。

手术25分钟后，护士注意到患者心电图上二联律频繁发作，但生命体征平稳，通知介入放射科医师，手术继续进行。10分钟后，患者频繁出现短暂的室性心动过速。生命体征保持相对稳定。患者处于昏睡状态，但易叫醒。呼叫快速反应小组（rapid response team）至手术室评估患者。基于稳定的血流动力学和患者情况，决定继续手术。抽血行基础生化和心肌酶检测。计划术后在恢复室立即进行12导联心电图检查。

45分钟后手术结束。尽管患者频发室性心动过速与基线二联律交替持续出现，但生命体征始终平稳。术后患者无不适，否认心肺症状。此时室性心动过速的间隔时间更长，更频繁。心电图显示窦性心律和室性早搏二联律。存在非特异性ST段异常和较长QT间期，QT校正值（QTc）为596 ms。患者被带上轮床送往急诊室。

心电图显示：室性心动过速，T波异常，可能伴下外侧缺血和QT间期延长。此时心率150～170 次/分钟，血压稳定。在静脉注射胺碘酮后即刻，患者保持正常窦性心律，心率70次/分钟。患者进入急诊科30分钟后，监护显示：患者频繁出现室性心动过速。请心脏科会诊评估处理。

实验室检查如下：钾3.1 mEq/L，钙7.7 mg/dL，镁1.0 mg/dL，白蛋白2.4 g/dL，总胆红素2.5 mg/dL，碱性磷酸酶（ALP）170 U/L，门冬氨酸氨基转移酶（AST）110 U/L和丙氨酸氨基转移酶（ALT）56 U/L。心肌酶和肌钙蛋白阴性。心脏病专家认为：心率180～200次/分钟和心电图解释是尖端扭转型心动过速。建议患者静脉内注射胺碘酮和镁。

患者经过治疗很快恢复为窦性心律。被转运至监护病房，进行床边二维超声心动图检查。超声心动图显示患者的心脏无明显结构异常。患者在上述所有处置中均无症状，他想知道为什么进行监护。

经过详细的询问，心脏科医师了解到，在过去的30年里，患者每日服用美沙酮。他承认有静脉吸毒史，并说其没有复发的唯一原因是每日服用美沙酮。患者门诊戒毒诊所接受美沙酮治疗，并已服药多年。患者称被告知美沙酮"代谢过度"，因此需要更大剂量。他从未被告知过度服用美沙酮有不良反应。

医疗团队停止患者的日常药物治疗，这些药物改变美沙酮的代谢。此时，窦性心律已连续了数小时。由于其肝功能受损，决定停止胺碘酮输注。从那天起停用了美沙酮，给予吗啡2 mg，每2小时一次，必要时给予劳拉西泮1 mg静注。停用美沙酮48小时后，患者焦虑不安并出现腹泻。他告知医师需要使用美沙酮，因为其不想出现戒断症状。医师解释了美沙酮的副作用：大剂量会引起心脏危险，也解释了戒除美沙酮的过程，但遭患者拒绝。他宁愿接受致命的心律失常而非戒断美沙酮。

医师联系了给患者开美沙酮的诊所核实剂量，讨论患者病情并建议停用美沙酮，以降低心脏风险。诊所医师拒绝讨论有关患者的具体情况，但表示诊所已制订了治疗QT间期延长的方案。他要求将患者出院时的药物剂量变化告知他。

在和患者长时间讨论了可以用来缓解戒断症状的辅助药物后，他同意慢慢戒除美沙酮。患者出院时给予可乐定贴剂，必要时服用洛哌丁胺，每日服用美沙酮145 mg。嘱患者使用可穿戴除颤器，直至复发性心律失常的风险降低为止。

5.2 病例讨论

5.2.1 美沙酮的使用

美沙酮于1947年在美国合法化，根据《管制物质法》被列为附表二药物。主要有片剂、口服液和可注射液。

美沙酮维持治疗由联邦政府严格管理，必须由联邦药物滥用和心理健康服务管理局认证。处方者必须获得DEA的特别许可。美沙酮维持治疗与非法使用阿片类药物及其相关并发症的风险增加相关。数据表明，减少非法药物使用的好处大于危害。目前还缺乏美沙酮治疗疼痛的获益或风险的证据。在21世纪初美沙酮用于疼痛治疗有所增加，因为其成本低、药代动力学时间长、耐受性好，是其他阿片类药物的一个很好的替代品。在过去的十年里，数据显示因美沙酮相关死亡人数大幅增加，美沙酮受到了更多的关注。在解释美沙酮相关死亡率的统计数据方面还有许多挑战。

5.2.2 药代动力学

美沙酮是NMDA受体拮抗剂。正是在这个受体上，美沙酮被认为可以降低对阿片类药物的耐受性和渴求，并可以治疗神经病理性疼痛。作为μ受体激动剂，其与吗啡和海洛因作用于同一受体。该药物的优点是释放临床上重要的神经递质如谷氨酸、乙酰胆碱、去甲肾上腺素和多巴胺。

由于美沙酮代谢缓慢，脂溶性高，消除半衰期在15～60小时，其镇痛作用持续时间较长。

美沙酮通常在给药3～5天后才能达到完全镇痛效果，因此滴定和剂量调整应缓慢进行。由于多种酶与细胞色素p450的相互作用，个体对美沙酮的代谢变化很大。

最重要的同工酶是CYP3A4、CYP2B6和CYP2D6。大量的药物和某些食物可以诱导或抑制这些酶，从而影响美沙酮的半衰期。见表5-1。美沙酮代谢的增加或减少会影响给药频率、副作用和总体药物情况。同时由于不完全交叉耐受和美沙酮对耐受性的影响，增加了其他阿片类药物替代美沙酮的复杂性。

表5-1　细胞色素P-450药物相互作用

抑制剂	诱导剂
奎尼丁	苯巴比妥
西咪替丁	圣约翰草提取物
酮康唑	苯妥英
氟康唑	卡马西平
甲硝唑	利福平
葡萄柚汁	吸烟
红霉素	吡格列酮
帕罗西汀	奥卡西平
氟西汀	
胺碘酮	
辛伐他汀	

5.2.3　安全警告

2006年，在非恶性疼痛患者出现美沙酮相关死亡趋势后，FDA发布了一份公共安全报告。随后，制造商发出黑框警告（black box warning）。这一警告将严重的呼吸抑制确定为美沙酮的副作用。警告还指出了美沙酮导致致命性心律失常（尖端扭转型室性心动过速）和QT间期延长的风险。据报道，这些事件发生在每天服用大剂量美沙酮治疗疼痛的患者。但是服用常规剂量阿片类药物解毒和维持的患者并未排除在这些风险之外（表5-2）。

表5-2　QTc延长和尖端扭转型室性心动过速的危险因素

QTc延长	尖端扭转性心动过速
遗传倾向	同时使用一种或多种延长QT间期的药物
电解质异常	先天性QT延长
肝病	QTc间期大于500 ms
甲状腺疾病	电解质异常
高龄	尖端扭转性心动过速的历史
女性	房室结功能障碍与缓慢性心律失常
结构性心脏病	缺血性心脏病与充血性心力衰竭
药物诱导	高龄
非法药物使用	心房纤颤近期转归

5.2.4　心脏表现

美沙酮可导致严重的心脏传导问题，包括QT间期延长和尖端扭转型室性心动过速。许多常见的心脏和非心脏药物以及电解质紊乱都可以延长QT间期。QT间期延长既可以遗传，也可以后天获得。所有形式都会引起复极异常，导致心脏不应期的改变。由于复极紊乱，QT间期延长的患者在应激或交感神经刺激期间特别容易晕厥甚至猝死。心率校正值QT（rate-corrected QT，QTc）大于450 ms就可视为延长，大于500 ms与猝死风险增加相关。一般来说，女性的QTc稍长一些。

在对美沙酮治疗疼痛患者的回顾中，基于男性的阈值>430 ms和女性的阈值>460 ms，QTc间期延长的患病率从0.5%到31%不等。在6项研究中，QTc>500 ms的患者比例在0~6%。在控制其他混杂因素后，发现较高的美沙酮剂量与QTc间期延长有关。每日服用高剂量药物的患者出现尖端扭转型室性心动过速。

5.2.5　尖端扭转型室性心动过速

尖端扭转型室性心动过速是一种可导致猝死的室性心动过速。其特征是QRS的波幅和转折围绕等电位线逐渐改变。区别于普通室性心动过速的是QT间期延长。心律失常通常会自发终止，并呈阵发性发作。由于心律失常通常不持续，患者的基线QT延长可在心电图上看到。在某些情况下，延长可能演变成心室颤动。心室率可在150～250次/分钟变化，患者可能完全无症状（图5-1）。

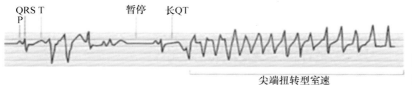

图5-1　尖端扭转型室性心动过速心电图

5.2.6　治疗

识别尖端扭转型室性心动过速并将其与普通室性心动过速区分开来是很重要的。某些传统的抗心律失常药物将无效，甚至会加重心律失常。例如，IA组抗心律失常药物会延长QT间期，从而加重室性心动过速。治疗的目的是缩短QT间期。治疗方法包括心脏起搏、静脉注射阿托品和异丙肾上腺素。静脉注射硫酸镁是一种非常有效的治疗方法。同步心脏复律可能无效，因为异常节律呈多态性。可能需要非同步电击或除颤。

5.2.7　风险缓解策略

2009年，为了降低美沙酮治疗的心脏毒性风险，FDA发布了监测指南。一个专家咨询小组制定了一份包含6项建议的清单：知情同意、病史、基线心电图、QT延长风险评估、药物相互作用、剂量不超过120 mg/d。

关键点
- 随着美沙酮在疼痛管理中的使用增加，相关死亡人数增加。
- 与美沙酮使用相关的QT间期延长使患者易患心律失常。
- 尖端扭转型室性心动过速是一种潜在的致命性室性心律失常，需要精确识别，才能正确治疗，而不会加重其影响。
- 了解美沙酮的独特药效学至关重要。其与多种药物相互作用的潜力可以降低作用或加重毒性。
- 文献仅限于少量关于美沙酮使用相关心脏风险的研究和病例报告。
- 需要进行更多的研究，以确定诊断筛查和监测试验（即心电图）、最佳给药参数和风险调整策略的指南。

原书参考文献

[1] Caplehorn JR, Dalton MS, Haldar F, Petrenas AM, Nisbet JG. Methadone maintenance and addicts' risk of fatal heroin overdose. Subst Use Misuse. 1996; 31: 177–96.

[2] Gronbladh L, Ohlund LS, Gunne LM. Mortality in heroin addiction: impact of methadone treatment. Acta Psychiatr Scand. 1990; 82: 223–7.

[3] National Institutes of Health: NIH consensus panel recommends expanding access to and improving methadone treatment programs for heroin addiction. Eur Addict Res. 1999; 5: 50–1.

[4] Chou R, Weimer MB, Dana T. Methadone overdose and cardiac arrhythmia potential: findings from a review of the evidence for an American Pain Society and College on Problems of Drug Dependence clinical practice guideline. J Pain. 2014; 15: 338–65.

[5] Chou R. Comparative efficacy and safety of

long-acting oral opioids for chronic non-cancer pain: a systematic review. J Pain Symptom Manag. 2004; 26: 1026.

[6] General Accountability Office: Methadone-associated overdose deaths: factors contributing to increased deaths and efforts to prevent them. http://www.gao.gov/products/GAO-09-341. Accessed 16 Nov 2015.

[7] Lynch ME. A review of the use of methadone for the treatment of chronic noncancer pain. Pain Res Manag. 2005; 10: 133–44.

[8] Inturrisi CE. Clinical pharmacology of opioids for pain. Clin J Pain. 2002; 18: S3–S13.

[9] Anderson R, Saiers JH, Abram S, Schlicht C. Accuracy in equianalgesic dosing: conversion dilemmas. J Pain Symptom Manag. 2001; 21: 397–406.

[10] Christie JM. Opioid prescribing: methadone risk mitigation. Anesthesia Patient Safety Foundation Newsletter. 2011; 26: 1–15.

[11] Krantz MJ, Lewkowiez L, Hays H, Woodroffe MA, Robertson AD, Mehler PS. Torsades de pointes associated with very-high-dose methadone. Ann Intern Med. 2002; 137: 501–4.

[12] Fanoe S, Hvidt C, Ege P, Jensen GB. Syncope and QT prolongation among patients treated with methadone for heroin dependence in the city of Copenhagen. Heart. 2007; 93: 1051–5.

[13] Cruciani RA, Sekine R, Homel P, et al. Measurement of QTc in patients receiving chronic methadone therapy. J Pain Symptom Manag. 2005; 29: 385–91.

[14] Chang KC, Huang CL, Liang HY, et al. Gender-specific differences in susceptibility to low dose methadone-associated QTc prolongation in patients with heroin dependence. J Cardiovasc Electrophysiol. 2012; 23: 527–33.

[15] Athanasos P, Farquharson AL, Compton P, Psaltis P, Hay J. Electrocardiogram characteristics of methadone and buprenorphine maintained subjects. J Addict Dis. 2008; 27: 31–5.

[16] Fareed A, Vayalapalli S, Byrd-Sellers J, et al. Onsite QTc interval screening for patients in methadone maintenance treatment. J Addict Dis. 2010; 29: 15–22.

[17] Maremmani I, Pacini M, Cesaroni C, Lovrecic M, Perugi G, Tagliamonte A. QTc interval prolongation in patients on long-term methadone maintenance therapy. Eur Addict Res. 2005; 11: 44–9.

[18] Mayet S, Gossop M, Lintzeris N, Markides V, Strang J. Methadone maintenance, QTc and torsades de pointes: who needs an electrocardiogram and what is the prevalence of QTc prolongation? Drug Alcohol Rev. 2011; 30: 388–96.

[19] Katz DF, Sun J, Khatri V, et al. QTc interval screening in an opioid treatment program. Am J Cardiol. 2013; 112: 1013–8.

[20] Peles E, Bodner G, Kreek MJ, Rados V, Adelson M. Corrected-QT intervals as related to methadone dose and serum level in methadone maintenance treatment (MMT) patients: a cross-sectional study. Addiction. 2007; 102: 289–300.

[21] Roy AK, McCarthy C, Kiernan G, et al. Increased incidence of QT interval prolongation in a population receiving lower doses of methadone maintenance therapy. Addiction. 2012; 107: 1132–9.

[22] Krantz MJ, Lewkowiez L, Hays H, Woodroffe MA, Robertson AD, Mehler PS. Dose-related effects of methadone on QT prolongation in a series of patients with torsades de pointes. Pharmacotherapy. 2003; 23: 802–5.

[23] Martell BA, Arnsten JH, Krantz MJ, Gourevitch MN. Impact of methadone treatment on cardiac repolarization and conduction in opioid users. Am J Cardiol. 2005; 95: 915–8.

[24] Justo D, Gal-Oz A, Paran Y, Goldin Y, Zeltser D. Methadone-associated torsades de pointes (polymorphic ventricular tachycardia) in opioid-dependent patients. Addiction. 2006; 101: 1333–8.

[25] Anchersen K, Clausen T, Gossop M, Hansteen V, Waal H. Prevalence and clinical relevance of corrected QT interval prolongation during methadone and buprenorphine treatment: a mortality assessment study. Addiction. 2009; 104: 993–9.

6

第六节 输注氯胺酮治疗慢性疼痛后急性谵妄

6.1 病例

患者：男性，52岁，有右臂和右侧躯体疼痛史，至疼痛门诊进行评估和治疗。患者曾摔倒致手腕骨折并手术治疗，但后来诊断为复杂性区域疼痛综合征。患者在胸段硬膜外注射之前曾接受过一系列星状神经节阻滞治疗。硬膜外注射因感觉异常而停止，但之后出现了右侧躯体疼痛。各种神经细胞膜稳定药物未能缓解其疼痛。脊髓电刺激疗法测试亦失败。患者静脉注射利多卡因治疗疼痛有效，但仅在输注期间有效。在讨论了氯胺酮的副作用和益处后，患者同意了这种治疗。拟在30分钟内给予氯胺酮0.5 mg/kg，采用脉搏血氧计、心电图和血压监测。治疗前服用咪达唑仑2 mg和昂丹司琼4 mg。输注约10分钟后，患者变得情绪激动和攻击性，血压和心率急剧上升。遂停止输液，患者仍坐立不安，似乎完全迷失了方向。患者还产生了幻觉，以为自己在太空中，认为负责输液的住院医师是一个试图绑架他的外星人。医护人员试图通过言语使患者平静下来的尝试，反而让他更加困惑。又额外给予患者咪达唑仑2 mg。为了尽量减少视觉刺激以创造

一个安静的环境，将房间的灯光调暗。患者稍微平静了一些不需要身体约束。但仍情绪激动约10分钟，然后才平静下来，放松下来。在接受氯胺酮和咪达唑仑治疗约2小时后，他的精神状态恢复到正常状况。从氯胺酮和咪达唑仑的影响中完全康复后，出院回家。

6.2 病例讨论

随着慢性疼痛发病率的上升出现疼痛治疗管理不善的问题。慢性疼痛的治疗是基于各种抗惊厥药、抗抑郁药或膜稳定药物的反复治疗。用这种干预措施对疼痛管理的总体反应为30%～40%。慢性疼痛涉及许多机制，如磷酸化和N-甲基-D-天冬氨酸（NMDA）受体的上调、下行抑制的丧失、脊髓的可塑性变化以及脊髓免疫细胞随促炎性细胞因子的释放而激活。

氯胺酮是一种苯哌啶，结构类似于苯环嘧啶（PCP）。它可迅速穿过血脑屏障，几分钟后产生麻醉效果。其镇痛作用远超过其药动学半衰期。在一项研究中，对复杂性区域疼痛综合征患者，用20～30毫克/小时的S-氯胺酮治疗100小时，镇痛效果据估计持续了11天。氯胺酮是一种细胞色

素 P450 依赖性药物，在肝脏中由 CYP3A4、CYP2B6 和 CYP2C9 代谢为去甲氯胺酮，然后由 CYP2A6 和 CYP2B6 代谢为 4、5 和 6-羟基去甲氯胺酮。去甲氯胺酮是在静脉注射氯胺酮后几分钟内产生的，并且可能超过氯胺酮的浓度，特别是在长期输注后。去甲氯胺酮和各种羟基去甲氯胺酮在肝脏葡萄糖醛酸化后通过肾脏和胆汁被清除。代谢氯胺酮的 CYP 酶抑制剂可增加氯胺酮血浆浓度；然而，CYP 系统的诱导作用有限，因为氯胺酮的基线肝清除率就很高。一旦停止输注，氯胺酮的浓度迅速下降，去甲氯胺酮浓度往往超过氯胺酮浓度。这些氯胺酮代谢物在慢性疼痛中的作用尚不清楚。一项关于去甲氯胺酮浓度变化对急性疼痛作用的人体研究显示，对急性疼痛缓解无效或甚至有负面影响，这一问题在氯胺酮长期输注时要重点评估。

　　在氯胺酮治疗各种慢性疼痛方面目前还没有达成共识。在过去 10 年中，30 多个随机临床试验评估了氯胺酮治疗各种慢性疼痛的疗效（表 6-1）。虽然氯胺酮已被证明对复杂性区域疼痛综合征（CRPS）有效，但其他疾病，如慢性难治性头痛和慢性顽固性腰痛，可从该治疗中获益，疼痛缓解达 3 周（图 6-1）。氯胺酮的有效性似乎取决于持续时间，但证据有限。一般情况下，用于复杂性区域疼痛综合征的剂量为 20～30 毫克/小时，持续 100 小时或每天 4 小时，持续 10 天，可获得 6 周～3 个月的疼痛缓解。尽管疼痛缓解有所改善，但功能并无改善。同时氯胺酮输注有心血管或中枢神经系统的不良反应。

表 6-1　过去 10 年氯胺酮注射有效的文献情况

偏头痛
癌痛
神经病理性疼痛
化疗所致的神经病理性疼痛

续表

慢性神经病理性疼痛
纤维肌痛
复杂性区域疼痛综合征
缺血性肢体疼痛
创伤性神经损伤疼痛
幻肢痛
带状疱疹后神经痛
脊髓损伤疼痛
TMJ 疼痛
三叉神经痛
挥鞭样损伤疼痛

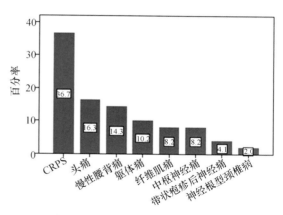

图 6-1　在随访 5 年的回顾性队列中，各种慢性顽固性疾病的患者报告了有效的疼痛缓解情况。图表显示了这一系列 49 人中患有这些疾病的百分比

　　氯胺酮对中枢神经系统的影响是精神性。迷幻效应呈剂量依赖性，但即使在治疗慢性疼痛的低剂量（20～30 mg/h）下亦不少见。在一项对健康志愿者的研究中，氯胺酮可导致现实扭曲、幻听、偏执想法、焦虑感（惊恐发作）、无法控制想法、时空虚幻、视觉幻觉以及对声音和颜色的意识增强。人们感到一种强烈的兴奋感，有些人形容这种感觉极不愉快；另一些人则表示强烈的快感。其他中枢神经系统的不良反应包括头晕、视力模糊、眩晕、恶心/呕

吐、吞咽困难、眼球震颤、噩梦或生动的梦境、运动功能受损和记忆障碍。这些影响在停用氯胺酮后迅速减轻，尽管不愉快的梦可能持续至之后的3个晚上。在临床研究中，迷幻效应的发生率虽然常见，但发生率依然很低。镇静在输注过程中最为常见；其他作用的发生率大致在5%以下。

在一项回顾性研究中，亚麻醉剂量的氯胺酮给药时间30～60分钟，患者总体认为不良反应较轻（表6-2）。

表6-2 氯胺酮输注治疗顽固性慢性疼痛的常见不良反应

	患者组：N（%）		
	复杂性区域疼痛综合征 （N＝18）	非复杂性区域疼痛综合征 （N＝31）	总计（N＝49）
任何事件	9（50.0%）	14（45.2%）	23（46.9）
躁动	1（5.7%）	1（3.2%）	2（4.1%）
混乱状态	1（5.7%）	2（6.5%）	3（6.1%）
定向障碍	0（0.0%）	1（3.2%）	1（2.0%）
分离	0（0.0%）	1（3.2%）	1（2.0%）
感到寒冷	0（0.0%）	1（3.2%）	1（2.0%）
幻觉	1（5.7%）	4（13.2%）	5（10.2%）
高血压	4（22.2%）	2（6.5%）	6（12.2%）
恶心	1（5.7%）	1（3.2%）	2（4.1%）
眼球震颤	0（0.0%）	1（3.2%）	1（2.0%）
感觉异常	0（0.0%）	1（3.2%）	1（2.0%）
咽喉痛	0（0.0%）	1（3.2%）	1（2.0%）
不安	1（5.7%）	0（0.0%）	1（2.0%）
镇静	2（11.1%）	2（6.5%）	4（8.0%）
嗜睡	0（0.0%）	1（3.2%）	1（2.0%）
心动过速	1（5.7%）	0（0.0%）	1（2.0%）
眩晕	0（0.0%）	1（3.2%）	1（2.0%）
呕吐	2（11.1%）	1（3.2%）	3（6.1%）

患者总体上似乎会更多地主诉幻觉和高血压，一名患者可能经历不止一次不良事件。

预防迷幻效应可能是不可行的，但联合使用苯二氮䓬类或α_2肾上腺素能受体激动剂（如可乐定）可减弱这种效应。可乐定可能还有抵消氯胺酮对心血管刺激作用的额外益处。对记忆的影响是短期的。为了减少中枢神经系统相关的明显不良反应的可能性，所有患者在接受氯胺酮治疗前都应进行精神评估，以排除精神分裂症（及相关疾病）或双相和创伤后应激障碍。氯胺酮目前正被评估用于治疗创伤后应激障碍和抑郁症。处于躁狂期或创伤后应激障碍治疗不佳的患者，不适合接受氯胺酮治疗，因为其发生不良反应的风险更高。有药物滥用史的患者应排除在氯胺酮治疗之外，因为氯胺酮本身即具有高度药物依赖性。

氯胺酮对心血管系统有直接的负性肌力作用和间接的刺激作用。交感神经系统由儿茶酚胺的全身释放、迷走神经的抑制、外周神经和非神经组织（如心肌）的去甲肾上腺素摄取抑制以及交感神经节的去甲肾上腺素释放而激活。输注大剂量氯胺酮或反复输注可引起心肌抑制。心血管刺激发生在小剂量氯胺酮输注时，其特征是心动过速和全身及肺动脉高压，并增加心输出量和心肌耗氧量。在用小剂量氯胺酮治疗合并心血管疾病的慢性疼痛患者时，需加强监测。使用可乐定或β受体阻滞剂改善氯胺酮治疗后的血流动力学尚无研究。

药物与药物的相互作用不可忽视。有一长串药物可以抑制CYP-450酶，增加血液中的氯胺酮水平。CYP3A4是大多数抑制剂的作用靶点，其作用比其他抑制剂更为重要。如果用体重来计算给药剂量，对患者用药的回顾将有助于在用体重计算给药剂量时避免氯胺酮的血药浓度过高。

氯胺酮引起的兴奋最好用苯二氮䓬类药物预防，在开始输注氯胺酮之前使用。如果不良反应强度中等，可尽量减少视觉或听觉刺激保守处理。如果患者在出现幻觉的情况下仍能进行言语交流，而且没有完全迷失方向、惊吓或恐慌发作，则保守的治疗方法将会奏效。暴力或攻击总是一种潜在的精神性副作用，应立即用额外剂量的苯二氮䓬类药物治疗。通常情况下，幻觉的性质和患者对幻觉的反应将表明情况是否会变得暴力。在这种情况下，应立即停止输注氯胺酮，并监测生命体征。随着精神作用的减弱，心率和血压可恢复到正常水平。患者的心率和血压很少需要干预，如果需要的话，可间歇给予短效β受体阻滞剂。心率和血压变化也可确定给药的剂量和频率。

任何此类事件发生后，都应追问患者的病史，特别是精神病史（精神分裂症、双相情感障碍、创伤后应激障碍）和用药史（针对CYP450抑制剂）。为防止氯胺酮过量使用，应检查药瓶和输液袋，特别是患者之前输注氯胺酮无事时。

处理急性谵妄要点
1.停止输注
2.尽量减少刺激
3.如果患者能定位地点和人，则与患者交谈
4.若患者有心脏病，处理高血压和心率
5.使用短效苯二氮䓬类药物（咪达唑仑）镇静患者
6.排除剂量或药物错误
7.通过回顾药物史排除药物与药物的相互作用
8.如果还没排除已经存在的未诊断的问题，需进行精神评估
9.为之后的输注减少氯胺酮剂量
10.如果明确急性谵妄的原因，停止氯胺酮治疗

总结

氯胺酮在临床推荐的低剂量下是一种治疗慢性疼痛的安全药物。其导致中枢神经系统的抑制或兴奋，取决于患者服用的药物和之前的心理状态。有重大心理问题的患者在输注氯胺酮前应进行精神评估，氯胺酮的剂量应仔细计算，避免剂量误差；为了防止血液中氯胺酮浓度过高及药物与药物的相互作用，应仔细追问患者的用药史。不良反应要及时处理。有些患者不适合这种疗法；对其他患者，剂量必须向下调整。

原书参考文献

［1］ Nahin RL. Estimates of pain prevalence and severity in adults: United States, 2012. J Pain. 2015; 16(8): 769–80.

［2］ Dworkin RH, O'Connor AB, Audette J, et al. Recommendations for the pharmacological management of neuropathic pain: an overview and literature update. Mayo Clin Proc. 2010; 85: S3–14.

［3］ Finnerup NB, Otto M, McQuay HJ, Jensen TS, Sindrup SH. Algorithm for neuropathic pain treatment: an evidence-based proposal. Pain. 2005; 118: 289–305.

[4]   Petrenko AB, Yamakura T, Baba H, Shimoji K. The role of N-methyl-D-aspartate (NMDA) receptors in pain: a review. Anesth Analg. 2003; 97: 1108–16.

[5]   Marchand F, Perretti M, McMahon SB. Role of immune system in chronic pain. Nat Rev Neurosci. 2005; 6: 521–32.

[6]   Dahan A, Olofsen E, Sigtermans M, et al. Population pharmacokinetic-pharmacodynamic modeling of ketamine-induced pain relief of chronic pain. Eur J Pain. 2011; 15: 258–6.

[7]   Domino EF. Taming the ketamine tiger. Anesthesiology. 2010; 113: 876–86.

[8]   Hijazi Y, Boulieu R. Contribution of CYP3A4, CYP2B6, and CYP2C9 isoforms to N-demethylation of ketamine in human liver microsomes. Drug Metab Dispos. 2002; 30: 853–8.

[9]   Olofsen E, Noppers I, Niesters M, Kharasch E, Aarts L, Sarton E. Estimation of the contribution of norketamine to ketamine-induced acute pain relief and neurocognitive impairment in healthy volunteers. Anesthesiology. 2012; 117: 353–64.

[10]   Patil S, Anitescu M. Efficacy of outpatient ketamine infusion in refractory chronic pain syndromes: a 5 year retrospective analysis. Pain Med. 2012; 13(2): 263–9.

[11]   Bowdle AT, Radant AD, Cowley DS, Kharash ED, Strassman RJ, Ray-Byrne PP. Psychedelic effects of ketamine in healthy volunteers. Anesthesiology. 1998; 88: 82–8.

[12]   Pomarol-Clotet E, Honey GD, Murray GK, et al. Psychological effects of ketamine in healthy volunteers. Phenomenological study. Br J Psychiatry. 2006; 189: 173–9.

[13]   Cverck P. Side effect of ketamine in the long-term treatment of neuropathic pain. Pain Med. 2008; 9: 253–7.

[14]   Bergman SA. Ketamine: review of its pharmacology and its use in pediatric anesthesia. Anesth Prog. 1999; 46: 10–20.

[15]   Sigtermans M, Dahan A, Mooren R, et al. S(+)-ketamine effect on experimental pain and cardiac output: a population pharmacokinetic-pharmacodynamic modeling study in healthy volunteers. Anesthesiology. 2009; 111: 892–903.

第七节 输注利多卡因后心律失常

7

7.1 病例

患者：女性，75岁，右面部刺痛2天后出现皮疹。其社区医师诊断为带状疱疹，服用抗病毒药物伐昔洛韦。应用对乙酰氨基酚和非甾体抗炎药来缓解疼痛。数天后，患者因皮疹疼痛加剧，要求用其他镇痛药物。于是，开始服用曲马多50 mg，8小时一次。

在接下来的1个月，带状疱疹的水疱结痂干燥，红斑和炎症几近消失。患者主诉曲马多并未减轻疼痛，其面部和头皮仍有烧灼感和刺痛。甚至风吹也会引起极其剧烈的疼痛。医师根据需要嘱其服用加巴喷丁和羟考酮止痛。

3个月后，患者复诊，痛苦不堪。其已停药，因为这些药使其感到镇静和不适。疼痛的面积和程度都有所加重。在复诊中，患者哭诉，其不能化妆参与社交。诉体重减轻，日常活动困难。患者遂被转诊至一家教学医院的疼痛门诊。

患者的病史包括冠心病、右束支传导阻滞（right bundle branch block，RBBB）、心房颤动、充血性心力衰竭、非酒精性脂肪性肝炎、癫痫病史、高血压和胃食管反流病。

患者应用的药物包括：阿司匹林、胺碘酮、阿托伐他汀、赖诺普利、地兰汀（Dilantin）、氟伏沙明和西咪替丁。无药物过敏史。身高1.56米，体重43公斤。生命体征如下：血压108/72 mmHg，心率64次/分钟，呼吸18次/分钟，SpO_2 96%。

患者在女儿的陪同下，情绪平稳，问答正常，但答案只有几个字。其女儿问医师是否可以立即治疗来缓解母亲的疼痛，因家人担心母亲情绪恶化，患者正服用抗抑郁药。

疼痛医师建议进行利多卡因静脉输注试验。在获得同意后，建立静脉通道，连接监护仪：3导联心电图、脉搏血氧计和无创血压袖带。剂量根据理想体重计算。利多卡因1.5 mg/kg，5分钟推注。诊所无输液泵，因此计算滴速为30分钟内输注3 mg/kg。输液期间，患者述感到疲倦，但仍保持清醒。在治疗结束时，患者出现构音障碍和精神状态突变。几分钟后，患者不再说话，对命令或疼痛刺激无反应，眼睛保持睁开并凝视。生命体征保持平稳。

根据这些变化，医师怀疑是脑血管意外并通知医院卒中医疗小组，患者被转运至影像科进行头部CT检查。之后被转至急诊科。到达急诊科后，患者被监护心电图显示规律的、宽大的复合性心动过缓，心率37次/分钟。存在右束支和左前束支传导阻滞。应用阿托品后，患者心率增加至64次/分钟。抽血检查心肌酶、基本代谢指标、全血细胞计数。在到达急诊科的20分钟内，患者的精神状态开始恢复正常。心肌酶和生化检查结果均正常，但血清利多卡因水平为7.0 μg/mL（正常值为1.5～5.0 μg/mL）。静脉输注20%脂肪乳 1.5 mL/kg，30分钟后复查心电图显示QRS形态正常，心动过缓消失。患者收住重症监护室观察并邀请心脏科医师会诊。患者在观察48小时后出院，未发生其他急性事件。

3周后，患者诉疼痛明显改善，并询问是否可以再次输注。心脏病专家会诊后，患者入院在心电监控下接受了利多卡因静脉输注。静脉滴注和输注剂量分别降至1 mg/kg和2 mg/kg，时间60分钟。患者对治疗耐受很好，没有并发症出现。

7.2 病例讨论

7.2.1 静脉注射利多卡因的临床应用

1961年首次报道了全身应用利多卡因对术后疼痛的镇痛作用。在20世纪80年代，应用利多卡因治疗了中枢性疼痛，中枢性疼痛是顽固性疼痛。非阿片类药物静脉输注已经用于减轻慢性疾病引起的疼痛，如纤维肌痛、幻肢痛、神经病理性疼痛、复杂性区域疼痛综合征、糖尿病性神经病变、带状疱疹后神经痛以及与脊髓损伤或卒中相关的中枢性疼痛。

临床和实验数据表明，电压门控钠通道表达的变化会影响神经病理病理性疼痛的发病机理和持续时间。神经损伤后钠通道的激活导致异位、适应不良的神经元放电。阻断钠通道的药物，如利多卡因，在

剂量低于损害神经冲动传播剂量的情况下具有治疗作用。临床对照研究已经证实了静脉输注利多卡对神经病理性和急性伤害性疼痛的有效性。静脉输注通常在30～60分钟内完成。推荐的监护有ECG、无创血压和脉搏血氧仪。缓解疼痛所需的利多犬因血浆浓度远低于阻断神经传导所需的浓度。与大多数疼痛疗法一样，不同患者的剂量要求、不良反应各不相同。

7.2.2 药物动力学

利多卡因具有双相消除特征。由于蛋白结合和重新分布，初始半衰期可达30分钟。与连续静脉输注一样，终端半衰期可长达2小时。肝功能不全患者的半衰期会延长。对于服用其他药物可能会改变肝清除利多卡因能力或改变其分布体积疾病的患者，必须调整剂量。充血性心力衰竭患者也应减少利多卡因剂量和输注速率，因为利多卡因的分布量和肝血流量相关。

利多卡因可被肝迅速清除。新陈代谢的速度取决于流向肝的血流速度。细胞色素P450酶家族对利多卡因代谢至关重要。重要的同工酶有3A4、1A2、2C19和2D6。抑制或诱导CYP3A4活性的药物可分别降低或增加利多卡因的清除率。当与多种药物同时给药时，可能会导致利多卡因达到毒性水平（表7-1）。

表7-1 细胞色素P450药物相互作用

抑制剂	诱导剂
奎尼丁	苯巴比妥
西咪替丁	圣约翰草
酮康唑	苯妥英
氟康唑	卡马西平
甲硝唑	利福平
葡萄汁	香烟
红霉素	吡格列酮

续表

抑制剂	诱导剂
帕罗西汀	奥卡西平
氟西汀	
胺碘酮	
辛伐他汀	

7.2.3　利多卡因毒性增加的因素

- 高龄。
- 体重减轻。
- 急性心肌梗死。
- 充血性心力衰竭。
- 肝功能受损。
- 同时使用P450抑制药物。
- 肺部疾病。
- 既往存在的房室结功能障碍或病态窦房结综合征。
- 高碳酸血症或酸中毒。

7.2.4　心血管效应

局部麻醉药通过改变心脏的电兴奋性、扩张血管和抑制窦房结放电来降低血压和心率。所有局部麻醉药都有可能诱发心律失常。局部麻醉药的负性肌力作用呈剂量依赖性，可抑制心肌收缩力，降低心排出量。典型的表现包括QRS波群加宽和PR间期延长。

全身毒性的最早表现通常是阻断中枢神经系统的抑制通路，出现非对抗性的兴奋性神经活动。主观症状包括头晕、神志不清、耳鸣、难以集中注意力、颤抖、震颤和可能的癫痫发作。之后出现中枢神经系统抑制症状，如镇静、反应迟钝和潜在的呼吸抑制。这些表现可随着停药而迅速逆转。有氧需求最高且对缺氧耐受力力最差的组织，如心脏、肺和中枢神经系统，最容易受到局部麻醉药毒性的影响。

开始时，低浓度的局部麻醉药可增加交感神经活动和血管收缩，从而略增加心排出量、血压和心率。随着血药浓度的升高，外周血管的平滑肌扩张，外周血管阻力降低，可导致低血压和低心排出量。局部麻醉药引起的心律失常可表现为传导延迟，从PR间期延长到完全的心脏传导阻滞、窦性停搏和心搏停止。静脉利多卡因输注导致的传导障碍，在预先存在束支传导阻滞时更容易发生。

利多卡因对正常的窦房结（sinoatrial，SA）活动影响不大，但可引起SA功能障碍患者的严重心动过缓（即病态窦房结综合征）。这种作用可被洋地黄、苯妥英或胺碘酮等药物所强化（图7-1）。

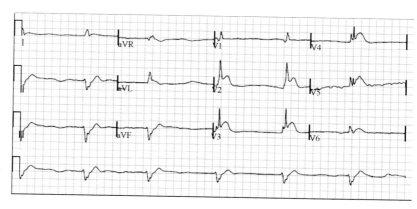

图 7-1　宽 的 复 合型心动过缓

表 7-2　已发表的静脉输注利多卡因的随机对照试验

条件	作者	利多卡因输注	结果
中枢痛	Attal 等	5 mg/kg，30 min	利多卡因＞安慰剂
	Finnerup 等	5 mg/kg，30 min	利多卡因＞安慰剂
	Kvarnstrom 等	2.5 mg/kg，40 min	利多卡因＝安慰剂
周围神经病理性疼痛	Viola 等	5 mg/kg 和 7.5 mg/kg，4 h	利多卡因＞安慰剂
	Kastrup 等	5 mg/kg，30 min	利多卡因＞安慰剂
	Backonja 等	1 mg/kg，3 mg/kg 和 5 mg/kg/h，6 h	利多卡因＞安慰剂
带状疱疹后神经痛	Rowbotham	5 mg/kg，60 min	利多卡因＞安慰剂
	Baranowski 等	1 mg/kg 和 5 mg/kg，2 h	利多卡因＝安慰剂
CRPS	Wallace 等	目标血浆浓度1 mg/kg，2 mg/kg 和 3 μg/mL，20 min	利多卡因＝安慰剂
	Tremont-Lukats 等	1 mg/kg，3 mg/kg 和 5 mg/kg，6 h	5 mg/kg 剂量时，利多卡因＞安慰剂
纤维肌痛	Sorenson 等	5 mg/kg，30 min	利多卡因＝安慰剂

经美国介入性疼痛医师协会（Americal Society of Interventional Pain Physiciers）许可复制和修改

在缺血性心脏病患者中，房室结也会受到利多卡因的影响。可能导致室性心律失常，如单纯性异位、尖端扭转性心动过速和纤颤。

无论是联合还是单独，这些情况都可能导致心脏骤停。

7.2.5　鉴别诊断

- 脑血管意外。
- 心肌梗死。
- 过敏反应。

7.2.6　治疗

- 及早识别。
- 停止输注。
- ABC（气道、呼吸、循环）和过度通气。
- 心脏支持。
- 停止使用钙通道阻滞剂和 β- 阻滞剂。
- 不推荐使用抗利尿激素。
- 肾上腺素可以诱发或加剧心律失常。
- 脂肪乳 1.5 mL/kg 静脉注射，之后脂肪乳 0.25 mL/（kg·min）输注，持续至少10分钟。如果循环不稳定，考虑重新注射

并增加输注（丙泊酚不是一个适当的替代选择）。
- 如果患者对脂肪乳无反应，则启动体外循环措施。

关键点
- 静脉输注利多卡因可用于治疗某些急性和慢性疼痛。
- 患者的合并症和药物会影响利多卡因的代谢。
- 在整个输注过程中监测血压、心率和血氧饱和度。
- 建议使用输液泵使输注标准化并减少误差。
- 早期识别中毒迹象，以尽早减少或停止输注利多卡因。
- 对合并多种复杂医疗问题的患者，毒性反应可能很难识别。
- 复苏设备和药物应随时可用。

原书参考文献

［1］　Bartlett EE, Hutaserani Q. Lidocaine

(xylocaine) for the relief of postoperative pain. J Am Med Womens Assoc. 1962; 17: 809–15.

[2]　Boas RA, Covino BG, Shahnarian A. Analgesic responses to i.v. lignocaine. Br J Anaesth. 1982; 54: 501–5.

[3]　Kosharskyy B, Almonte W, Shaparin N, Pappagallo M, Smith H. Intravenous infusion in chronic pain management. Pain Physician. 2013; 16: 231–49.

[4]　Challapalli V, Tremont Lukats IW, McNicol ED, Lau J, Carr DB. Systemic administration of local anesthetic agents to relieve neuropathic pain. Cochrane Database Syst Rev. 2005; CD003345.

[5]　Bryant CA, Hoffman JR, Nichter LS. Pitfall and perils of intravenous lidocaine. West J Med. 1983; 139: 528–30.

[6]　Pfeifer HJ, Greenblatt DJ, Koch-Weser J. Clinical use and toxicity of intravenous lidocaine. A report from the Boston Collaborative Drug Surveillance Program. Am Heart J. 1976; 92: 168–73.

[7]　Jonville AP, Barbier P, Blond MH, et al. Accidental lidocaine overdosage in an infant. J Toxicol Clin Toxicol. 1990; 28: 101–6.

[8]　Bursell B, Ratzan RM, Smally AJ. Lidocaine misinterpreted as a stroke. West J Emerg Med. 2009; 4: 292–4.

[9]　Thompson PO, Melmon KL, Richardson JA, et al. Lidocaine pharmacokinetics in advanced heart failure, liver disease, and renal failure in humans. Ann Intern Med. 1973; 78: 499–508.

[10]　Ha HR, Candinas R, Stieger B, et al. Interaction between amiodarone and lidocaine. J Cardiovasc Pharmacol. 1996; 28: 533–9.

[11]　Hogan Q. Local anesthetic toxicity: an update. Reg Anesth. 1996; 21(6S): 43–50.

[12]　Block A, Covino B. Effect of local anesthetic agents on cardiac conduction and contractility. Reg Anesth. 1982; 6: 55–61.

[13]　Marriott JL, Phillips K. Profound hypotension and bradycardia after a single bolus of lidocaine. J Electrocardiol. 1974; 7: 79–82.

[14]　Kunkel F, Rowland M, Scheinman M. The electrophysiologic effects of lidocaine in patients with intraventricular conduction defects. Circulation. 1974; 49: 894–9.

[15]　Gupta P, Lichstein E, Chadde K. Lidocaine-induced heart block in patients with bundle branch block. Am J Cardiol. 1974; 33: 487–92.

[16]　Cheng T, Wadhwa K. Sinus standstill following intravenous lidocaine administration. JAMA. 1973; 223: 790–2.

[17]　Lichstein E, Chadda K, Gupta P. Atrioventricular block with lidocaine therapy. Am J Cardiol. 1973; 31: 277–81.

[18]　Weinberg G. Current concepts in resuscitation of patients with local anesthetic cardiac toxicity. Reg Anesth Pain Med. 2002; 27(6): 568–75.

[19]　Weinberg GL. Lipid infusion therapy: translation to clinical practice. Anesth Analg. 2008; 106(5): 1340–2.

8 第八节 局部麻醉药全身中毒的替代治疗：丁哌卡因诱发心搏骤停

8.1 病例

患者：女性，39岁，50 kg，美国麻醉医师协会手术危险性分级 ASA 3级，在日间手术中心行左全腕关节置换术。既往有非缺血性心肌病引起的充血性心力衰竭（LVEF 为23%）、结缔组织病和肾功能衰竭。手术史包括局部麻醉下的多次上肢手术（治疗结缔组织病），无并发症（表8-1）。

表8-1 相关病史和术前评估

病史	术前评估
CHF	心电图：窦性心律伴间歇性室性早搏
混合性结缔组织病	超声心动图-左心室功能严重下降（左心室射血分数21%）；左心室、左心房（无血栓）、右心房严重扩张；轻度二尖瓣反流；轻度右心室功能下降
心包积液病史	
霍奇金淋巴瘤-16岁	
多发性关节炎-耐甲氧西林金黄色葡萄球菌	
慢性肾功能不全/贫血	

用药	气道评估
奥美拉唑	Mallampati 1级

续表

用药	气道评估
骁悉（CellCept）	其他方面不显著
赛能（Plaquenil）	
代文（Diovan）	
卡维地洛（Coreg）	
立普妥（Lipitor）	
钙/维生素D	
促红细胞生成素（Epogen）	
替马西泮（Restoril）	
泼尼松（Prednisone）	
氯化钾	

在详细讨论了区域麻醉的风险、益处和替代方案后，患者同意经腋入路臂丛神经阻滞。

根据美国麻醉医师协会的推荐监护患者，静脉注射咪达唑仑1 mg和芬太尼50 μg。确认左腋，腋动脉周围消毒并铺巾。

应用神经电刺激器，在触及的腋动脉上方插入一22G、5 cm的B斜面回声针。0.32 mA屈腕确认正中神经后，每5 mL回抽1次注入含1∶20万肾上腺素的0.5%丁哌卡因20 mL，共90秒。注射过程中未发现不良心血管作用（心率增加超过20%）。阻滞结束时，患者呼之不应，从开始时的眼睑微小颤动，在30秒内进展为全身强直性阵挛发作。

立即复苏，100% O_2 面罩通气。静脉注射咪达唑仑（2 mg）未能停止阵挛发作，患者强直性阵挛又持续2分钟，直至丙泊酚50 mg注入后立即停止。患者无反应，但血流动力学稳定，基线血压、心率和节律持续了约5分钟。此时出现室性心动过速，进而进展为心颤。

考虑可能的鉴别诊断是急性心肌缺血、局部麻醉药过敏反应和局部麻醉药全身中毒（local anesthetic systemic toxicity，LAST）。根据时间线考虑，排除急性缺血和过敏反应。

基于局部麻醉药全身中毒立即抢救，注意气道、呼吸和循环。在没有脂肪乳剂的情况下，开始高级心脏生命支持。

患者气管插管7.0（Ⅰ级），开始胸部按压，共给予患者肾上腺素3 mg、加压素40单位和除颤3次，高质量胸外按压10分钟。自主循环和窦性心律恢复，伴间歇性室性早搏，血流动力学稳定，但仍昏迷。

为保护患者神经功能，在腋窝、腹股沟和颈部放置冰袋进行治疗性降温。通过右侧颈内静脉三腔导管注入冰液体。这些措施使患者在到达心脏重症监护病房15分钟后，迅速达到了34.0℃的核心体温。患者仍无意识，无发抖反应。未给予镇静剂或神经肌肉阻滞剂。停搏4小时后，患者开始移动四肢，并能听从指令。停止治疗性低温治疗。次日晨拔除气管导管，改用鼻导管吸氧，2 L/min，血氧饱和度为99%。患者于术后4天出院，无神经后遗症。3周后，患者再次入院在全麻下行腕部手术，无并发症（图8-1）。

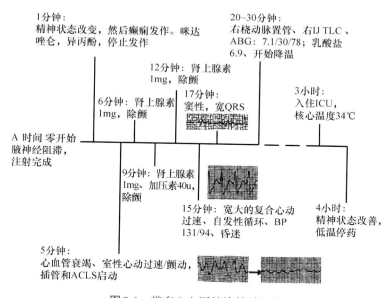

图8-1 带有心电图的抢救时间线

8.2　病例讨论

局部麻醉是各种外科手术的有效而重要的工具。如果未正确注射高浓度局部麻醉药，会导致毁灭性的心血管和神经并发症。在周围神经阻滞时，局部麻醉药血管内注射与LAST相关，后者可进展为强直发作和心血管衰竭。

已经证实，局部麻醉剂诱发的心脏衰竭采用静脉注射脂肪乳（注射和输注）的方法对高级心脏生命支持难以奏效。在被引入临床实践之前，脂肪乳在动物模型中似乎可以降低死亡率，并改善心肌功能。

在出现LAST后如何保护神经和心脏功能的证据很少。在没有现成的静脉注射脂肪乳的情况下，LAST可能是致命的。低温可降低心脏骤停患者恢复自主循环后的并发症发病率，使其在预防心力衰竭时的神经功能障碍方面具有吸引力。

8.2.1 低温治疗：历史事实

1803年，俄国外科医师将雪盖在患者身上，以产生低体温作为一种复苏方法。1812年，拿破仑的医师们采用低温来保存受伤的肢体，并在截肢时当作麻醉药。1937年，神经外科医师Temple Fay将其患者冷却至32℃，以防止肿瘤细胞增殖。他将这项技术称为"普通制冷"（general refrigeration），并证明了恶性细胞实际上比正常细胞更易受寒冷的影响，从而为这项技术用于癌症治疗打开了大门。

在接下来的20年里，治疗性低温改善了心脏和神经外科手术的围手术期结局。在1960—1990年，由于心律失常和葡萄球菌清除率降低，这项技术被部分放弃。

低温治疗可减少需氧量，从而保护心脏和神经功能。在2000年，美国心脏协会（American Heart Association）和欧洲复苏委员会（European Resuscitation Council）建议将治疗性低温作为院外心脏骤停的一种治疗方法。

8.2.2 局部麻醉药误入血管内

已经详细描述了区域麻醉技术中局部麻醉药误入血管内及其后果，即LAST。有很多方法可以最大限度地降低风险。局部麻醉药注射过程中经常回抽、剂量限制以及局部麻醉药中加肾上腺素可以减少血管吸收的风险。在20世纪80年代早期，出现了刺激器及针辅助确定穿刺针与目标神经的接近程度。而现在超声引导下阻滞已经在区域麻醉中无处不在，可以实时观察到解剖结构和局部麻醉药的扩散。在患者中，有些长期使用糖皮质激素而致结缔组织减弱，还有些明确存在潜在的混合性结缔组织疾病的患者，即使使用了超声成像，也有可能发生血管内摄取。

LAST的早期体征和症状主要由大脑皮层抑制通路的阻断所引起，包括躁动、头晕、口齿不清、精神状态改变、视觉改变、高血压和心动过速。这些症状是兴奋性神经活动不受抑制的结果。中度毒性，表现为中枢神经系统兴奋、心律失常、收缩抑制和传导阻滞，可进展为低血压、心动过缓、室性心律失常和完全心血管衰竭。丁哌卡因是心脏毒性最强的局部麻醉药，因为其对心肌钠通道有很强的结合力，而且因具有亲脂性而解离延迟。在我们的患者中，潜在的心肌病可能加重心血管衰竭的严重程度。尽管有连续的回抽，而且丁哌卡因中添加了肾上腺素来减少血管摄取，患者还是表现出血管摄取和LAST的迹象。

开始的时候，血液中的局部麻醉药较少，全身血管阻力和心排出量增加很小。随着局部麻醉药的蓄积，平滑肌松弛引起血管扩张，并且当局部麻醉药与心肌细胞结合时，心排出量减少。如果将全部20毫升丁哌卡因全部注入腋动脉，则患者的心搏骤停可能是致命的。臂丛阻滞是在刺激器针的辅助下进行的，但没有超声引导或现成可用的脂肪乳。

8.2.3 脂肪乳用于LAST

目前用于抢救LAST的脂肪乳（脂肪乳

20%，费森尤斯卡比公司，德国汉堡）来自20世纪90年代的一个意外发现。Weinberg等注意到丁哌卡因对肉碱缺乏症患者的心脏毒性作用，证明了脂肪乳输注对丁哌卡因诱发的心律失常对大鼠和狗的保护作用。脂质可充当局部麻醉药的"下水道"。在21世纪初，脂类疗法开始针对过量使用亲脂性局部麻醉药的患者。目前使用的脂肪乳制剂含有20%的大豆油、1.2%的蛋黄磷脂、2.25%的甘油和水。渗透压为350 mOsm/kg水和260 mOsm/kg脂肪乳。

当怀疑患者出现LAST，可在1分钟内推注1.5 mL/kg（70公斤患者约100 mL）。然后以0.25 mL/（kg·min）的速率输注30分钟，约500 mL。血流动力学稳定后继续输注至少10分钟。所有剂量均基于标准体重。对持续性心搏停止，可每隔5分钟重复推注1～2次。如果低血压持续存在，可将输注速率提高到0.5 mL/min，并持续至少30分钟。前10分钟的最大推荐总剂量为10 mL/kg。治疗应在出现神经或心脏毒性的第一个迹象就开始。

8.2.4 低温治疗：机制和保护作用

虽然尚无用于LAST治疗的研究，但低温已经广泛应用于心脏骤停后的昏迷患者，以保护神经功能。自从200多年前首次描述低温治疗以来，更有效且可控的降温方案降低了并发症发生率。

将体温降至32～34℃，可通过降低脑部代谢率对大脑功能起到保护作用。降温会导致脑血管收缩，降低颅内压，从而降低癫痫发作的风险。神经保护作用在心血管衰竭后的缺血性神经元损伤中效果最好。

心肌保护是低温治疗的另一种作用。核心体温的轻微下降与较低的心率和更大的全身血管阻力有关，从而增加了胸部按压时的冠状动脉灌注。降低体温会降低除

颤阈值，从而终止心室颤动。治疗性低温被证明不仅对可靠的神经保护有益，而且对导致大多数"复苏后"心肌衰竭和缺血性脑损伤的缺血-再灌注损伤也有保护作用。

治疗性低温已被证明有利于神经恢复，有利于心室颤动所致院外心脏骤停的存活率。在一个案例中，治疗性低温用于一名28岁的患者，其服用过量可卡因而致停搏。可卡因的心脏毒性与其钠通道拮抗作用有关。尽管发生了严重的乳酸酸中毒，患者的神经功能仍完全恢复。

采用治疗性低温治疗LAST仍存在许多挑战。这项技术没有标准化的方案。争论的焦点是最佳的冷却诱导。最基本的工具（冷却毯、冰袋）性价比高；但是，对于更先进的冷却技术而言，成本可能不堪重负。

冷却温度可能会根据先前的极值进行修正。在最近的一项多国多中心研究中，对心搏骤停后患者降温至36℃与33℃的益处进行了比较。研究人员发现，在医院外心脏骤停的昏迷幸存者中，与目标温度36℃相比，目标温度为33℃的低温并未带来额外的神经保护益处。

LAST对标准方案反应不佳时，必须考虑体外循环。这种治疗需要准备，并依赖专业团队。

总结

尽管在局部麻醉药全身性中毒所致的心搏骤停的复苏方案中并未常规使用，但治疗性低温在心脏合并症易使患者发生致命事件的孤立病例中表现了独特优势。在供应和资源有限的偏远地区，如前线作战医院，采用低温可能是有益的。通过将体温设定为36℃的新指南，这项技术就更容易实现。

及时采取表面处理（冰袋）、侵入性

（冷静脉液体）冷却方法和积极的复苏措施，确保了我们患者的神经和心脏完全恢复。可以避免在缺乏药理解毒剂的情况下因合并症导致的其致命后果。

要点
- 静脉脂质抢救是局部麻醉药全身中毒的标准处理，应在所有局部麻醉中随时可用。
- 丁哌卡因对心肌钠通道有很强的亲和力，因此是心脏毒性最强的局部麻醉药。
- 在有人目击的院外心搏骤停中，骤停后降温至32～34℃可改善心脏和神经功能的恢复。
- 当脂肪乳不易获得时，治疗性低体温至较温和的36℃可能会在局部麻醉药全身中毒期间保护神经功能。

原书参考文献

[1]　Litz RJ, Roessel T, Heller AR, Stehr SN. Reversal of CNS and cardiac toxicity after local anesthetic intoxication by lipid emulsion injection. Anesth Analg. 2008; 106: 1575–7.

[2]　Warren JA, Thoma RB, Georgescu A, Shah SJ. Ⅳ lipid infusion in the successful resuscitation of local anesthetic induced cardiovascular collapse after supraclavicular brachial plexus block. Anesth Analg. 2008; 106: 1578–80.

[3]　Weinberg G, Ripper R, Feinstein D, Hoffman W. Lipid emulsion infusion rescues dogs from bupivacaine induced cardiac toxicity. Reg Anesth Pain Med. 2003; 28(3): 198–202.

[4]　Stehr SN, Ziegeler JC, Pexa A, et al. The effect of lipid infusion on myocardial function and bioenergetics in L-bupivacaine toxicity in the isolated rat heart. Anesth Analg. 2007; 104: 186–92.

[5]　Benson DW, Williams GR Jr, Spencer FC, Yates AJ. The use of hypothermia after cardiac arrest. Anesth Analg. 1959; 38: 423–8.

[6]　Varon J, Acosta P. Therapeutic hypothermia: past, present, and future. Chest J. 2008; 133(5): 1267–74.

[7]　Weinberg GL, VadeBoncouer T, Ramaraju GA, Garcia-Amaro MF, Cwik MJ. Pretreatment or resuscitation with a lipid infusion shifts the dose-response to bupivacaine-induced asystole in rats. Anesthesiology. 1998; 88(4): 1071–5. [PubMed].

[8]　Neal JM, Bernards CM, Butterworth JF, et al. ASRA practice advisory on local anesthetic systemic toxicity. Reg Anesth Pain Med. 2010; 35(2): 152–61.

[9]　Boddicker KA, Zhang Y, Zimmerman MB, Davies LR, Kerber RE. Hypothermia improves defibrillation success and resuscitation outcomes from ventricular fibrillation. Circulation. 2005; 111(24): 3195–201.

[10]　Bernard SA, Gray TW, Buist MD, et al. Treatment of comatose survivors of out of hospital cardiac arrest with induced hypothermia. N Engl J Med. 2002; 346: 557–63.

[11]　Hypothermia After Cardiac Arrest Study Group. Mild therapeutic hypothermia to improve neurologic outcome after cardiac arrest. N Engl J Med. 2002; 346: 549–56.

[12]　Fuller ET, Milling TJ Jr, Price B, Spangle K. Therapeutic hypothermia in cocaine-induced cardiac arrest. Ann Emerg Med. 2008; 51: 135–7.

[13]　Chamorro C, Borrallo JM, Romera MA, Silva J, Balandin B. Anesthesia and analgesia protocol during therapeutic hypothermia after cardiac arrest: a systematic review. Anesth Analg. 2010; 110: 1328–35.

[14]　Sessler DI. Defeating normal thermoregulatory defenses: induction of therapeutic hypothermia. Stroke. 2009; 40: e614–21.

[15]　Merchant RM, Becker LB, Abella BS, Asch DA, Groeneveld PW. Cost-effectiveness of therapeutic hypothermia after cardiac arrest. Circ Cardiovasc Qual Outcomes. 2009; 2: 4521–428.

[16]　Nielsen N, Wetterslev J, Cronberg T, et al. Targeted temperature management at 33℃ versus 36℃ after cardiac arrest. N Engl J Med. 2013; 369(23): 2197–206.

第九节 硬膜外注射糖皮质激素治疗5-羟色胺综合征1例

9

9.1 前言

到疼痛门诊就诊的患者其镇痛方案通常比较复杂。多维治疗是由特定的疼痛综合征以及包括抑郁在内的相关并发症所决定的。虽然多药联用可能有助于慢性疼痛患者的治疗，但这种方法也会产生更大的潜在伤害。我们的这个病例是行硬膜外糖皮质激素注射治疗腰痛后不久出现了5-羟色胺综合征。

9.2 病例

患者：男性，54岁，慢性腰痛，反复进行腰椎硬膜外糖皮质激素注射治疗。既往病史包括高血压、高脂血症、病态肥胖、Ⅱ型糖尿病、慢性鼻窦炎、骨关节炎、抑郁症和L3-L4节段腰椎管狭窄合并神经根病。有双侧膝关节置换手术史。每日抽4～5支烟，每周喝酒。否认使用非法药物。用药包括：氢氯噻嗪、氨氯地平、阿托伐他汀、二甲双胍、甲氧氯普胺、萘普生、对乙酰氨基酚和舍曲林。其经常服用右美沙芬治疗慢性鼻窦炎。此前2个月，患者开

始在疼痛门诊就诊，接受了椎板间硬膜外糖皮质激素注射治疗，效果良好。在1个月的时间里逐渐恢复，1周前其做庭院工作时疼痛加剧。患者口服曲马多和外用芬太尼贴剂以缓解疼痛。当患者至疼痛门诊就诊时，在相同位置再次给予了椎板间硬膜外糖皮质激素和局部麻醉药注射治疗，疼痛立即得到100%的缓解。在恢复室时，患者开始出现焦虑、躁动、出汗和震颤。当时体检示：心动过速、高血压、低热、肌阵挛和反射亢进。追问患者的用药史，其应用曲马多和芬太尼贴剂，并长期服用舍曲林和甲氧氯普胺、定期服用右美沙芬。推测患者症状系5-羟色胺综合征引起。患者被立即转至急诊科进行确诊和治疗，在那里又被转至重症监护室过夜。患者的寒战和肌肉僵硬逐渐加重，并发高热。除支持治疗外，还进行了包括苯二氮䓬类药物和5-羟色胺2A拮抗剂赛庚啶的药物治疗。患者开始时给予赛庚啶12 mg，然后根据症状以2 mg为单位多次服用。在接下来的24小时里，患者病情有所改善。在对其药物进行彻底回顾后，其被告知了联合使用多种5-羟色胺能药物的风险，这些药物要么停用，要么更换。第2天，患者出院回家。医院通知其社区医师有关患者的病情。

9.3 病例讨论

5-羟色胺综合征是一种潜在的、危及生命的药物不良反应，是由于药物使用、药物相互作用或故意过量引起的中枢神经系统5-羟色胺过度激活的结果。在这种情况下，通常会出现精神状态改变、自主神经亢进和神经肌肉异常。1960年，Oates和Sjoerdsma描述了在单胺氧化酶抑制剂治疗期间服用L-色氨酸的患者出现酒精样中毒、嗜睡、反射亢进和阵挛，首次描述了神经效应与5-羟色胺能药物的联系。但直至1984年，随着臭名昭著的Libby Zion案的发生，这种综合征才被医疗界广泛了解。

5-羟色胺综合征的发病率很难确定，这主要是因为其表现形式的可变性和非特异性。人们可以查看美国毒物控制中心的国家毒物数据的年度报告来了解情况。在2014年的报告中，有1105人因药物死亡，其中抗抑郁药有98例（9%），总体排名第5。在这98例患者中，有74例（76%）涉及5-羟色胺能药物。据报道，在过量服用5-羟色胺再摄取抑制剂（SSIs）的人群中，这种综合征的发生率为14%~16%。随着抗抑郁药的广泛使用，以及其他5-羟色胺能药物的日益普及，5-羟色胺综合征呈现复杂

神经认知症状和体征。

5-羟色胺综合征的病理生理学机制尚不完全清楚。5-羟色胺（5-HT）是由突触前神经元中的L-色氨酸产生的，其存在于囊泡中，直到受到刺激后释放到突触间隙。再摄取机制、单胺氧化酶降解以及反馈回路的存在，使其作用受到严格限制。有许多不同的5-羟色胺受体，包括5-HT1到5-HT7，其与5-羟色胺结合。历史上，5-羟色胺综合征被认为是由于5-HT1A受体的过度刺激引起的。但是，大多数危及生命的作用（体温过高、严重高渗）似乎主要是由5-HT2A受体介导的。通常情况下，与严重5-羟色胺综合征相关的三个重要机制是：重摄取被抑制、突触前释放增强和MAO被抑制。

很多药物都与5-羟色胺综合征有关。影响5-羟色胺代谢或调节的任何环节的药物都可能引起中毒。这些药物包括单胺氧化酶抑制剂（MAOIs）、抗抑郁药、SSRIs、阿片类镇痛药、非处方止咳药、抗生素、减肥药、止吐药、抗偏头痛药、滥用药物和草药产品。这种综合征一般与同时服用两种5-羟色胺能药物有关，但在对5-羟色胺敏感的个体，开始使用一种药物或增加药物剂量之后，也可能发生该综合征。SSRI最为常见。药物相互作用后，特别是MAOIs和SSRIs，更可能出现严重病例（表9-1）。

表9-1   导致5-羟色胺综合征的药物

作用机制	药品种类	药物
5-羟色胺再摄取抑制	抗抑郁药	
	• 选择性5-HT再摄取抑制剂（SSRI）	氟西汀、帕罗西汀、舍曲林、西酞普兰、依西酞普兰
	• 5-HT、NA双重再摄取抑制剂（SNRI）	文拉法辛、地文拉法辛、度洛西汀
	• 5-HT、NA再吸收抗拮剂（DNRI）	安非他酮
	• 三环类抗抑郁药（TCA）	阿米替林、去甲替林、氯丙咪嗪、地塞帕明、多塞平
	• 5-羟色胺调节剂	曲唑酮

续表

作用机制	药品种类	药物
5-羟色胺再摄取抑制	其他	1. 抗癫痫-丙戊酸盐、卡马西平 2. 止吐-恩丹司琼、甲氧氯普胺 3. 减肥-西布曲明 4. 肌肉松弛剂-环苯扎林 5. 苯丙胺-右美沙芬 6. 镇痛药-哌替啶、曲马多 7. 辅助药-圣约翰草、人参 8. 非法药物-可卡因、MDMA
5-羟色胺代谢抑制	单胺氧化酶抑制剂（MAOI）	
	·　抗抑郁药	苯乙肼、司来吉兰、异卡波肼
	·　抗菌药物	利奈唑胺
	·　其他	亚甲蓝
增加5-羟色胺的释放	安非他明	右美沙芬、甲基苯丙胺
	帕金森病	左旋多巴、卡比多巴-左旋多巴
	非法药物	可卡因、MDMA
增加5-羟色胺的形成	氨基酸	色氨酸
5-羟色胺激动剂	抗偏头痛	1. 曲普坦-舒马曲坦、利扎曲普坦 2. 麦角类-麦角胺、甲基麦角新碱
	镇痛药	芬太尼
	非法药物	LSD
增加突触后受体的敏感性	抗精神病药	锂

临床表现一般被描述为认知/行为改变（神志不清、烦躁、嗜睡、昏迷），自主神经不稳定（体温过高、心动过速、出汗、恶心、呕吐、腹泻、瞳孔散大）和神经肌肉改变（肌阵挛、反射亢进、强直、痉挛）。已知其程度从轻度到中度到重度，包括死亡。目前已有几套诊断标准来定义5-羟色胺综合征，包括Sternbach标准和Hunter标准（方框9.1）。一项关于Hunter标准的研究显示，有统计学意义的相关性的临床表现是阵挛（诱发性、眼性、自发性）、肌阵挛、反射亢进、周围性高渗和震颤。症状的出现通常很快，大约75%的5-羟色胺综合征患者在首次用药、过量用药或改变剂量后的24小时内出现。然而，在氟西汀停用后5周内服用5-羟色胺能药已被证明可引发5-羟色胺综合征。除非停止服用致病药物，否则它不会自发缓解。

早期识别5-羟色胺综合征在治疗中至关重要，因为许多病例已被证明在开始治疗的24小时内即可治愈。一线治疗包括迅速撤除致病药物和支持治疗。苯二氮䓬类药物常用于轻度、中度和重度病例的躁动。在有心脏和呼吸系统疾病的严重病例中，使用5-HT$_{2A}$拮抗剂（通常是赛庚啶）可能是有益的。体温过高的严重病例可能需要气管插管、神经肌肉麻痹和镇静剂。

如我们的病例所示，至门诊就诊的慢性疼痛患者可能需要服用多种药物来治疗包括疼痛和抑郁在内的各种疾病。通常，这些药物不止由一名医师开医嘱，而且患者可能也不会将服用的每一种药都告诉医师。患者只是到疼痛门诊接受治疗而已。但疼痛医师必须将患者作为一个整体来考

方框9.1　5-羟色胺综合征诊断标准比较

Sternbach标准（1991年）	Hunter5-羟色胺综合征标准（2003）
最近添加或增加了一种已知的5-羟色胺能药物	在5-羟色胺能药物存在的情况下
没有其他可能的病因（例如感染、代谢紊乱、内分泌紊乱、滥用药物、停药等）	• 如果是自发阵挛，则5-羟色胺综合征。
最近没有增加抗精神病药物的剂量	• 如果出现诱导性阵挛加激动或出汗，则5-羟色胺综合征。
下列临床体征或症状存在三种或三种以上：	• 如果眼阵挛加躁动或出汗，则5-羟色胺综合征。
1. 躁动 2. 精神状态改变（神志不清、轻躁） 3. 共济失调/协调障碍 4. 出汗 5. 腹泻 6. 发热 7. 反射亢进 8. 肌阵挛 9. 颤抖 10.震颤	
	• 如果震颤加反射亢进，则则5-羟色胺综合征。
	• 如果高眼压加温度超过38℃，加上眼阵挛或诱导性阵挛，则5-羟色胺综合征。

虑，并利用每一次接诊来回顾分析相关的合并症和治疗方案。我们描述的患者除了CYP2D6抑制剂右美沙芬外，还在平时服用多种5-羟色胺能药物（甲氧氯普胺和舍曲林）。在初次接触时就应该怀疑5-羟色胺综合征的可能性。曲马多和芬太尼的加入可能促进了综合征的出现。及时识别体征和症状、及早治疗是成功治疗该病的关键。服用多种药物和慢性疼痛患者通常结伴而行，因此，疼痛医师必须在这些患者全面治疗和处理时牢记这种疾病。

原书参考文献

［1］ Boyer EW, Shannon M. The serotonin syndrome. N Engl J Med. 2005; 352: 1112–20.

［2］ Sternbach H. The serotonin syndrome. Am J Psychiatry. 1991; 148: 705–13.

［3］ Nierenberg DW, Semprebon M. The central nervous system serotonin syndrome. Clin Pharmacol Ther. 1993; 53: 84–8.

［4］ Oates JA, Sjoerdsma A. Neurologic effects of tryptophan in patients receiving a monoamine oxidase inhibitor. Neurology. 1960; 10: 1076–8.

［5］ Asch DA, Parker RM. The Libby Zion case: one step forward or two steps backward? N Engl J Med. 1988; 318: 771–5.

［6］ Mowry JB, Spyker DA, Brooks DE, Mcmillan N, Schauben JL. 2014 Annual report of the American Association of Poison Control Centers' National Poison Data System (NPDS): 32nd annual report. Clin Toxicol. 2015; 53: 962–1147.

［7］ Isbister GK, Bower SJ, Dawson A, Whyte IM. Relative toxicity of selective serotonin reuptake inhibitors (SSRIs) in overdose. J Toxicol Clin Toxicol. 2004; 42: 277–85.

［8］ Thanacoody R. Serotonin syndrome. Medicine. 2007; 35(10): 556–7.

［9］ Nichols DE, Nichols CD. Serotonin receptors. Chem Rev. 2008; 108: 1614–41.

［10］ Goodwin GM, De Souza RJ, Green AR, Heal DJ. The pharmacology of the behavioural and hypothermic responses of rats to 8-hydroxy-2-(di-n-propylamino)tetralin (8-OH-DPAT). Psychopharmacology. 1987; 91: 506–11.

［11］ Isbister GK, Buckley NA. The pathophysiology of serotonin toxicity in animals and humans—implications for diagnosis and treatment. Clin Neuropharmacol. 2005; 28: 205–14.

［12］ Gillman PK. A review of serotonin toxicity

data: implications for the mechanisms of antidepressant drug action. Biol Psychiatry. 2006; 59: 1046–51.

[13] Mason PJ, Morris VA, Balcezak TJ. Serotonin syndrome: presentation of 2 cases and review of the literature. Medicine (Baltimore). 2000; 79: 201–9.

[14] Dunkley EJ, Isbister GK, Sibbritt D, Dawson AH, Whyte IM. The Hunter serotonin toxicity criteria: a simple and accurate diagnostic

section rules for serotonin toxicity. QJM. 2003; 96: 635–42.

[15] Isbister GK, Dawson A, Whyte IM, Prior FH, Clancy C, Smith AJ. Neonatal paroxetine withdrawal syndrome or actually serotonin syndrome? Arch Dis Child Fetal Neonatal Ed. 2001; 85: F147–8.

[16] Cooper BE, Sejnjowski CA. Serotonin syndrome: recognition and treatment. AACN Adv Crit Care. 2013; 24: 15–20.

10

第十节 "难以管理"的疼痛患者

10.1 病例

患者：白人男性，55岁，体重140 kg，至疼痛门诊就诊，既往有腰痛病史20年。其每日睡前服用吗啡300 mg，安定40 mg以及唑吡坦10 mg。患者更换保险医疗系统。社区医师紧急将其转至疼痛门诊进行评估。正在接受培训的住院医师首先接诊患者。就诊时，患者反复告诉住院医师，她的问诊是在浪费他的时间，她应该回顾其既往病历就好。患者只想开药，然后离开。这位住院医师继续尝试获取详细的病史，患者说她是在浪费他的时间，他来诊所不是为了接受正在培训的医师的评估。住院医师通知了主治医师。主治医师解释了综合评估的重要性，而且为帮助患者，他必须再次询问病史和检查身体。患者变得愤怒起来，并开始大骂，说如果他不能得到药物，他为什么会在这里？主治医师告诉患者，他要离开房间去查看病历，一会儿就回来，希望能让患者冷静下来。他返回后试图恢复接诊，但患者再次辱骂，要求给他开药，他就会离开。他站起来靠近主治医师。主治医师要求其留在座位上，并告诉他将联系其社区医师，看看能做些什么。主治医师离开房间并呼叫保安来门诊。保

安到了门诊了解了情况。并留在房间外，主治医师想再次尝试让患者平静下来，他回到房间，再次尝试安抚患者使其合作，但患者继续辱骂，并变得更加烦躁。

10.2 病例讨论

10.2.1 前言

根据Press Ganey在门诊和住院的调查，在美国的医疗体系中，因疼痛就诊的患者满意度得分最低。2012年1月1日至2012年1月31日，Press Ganey对来自全国17 685个地点的4 274 639名患者进行了满意度调查，结果显示，在50个不同的专业中，疼痛就医的平均分最低。疼痛患者满意度低的原因有很多，主要包括：患者因缺乏有效的治疗效果而感觉沮丧、疼痛管理培训不足、对疼痛改善的期望以及合并的心理社会异常。这种低满意度表明了管理慢性疼痛患者所固有的挑战。这些患者中的有一部分特别具有挑战性，因为他们的行为降低了许多慢性疼痛治疗的成功率，而且正如提供者所知道的那样，该群体通常对他们的疼痛治疗效果非常不满意。这些患者通常被认为是"困难的"，但更困难的是

如何找到该群体最合适的沟通和治疗方法。本章将讨论"困难患者"（difficult patient）这一概念，以更好地理解如何成功识别和管理这一患者群体。

在常规医疗系统中接受治疗的患者，高达60%表现出"困难行为"。与其他专业相比，疼痛治疗领域中"困难患者"的发生率更高，导致许多医疗保健提供者希望避免这一群体。合并精神疾病（包括药物滥用）、自毁性疼痛行为（如不配合治疗）、难以形成治疗性医患关系以及不切实际的期望，这些都是疼痛治疗中被贴上"困难患者"标签的特征。例如，慢性疼痛患者其抑郁和焦虑的发生率是普通人群的2~3倍，而且合并精神障碍，如异常人格特征的发生率很高。许多此类疾病中的标志性特征包括愤怒、易怒、具体和僵化的思维以及与他人难以沟通的问题。其中任何一个都会使医师难以对疼痛疾病进行治疗，医师难以在信任、关怀和相互理解的基础上与患者建立治疗联盟。此外，疼痛患者更有可能对采用介入方法治疗的疼痛报告特质性（idiosyncratic）增加。在被认为"困难患者"的群体中，大多数符合精神障碍标准，如重度抑郁症、广泛性焦虑症、恶劣心境、物质使用障碍或躯体形式障碍（降序排列）。因此，医师对患者"沟通困难"的感觉通常反映了潜在的未经治疗或治疗不佳的精神障碍的存在。

然而，即使合并精神疾病，大多数慢性疼痛患者的疼痛也都有潜在的生理基础，这种生理基础可能会被叠加的精神疾病而放大。大脑对疼痛的处理和随后对疼痛的感知受到许多因素的影响，包括抑郁、焦虑、遗传、环境应激、文化背景、社会、功能障碍和认知功能障碍。根据个体情况，这些因素中的每一个都可以充当疼痛感知的"放大器"。疼痛的心理学治疗的一个基石是使患者产生对这些问题的洞察力，以便患者能够减少心理社会应激对其痛苦状况的负面影响。另外，在与患者讨论这些问题时，他们经常会说，"那么你是在告诉我，疼痛全在我的头上了吗？"一个合理的回答是："不，我是说你的大脑也会产生疼痛。"这种方法将疼痛的精神成分表述为患者可能涉及的更具体的术语，并减少了患者心理问题相关的潜在的负面情绪和自责。

各种各样的心理社会因素在疼痛患者的表现上有很大差异，这些因素的不平衡可能会使原本合理的患者变得极其难以管理。如此大的个体变异使得提供"一刀切"的治疗方案变得非常具有挑战性，因此，全面、多学科的评估和个体化、多模式的护理是高质量疼痛治疗的本质。但对于任何一位医师来说，为他们所诊治的每一位患者提供这种治疗都极其困难，这也导致疼痛专家认为他们的许多患者都很"困难"。

从历史上看，"困难患者"被分为四类：依附患者、有权利要求者、操纵性帮助拒绝者和自我毁灭的拒绝者。表10-1总

表10-1 Grove"困难"患者群体摘要

类型	识别特点	治疗策略
依附患者	不断升级的需求，并且随着时间的推移变得更加无助	用现实的期望设定限制
有权利要求者	最初表现为需求，但很快就表现出攻击性和威胁性行为	不要对他们的愤怒做出反应，而是要承认情况并讨论现实的期望
操纵性帮助拒绝者	通常对任何帮助都不领情，并且经常对治疗结果持悲观态度	对治疗持怀疑态度，并安排定期复诊
自我毁灭的拒绝者	倾向于做阻碍改善他们状况的治疗行为	避免报复情绪和惩罚；相反，专注并治疗潜在的抑郁

结了这些类别以及建议的治疗策略。这种方法尚未得到验证，但它是一个有用的起点，开始思考如何将"困难患者"概念化。Groves及其同事的方法是将临床场景与可能更具治疗性的不同类型的临床互动联系在一起。这种方法没有深入研究为什么患者表现为"困难"的更深层次的问题。

如前所述，有许多潜在的原因使患者看起来"困难"，包括难以治疗的疼痛综合征（如复杂性区域疼痛综合征）的挑战，导致患者走上了多次治疗失败和沮丧的道路。另外，许多患者有持续的社会心理压力源，而其他患者可能有不切实际的期望。但是，这并不是患者的错，因为有些医师的特点和与医疗系统相关的问题可能导致患者感到痛苦。例如，在医师给患者以希望和乐观的热忱，他们可能会向患者传达一个信息：通过治疗（如硬膜外糖皮质激素注射）将会获得75%甚至100%的好转。对慢性疼痛而言，这种做法不可避免地会导致患者的失望和沮丧，因为他们是承受医师未兑现承诺后果的人。更合适的做法是在初步评估时就治疗成功的现实期望进行讨论，例如在接下来的3~6个月内其病情改善30%或50%。同样，疼痛专家通常会面对患者的期望，嘱其使用阿片类药物，而且通常是转诊医师给患者传达的这个信息，使其产生了不切实际的期望。另外，较高的保险自付和免赔额，以及有限的就医机会也会增加患者的沮丧感、愤怒和痛苦，患者会在初诊时带有这些情绪。

10.2.2　边缘型人格障碍

边缘型人格障碍（Borderline personality disorder，BPD）可能是医疗保健提供者最具挑战的患者体验之一。其通常很难诊断，会让医疗保健提供者措手不及。他们表现出普遍的人际关系不稳定和带有明显冲动

的情感模式。BPD患者认为事情"非黑即白"，很容易从情绪极端看待问题。BPD可能会放大疼痛，也可能是唯一的原因。BPD的症状可以多种多样，患有BPD的人有许多（如果不是全部的话）以下特征：害怕被遗弃、极端情绪波动、人际关系困难、自我形象不稳定、难以管理情绪、冲动行为、自伤行为、自杀意念和短暂性精神病发作。重要的是要了解，BPD患者通常对自身局限知之甚少。这些患者在孩提时代经常有严重的身体或性虐待史，而且是一种应对心理创伤的不良的应对方法，使他们容易发展成BPD。因此，虽然这些患者经常在诊室内产生愤怒情绪，但医师应该记住，BPD患者遭受着深重的精神痛苦，对他们的困境应抱有同情。

与BPD患者打交道可能具有挑战性，及早识别BPD患者并使之避免昂贵的有可能失败的侵入性手术。BPD患者的疼痛应该保守治疗，因为对治疗的反应可能很难评估。尽力理解极端情绪，尽管你可能会感到愤怒，但不要做出消极反应。BPD疼痛患者应与精神科医师或心理学家共同治疗。随机对照试验表明，辩证行为疗法（dialectical behavioral therapy）在教导BPD患者控制情绪而不是对情绪做出反应方面是有效的。

10.2.3　情感障碍

情感障碍在疼痛患者中非常普遍，30%~50%的疼痛门诊患者患有未经治疗的严重抑郁症或焦虑症。情感障碍（Affective disorder，AD）可能会在治疗过程中出现，特别是在患者对治疗没有效果的情况下。AD会导致不良的应对和不良的动机，患者往往会因对治疗效果差而责怪医师。如果不能识别和治疗AD，患者对疼痛治疗的效果会很差。例如，已有文献证明高度抑郁

或焦虑症状预示着对硬膜外、关节突关节阻滞和阿片类药物的镇痛反应较差。既往存在的社会心理障碍将对慢性疼痛患者的预后产生重大影响，并强调在出现疼痛问题之前了解患者的社会心理史的重要性。

精神药物和心理治疗相结合是最有效的治疗方法。但是，让患者去精神科诊治通常是有挑战性的，因为他们认为自己没有精神方面的问题。疼痛科医师尝试教育患者采用生物、心理、社会方法解决其问题。使用他们能理解的语言，对疼痛体验的方方面面进行教育，包括身体、情感和社交方面。将这些问题作为一个整体来解决比单独解决这些问题更有可能赢得患者的信任。

10.2.4 躯体化

躯体化（Somatization，SZ）认为症状被放大的过程。它的特点是在没有器质性病变的情况下自我维持的躯体症状。在体检和诊断检查结果正常的情况下，他们表现出许多无法解释的症状。但是，这不应该与慢性疼痛患者混淆，后者将疼痛作为唯一症状，尽管其实验室和影像学检查通常正常。SZ患者往往易大惊小怪，接受"病态角色"，并出现许多难以诊断的症状。他们有很高的致残率和医疗保险利用率。但是，在对其症状做出合理诊断之前，给患者贴上SZ的标签要慎重。例如，纤维肌痛（之前称为广泛性疼痛）可能表现为SZ。但是，这是一种具有生物学基础的公认疾病。

在与SZ患者打交道时，必须进行坦诚的讨论。指出：你认为患者正在经历这些症状，但这些症状不会危及生命，不需要治疗。讨论大脑内的放大过程也是有帮助的，精神科会诊很重要，但应将会诊放在采用生物、心理和社会手段来解决患者问题的背景下。认知行为疗法和抗抑郁药物可能会有所帮助。重要的是要保守治疗，

因为这些患者喜欢病态的角色，而且很可能会对治疗和侵入性治疗产生特异效果。

10.2.5 敌意患者

怀有敌意的患者在疼痛门诊中很常见，可能给工作人员带来非常大的压力。这些患者可能会在口头上或是身体上施虐。所有疼痛门诊的工作人员都应该学习如何和这些患者沟通的教育，以免让紧张的情况升级为失控的情况。数据表明，与其他医学专家相比，疼痛医师受到患者暴力侵害的风险更大。

普林斯顿保险公司（www.riskreviewonline.com，2002）发表的一篇风险管理文章概述了应对愤怒患者的六个步骤：①保持冷静和镇定，②私下处理问题，③充分听取患者的主诉，④表达善意和安慰，⑤尝试达成解决方案，以及⑥记录遭遇。Wasan等建议五个"A"来处理敌意患者：①承认问题，②允许患者在私密场所充分发泄，③就问题是什么达成一致，④确认可以做的事情，⑤确保后续工作。

然而，有时问题不可能解决，为了工作人员和患者的安全，需采取极端措施。所有疼痛诊所都应该建立召唤警察或保安的政策和程序。

10.2.6 有自杀倾向的患者

伴有自杀想法和企图在慢性疼痛患者中很常见。许多疼痛患者表现出被动的死亡愿望，他们希望自己死了，但并不主动想要结束自己的生命或制订自杀计划。应重视有自杀意图（积极想结束自己的生命）的患者。对于那些有结束生命计划的人，应将其转移至急诊室并进行评估。在这种情况下，如果在电话中表达了有计划的自杀意图，可能需要派遣警察到患者家中。自杀患者的评估和治疗总结见表10-2。

表10-2　自杀评估和治疗

- 评估意图和致命性
- 评估计划的存在和可行性
- 确定自残行为和过去尝试的证据
- 尝试与患者建立联盟
- 安全协议
- 咨询精神健康专家
- 如果有自杀意图和计划，请护送到急诊室
- 用文档与患者进行沟通和制定治疗策略

修改自：www.rmf.harvard/edu/reference/guidelines/suicideprev/

10.2.7　药物滥用

如果治疗疼痛时存在滥用药物情况，就应仔细评估和监测。同时追问病史可以发现与药物滥用有关的疾病（表10-3）。药物滥用筛查试验（Drug Abuse Screening Test，DAST）、阿片类药物风险工具（Opioid Risk Tool，ORT）、疼痛患者筛查和阿片类药物评估（Screener and Opioid Assessment for Patients with Pain，SOAPP）等工具可用于评估应用阿片类药物的风险水平。在评估吸毒行为时，一些更具预测性的行为可能比其他行为更能预测真正上瘾或转移药物的风险；其中许多是非法的，包括出售处方药、伪造处方、偷窃或借用另一名患者的药物、注射口服制剂、从非医学来源获得处方药、同时滥用相关非法药物、多次未经批准增加剂量或经常性丢失处方。对这些行为应该是零容忍的，一旦发现，就应该停止药物的使用，同时应该向患者解释，放弃的是治疗，而不是患者。另一方面，异常行为，如要求更高剂量、囤积药物、要求特定药物、从其他医学来源获得类似药物、一次或两次未经批准增加剂量、未经批准使用该药物治疗另一症状或报告意外的精神作用，可能反映的不是药物依赖，而是处方阿片类药物的滥用。由

表10-3　与药物滥用疾病相关的病史

- 病史：丙型肝炎、艾滋病、结核病、蜂窝组织炎、性传播疾病、肝功能指标升高
- 社会史：机动车或火灾相关事故、酒后驾车、家庭暴力、犯罪史
- 精神病史：个人精神病诊断史、门诊和/或住院治疗史、目前的精神科用药史、既往药物滥用史

于某种程度的异常行为在疼痛患者中很常见，因此在评估潜在问题的时候，不仅要考虑行为类型，还要考虑单个患者发生的频率或次数。

无论患者是否有药物滥用史，在开始使用阿片类药物治疗慢性疼痛之前，应该有减量策略。这应包括逐渐减少的标准（镇痛效果不佳、功能改善不佳、误用、滥用、非法药物尿筛查阳性、依从性差）和区分放弃阿片类药物治疗、放弃疼痛管理和抛弃患者。在开处方之前，医师和患者之间应该就明确的治疗目标达成一致（例如疼痛和功能改善30%）。应明确指出，阿片类药物并非对每种疼痛或每个患者都有效，而且处方阿片类药物被认为是一项试验性治疗，如果没有达成商定目标的情况下，将停止使用阿片，在有或没有专业协助的情况下逐渐减少阿片类药物。最好将减量策略写成书面形式，要求患者签字确认并理解。如果时间到了，可以把书面文件提供给患者。这是阿片类药物治疗协议的共同特点。

10.2.8　不依从

药物治疗、康复、心理转诊或改变生活方式都可能导致不依从或不服从。原因包括不接受治疗计划、不切实际的期望、社会问题（经济、时间、工作、交通等）或成瘾。对不依从的处理可能是具有挑战性的，但应该有条不紊地进行处理。医师

要认识到，患者选择了不依从医师的安排是有充分理由的。首先考虑修改治疗计划，这可能会诱使患者接受过渡到原来的计划。其次向患者沟通遵守治疗计划对取得成功结果的重要性。如果患者不愿遵守，则有必要告知他们除非他们准备接受新的治疗计划，否则不再进行预约。作为会诊医师，当患者不接受你的计划时，还应将情况告知转诊医师；并应该告知社区医师，应采取措施将患者转诊到其社区医师处。

不良的生活方式也是加剧疼痛的常见原因。疼痛在肥胖患者以及不经常锻炼、不适当饮食和睡眠不充足的人群中更为常见。因此，改变生活方式应该是每个疼痛治疗计划的一部分，这些改变措施和药物治疗一样重要。

对依赖药物的不依从患者应非常谨慎地处理。对依赖药物的不依从容忍度应该很低，因为其对患者和医师都有很大的风险。正如上面药物滥用所讨论的那样，在开始治疗之前制订一个简明的退出计划会使停止治疗变得容易。持续性的不依从应减少药物，这可以通过一个明确的减量时间表来实现，以避免戒断症状。但是，应该警告不遵守减量计划的患者，将不再提供药物，并给出戒毒计划。在病历中应仔细记录处理情况。不要仅仅为了避免戒断而被"要挟"。

10.2.9 继发获益的疼痛患者

因疼痛而获益的原因很多，包括诉讼、社会动荡或对工作不满意。这些患者使用镇痛药（特别是阿片类药物和苯二氮䓬类药物）治疗情绪障碍的风险很高。大多数继发获益问题与压力和焦虑有关，后者一旦缓解，疼痛就可能减轻。在处理有继发获益问题的疼痛患者时，必须向患者强调，您认为他们有疼痛；不要暗示他们在装病

和趁机谋利。但与继发获益相关的压力和焦虑的影响已超出了他们的控制。一旦压力从他们的生活中去除，疼痛很可能就会减轻。避免对有继发获益的疼痛患者进行侵入性治疗。向患者解释，非手术治疗最符合他们的利益，直到压力从他们的生活中消失，之后他们将被重新评估疼痛以确定治疗计划。

一些疼痛患者专注于获得残疾人福利，这是一个明显的继发获益行为。疼痛在致残中的作用以及疼痛本身是否是致残，尚有争议。一般来说，疼痛治疗可以缓解残疾，判断是否残疾留给相关专家可能更好，他们可以根据功能能力而不是疼痛来判断是否残疾。但是，医师可以对患者的工作和场所提出建议，因为其与疼痛有关。

10.2.10 想要被治好的患者

有些患者通常抱有不切实际的期望，不了解现代医学的局限性。他们会不顾一切地从一个医师到另一个医师寻找治疗方法，当找不到原因和治疗方法时，他们往往会变得愤怒。医师要尝试与患者进行坦诚的交流，并尝试调整其预期。医师要有同情心，要承认他们的挫败感。医师要指出我们无法控制的医疗保健系统和医学科学的不足之处。例如，我们可以把人送上月球但我们仍然不能治愈普通感冒。未能调整预期可能会导致患者走上过度治疗和失败的道路。试着让他们把注意力放在可以做的事情上，而不是不能做的事情上。

10.2.11 医疗提供者和系统因素

"困难"的疼痛患者并不总是患者的错。医疗提供者有许多行为及制度可能会影响患者。缺乏同情心的医师更有可能将患者视为"困难的"。同样，认为提供者缺乏同理心的患者可能会做出负面反应，给

人以"困难"的印象。2001年的一项研究表明，年长、经验丰富的医师报告的"困难"患者较少，并且可以更好地应对各种各样的患者。医疗提供者不应该将患者的负面行为视为个人行为，并认识到患者对同样的情况会有不同的反应。医疗提供者不应让患者做出错误的决定，而应保持冷静。Jamison建议，每次接触患者都应包含五个内容以改善互动：参与、同情、教育、征募和结束。这对今天的医疗行为是一个挑战，在目前环境下，医疗提供者与患者面对面沟通的时间越来越少。

除了医疗提供者因素外，越来越多的医疗系统因素损害了医患关系，人们认为双方都很困难。这些问题包括访问不畅、因授权延迟和拒绝而延误治疗、自付费用的增加以及门诊电话系统的不堪重负。

10.2.12 鞘内置入治疗的"困难"患者

接受鞘内置入治疗的患者大多数不是"困难"患者，因为他们在决定置入之前接受了更多的心理筛查和治疗，而且往往有很多已经建立起牢固的医患关系。如果出现不依从或不可接受的行为，置入式治疗仍然可以停止。脊髓刺激治疗更容易做到这一点，因为没有戒断问题需要处理。由于一些药物（巴氯芬和可乐定）的高度依赖性和危及生命的戒断症状，鞘内治疗的停止可能更具挑战性。如果由于患者行为问题需要停止鞘内治疗，应安排每周复诊，逐渐减少鞘内泵的滴定量，直至泵可以关闭。

可以向患者解释，如果他们不遵守复诊规定，他们将会出现戒断症状。如果患者不依从，在下一次泵再灌注时关闭泵并提供其依赖药物的口服药，并提出逐渐减量的时间表，如果其不遵守逐渐减量的规定，可以向当地戒毒机构报告。如果患者出现在急诊室，向医师解释情况，并建议

将患者转至戒毒科。一旦停止鞘内治疗，必须征得患者的同意。保留置入的系统不会对患者造成伤害。

10.2.13 介入治疗后疼痛加重

患者在介入手术后诉疼痛加重的情况并不少见。在没有"危险信号"的情况下，安抚是最好的办法，如有必要，加用短效镇痛药。在患者严重伤害的情况下，保持冷静，像对待其他患者一样处理，不要"防御"过度。不要让诉讼威胁吓倒你。保持平静处理患者的问题。应该通知风险管理部门。仔细记录与治疗相关的事实，但避免冗长的叙述，不要相互指责。

10.2.14 解除与困难患者的医疗关系

幸运的是，需要解除与患者的医疗关系的情况很少见。对解除与患者的医疗关系不能掉以轻心，每个步骤都要有政策依据。首先，要当面并以书面形式告知患者为何要解除与他的医疗关系。如果患者不遵守治疗计划，这通常不是解除医疗关系的理由。更好的做法是告诉患者，如果他决定要遵守治疗计划，欢迎他回来进行进一步的评估和治疗。即使在服用处方阿片类药物的同时使用非法药物的情况下，也最好是让患者停止使用阿片类药物，并开具非阿片类药物，而不是解除医疗关系。在艾滋病的治疗上也有类似情况。如果患者不能遵守"三重鸡尾酒"疗法，他们将被停用这些药物，并让其继续去其他医师诊所诊治。一个明确的需要将患者解除医疗关系的例子是，患者转移了你开具的药物。如果担心患者有敌意和员工安全，可以在30天内给当地医学会写信说明情况，以获得他们可以选择的其他医师的名单。如果患者正在接受依赖药物治疗，给他们提供一个逐渐减量的时间表，如果的他们

不遵守减量的话，给他们一份当地戒毒机构的清单供其选择。如果患者是你的团队的保健合同的一部分，则需要通知团队医务主任批准终止合同。

原书参考文献

[1] Hahn SR, Kroenke K, Spitzer RL, et al. The difficult patient: prevalence, psychopathology, and functional impairment. J Gen Intern Med. 1996; 11(1): 1–8.

[2] Fishbain DA. Approaches to treatment decisions for psychiatric comorbidity in the management of the chronic pain patient. Med Clin North Am. 1999; 83(3): 737–60, vii.

[3] Wasan AD, Wootton J, Jamison RN. Dealing with difficult patients in your pain practice. Reg Anesth Pain Med. 2005; 30(2): 184–92.

[4] Gatchel RJ. Comorbidity of chronic pain and mental health disorders: the biopsychosocial perspective. Am Psychol. 2004; 59(8): 795–805.

[5] Groves JE. Taking care of the hateful patient. N Engl J Med. 1978; 298(16): 883–7.

[6] Karp JF, Yu L, Friedly J, Amtmann D, Pilkonis PA. Negative affect and sleep disturbance may be associated with response to epidural steroid injections for spine-related pain. Arch Phys Med Rehabil. 2014; 95(2): 309–15.

[7] Wasan AD, Jamison RN, Pham L, Tipirneni N, Nedeljkovic SS, Katz JN. Psychopathology predicts the outcome of medial branch blocks with corticosteroid for chronic axial low back or cervical pain: a prospective cohort study. BMC Musculoskelet Disord. 2009; 10: 22.

[8] Wasan AD, Michna E, Edwards RR, et al. Psychiatric comorbidity is associated prospectively with diminished opioid analgesia and increased opioid misuse in patients with chronic low back pain. Anesthesiology. 2015; 123(4): 861–72.

[9] Barsky AJ, Borus JF. Functional somatic syndromes. Ann Intern Med. 1999; 130(11): 910–21.

[10] Bruns D, Fishbain DA, Disorbio JM, Lewis JE. What variables are associated with an expressed wish to kill a doctor in community and injured patient samples? J Clin Psychol Med Settings. 2010; 17(2): 87–97.

[11] Fishbain DA, Bruns D, Lewis JE, Disorbio JM, Gao J, Meyer LJ. Predictors of homicide-suicide affirmation in acute and chronic pain patients. Pain Med. 2011; 12(1): 127–37.

[12] Mirin SM. Practice guidelines for the treatment of patients with substance use disorders: alcohol, cocaine, opioids. In: McIntyre JS, editor. American Psychiatric Association practice guidelines for the treatment of psychiatric disorders. Washington, DC: American Psychiatric Association; 2000. p. 151–9.

[13] Passik SD, Portenoy RK, Ricketts PL. Substance abuse issues in cancer patients. Part 1: prevalence and diagnosis. Oncology. 1998; 12(4): 517–21, 524.

[14] Passik SD, Portenoy RK, Ricketts PL. Substance abuse issues in cancer patients. Part 2: evaluation and treatment. Oncology. 1998; 12(5): 729–34; discussion 736, 741–22.

[15] Ranjan P, Kumari A, Chakrawarty A. How can doctors improve their communication skills? J Clin Diagn Res. 2015; 9(3): JE01–4.

[16] Steinmetz D, Tabenkin H. The 'difficult patient' asperceived by family physicians. Fam Pract. 2001; 18(5): 495–500.

第二部分
疼痛介入治疗：椎管内治疗

第十一节 经椎板间隙硬膜外糖皮质激素注射后脊髓损伤

11

11.1 病例

患者：女性，39岁，主诉颈部疼痛并放射至左上肢。既往有系统性红斑狼疮及类风湿关节炎病史，服用羟氯喹。疼痛偶伴麻木和刺痛感，否认四肢无力。患者接受了6周的物理治疗，同时口服加巴喷丁300 mg，每日3次；疼痛缓解不明显。颈椎MRI示：C6-C7椎间盘突出，无椎管狭窄。随着症状不断进展，患者接受了颈椎硬膜外糖皮质激素注射。从术中醒来后，患者感到麻木加重，左上肢轻度无力，未行进一步影像学检查。在接下来的几个月中，患者出现严重的烧灼样疼痛，上肢无法耐受热、冷或风吹。疼痛伴左上肢末端无力、肿胀、萎缩、变色、皮温改变及严重疲劳。查体见左手小鱼际肌萎缩。疼痛限制了其左手握力，左侧拇短展肌、骨间展肌和指伸肌肌力3/5级，其余肌力5/5级。左上肢所有皮节的针刺觉减退，反射减弱。右上肢深部肌腱反射2$^+$，感觉正常。复查颈椎MRI示：在C6和C7椎体水平处脊髓左背侧有两个小的高T2信号病灶，大小为4～5 mm。根据病史、体格检查和诊断性测试的鉴别诊断包括：①颈椎硬膜外糖皮质激素注射术后引起的医源性复杂性区域疼痛

综合征（Complex regional pain syndrome，CRPS）；②慢性免疫抑制状态下的中枢神经系统感染；③潜在的自身免疫性疾病。脑脊液感染性检查示John Cunningham病毒（John Cunningham virus，JCV，一种人类多瘤病毒）阳性，但莱姆病、西尼罗河病毒和寡克隆带检测阴性。患者转至第三级医疗保健系统，由神经科医师进行初步评估，然后转至疼痛门诊。再次腰穿未见JCV及其他异常。肌电图和神经传导速度检查示左侧C8神经根病变，但未见明确证据表明左上肢神经病变或臂丛神经病变。诊断为复杂性区域疼痛综合征，可能系颈椎硬膜外糖皮质激素注射引起的医源性损伤。

11.2 病例讨论

慢性疼痛是一种常见的医学难题。根据疼痛研究促进委员会的报告，有1亿美国人患有慢性疼痛，2010年因慢性疼痛治疗耗费5600亿美元到6350亿美元，包括残疾和工资损失带来的医疗和经济成本。在过去20年中，慢性疼痛介入技术的应用显著增加。对2000年至2011年医疗保险受益人的分析发现，介入技术增加了228%。然而，与这些技术相关的并发症发生率的文

献却很少。

颈椎硬膜外糖皮质激素注射常用于治疗各种慢性疾病，包括颈神经根痛、颈痛、椎管狭窄、椎间盘退变和椎体滑脱。颈椎硬膜外糖皮质激素注射（Cervical epidural steroid injection，CESI）最常用的途径是经椎板间隙和经椎间孔。经椎板间隙入路是指穿刺针通过后正中线或中线旁入路，穿过黄韧带进入硬膜外腔后间隙。经椎间孔入路则是指穿刺针沿椎间孔的轴线进入。

11.3 流行病学资料

虽然CESI导致的神经损伤是罕见的，但其在美国的实际发生率却很难确定。大多数病例是通过美国麻醉医师协会（American Society of Anesthesiologists，ASA）结案（Closed Claims）数据库确定的。但是，由于在预估赔偿金额低于50 000美元的情况下，原告律师通常不会提起诉讼，因此其发生率及严重程度可能被低估或存在偏倚。另外一个问题是，结案数据库没有提供美国CESI治疗的总数，因此无法准确推算出发生比率。瑞典的一项研究通过邮政调查的方式调查了瑞典所有的麻醉科，来确定1990—1999年椎管内阻滞后神经并发症的发生率。产科硬膜外阻滞并发症的发生率为1∶25 000，非产科硬膜外阻滞并发症的发生率为1∶3600。但需要注意的是，其中所指的并发症为硬膜外脓肿、脑膜炎、脊髓血肿及马尾综合征，包括了许多神经症状暂时出现或消失的病例。一项法国的报告，纳入标准仅限于持续3个月以上的神经系统并发症并影响日常生活，在2000年产科硬膜外阻滞的发病率是1∶116 639，在非产科硬膜外阻滞的发病率是1∶65 464。

尽管存在文献资料的局限，结案数据库依旧提供了慢性疼痛管理索赔的总体趋势和介入治疗造成伤害的原因细节。随着介入治疗的增加，慢性疼痛的索赔比例从20世纪80年代的＜5%上升到90年代的11%，从2000年到2007年占所有索赔的18%。对2005—2008年ASA结案数据库的回顾显示，22%（64/294）的慢性疼痛索赔与颈椎介入治疗有关。这64项索赔中，最常见的事件是穿刺针直接损伤神经或脊髓（31%，20/64），其次是动脉注射后的脊髓梗死或卒中（14%，9/64）、刺穿硬脊膜（6%，4/64）、压缩性血肿（5%，3/64）、感染或脓肿（5%）、局麻药意外血管内注射（3%，2/64）和气胸（3%）。

11.4 解剖

颈椎神经的解剖特点导致其容易发生灾难性的神经损伤。穿刺针进针的"容错"范围从腰椎向颈椎硬膜外间隙逐渐减小。腰椎硬膜外后间隙在5～13 mm，胸椎硬膜外后间隙为2～4 mm，颈椎硬膜外后间隙平均只有0.4 mm。对于黄韧带未在中线融合的患者，可能不会出现硬膜外穿刺时预期的阻力消失感，这种情况在上胸段（T3-T4及以上中线未融合4%～21%）和颈段（中线未融合51%～74%）更为常见。

脊髓通过蛛网膜下腔内的三条动脉供血：一条脊髓前动脉灌注脊髓前外侧2/3，两条脊髓后动脉灌注脊髓后1/3。但是，与介入治疗神经损伤更相关的是起源于脑膜层外的分支动脉，进入椎间孔，穿硬脊膜，汇入脊髓前、后动脉（称为"脊髓节段"或"脊髓髓质"动脉）。这些动脉源自颈深动脉、颈升动脉和根动脉，后者均来自椎动脉。

11.5 病理生理

尽管损伤的部位不同，但是椎板间入路和椎间孔入路均可导致直接的针刺伤（表11-1）。硬膜外间隙宽度有限，以及可能存在的黄韧带中间裂隙，增加了椎板间入路直接产生脊髓针刺伤的风险。但是，无意中针的横向偏斜也可能导致穿刺针在椎间孔中与脊神经或前支或后支的接触。从解剖学上看，椎间孔入路更有可能直接接触脊神经或其分支（图11-1）。至少有1例椎间孔入路CESI导致脊髓直接针刺伤的病例报告。穿刺针与动脉接触的风险也很大。研究表明，椎间孔穿刺时，穿刺针与椎动脉、颈升动脉和颈深动脉的位置很近。有椎动脉穿孔和创伤性动脉瘤的病例报道。理论上来讲，穿刺针接触也可能引起血管刺激，导致血管痉挛和血流量减少，进而导致脊髓缺血。

表11-1 颈椎硬膜外糖皮质激素注射与直接针刺相关的损伤

进针路径	损伤部位
椎板间入路	1. 脊髓损伤
	2. 穿刺针向外测偏移导致的脊神经、前支或后支损伤
椎间孔入路	1. 脊神经损伤
	2. 后支或前支损伤
	3. 脊髓损伤
	4. 椎动脉、颈升动脉、颈深动脉损伤

11.6 临床表现

病例报告说明了硬膜外注射直接穿刺损伤症状的多样性。典型的症状是剧烈疼痛，通常与穿刺针接触的神经所支配的皮节有关，并向一个或多个手指放射，伴以

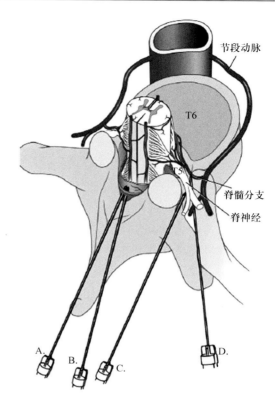

节段动脉
T6
T5
脊髓分支
脊神经
A. B. C. D.

图11-1 经椎板间和椎间孔入路的直接穿刺损伤。穿刺针A和B为椎板间入路，可直接损伤脊髓。穿刺针C表示针的外侧偏移，导致损伤脊神经前支或后支。穿刺针D表示椎间孔入路导致损伤脊神经前支或后支和脊髓动脉。（经Saunders /Elsevier许可转载）

肢体感觉异常和无力。通常，这些症状会穿刺后立即出现。但也有文献报道称，完全清醒患者虽遭神经损伤，但在穿刺时却没有任何症状。有几个因素会影响临床症状：颈椎节段、损伤结构（即脊髓或脊神经）以及注射药物的剂量和种类。更高的颈椎穿刺点可能损伤脑神经。一份病例报告记录了1例C5-C6椎板间隙注射治疗后出现的面部麻木，被认为是三叉神经的脊髓核（从延髓延伸至C3或C3以下）直接损伤，以及髓内注射时药物向头移动所致。

症状的发生及性质也可能受持续性结构损伤的影响。当髓外损伤累及神经根或

血管时，更可能出现疼痛，神经根和血管受介导疼痛的感觉神经元支配。另一方面，脊髓内没有疼痛感受器，可使髓内损伤并不产生疼痛。很少有刺破硬膜导致疼痛的报告，只有在注射后或针刺伤后遗症如水肿或血肿时才会出现症状。

11.7 危险因素

直接针刺伤的危险因素是硬膜外腔减少或消失的情况。随着年龄的增长，脊柱的骨质疏松和退行性改变得越来越常见，导致硬膜外间隙减小、椎间孔闭合。可导致脊髓和神经根空间减少的其他病理情况包括椎管狭窄、黄韧带肥厚和椎间盘膨出。

11.8 预防措施

已经提出了许多建议来减少直接针刺伤的风险。术前进行MRI或CT检查，以确认在目标部位是否有足够的硬膜外空间放置穿刺针。测量轴位或矢状位切面，以估计目标椎板间注射水平的真皮到硬膜外的距离，从而确定进针深度。椎板间CESI应在C7-T1进行，最好不高于C6-C7。较高位颈段的硬膜外间隙变窄，增加了刺穿硬膜囊和脊髓损伤的风险。在C7-T1水平，药物可到达C4-C5节段的硬膜外间隙。较低的颈椎节段可降低药物到达呼吸中枢、延髓脑神经核团和上颈段水平的风险。

X线引导及造影剂测试对于所有的CESI操作必不可少。椎板间CESI应在X线引导下，以正位、侧位或斜位判断进针的深度。经椎间孔入路的CESI应在X线或数字减影血管造影设备下进行，以减少直接针刺伤以及血管内注射的风险。如果造影

显示造影剂进入脊髓或动脉，应立即终止治疗。若造影剂示中央管显影，而非经椎间孔向外走行，则提示脊髓注射。

最后，在CESI中是否要使用镇静药物仍有争议。赞成镇静的人指出，有头部突然运动导致针刺伤的报道，镇静可以避免这种情况。而反对者则认为，镇静状态可能导致患者无法在治疗过程中及时反馈脊髓或神经损伤引起的疼痛或感觉异常。但是，如前所述，完全清醒的患者在出现针刺伤时并未出现异常症状，这在一定程度上削弱了反对者的意见。目前的共识是避免中至重度镇静，如果使用轻度镇静，应使患者保持能够交流疼痛或其他异常感觉的状态。

11.9 治疗

根据文献报道，导致脊髓损伤的许多因素是无法避免的。如果有受伤的迹象，应放弃手术并重新评估患者的情况。应行诊断性测试。对于缺血性损伤，MRI检查优于CT。在损伤初期，MRI检查可能正常。几天后，会出现T2相的高信号改变或脊髓局灶性肿胀（图11-2）。有关使用糖皮质激素治疗医源性CESI后脊髓损伤的

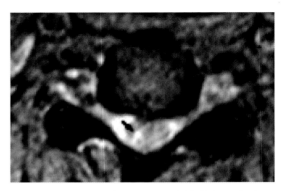

图11-2 MRI示C6脊髓内（黑色箭头）T2相出现高信号影。（经BMJ出版集团许可转载）

数据有限，但已有研究证明糖皮质激素能够改善急性创伤性脊髓损伤的预后。甲泼尼龙的初始注射剂量为30 mg/kg，随后以5.4 mg/（kg·h）的速度持续输注23小时。糖皮质激素不推荐用于治疗缺血性脊髓损伤。

关键点

- 颈椎椎板间入路和椎间孔入路硬膜外糖皮质激素注射术用于疼痛的治疗，但有关手术并发症的文献很少。
- 了解颈椎椎板间隙及椎间孔入路硬膜外糖皮质激素注射术相关的潜在并发症，可能会提高患者治疗的安全性。
- 颈椎椎管内的解剖特点易于或有可能造成持续的穿刺损伤。
- 避免在椎管内治疗中采用深度镇静，因为其可能影响患者及医师对感觉异常的反应。
- 如果在介入手术后仍存在未预料的感觉或运动功能障碍，可能需要进行影像学检查。对于缺血性损伤，MRI优于CT。
- 糖皮质激素可能对脊髓直接损伤有益，但对脊髓缺血性损伤无益。

原书参考文献

[1] Institute of Medicine Report. Relieving pain in America: a blueprint for transforming care, prevention, education, and research. Washington, DC: The National Academic Press; 2011.

[2] Rowbotham DJ. Advances in pain. Br J Anaesth. 2001; 87: 1–2.

[3] Manchikanti L, Falco FJ, Singh V, et al. Utilization of interventional techniques in managing chronic pain in a Medicare population: analysis of growth pattern from 2000 to 2011. Pain Physician. 2012; 15(6): E969–82.

[4] Gallagher RM. Chronic pain: a public health problem? Clin J Pain. 1998; 14: 277–9.

[5] Moen V, Dahlgren N, Irestedt L. Severe neurological complications after central neuraxial blockades in Sweden 1990-1999. Anesthesiology. 2004; 101: 950–9.

[6] de Sèze MP, Sztark F, Janvier G, Joseph PA. Severe and long-lasting complications of the nerve root and spinal cord after central neuraxial blockade. Anesth Analg. 2007; 104: 975–9.

[7] Metzner J, Posner KL, Lam MS, Domino KB. Closed claims' analysis. Best Pract Res Clin Anaesthesiol. 2011; 25: 263–76.

[8] Rathmell JP, Michna E, Fitzgibbon DR, Stephens LS, Posner KL, Domino KB. Injury and liability associated with cervical procedures for chronic pain. Anesthesiology. 2011; 114: 918–26.

[9] Neal JM, Kopp SL, Pasternak JJ, Lanier ML, Rathmell JP. Anatomy and pathophysiology of spinal cord injury associated with regional anesthesia and pain medicine. Reg Anesth Pain Med. 2015; 40: 506–25.

[10] Lirk P, Kolbitsch C, Putz G, et al. Cervical and high thoracic ligamentum flavum frequently fails to fuse in the midline. Anesthesiology. 2003; 99: 1387–90.

[11] Lee JH, Lee JK, Seo BR, Moon SJ, Kim JH, Kim SH. Spinal cord injury produced by direct damage during cervical transforaminal epidural injection. Reg Anesth Pain Med. 2008; 33(4): 377–9.

[12] Huntoon M. Anatomy of the cervical intervertebral foramina: vulnerable arteries and ischemic injuries after transforaminal epidural injections. Pain. 2005; 117: 104–11.

[13] Rozin L, Rozin R, Koehler SA, et al. Death during transforaminal epidural steroid nerve root block (C7) due to perforation of the left vertebral artery. Am J Forensic Med Pathol. 2003; 24: 351–5.

[14] Wallace MA, Fukui MB, Williams RI, Ku A, Baghai P. Complications of cervical selective nerve root blocks performed with fluoroscopic guidance. Am J Roentgenol. 2007; 188: 1218–21.

［15］ Rathmell JP, Benzon HT, Dreyfuss P, et al. Safeguards to prevent neurologic complications after epidural steroid injections: consensus opinions from a multidisciplinary working group and national organizations. Anesthesiology. 2015; 122: 974–84.

［16］ Tsui BC, Armstrong K. Can direct spinal cord injury occur without paresthesia? A report of delayed spinal cord injury after epidural placement in an awake patient. Anesth Analg. 2005; 101(4): 1212–4.

［17］ Bernards CM, Hadzic A, Suresh S, Neal JM. Regional anesthesia in anesthetized or heavily sedated patients. Reg Anesth Pain Med. 2008; 33: 449–60.

［18］ Maddela R, Wahezi SE, Sparr S, Brook A. Hemiparesis and facial sensory loss following cervical epidural steroid injection. Pain Physician. 2014; 17: E761–7.

［19］ Abbasi A, Malhotra G, Malanga G, Elovic EP, Kahn S. Complications of interlaminar cervical epidural steroid injections: a review of the literature. Spine. 2007; 32(19): 2144–51.

［20］ Bracken MB. Steroids for acute spinal cord injury. Cochrane Database Syst Rev. 2012; 10: CD001046.

第十二节 颈椎硬膜外糖皮质激素注射后全脊麻

12

12.1 病例

患者：男性，48岁，主诉颈部及左上肢疼痛2个月至疼痛门诊就诊。患者提放重垃圾袋之后出现左颈部疼痛，放射至左肩、前胸、上臂后部和前臂。左手有麻木感和刺痛，中指尤显著，偶有抓不住东西而掉落的情况。经物理治疗及非甾体抗炎药治疗（nonsteroidal anti-inflammatory drugs，NSAIDs）缓解不明显。体格检查示：左肱三头肌和桡侧腕屈肌肌力减退，4/5级，左手中部浅感觉减退，左肱三头肌肌腱反射1$^+$。颈椎MRI示：C6-C7颈椎间盘轻度广泛后突出及左侧突出，导致轻度椎管狭窄和中度椎间孔狭窄（图12-1、图12-2和图12-3）。肌电图（electromyography，EMG）示：左肱三头肌和桡侧腕屈肌的电活动增加，纤颤电位和正尖波增大，运动单位电位时限中度延长，运动单位募集电位中度降低，符合慢性左侧C7神经根病变急性发作。该患者由神经外科医师转诊至疼痛门诊行CESI以确诊颈神经根病变。术前与患者讨论了该疼痛治疗策略，并详细交代了风险，包括出血、感染、神经损伤（包括永久性瘫痪）、死亡、头痛、疼痛加重、药物不良反应和药物过敏反应。患者充分了解手术的潜在风险，以

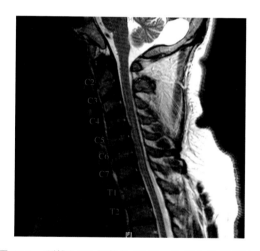

图12-1 颈椎MRI 矢状位 T2 相；注意与胸段相比，颈段脑脊液量较少（T2上呈亮白色）

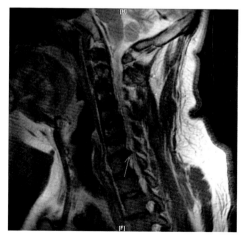

图12-2 颈椎MRI 矢状位 T2 相示C6-C7椎间盘突出（箭头所示）

73

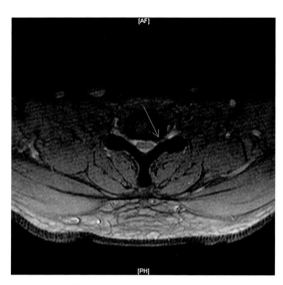

图 12-3　颈椎 MRI 轴位 T2 相示 C6-C7 椎间盘左侧突出（箭头所示）

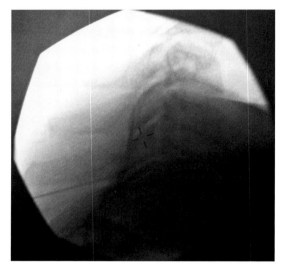

图 12-4　注射造影剂后的侧位相；造影剂在硬膜外后间隙扩散至 C6 水平

及若出现任何严重反应或症状，立即前往急诊科。患者同意 CESI。患者入放射手术室，取俯卧位，双臂置于身体两侧。连接持续脉搏血氧仪和无创血压监测（noninvasive blood pressure，NIBP）设备。术前确认患者行 CESI 治疗，否认乳胶、局麻药、类固醇及造影剂过敏史。葡萄糖酸氯己定消毒手术区域并常规铺无菌巾。颈椎正位 X 线透视确定 C7-T1 椎间隙。1% 利多卡因 3 mL 局部浸润麻醉后，以 20 号 Touhy 穿刺针刺入局麻皮丘，采用盐水阻力消失法（loss of resistance，LOR），在 X 线正位引导下向 C7-T1 椎间隙推进。进针 7 cm 时阻力消失，X 线侧位相示穿刺针位于硬膜外后间隙适当位置。回抽无血及脑脊液（cerebrospinal fluid，CSF）后，注入造影剂 2 mL，造影剂在硬膜外后间隙扩散至 C6 水平（图 12-4）。照 X 线正位相，并又注射造影剂 1 mL，未见血管内或鞘内扩散表现（图 12-5）。然后注射甲泼尼龙 80 mg ＋ 2% 利多卡因 1.5 mL 混合液。注射后即刻，患者诉上肢感觉异常，说话困难，出现严重低血压和心动过缓，并

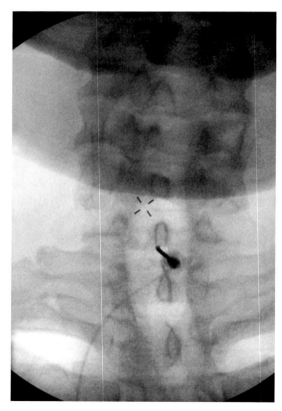

图 12-5　注射造影剂后的正位相；穿刺针位于 C7-T1 椎间隙

突然意识丧失。立即将患者转平卧位，面罩通气，气管插管，建立静脉通路行液体复苏并给予血管活性药物。在注射利多卡因约60分钟后，患者恢复意识和自主呼吸，血流动力学指标恢复至基线值，并拔除气管插管。观察4 h后，患者情况稳定，无新发症状，神经查体未见变化，在一名家属的陪护下办理出院。在当日夜晚及次日早晨行电话随访，患者情况平稳。

12.2　病例讨论

12.2.1　颈椎硬膜外腔的解剖

硬膜外腔的边界为：上界为枕骨大孔，下界为骶裂孔，前方为后纵韧带，后方为黄韧带。在C7-T1水平，硬膜外后间隙直径为3～5 mm。与腰椎相比，黄韧带相对较薄（可能在颈段不连续），这使得LOR在颈椎更加轻微。尸体解剖表明，黄韧带经常在颈椎中线处没有融合，超过50%的标本中观察到黄韧带中间裂隙。由于在C7-T1水平硬膜外

注射药物，药物会扩散至颈椎的多个节段，故通常选择C7-T1水平穿刺。一些医师倾向于选择旁正中入路，因为黄韧带在中线处可能未完全融合，而另一些医师则倾向于采用正中入路，以避免损伤位于外侧的神经和血管结构。

12.2.2　颈椎硬膜外糖皮质激素注射技术

患者通常取俯卧位于X线手术床上。也有些医师在患者坐位下进行手术，但坐位时患者保持头部不动更为困难。常规消毒铺巾后，X线透视下确认C7-T1间隙并优化进针角度。局部浸润后，将硬膜外穿刺针刺入皮肤及皮下组织。皮下组织深处遇到的第一个结构是棘上韧带。穿过棘上韧带后，穿刺针将穿过连接颈椎棘突背侧缘的项韧带，接下来是位于棘突之间的棘间韧带。相比于浅部组织，该韧带的密度使得松开穿刺针其也会保持直立。棘间韧带之后就与黄韧带相邻，在这两条韧带的连接处有时会感觉到阻力的变化。当针刺入黄韧带时，阻力感会再次增加（上述结

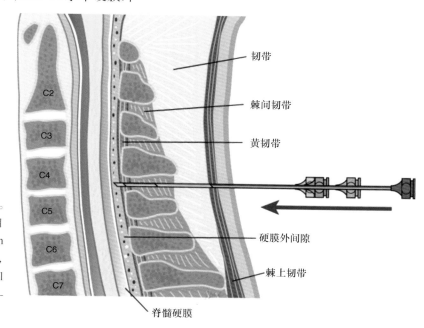

图12-6　颈椎韧带解剖。（经Elsevier许可，转载自Atlas of Interventional Pain Management，4th Ed.，Waldman SD，Cervical Epidural Block，pp. 178–187，Copyright（2015 ）。）

构及解剖关系示意图见图12-6）。当突破黄韧带进入硬膜外腔时，应出现明显的LOR。无论是采用生理盐水还是空气，向硬膜外腔注射时几乎没有阻力。如果患者诉疼痛明显加重，或医师感受到注射阻力变化，应立即停止注射，并重新确认穿刺针的位置。由于与其他方法相比增加了刺破硬膜的风险，悬滴法的使用日渐减少。悬滴法是将穿刺针不接注射器，针尾"悬挂"一滴生理盐水，穿刺针向前推进直至生理盐水被吸入至穿刺针。但这种方法存在局限，因为硬膜外腔可能并不总是处于负压状态，特别是在患有脊柱病变的患者（通常要进行ESI）。如果硬膜外腔处于正压状态，进入硬膜外腔时将不会产生LOR，并且穿刺针可能会无意中进入蛛网膜下腔或脊髓。许多医师认为影像学引导是一种安全措施，但这并不能保证不会出现并发症。回抽无血及脑脊液后，应在动态透视下注入造影剂。在注射后不久可以再次透视，以验证造影剂没有改变位置或消失。数字减影成像设备（即使用造影后的图像中减去造影前图像而产生的图像）也可能有助于确认造影剂的扩散范围。

12.2.3　椎板间入路颈椎硬膜外糖皮质激素注射的潜在并发症

（1）刺穿硬膜＋/－鞘内注射：估计发生率小于1%。如果未能识别穿刺针的位置不当，可能立即导致全脊髓麻醉（如果注射了局麻药），并伴有意识丧失、低血压和呼吸暂停（全脊髓麻醉的症状和体征见表12-1）。

（a）高位脊髓麻醉的处理：临床医师必须处理和控制症状或体征，包括应用ABCs原则（气道airway、呼吸breathing、循环circulation）：

- 气道支持，包括吸氧和通过面罩或气管

表12-1　全脊麻醉或高位脊髓麻醉的体征和症状

上肢麻木、刺痛或无力
说话困难
恶心/呕吐
呼吸抑制、呼吸暂停、氧饱和度降低
低血压、心动过缓
意识丧失、心搏骤停

插管的正压通气。

- 静脉输液和血管升压药，并在心搏骤停时启动高级心血管生命支持（Advanced Cardiovascular Life Support，ACLS）。

（b）刺穿硬膜的处理：目前尚无证据表明支持硬膜外血液补片（Epidural blood patch，EBP）、注射生理盐水或制动能够立即治疗刺穿硬膜。应告知患者发生硬膜刺穿后头痛（post dural puncture headache，PDPH）的可能性。如果出现PDPH，许多医师提倡积极补液、饮用含咖啡因的饮料和/或非处方或处方镇痛药。如果患者对保守治疗没有反应，可考虑EBP。

（c）脊髓损伤：通常是由于穿刺针直接损伤脊髓或向脊髓注射药物所致。建议立即复查影像学并请神经外科会诊。

（d）蛛网膜炎：鞘内注射糖皮质激素引起的晚期潜在并发症，通常表现为隐匿的进行性运动和感觉改变。

（2）CESI的其他潜在并发症

（a）血管内注射：根据注射药物的类型（局麻药、生理盐水和/或糖皮质激素）、剂量和部位（动脉或静脉）的不同，其表现也可能不同。

（b）硬膜下注射：介于硬膜外注射和鞘内注射之间的体征/症状，在注射局麻药的剂量下，出现异常水平的感觉和运动阻滞。

（c）硬膜外血肿：使用抗凝药物或抗

血小板药物的患者，以及凝血功能障碍（如肝病）的患者风险更高；通常表现为注射部位明显疼痛，伴有严重的神经症状，如完全麻木、无力、排便或膀胱失禁，属外科急症。

（d）硬膜外脓肿：活动性感染或免疫功能低下的患者风险更高，如获得性免疫缺陷综合征（Acquired immune deficiency syndrome，AIDS）、接受化疗的癌症患者和服用TNF-α抑制剂的患者；表现与硬膜外血肿相似，可能伴有发热/寒战，也属于外科急症。

12.2.4 减少CESI并发症的建议

（1）CESI前进行MRI检查和评估非常重要。通常在严重的椎间盘突出/压迫的情况下，脊髓后方的CSF信号可能很少甚至没有。这种情况下刺穿硬膜和脊髓损伤的风险可能更高，因此最好避免直接在病变水平注射。此外，如果患者既往接受过脊柱手术，瘢痕组织或硬膜粘连会增加刺穿硬膜的发生率，并增加脊髓损伤的风险。

（2）即使手术是在局麻下进行，手术过程中也应对患者进行监护。当连续监测时，从较轻微的血管迷走神经发作到严重的局麻药鞘内注射，可更容易及时发现并发症。至少应监测脉搏血氧饱和度、NIBP和/或心电图（electrocardiography，ECG），尤其是在镇静的情况下。

（3）最佳的硬膜外穿刺进针点是C7-T1。如前所述，黄韧带在颈椎可能未完全融合，尤其在高位颈椎。在低位颈椎，硬膜外的脂肪较多，能够在黄韧带和硬脊膜之间提供缓冲。通过造影剂对比发现，颈椎硬膜外间隙的容量有限，因此注射药物后能够扩散至多个脊髓节段（相较于腰椎）。目前尚无证据表明在C7-T1下进行CESI治疗颈神经根病比更高水平的CESI疗效差。

如果在C7-T1水平注射无法缓解高位的脊柱病变，则可考虑在C7-T1水平穿刺后，在透视下将硬膜外导管置入病变水平。

（4）注射前应同时获得正位及侧位透视相。较低位颈椎的侧位相可能会受到肩部的影响。优化图像的选项包括嘱患者够自己的足部、用带子将肩膀向尾侧牵拉、模拟"游泳者"，一只手臂放在侧面，另一只手臂举过头顶，能够更好地了解椎管内穿刺针的位置，也可尝试斜侧位透视。

（5）除非患者需要镇静，否则应避免使用镇静剂。当需要镇静时，应将其限制在使患者既保持舒适，又保持清醒和交流的状态。深度镇静状态下的患者无法反馈异常感觉，这些异感可能是穿刺针位置不当的警告。此外，患者可能无法一直保持深度镇静状态，在治疗过程中可能由于镇静变浅而突然移动。许多病例报道了患者在穿刺针与脊髓接触时有强烈的感觉异常和/或运动反应，一些病例中，全麻或中度至深度镇静会抑制此类反应。不幸的是，即使是未镇静的患者，穿刺针刺入脊髓时也可能不会引起明显的反应。患者保持清醒而又交流顺畅，能够为手术提供额外的安全性。

（6）将局麻药注入颈椎硬膜外腔（不用生理盐水）有一些诊断价值，并可能暂时缓解疼痛，但很多医师并不这样做，因为注射局麻药到硬膜外腔并没有长效的治疗作用。

（7）因硬膜外脓肿和血肿的风险，切勿对生病或服用抗凝药或抗血小板药的患者进行这些操作。这些治疗是择期手术，应推迟到安全的时候进行。

（8）蛛网膜炎是鞘内糖皮质激素注射的已知潜在的并发症。在2014年FDA关于硬膜外糖皮质激素注射术安全性的简报中，在大多数蛛网膜炎病例中均发现了糖皮质激素。有些医师提倡使用非颗粒糖皮质激素来减少此类并发症。但是，如果医师无法完全确定穿刺针的位置，应中止手术并重新穿刺。

12.3 颈椎疼痛治疗的结案索赔

Rathmell 等调查了 2005 年 1 月 1 日至 2008 年 12 月 31 日期间与慢性疼痛颈椎治疗有关的伤害和责任。当然，结案数据是有限的，因为其所报告的索赔只是未知总数的一部分，但这些信息仍然具有一定价值。由于当时颈椎治疗的数量逐渐增加，因此专门调查了颈椎索赔案件。共审查了 294 例慢性疼痛索赔，其中 22% 涉及颈椎治疗。脊髓损伤占颈椎损伤索赔的 59%，而在其他慢性疼痛损伤索赔中仅为 11%。31% 的颈部脊髓损伤病例中，直接穿刺损伤被确定为最直接的原因。分析的另一个趋势是，涉及全身麻醉或与镇静相关的脊髓损伤索赔比例很高（67%），其中 25% 的患者在治疗过程中无反应。值得注意的是，只有 19% 的颈椎治疗索赔与涉及镇静的脊髓损伤无关。因此，建议尽量减少镇静，以达到最优的手术条件。患者应当保持清醒、警觉并保持良好交流，这样他们就能在穿刺中反馈异常的感觉，包括疼痛或感觉异常。"深度镇静的患者在穿刺针位置错误的情况下，无法对脊髓刺激产生预期的疼痛和感觉异常"。

关键点
• 颈椎硬膜外糖皮质激素注射是治疗颈椎病变相关疼痛的安全选择。有大量的文献证明其并发症发生率较低，永久性发病率或死亡率极低。

• 实施 CESI 的医师必须了解手术解剖、操作步骤和潜在并发症，以及如何诊断和处理术中术后可能出现的并发症。
• CESI 过程中，持续监测是至关重要。应有复苏设备和药物。
• 鼓励在透视下进行操作以提高安全性，但这并不能保证不会发生并发症。
• 深度镇静会降低 CESI 的安全性，应避免。
• 至关重要的是迅速识别鞘内注射局麻药的体征/症状，并根据需要为患者提供支持。

原书参考文献

［1］ Lirk P, Kolbitsch C, Putz G, et al. Cervical and high thoracic ligamentum flavum frequently fails to fuse in the midline. Anesthesiology. 2003; 99(6): 1387–90.
［2］ Stojanovic MP, Vu TN, Caneris O, et al. The role of fluoroscopy in cervical epidural steroid injections: an analysis of contrast dispersal patterns. Spine. 2002; 27(5): 509–14.
［3］ Abbasi A, Malhotra G. The "swimmer's view" as alternative when lateral view is inadequate during interlaminar cervical epidural steroid injections. Pain Med. 2010; 11: 709–12.
［4］ Hodges SD, Castleberg RL, Miller T, et al. Cervical epidural steroid injection with intrinsic spinal cord damage. Two case reports. Spine. 1998; 23: 2137–42.
［5］ Tripathi M, Nath SS, Gupta RK. Paraplegia after intracord injection during attempted epidural steroid injection in an awake patient. Anesth Analg. 2005; 101: 1209–11.
［6］ Simon SL, Abrahams JM, Sean Grady M, et al. Intramedullary injection of contrast into the cervical spinal cord during cervical myelography: a case report. Spine. 2002; 27: E274–7.

［7］ Rathmell JP, Michna E, Fitzgibbon DR, et al. Injury and liability associated with cervical procedures for chronic pain. Anesthesiology. 2011; 114(4): 918–26.

［8］ Johnson BA, Schellhas KP, Pollei SR. Epidurography and therapeutic epidural injections: technical considerations and experience with 5,334 cases. Am J Neuroradiol. 1999; 20(4): 697–705.

［9］ Waldman SD. Complications of cervical epidural nerve blocks with steroids: a prospective study of 790 blocks. Reg Anesth. 1989; 14(3): 149–51.

［10］ Cicala RS, Westbrook L, Angel JJ. Side effects and complications of cervical epidural steroid injections. J Pain Symptom Manag. 1989; 4(2): 64–6.

［11］ Botwin KP, Castellanos R, Rao S, et al. Complications of fluoroscopically guided interlaminar cervical epidural injections. Arch Phys Med Rehabil. 2003; 84(8): 627–33.

13 第十三节 颈椎间孔硬膜外糖皮质激素注射后死亡

13.1 病例

患者：男性，58岁，右颈部、肩部和上肢疼痛6周。颈椎MRI示：C5-C6、C6-C7椎间盘退行性病变，C6-C7椎间盘突出并压迫右侧C7神经根（图13-1、图13-2）。疼痛症状于6周前无明显诱因出现，经休息、NSAIDs、肌松药、加巴喷丁、短效阿片类药物及物理治疗后缓解不明显，并呈进行性加重。

患者患有高血压病史，服用β受体阻滞剂治疗。重点查体：右侧C7神经根支配区皮肤浅感觉轻度减弱，未见运动和腱反射异常。患者诉疼痛影响其生活质量，降低其工作能力。经手术评估后，患者被转至疼痛门诊行右侧C7经颈椎间孔硬膜外糖皮质激素注射术。已与患者及家属讨论了手术风险和益处。治疗计划为先建立静脉通道，再给予芬太尼和咪达唑仑行轻度镇静。治疗时患者平卧位，在X线透视引导下进行。采用25G 3 cm Quincke腰穿针穿刺至理想位置后，回抽见血液。调整穿刺针位置，注射少量造影剂后见其沿右侧C7神经根走行，回抽未见血液。2%利多卡因与糖皮质激素溶液（倍他米松-Celestone 6 mg/mL）2 mL混合后，以1分钟为单位分次注入。拔

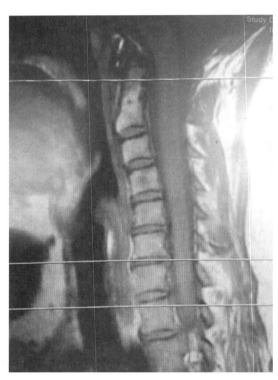

图13-1 颈椎矢状位MRI示C6-C7椎间盘突出（由M. De Pinto提供）

除穿刺针，送患者至恢复室。术后5分钟，患者刚入恢复室即出现烦躁不安、意识模糊。生命体征：血压141/95 mmHg，心率94次/分钟，呼吸频率7次/分钟，氧饱和度97%。接下来的10 min，患者生命体征消失，呼之不应。立即呼叫蓝色代码（Code blue，

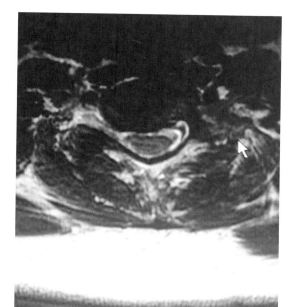

图 13-2　颈椎轴位MRI示C6-C7椎间盘突出，右C7神经根受到中度压迫（由 M. De Pinto 提供）

医院的急救代码，患者需即刻心肺复苏 - 译者注）。患者气管插管，并被转至急诊科。急诊科行头部CT示：脑干周围有大量出血，经中脑和脑桥延伸至侧脑室，伴阻塞性脑积水。患者临床情况的严重性立即显现出来，向患者家属交代了病情。经一系列治疗后，患者情况无改善，在与患者的妻子和家人协商后，在注射后2天时停止生命支持，不久后患者死亡。

13.2　病例讨论

13.2.1　颈椎间孔硬膜外糖皮质激素注射的适应证

颈椎间孔硬膜外糖皮质激素注射（Cervical transforaminal epidural steroid injections CTESIs）可用于治疗放射性疼痛，恢复颈神经根病患者的功能。

CTESIs的主要适应证是下列神经根

疼痛：

- 持续时间超出正常自然缓解病程。
- 保守治疗无效（10%～20%）。
- 外科手术可能是唯一选择。
- 无其他病因（如肿瘤、骨折、感染等）。

伤害性和炎性介质，如一氧化氮（nitric oxide，NO）、前列腺素E2（prostaglandin E2，PGE2）、白介素6（interleukin 6，IL-6）、磷脂酶A2，在突出的椎间盘和病变的脊椎周围释放，导致化学性神经根炎和神经根刺激。受刺激的神经根被压迫后会导致神经纤维持续放电，从而产生疼痛。此外，很小的压迫都可导致背根神经节（Dorsal root ganglion，DRG）在无刺激的情况下重复放电。

糖皮质激素可抑制炎症反应，抑制DRG和损伤神经纤维的异位放电，降低磷脂酶A2活性。此外，已报道局麻药与糖皮质激素联合应用对髓核诱发的神经损伤有抗炎作用。动物实验也表明，注射利多卡因可以增加神经根内的血流量，从而减少因神经根受压而引起的缺血样疼痛。

13.2.2　颈段经椎间孔硬膜外糖皮质激素注射术的疗效

CTESIs是神经根性疼痛患者保守治疗的一部分。但是，关于该疗法具有长期疗效的证据很少且质量很差。2014年发表的一篇论文对现有文献数据进行了系统回顾和全面分析。大多数已发表的研究本质上是观察性和回顾性研究，样本量有限且存在一些方法学缺陷。尽管其中有些研究本质上是前瞻性的，是CTESIs缓解根性疼痛并避免外科手术的最具说服力的证据，但该综述终究未纳入任何随机、双盲、安慰剂对照研究。作者得出的结论是：

- 文献综述表明，CTESIs有助于一些根性疼痛患者短期症状缓解，但长期获益存疑。

- CTESIs的获益似乎局限于获益患者的比例（约40%）、获益程度（放射痛减轻50%）以及疗效持续时间（4周）。
- 在3、6和12个月时，任何程度的获益患者比例都会下降，就如同已发表研究的质量。
- CTESIs有严重和灾难性并发症的风险，包括永久性四肢瘫痪和死亡。

13.2.3 颈椎间孔硬膜外糖皮质激素注射的风险和并发症

CTESIs会导致灾难性并发症。大量病例报告报道了CTESIs导致的死亡或永久性神经损害，包括：
- 脊髓梗死导致死亡。
- 椎动脉栓塞导致死亡。
- 小脑和大脑梗死导致死亡。
- 脑损伤和皮质盲。
- 脊髓外侧梗死。
- 脑缺血和海马萎缩。
- 脊髓后部和小脑梗死。
- 脊髓梗死导致四肢瘫痪和四肢麻痹。
- 小脑梗死和脑干疝。
- 永久性霍纳综合征（Horner's syndrome）。

在其他已发表的病例报告中，发生于注射时的损伤未导致永久性损伤，患者完全康复；某些情况下需要很长的恢复时间。

13.2.4 颈椎间孔糖皮质激素注射相关的椎动脉解剖

仔细回顾关于CTESIs风险和并发症的文献似乎表明，在治疗过程中，为颈髓供血的椎动脉和小的根动脉处于被刺中并注射药物的风险当中。

椎动脉（vertebral artery，VA）通常起自锁骨下动脉，在C6水平或偶尔在C7水平（7.5%）向深部进入横突，然后沿诸颈椎的横突孔向上走行。经过C1横突孔后，经C1后弓，穿枕下三角进入枕骨大孔。在颅

内，两侧椎动脉在脑桥底部汇合成基底动脉。基底动脉是脑干的主要供血动脉，并与Willis环相连。如果一条颈动脉受损，其也可供应其他脑组织（图13-3）。

临床上，VA被分为4个独立的节段。第一段（V1）起自锁骨下动脉发出VA的起始部，到C6横突水平。第二段（V2）走行于C6-C2的横突孔中。第三段（V3）从C2横突孔到枕骨大孔，第四段（V4）从枕骨大孔到基底动脉形成处（图13-3）。

大部分CTESIs是沿着VA的V2段进行的，该段通常入C6横突孔，而且整个走行都在颈椎横突骨柱的保护范围内。CTESIs的安全靶区与椎动脉的正常路径有关，位于椎间孔的后半部分。为了避免刺入VA，医师被要求在斜位相下，将穿刺针指向上关节突，同时保持针尖向后。

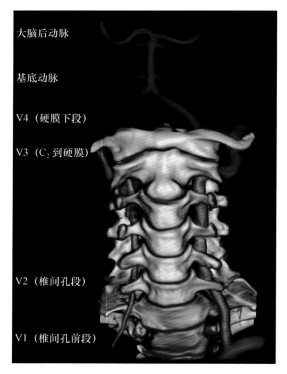

图13-3 椎动脉解剖（由Dr. F. Gaillord提供，经许可后转载）

触及骨质后，将穿刺针稍微向前进入椎间孔，注意正位相上不要越过小关节柱的中点（图13-4）。对于解剖学正常的患者，这些原则应该能够防止刺伤出口根、椎

动脉或硬膜囊（图13-5）。但是，尸体和活体解剖研究提示，20%的患者可能存在VA解剖异常，即动脉的某段向后进入了CTESI的靶区。VA可能位于椎间孔的后

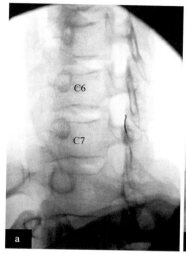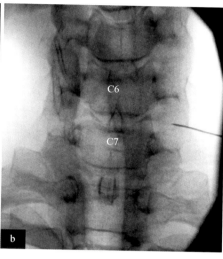

图 13-4 （a）穿刺针位于椎间孔的最后部，指向上关节突前半部。（b）正位相上穿刺针尖位于小关节柱的矢状中线处（脊柱介入协会和 P. Dreyfuss 提供，经许可转载）

部，而且在29%的患者至少在一个位置可能位于理想穿刺针位置的2 mm以内。这种情况最常见于C3-C4、C4-C5和C5-C6水平。虽然有可能，但VA在C6-C7水平位于椎间孔后部的情况少见（图13-6）。CTESI时VA与穿刺靶点之间的靠近程度与椎间孔的狭窄程度、椎间盘高度丢失有关。在上述病例中，患者可能存在这样的异常情况，但在术前没有发现。

医师应该认识到，在进行CTESIs之前要评估MRI轴位T2相，以确认VA的位置。

13.2.5 颈髓的血液供应：对颈椎间孔硬膜外糖皮质激素注射的影响

颈髓的血供由根动脉提供。颈段80%的根动脉起自椎动脉，其余起自颈深动脉、肋间上动脉和颈升动脉。颈升动脉和颈深动脉由锁骨下动脉的分支构成，并在脊神经的后方与椎动脉汇合（图13-7）。尸体研究表明，这些动脉位于颈椎间孔内。这些

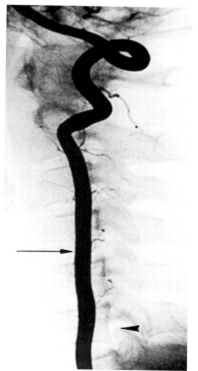

图 13-5 椎动脉造影（左侧箭头）及其与椎间孔（右侧箭头）的位置关系（J.N.Vallee博士，经许可转载）

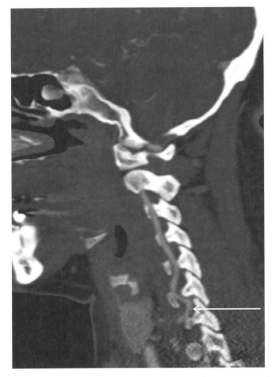

动脉通常在出口脊神经的下方紧贴其进入椎间孔，沿脊神经的下部和前部曲折走行，直至穿过硬脊膜，汇入脊髓前、后动脉。根动脉的起源动脉（椎动脉、颈深动脉、肋间上动脉或颈升动脉）决定了在椎间孔内先遇到的动脉的深度。发自椎动脉的分支位于椎间孔的最前内侧，而发自颈深动脉、肋间上动脉或颈升动脉的分支则贯穿整个椎间孔。

这些动脉在椎间孔的位置通常与CTESIs的穿刺针的位置非常接近，这在一定程度上解释了注射时为何容易发生缺血性神经事件。有研究支持目前的在X线或CT引导下穿刺针刺入椎间孔后部，针尖保留在上关节突（superior articular process, SAP）前部的技术，因为根动脉最常位于脊神经根的下方和前方（图13-4）。但是，这些关键血管的起源和位置的解剖变异广泛存在，即使严格按照技术要求去做，穿刺位置正确，也有可能刺伤根动脉。

图13-6　椎动脉袢，位于椎间孔后部，靠近CTESIs时穿刺针位置（Dr. W. J. Beckworth 提供，经许可转载）

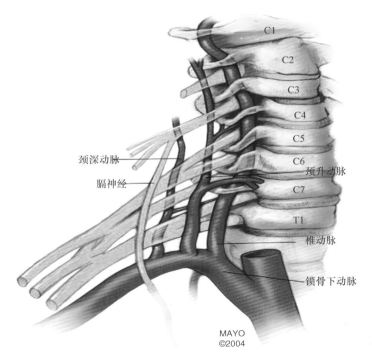

图13-7　颈髓的血液供应（由梅奥医学教育和研究基金会提供，经许可转载）

因此，在注射糖皮质激素溶液之前，必须在实时X线透视和数字减影血管造影设备（digital subtraction angiography，DSA）增强下，通过注射小剂量造影剂来除外穿刺针位于血管内的可能（图13-8）。

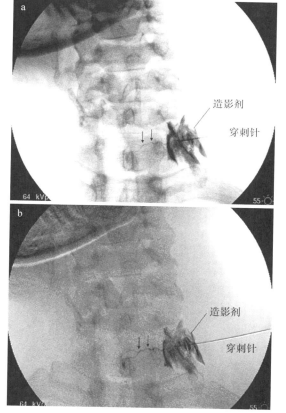

图13-8　穿刺针位于C6-C7椎间孔，未向内超过小关节柱中点。箭头所指是向内走行到脊髓的动脉。（a）常规X线透视图。（b）数字减影血管造影图（Dr. R. M. Baker提供，经许可转载）

13.2.6　糖皮质激素的作用

用于硬膜外注射的糖皮质激素制剂含有大量的大颗粒。在意外注入血管的情况下，这些大颗粒是导致微血管"阻塞"及随后的闭塞和缺血的一个因素。

测量到的这些颗粒的大小足以阻塞毛细血管、微动脉，在某些情况下，可以阻塞小动脉甚至动脉。

因此，建议使用不含防腐剂的非颗粒性糖皮质激素溶液（如地塞米松）。

13.2.7　我们能否保证该治疗的安全性？

1. 操作要点

颈椎间孔复杂而精细的解剖和CTSEIs导致严重的、灾难性并发症的可能性，引发了操作方面的问题，以最大可能减少此类并发症。

治疗应在X线透视和/或CT引导下进行。

尽管影像学确认穿刺针位置不能完全避免这些并发症，但是在实时X线透视和DSA设备下注入少量造影剂，可以增加发现穿刺针刺入血管并注射药物导致灾难性并发症的可能性。许多观察性研究已经证实了DSA设备在避免血管内注射中的价值。

生成近端神经图像（硬膜外注射造影剂勾勒出目标神经根的X线图像）是另一种避免在错误位置注射的措施。这种方法是合理的，但证据表明，所谓的近端神经图像实际上并不是。Chung报道的病例中，被视为硬膜外间隙轮廓的神经图像实际上是造影剂沿椎动脉壁向上扩散的图像。

理论上讲，在穿刺针尾部连接一个小的延长管，而非直接连接注射器，可以减少针头在注射过程中的移动，可能避免无意中刺入血管或其他不当位置。

回抽是否见血是一种传统做法，已被证明有效：有证据表明，回抽见血对于针尖位于血管内的特异度为97.7%，敏感度仅为44.7%。因此，回抽未见血液并不能保证未刺入血管。

注射局麻药试验剂量被认为可以防止将糖皮质激素注射到错误位置。理论上讲，局麻药的作用不如糖皮质激素持久。有3个病例报告描述了注射局麻药试验剂量后出现症状，进而终止治疗，避免了注射糖皮质激素可能导致的严重并发症。

在注射糖皮质激素之前，一定要先注射试验剂量的短效局麻药。

有证据表明，注射颗粒糖皮质激素会增加CTESIs的风险。尽管目前尚未明确颗粒糖皮质激素注射液注射到血管系统中是否会导致所有不良后果，但在大多数涉及严重并发症的病例中，都使用了颗粒糖皮质激素注射液，包括所有的致命性的并发症。

在治疗性颈椎间孔硬膜外注射时使用不含防腐剂的非颗粒性液体糖皮质激素溶液，如地塞米松。

2. 其他建议和推荐

始终诚实地与患者和家属讨论治疗的风险和益处。

只有在充分了解有关介入治疗的所有已知信息后，患者才能知情同意并决定是否值得承担潜在的风险。

如果没有颈椎MRI扫描，请勿进行注射。

Beckworth等的研究表明，在198例患者的CT血管造影中，有29%的患者至少有一个椎间孔，椎动脉位于理想穿刺针位置的2 mm以内。椎间孔狭窄的程度和椎间盘高度与椎动脉和理想穿刺针位置之间的距离有关。因此，在CTESIs治疗过程中，理想的穿刺针位置并不能够保证不会损伤或注射到椎动脉。建议医师在CTESIs之前检查MRI轴位T2相，以确认椎动脉的位置。

如果在仔细检查颈椎MRI后存在顾虑，以及向患者交代风险和获益后，患者不同意经椎间孔注射，请考虑其他方法（如经椎板间隙入路）。

但是，请注意，经椎板间隙入路也并非完全万无一失。

紧急复苏设备应随时可用。

避免深度镇静。

如果存在连续静脉径流（venous runoff）和/或椎动脉径流，请考虑终止治疗。

如果实时X线透视和DSA设备下有快速血管径流，特别是上行（椎动脉）或直接流向内侧（根动脉），应立即终止治疗。

当有疑虑，终止治疗且不要注射药物。

总结

CTESIs可在约40%的继发于颈椎病和椎间盘突出的颈神经根炎/神经根病患者，提供50%的疼痛缓解，持续4周。在3个、6个和12个月时，任何程度获益的患者比例均会下降。

已发表的证据表明，CTESIs有严重和灾难性并发症的风险，包括永久性四肢瘫痪和死亡。其没有清楚地确定这些并发症的原因，也没有明确说明如何避免这些并发症。

每位医师都应当仔细检查颈椎的解剖结构，如果无影像学检查，应根据需要安排影像学检查，并确定正确的CTESIs适应证。

强烈建议在X线透视和/或CT引导下使用短效局麻药（利多卡因）和非颗粒糖皮质激素制剂（地塞米松）。

如有疑问，请终止治疗且不要注射。

原书参考文献

[1] Slipman CW, Lipetz JS, Jackson HB, Rogers DP, Vresilovic EJ. Therapeutic selective nerve root block in the nonsurgical treatment of atraumatic cervical spondylotic radicular pain: a retrospective analysis with independent clinical review. Arch Phys Med Rehabil. 2000; 81(6): 741–6.

[2] Anderberg L, Annertz M, Persson L, Brandt L, Savelund H. Transforaminal steroid injections

for the treatment of cervical radiculopathy: a prospective and randomized study. Eur J Pain. 2007; 16(3): 321–8.

[3] Costandi SJ, Azer G, Esheaghi Y, Zeyed Y, Atalla JE, Looka ME, Mekhail NA. Cervical transforaminal epidural steroid injections: diagnostic and therapeutic value. Reg Anesth Pain Med. 2015; 40(6): 674–80.

[4] Ellenberg MR, Honet JC, Treanor WJ. Cervical radiculopathy. Arch Phys Med Rehabil. 1994; 75(3): 342–52.

[5] Lee HM, Weinstein JN, Meller ST, Hayashi N, Spratt KF, Gebhart GF. The role of steroids and their effects on phospholipase A2. An animal model of radiculopathy. Spine (Phila Pa 1976). 1998; 23(11): 1191–6.

[6] Furusawa N, Baba H, Miyoshi N, Maezawa Y, Uchida K, Kokubo Y, Fukuda M. Herniation of cervical intervertebral disc: immunohistochemical examination and measurement of nitric oxide production. Spine (Phila Pa 1976). 2001; 26(10): 1110–6.

[7] Howe JF, Loeser JD, Calvin WH. Mechanosensitivity of dorsal root ganglia and chronically injured axons: a physiological basis for the radicular pain of nerve root compression. Pain. 1977; 3(1): 25–41.

[8] Yabuki S, Kawaguchi Y, Nordborg C, Kikuchi S, Rydevik B,Olmarker K. Effects of lidocaine on nucleus pulposus induced nerve root injury. A neurophysiologic and histologic study of the pig cauda equina. Spine (Phila Pa 1976). 1998; 23(22): 2383–90; discussion 2389–90.

[9] Yabuki S, Kikuchi S. Nerve root infiltration and sympathetic block. An experimental study of intraradicular blood flow. Spine (Phila Pa 1976). 1995; 20(8): 901–6.

[10] Engel A, King W, MacVicar J, Standards Division of the International Spine Intervention Society. The effectiveness and risks of fluoroscopically guided cervical transforaminal injections of steroids: a systematic review with comprehensive analysis of the published data. Pain Med. 2014; 15(3): 386–402.

[11] Slipman C, Lipetz J, De Palma M, Jackson H. Therapeutic selective nerve root block in the nonsurgical treatment of traumatically induced cervical spondylotic radicular pain. Am J Phys Med Rehabil. 2004; 83(6): 446–54.

[12] Lin E, Lieu V, Halevi L, Shamie A, Wang J. Cervical epidural steroid injections for symptomatic disc herniations. J Spinal Disord Tech. 2006; 19(3): 183–6.

[13] Razzaq A, O'Brien D, Matthew B, Bartlett R, Taylor D. Efficacy and durability of fluoroscopically guided cervical nerve root blocks. Br J Neurosurg. 2007; 21(4): 365–9.

[14] Kumar N, Gowda V. Cervical foraminal selective nerve root block: a "two-needle technique" with results. Eur Spine J. 2008; 17(4): 576–84.

[15] Chunk JY, Yim JH, Seo HY, Kim SK, Cho KJ. The efficacy and persistence of selective nerve root blocks under fluoroscopic guidance for cervical radiculopathy. Asian Spine J. 2012; 6(4): 227–32.

[16] Shakir A, Ma V, Mehta B. Comparison of pain score reduction using triamcinolone vs. dexamethasone in cervical transforaminal epidural steroid injections. Am J Phys Med Rehabil. 2013; 92(9): 768–75.

[17] Kolstad F, Leviseth G, Nygaard O. Transforaminal steroid injections in the treatment of cervical radiculopathy. A prospective outcome study. Acta Neurochir (Wien). 2005; 147(10): 1067–70.

[18] Persson L, Anderberg L. Repetitive transforaminal steroid injections in cervical radiculopathy: a prospective outcome study including 140 patients. Evid Based Spine Care J. 2012; 6(4): 13–20.

[19] Brouwers PJ, Kottink EJ, Simon MA, Prevo RL. A cervical anterior spinal artery syndrome after diagnostic blockade of the right C6 nerve root. Pain. 2001; 91(3): 397–9.

[20] Rozin L, Rozin R, Koehler SA, Shakir A, Ladham S, Barmada M, Dominick J, Wecht CH. Death during transforaminal epidural steroid nerve root block (C7) due to perforation of the left vertebral artery. Am J Forensic Med Pathol. 2003; 24(4): 351–5.

[21] Tiso RL, Cutler T, Catania JA, Whalen K.

Adverse central nervous system sequelae after selective transforaminal block: the role of corticosteroids. Spine J. 2004; 4(4): 468–74.

［22］ McMillan MR, Crumpton C. Cortical blindness and neurologic injury complicating a cervical transforaminal injection for cervical radiculopathy. Anesthesiology. 2009; 99(2): 509–11.

［23］ Windsor RE, Storm S, Sugar R, Nagula D. Cervical transforaminal injections: review of the literature, complications, and a suggested technique. Pain Physician. 2003; 6(4): 457–65.

［24］ Ludwig MA, Burns SP. Spinal Cord infarction following cervical transforaminal epidural injection. A case report. Spine. 2005; 30(10): E266–8.

［25］ Muro K, O'Shaughnessy B, Ganju A. Infarction of the cervical spinal cord following multilevel transforaminal epidural steroid injection: case report and review of the literature. J Spinal Cord Med. 2007; 30(4): 385–8.

［26］ Ruppen W, Hugli R, Reuss S, Aeschbach A, Urwyler A. Neurological symptoms after cervical transforaminal injection with steroids in a patient with hypoplasia of the vertebral artery. Acta Anaesthesiol Scand. 2008; 52(1): 165–6.

［27］ Beckman WA, Mendez RJ, Paine GF, Mazzilli MA. Cerebellar herniation after cervical transforaminal epidural injection. Reg Anesth Pain Med. 2006; 31(3): 282–5.

［28］ Kaplowitz K, Lee AG. Horner syndrome following a selective cervical nerve root block. J Neuroophthalmol. 2011; 3(7): 54–5.

［29］ Karasek M, Bogduk N. Temporary neurologic deficit after cervical transforaminal injection of local anesthetic. Pain Med. 2004; 5(2): 202–5.

［30］ Wallace MA, Fukui MB, Williams RL, Ku A, Baghai P. Complications of cervical selective nerve root blocks performed with fluoroscopic guidance. Am J Roentgenol. 2007; 188(5): 1218–21.

［31］ Lee JY, Nassr A, Ponnappan RK. Epidural hematoma causing paraplegia after a fluoroscopically guided cervical nerve root injection. A case report. J Bone Joint Surg Am.

2007; 89(9): 2037–9.

［32］ Schellhas KP, Pollei SR, Johnson BA, Golden MJ, Eklund JA, Pobiel RS. Selective cervical nerve root blockade: experience with a safe and reliable technique using an anterolateral approach for needle placement. Am J Neuroradiol. 2007; 28(10): 1909–14.

［33］ Lee MH, Cha YD, Song JH, An YM, Han JU, Lee du I. Transient quadriplegia after fluoroscopic-guided selective cervical nerve root block in a patient who received cervical interbody fusion—a case report. Korean J Anesthesiol. 2010; 59(Suppl): S95–8.

［34］ Kim W, Kim JS, Lim SC, Kim YI, Moon DE. Reversible posterior leukoencephalopathy syndrome after cervical transforaminal epidural steroid injection presenting as transient blindness. Anesth Analg. 2011; 112(4): 967–70.

［35］ Chung SG. Convulsion caused by a lidocaine test in cervical transforaminal epidural steroid injection. PM R. 2011; 3(7): 674–7.

［36］ Tofuku K, Koga H, Komiya S. Subdural spread of injected local anesthetic in a selective transforaminal nerve root block: a case report. J Med Case Rep. 2012; 6(1): 142.

［37］ Gilchrist R. Developmental and functional anatomy of the cervical spine. In: Slipman C, Derby R, editors. Interventional spine: an algorithmic approach. Philadelphia: Saunders Elsevier; 2008. p. 518–21.

［38］ Hong JT, Park D, Lee MJ, Kim SW, An HS. Anatomical variations of the vertebral artery segment in the lower cervical spine: analysis by three-dimensional computed tomography angiography. Spine. 2008; 33(22): 2422–6.

［39］ Bruneau M, Cornelius J, Marneffe V. Anatomical variations of the V2 segment of the vertebral artery. Neurosurgery. 2006; 59(1 Suppl 1): ONS20–4.

［40］ Furman M, Lee T, Berkowitz L. Atlas of image-guided spinal procedures. Philadelphia: Elsevier Saunders; 2013. p. 243–9.

［41］ Gitkind AI, Olson TR, Downie SA. Vertebral artery anatomical variations as they relate to cervical transforaminal epidural steroid injections. Pain Med. 2014; 15(7): 1109–14.

[42] Beckworth WJ, Sood R, Katzer AF, Wu B. Anomalous location of the vertebral artery in relation to the neural foramen. Implications for cervical transforaminal epidural steroid injections. Pain Med. 2013; 14(8): 1119–25.

[43] Gillilan LA. The arterial blood supply of the human spinal cord. J Comp Neurol. 1958; 110(1): 75–103.

[44] Turnbull IM, Brieg A, Hassler O. Blood supply of cervical spinal cord in man: a microangiographic study. J Neurosurg. 1966; 26(6): 951–65.

[45] Dommisse GF. The blood supply of the spinal cord: a critical vascular zone in spinal surgery. J Bone Joint Surg Br. 1974; 56(2): 225–35.

[46] Huntoon MA. Anatomy of the cervical intervertebral foramina: vulnerable arteries and ischemic neurologic injuries after transforaminal epidural injections. Pain. 2005; 117(1–2): 104–11.

[47] Hoeft MA, Rathmell JP, Monsey RD, Fonda BJ. Cervical transforaminal injection and the radicular artery: variation in anatomical location within the cervical intervertebral foramina. Reg Anesth Pain Med. 2006; 31(3): 270–4.

[48] Baker R, Dreyfuss P, Mercer S, Bogduk N. Cervical transforaminal injection of steroids into a radicular artery: a possible mechanism for spinal cord injury. Pain. 2003; 103(1–2): 211–5.

[49] Smuck M, Fuller B, Yoder B, Huerta J. Incidence of simultaneous epidural and vascular injection during lumbosacral transforaminal and epidural injections. Spine J. 2007; 7(1): 79–82.

[50] Kranz PG, Amrhein TJ, Gray L. Incidence of inadvertent intravascular injection during CT fluoroscopy-guided epidural steroid injections. Am J Neuroradiol. 2015; 36(5): 1000–7.

[51] El Abd O, Amadera J, Pimentel D, Gomba L. Immediate and acute adverse effects following transforaminal epidural steroid injections with dexamethasone. Pain Physician. 2015; 18(3): 277–86.

[52] Derby R, Lee SH, Kim BJ, Chen Y, Seo KS. Complications following cervical epidural steroid injections by expert interventionalists in 2003. Pain Physician. 2004; 7(4): 445–9.

[53] Jasper JF. Role of digital subtraction fluoroscopic imaging in detecting intravascular injections. Pain Physician. 2003; 6(3): 369–72.

[54] McLean JP, Sigler JD, Plastaras CT, Garvan CW, Rittenberg JD. The rate of detection of intravascular injection in cervical transforaminal epidural steroid injections with and without digital subtraction angiography. PM R. 2009; 1(7): 636–42.

[55] Verrills P, Nowesenitz G, Barnard A. Penetration of a cervical radicular artery during a transforaminal epidural injection. Pain Med. 2010; 11(2): 229–31.

[56] Maddela R, Wahezi SE, Sparr S, Brook A. Hemiparesis and facial sensory loss following cervical epidural steroid injection. Pain Physician. 2014; 17(6): E761–7.

[57] Abbasi A, Malhotra G, Malanga G, Elovic EP, Kahn S. Complications of interlaminar cervical epidural steroid injections: a review of the literature. Spine (Phila Pa 1976). 2007; 32(19): 2144–215.

14

第十四节　腰椎间孔硬膜外糖皮质激素注射后脊髓梗死

14.1　病例

患者：男性，76岁，主诉腰痛数月，向右下肢沿大腿和小腿外侧L5及S1分布区放射。既往有高血压、高脂血症、骨关节炎病史，服用缬沙坦、氢氯噻嗪、安定、氢考酮/对乙酰氨基酚和普伐他汀。未服用任何NSAIDs、抗凝药或抗血小板药。MRI示：L3-L4、L4-L5和L5-S1椎间盘退行性变和右侧L5-S1椎间孔重度狭窄。诊断为腰椎管狭窄症和右L5-S1神经根痛。在过去的6个月中，接受了两次X线透视引导下腰段硬膜外糖皮质激素注射，疼痛改善60%。针对其残留的右侧神经根痛，拟行第三次注射，即右L_5S_1的硬膜外糖皮质激素注射。采用13 cm 22G针尖弯曲的Quincke针。在正位、斜位和侧位透视下确认穿刺针在椎间孔的位置。回抽未见血或脑脊液，数字减影血管造影确认造影剂未注入血管后，注射含曲安奈德80 mg的1%利多卡因溶液1 mL。

注射完毕后，患者立即诉腹部不适、出汗、双下肢无力和延伸到下腹部的麻木感。将患者从透视台移至恢复床上，观察2小时，期望局麻药药效消退后神经功能能够恢复。尽管其血流动力学稳定，但下肢

神经功能未恢复。患者转至急诊科进行进一步评估和治疗，发现其双下肢肌力完全丧失，双侧T8-T9皮节水平的触觉及温度觉减退。上肢反射正常，双下肢腱反射消失。血细胞计数、化学检查和凝血功能均正常。CT血管造影检查排除了胸主动脉夹层和动脉瘤。椎管内注射5小时后行胸、腰椎MRI检查：胸段脊髓从T7-T8水平开始，T2信号略增加。椎管内注射24小时后复查MRI：T6-T10水平脊髓中央出现T2高信号，伴轻度脊髓扩张。这些发现表明脊髓水肿继发于脊髓梗死，遂诊断急性脊髓梗死并截瘫。

患者在急诊科静脉注射了地塞米松10 mg，随后转至神经科重症监护病房（neuro-intensive care unit，NICU）接受进一步治疗，予甲泼尼龙静脉注射。在NICU期间，患者生命体征保持稳定，但有弛缓性截瘫，排便和膀胱失禁。随后转至一家康复机构治疗数周，患者神经功能无任何改变。

14.2　病例讨论

腰椎间孔硬膜外糖皮质激素注射后的神经功能障碍

病因：腰椎硬膜外糖皮质激素注射后

神经功能障碍通常表现为不能站立和行走，单侧或双下肢不同程度的无力和麻木。在大多数此类情况中，突发的神经功能障碍是局麻药注入硬膜外腔所致，较少由鞘内或硬膜下腔意外注射所致。大多数情况下，一旦局部麻醉作用消失，通常在一段时间后神经功能会完全恢复。罕见但更严重的注射后神经功能障碍的原因包括硬膜外血肿、硬膜外脓肿、蛛网膜炎和脑膜炎。在后一种罕见情况下，神经功能障碍的发展通常隐匿并呈延迟性，而且往往是不完全的。这些病例在脊柱影像学检查和/或CSF分析中有特异性表现，需要特异的紧急治疗。幸运的是，这种注射后突发的持久的弛缓性麻痹极为罕见，仅有少数病例报道。在本例中，胸椎MRI提示脊髓水肿和脊髓扩张，符合胸段脊髓梗死。尽管在本例和其他类似报道的病例中，脊髓梗死的确切病因尚不清楚，但已提出基于脊髓独特的血管分布的血管闭塞性病因。

脊髓血供：椎管内糖皮质激素注射后脊髓实质突发性梗死，可由其复杂的血管分布部分解释。脊髓前2/3的血供来自一条大的脊髓前动脉，其在脊髓前沿脊髓全长走行。脊髓前动脉是由椎动脉的两个脊髓前支在颈髓交界处汇合而成。脊髓后1/3的血供是由两条较小的脊髓后动脉提供的，走行于脊髓的后外侧。根动脉在各椎体水平从主动脉两侧发出，沿相应节段脊神经进入椎间孔。这些根动脉的大部分只向伴随的神经根供血，只有为数不多的较大的根动脉（称为根髓动脉）进入硬脊膜，并分成上行和下行支，汇入脊髓前动脉。颈髓通常由三条根髓动脉供血。但是，在第8胸椎以下，脊髓只有一根大的根髓动脉供血，称为Adamkiewicz动脉。约85%的人Adamkiewicz动脉位于T9-L2左侧。然而，Adamkiewicz动脉起源的水平也不固定，少数情况下可起自较低的节段水平，极少情况下可低至骶骨节段水平。

硬膜外注射后脊髓梗死的机制：在本病例及其他相似病例的硬膜外注射后脊髓缺血和梗死的机制可能是：（a）直接血管损伤和由此导致的动脉痉挛，或（b）注射糖皮质激素后栓塞导致的血管闭塞。腰椎间孔注射过程中，穿刺针与Adamkiewicz动脉直接接触可导致（a）直接血管损伤和动脉痉挛和/或（b）内膜瓣形成，导致凝血和血栓形成。第二种机制包括动脉内注射糖皮质激素悬浮液，引发糖皮质激素颗粒栓塞，从而导致动脉闭塞和脊髓缺血。用于硬膜外注射的糖皮质激素制剂，通常由不溶性糖皮质激素微晶体组成，微晶体聚集形成较大的颗粒。甲泼尼龙、曲安奈德的颗粒最大，可能聚合到一个相当大的尺寸，最大可达500 μm。相比之下，红细胞平均大小仅为7.5 μm，脊髓小动脉和动脉的直径范围为10～50 μm。在高位腰段或低位胸段水平注射时，直接伤及Adamkiewicz动脉导致脊髓缺血和脊髓损伤的风险最高，尤其是在左侧。低位腰段甚至骶骨水平的糖皮质激素注射也可引起脊髓梗死，这可能是由Adamkiewicz动脉解剖异常、起源水平较低所致。

治疗：在大多数病例报道中，脊髓损伤局限于中下胸段，膈肌和肋间肌的神经支配不受影响。因此，患者通常能够维持呼吸，上肢力量得以保留。交感神经受损的范围也有限，因此很少出现血流动力学不稳定。但是，对患者及家属而言，这仍属于严重并发症，有严重后果。最初，这些患者最好在NICU进行治疗。必须维持血流动力学稳定，并保证补液量。为保证受损脊髓足够的灌注，并限制缺血的范围及脊髓损伤的演变，可能有必要使用正性肌力药物。在呼吸功能不全的情况下，提倡吸氧并随时提供呼吸支持。早期大剂量胃肠外应用糖皮质激素和低温治疗的作用虽然在文献中存在争议,但也可以考虑。一旦急性损伤期过去,这些患者需在康复机构中接受长期护理。由于心理和社会的重大影响,应尽早寻求心理和社会工作者的帮助。如果可能涉及法医学方面的问题,应尽早咨询医院法律、患者安全和风险管理部门。

预防:尽管目前还没有基于证据的实践指南来预防硬膜外糖皮质激素注射引起的脊髓梗死,但可以采取以下预防措施来减少这种灾难性后果的风险:

- 尽管注射前回抽无血并不能保证不是血管内注射,但这种做法也是谨慎之举。
- 常规使用造影剂,以确保其沿神经根扩散且未注射至血管,有助于避免血管内注射。
- 提倡在注射造影剂时采用数字减影血管造影设备,以确保没有血管内注射。
- 使用钝头穿刺针可以降低血管损伤的风险。
- 建议使用非颗粒糖皮质激素,如地塞米松和泼尼松龙,但后来的实践表明疗效欠佳。
- 可以在糖皮质激素注射前注射局麻药和肾上腺素,类似于硬膜外试验剂量,监测全身肾上腺素和局麻药吸收的迹象。

关键点
- 硬膜外注射糖皮质激素可能并发急性永久性截瘫。
- 这种灾难性后果的可能原因是脊髓缺血和梗死。
- 脊髓有复杂而独特的血液供应,可能存在较大的个体差异性。

- 即使在较低的节段水平注射也可能导致脊髓主要供血动脉的直接损伤和血栓形成。
- 颗粒性糖皮质激素会导致内源性动脉栓塞和缺血。
- 在注射过程中可以采取各种预防措施,以避免血管损伤和血管内注射。

原书参考文献

[1] Houten JK, Errico TJ. Paraplegia after lumbosacral nerve root block: report of three cases. Spine J. 2002; 2: 70–5.

[2] Popescu A, Lai D, Lu A, Gardner K. Stroke following epidural injections—case report and review of literature. J Neuroimaging. 2013; 23: 118–21.

[3] Kennedy DJ, Dreyfuss P, Aprill CN, Bogduk N. Paraplegia following image-guided transforaminal lumbar spine epidural steroid injection: two case reports. Pain Med. 2009; 10: 1389–94.

[4] Thefenne L, Dubecq C, Zing E, et al. A rare case of paraplegia complicating a lumbar epidural infiltration. Ann Phys Rehabil Med. 2010; 53: 575–83.

[5] Quintero N, Laffont I, Bouhmidi L, et al. Transforaminal epidural steroid injection and paraplegia: case report and bibliographic review. Ann Readapt Med Phys. 2006; 49: 242–7.

[6] Benzon HT, Chew TL, McCarthy RJ, Benzon HA, Walega DR. Comparison of the particle sizes of different steroids and the effect of dilution: a review of the relative neurotoxicities of the steroids. Anesthesiology. 2007; 106: 331–8.

[7] MacMahon PJ, Shelly MJ, Scholz D, Eustace SJ, Kavanagh EC. Injectable corticosteroid preparations: an embolic risk assessment by

static and dynamic microscopic analysis. AJNR Am J Neuroradiol. 2011; 32: 1830–5.

［8］ Alkabie S, Boileau AJ. The role of therapeutic hypothermia after traumatic spinal cord injury—a systematic review. World Neurosurg. 2015. doi: 10.1016/j.wneu.2015.09.079

［9］ Rathmell JR, Benzon HT, Dreyfuss P, Huntoon M, et al. Safeguards to prevent neurological complications after epidural steroid injections: consensus opinions from a Multidisciplinary Working Group and national organizations. Anesthesiology. 2015; 122: 974–84.

［10］ Smuck M, Maxwell MD, Kennedy D, Rittenberg JD, Lansberg MG, Plastaras CT. Utility of the anesthetic test dose to avoid catastrophic injury during cervical transforaminal epidural injections. Spine J. 2010; 10: 857–64.

［14］ Spinal Infarct After Lumbar Transforaminal Epidural Steroid Injection This copy

15

第十五节　经椎间孔硬膜外糖皮质激素注射后运动无力

15.1　病例

患者：女性，83岁，既往有L4-L5腰椎间盘突出症史，为治疗左腰神经根疼痛就诊。既往有阿尔茨海默病、Ⅱ型糖尿病、高血压、脑血管意外（cerebrovascular accident，CVA）病史，致右侧无力，肌力2/5。因为CVA病史，服用阿司匹林81 mg，未服用其他抗凝血药物。疼痛主要是单侧根性疼痛，MRI显示椎管中央狭窄，拟行椎间孔硬膜外注射糖皮质激素注射，药物为利多卡因和曲安奈德。

TFESI前对左侧L4-L5行X线透视检查（图15-1），然后将患者转至恢复区。图15-2示造影剂沿神经根进入硬膜外腔。患者生命体征平稳，全程反应良好。在恢复区，患者诉下肢运动减弱，仔细体检后发现，双下肢肌力2/5级。鉴于患者的基础精神状态，难以进一步详询病史，但其诉左小腿有麻木。

在这一点上，患者的鉴别诊断很是宽泛，且其既往有右侧肌力弱和阿尔茨海默病的情况，也使诊断变得困难。鉴别诊断包括局麻药引起的神经根支配区无力、神经损伤、意外刺穿硬膜、硬膜内注射、硬膜外血肿、脊髓前综合征和阿尔茨海默病

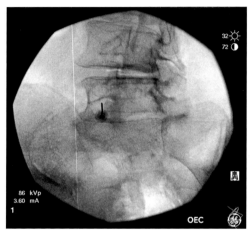

图15-1　椎间孔硬膜外糖皮质激素注射中穿刺针位置的斜位透视图（图片个人提供）

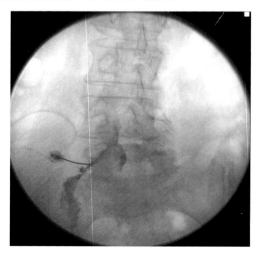

图15-2　造影剂分布范围的正位透视图，显示造影剂主要沿左侧扩散（图片个人提供）

导致的沟通障碍。患者被收住重症监护病房，接受细致的神经系统检查、脊柱成像、凝血检查及神经外科评估。

鉴于患者既往有右下肢无力，因此无法确定新发无力是单侧还是双侧。因此，做腰椎MRI，提示解剖正常，无硬膜外血肿或脊髓缺血的表现。患者的症状在2 h内开始缓解，并于第2天出院，诊断为神经根注射引起的无力，以及既往就存在的右下肢无力。

15.2　病例讨论

15.2.1　椎间孔硬膜外注射的并发症

椎间盘病变是引起背痛的常见原因，常采用硬膜外糖皮质激素注射治疗。糖皮质激素可通过椎板间、尾端或椎间孔入路注入硬膜外腔。椎间孔硬膜外糖皮质激素注射（transforaminal epidural steroid injection，TFESI）不同于其他两者，它能够将药物注射入硬膜外前间隙。已有研究表明，TFESI时注射低剂量药物即有治疗效果。尽管减少注射药量能够降低一些风险，但经椎间孔进入硬膜外腔也有其独特的风险，包括轻微的并发症，如头痛和恶心，或较大并发症，如运动无力、神经损伤、刺穿硬膜、鞘内注射、椎间盘炎、截瘫和死亡。

15.2.2　椎间孔解剖充血

硬膜外腔贯穿整个椎管，其最外层是膜层，即硬脊膜。上缘在枕骨大孔处，下缘在骶尾骨膜处。硬膜外腔的前方以后纵韧带为界，后方以黄韧带和椎板为界。外侧部分由椎弓根界定；然而，硬膜外间隙与椎旁间隙的过渡部分尚不明确，目前尚

无共识。1981年，Crock将其描述为通过神经根管最狭窄部分的单一矢状切面，1988年Lee等将其分为三个区域：侧隐窝区、正中区和出口区。最近，Gilchrist等采取了更全面的方法，更加详细地描述了解剖边界，从椎弓根内侧向外侧移行到腰大肌筋膜。

构成每根脊神经的前、后脊神经根，从脊髓发出，向头侧走行至椎间孔离开脊柱，进入椎间孔，紧邻上位椎弓根的内下侧。前后脊神经根在上、下椎弓根之间穿过时，神经根汇成一个单一的结构，称为脊神经。在脊神经的起始点附近有一个增大的背根，称为背根神经节（dorsal root ganglion，DRG），是感觉神经细胞体的位置。DRG在椎间孔内的位置可能不同，但在腰椎层面，它们最常位于椎间孔的解剖边界内，直接位于上位椎弓根的下方。S_1神经根的DRG位置特殊，通常位于椎管内。

经椎间孔入路造成节段动脉损伤的方式有多种，包括颗粒性药物栓塞、直接损伤、肌肉痉挛、压迫、内膜瓣和动脉横断。Adamkiewicz动脉，又称根最大动脉（arteria radicularis magna），是最大的节段性脊髓前动脉。它很重要，因为其通过脊髓前动脉提供了腰段脊髓前部大部分的血液。多数情况下，动脉在硬脊膜根管前上方通过椎间孔进入椎管，但其位于哪个椎体水平和哪侧并不固定。各种解剖学研究数据也相互矛盾。现已达成共识，Adamkiewicz动脉最常位于左侧。但文献中的数据范围很大，在63%～85%。虽然Adamkiewicz动脉的发现处高至T_5低至S_1，但一项尸体研究发现，75%的病例中动脉出现在T9-T12。然而，另一项研究发现，在84%的病例中，其出现在T12和L3之间。在一项血管造影研究中，95.4%的病例在T8-L2处发现了动脉，通常是从左侧T11水平开始的。也有一项研究发现，15%的病例在T5和T8之间发

现了动脉。

此外，在椎间孔内，内外静脉丛之间有静脉相通。这些主要的静脉结构最常位于椎间孔的下部，在内部韧带形成的孔隙中。

除脊神经外，还有其他较小的神经穿过椎间孔。这些被称为脊神经的脊膜支、脊膜返神经、窦椎神经或Luschka返神经。它们从脊神经靠近前后支起点处发出，然后再进入椎间孔。这些神经为关节突关节、椎间盘纤维环、椎管韧带和骨膜提供神经支配。侧位观察时，它们通常位于椎间孔的三点钟位置。

当成对的节段神经根从脊髓中发出后，其在穿过椎间孔的过程中会穿过硬脊膜，带有硬脊膜和蛛网膜的延伸部分，称为硬脊膜袖。在进行TFESI时，这在解剖学上很重要，因为其可能是药物意外鞘内注射的途径。硬脊髓膜袖在硬脊膜成为各自脊髓神经的外膜时结束。硬脊膜延伸形成一个空隙，神经在其中被脑脊液所包围。这个空隙最宽的部分位于背根附近。蛛网膜从硬脊膜分离出来，并终止于神经节水平，而硬脊膜则稍微向外侧延伸。

TFESI时刺穿硬脊膜的发生率未知。事实上，一项包含322例TFESI的调查并没有发现任何刺穿硬膜的情况。因为其非常罕见，所以其最常见的症状尚无一个很好的定义。但是，鞘内注射的即刻体征包括无力、麻木、持续感觉异常、呼吸抑制和意识丧失。鞘内注射也可能由于注射药物的化学刺激最终导致蛛网膜炎和脑膜炎。

与鞘内注射不同，硬膜下注射或硬脊膜与蛛网膜之间的注射很难诊断。造影剂的扩散是不规则的，并且不同于硬膜外弥散常见的蜂窝状外观。同样，与鞘内注射相比，无力的症状出现得更晚。

在X线透视下穿刺针位置正确或回抽无CSF的情况下，识别硬膜下注射的造影剂扩散情况，是避免硬膜下注射的最佳方法之一。一些学者建议在实时透视下注射造影剂，认为这样可以更好地鉴别鞘内注射和血管内注射。典型的鞘内造影剂图像为扁平的、玻璃样的，位于椎管中央。这与椎间孔硬膜外造影剂扩散相反，后者在注射侧有蜂窝状外观。硬膜外造影剂可沿椎弓根内侧壁扩散，也可出孔向外扩散，并延伸至硬膜袖终止处。

穿刺针刺入椎间盘导致的并发症是椎间盘炎。尽管已有病例报道，但TFESI导致椎间盘炎的发生率尚不明确。一项关于颈椎间盘造影术后椎间盘炎发生率的研究表明，其发病率约为0.44%。TFESI穿刺意外导致的椎间盘炎的发生率极有可能低于此，尤其是在注射前已确定穿刺针位置的情况下。有学者建议预防性静脉或盘内给予抗生素，以防止椎间盘穿刺后的椎间盘炎，但现有的临床证据尚不支持常规这样做。

可以说，TFESI最致命的并发症是截瘫。文献中已有8例报道。这些病例的相似之处是使用了颗粒性糖皮质激素，症状迅速出现，并且MRI示脊髓远端梗死。一般认为病因是将颗粒糖皮质激素注射到以下动脉之一：ⓐ伴行神经根的根动脉，ⓑ颈升动脉，ⓒ颈深动脉，ⓓAdamkiewicz动脉，ⓔ椎动脉（这意味着操作有误）。在这些病例中，即刻出现的截瘫常归因于注射的局麻药，因此几个小时候后才能诊断出脊髓梗死。注射的节段和侧别在不同的病例中有所不同，但是，在这样的小样本量中，其更多发生于左侧。在报告的8例病例中，有6例在左侧进针，T12-L1、L1-L2、L2-L3和S1各1例，4例涉及L3-L4。如前所述，所有病例均使用了颗粒糖皮质激素。倍他米松、甲泼尼龙和曲安奈德的颗粒比红细胞大。目前认为，这些颗粒在血管内注射时起到栓子作用，并阻塞了微动脉和后微动脉。地塞米松没有颗粒，也没有与任何TFESI截瘫病例相关。

　　一些学者建议使用非颗粒糖皮质激素来避免TFESI的这种严重并发症。然而，最大的反对意见认为，非颗粒糖皮质激素在硬膜外腔被清除得太快，以致无法产生持续的抗炎作用。迄今为止，有关腰椎间孔注射术中使用非颗粒和颗粒糖皮质激素的有效性比较的研究有限。最近发表的一项研究对162名接受腰椎硬膜外糖皮质激素注射的患者进行了颗粒（曲安奈德）与非颗粒（地塞米松）的对比。研究发现颗粒糖皮质激素组疗效更好，持续时间更久。然而，最近的其他研究表明，颗粒和非颗粒糖皮质激素的疗效相同。

　　避免动脉内注射是预防截瘫的最好方法。回抽是最常用的方法。然而，一项研究发现其敏感性仅为45%。报告的8例截瘫病例中，有3例在回抽时呈阴性。有学者认为CT引导是最安全的，因为其可以识别出椎间孔内的软组织结构。然而，CT引导不能显示动脉对造影剂的摄取，而且也有报道显示在CT引导下进行注射时发生了截瘫。连续X线透视是唯一确定造影剂由针头流入动脉内情况的方法。

　　尽管还没有专门研究如何在TFESI期间预防动脉内注射，但实时注射造影剂或数字减影血管造影是目前最常用的两种方法。图15-3是该患者的DSA图像，显示为硬膜外扩散，而非动脉扩散。

　　Kennedy等建议采用局麻药测试剂量的TFESI注射方案。他们建议在造影剂后注射局麻药，2分钟后评估动脉内注射的症状。只有在确定患者没有无力、麻木或本体感觉表失后，再注射糖皮质激素。也可以考虑在注射糖皮质激素之前先注射含低浓度肾上腺素的局麻药试验剂量，类似于硬膜

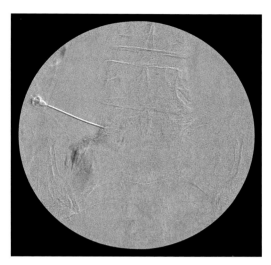

图15-3　椎间孔硬膜外糖皮质激素注射时正位相的数字减影血管造影，显示血管未摄取，造影剂主要弥散于左侧（图片个人提供）

外置管时的试验剂量。

　　如果患者确实出现了意外症状，必须及早进行神经外科评估和相关影像学检查。在硬膜外血肿或脓肿需要手术减压的情况下，时间窗的把握对于最大限度地康复至关重要。即刻出现的症状可能意味着血管内或鞘内注射，而延迟出现的症状可能是硬膜外血肿或脓肿的表现。

15.2.3　是否存在最佳的注射技术？

　　已有多种技术来进行TFESI，其主要区别在于穿刺针尖的位置。椎弓根下入路或"安全三角"入路将穿刺针置于椎间孔上位椎弓根的6点钟位置，这是这种注射中最常用的方法。该技术避开了出口神经根，可以最大限度地减少穿刺针对神经的意外损伤。Bogduk已对其进行了详细描述。在正位相中，"安全三角"的边界是位于椎弓根下方的水平线、构成椎间孔的椎弓根外侧缘的垂直线，以及这两条线的连线。穿刺针在这个位置可将药物注射于出口神经根的上外侧。

TFESIs在下位腰椎相对安全。但是，在高位腰段和低位胸椎，则可能导致血管内注射，因为这是节段根髓动脉穿过椎间孔的位置。这些动脉中最大的一条是根髓前大动脉（great anterior radiculomedullary artery），也称为Adamkiewicz动脉，常见于T9和L2之间的椎间孔。该动脉损伤或栓塞尤其严重，因为它供应大部分流向脊髓前部的血液，并可导致截瘫。

为了尽量减少椎间孔入路的并发症，还有了其他几种入路，包括神经后入路和椎间盘后入路。神经后入路的穿刺针尖的目标位置在椎弓根下入路的后方，靶点在椎间孔中后1/3的纵线与中上1/3的水平线的交点。在椎间盘后入路，穿刺针位于出口脊神经的内侧，这与其他入路不同。穿刺针将紧贴上关节突的外侧进入椎间孔。

每种手术入路都有其优缺点。据称，椎间盘后入路可以减少神经损伤的发生率，但在这个位置，造影剂的硬膜外扩散可能不容易辨认。此外，在神经后入路和椎间盘后入路，血管内注射的风险可能较低，因为脊髓动脉往往位于椎间孔内更靠前的位置。据笔者所知，目前尚无针对这些不同入路的安全性进行的正式对比研究。

由于大的并发症的发生率较低，椎间孔入路仍是一种硬膜外注射的安全技术。并发症的发生与穿刺针尖的位置错误相关（例如神经内或血管内）。避免这些并发症的要点是详细了解X线透视解剖学，准确识别造影剂的扩散，以及鉴别血管内注射。此外，还有一些学者主张使用钝头针以减少刺穿硬膜和神经损伤。

虽然从历史上看，将药物输送到硬膜外间隙比尾部或椎板间入路疗效更好，但近期的文献系统分析则提示并非如此。由于椎间孔入路有独特严重的风险，因此应谨慎选择患者，此外，对X线透视成像进行适当的培训和学习也至关重要。

根据2015年发表的共识意见，可以采取一些措施来减少椎间孔硬膜外糖皮质激素注射患者的风险。一致同意只使用非颗粒糖皮质激素进行颈椎间孔注射。他们最初建议在腰段TFESIs中使用地塞米松，但也承认有时颗粒糖皮质激素疗效更好。提高安全性的技术考虑包括：正确的影像引导、在实时X线透视下注射造影剂、复习既往影像学检查、使用无菌手套和口罩以最大限度地减少感染、使用延长管和避免过度镇静。另一个需要考虑的因素是数字减影成像，其优势在于可以显著增强对血管摄取造影剂的检测，但委员会承认其并非所有人都能轻易采用，因此未将其作为强制性推荐。

关键点
- TFESIs是一种将药物输送至硬膜外间隙的安全方法。
- 与TFESIs相关的罕见但具毁灭性的并发症甚至可能危及生命。
- 如果怀疑存在血管内注射或硬膜外血肿，则尽早进行影像学检查和神经外科干预是恢复功能的最佳机会。
- "安全三角"方法可降低神经损伤和刺穿硬膜的风险。
- 采用实时注射造影剂或数字减影成像是识别意外血管内注射的最佳方法。

原书参考文献

[1] Karaman H, Kavak GO, Tüfek A, Yldrm ZB. The complications of transforaminal lumbar epidural steroid injections. Spine (Phila Pa 1976). 2011; 36(13): E819–24.

[2] Manchikanti L. Transforaminal lumbar epidural steroid injections. Pain Physician. 2000; 3: 374–98.

［3］ Westbrook JL, Renowden SA, Carrie LE. Study of the anatomy of the extradural region using magnetic resonance imaging. Br J Anaesth. 1993; 71(4): 495–8.

［4］ Crock HV. Normal and pathological anatomy of the lumbar spinal nerve root canals. J Bone Joint Surg. 1981; 63-B: 487–90.

［5］ Lee C, Rauschning W, Glenn W. Lateral lumbar spinal stenosis. Spine. 1988; 13: 313–20.

［6］ Gilchrist RV, Slipman CW, Bhagia SM. Anatomy of the intervertebral foramen. Pain Physician. 2002; 5: 372–8.

［7］ Rauschning W. Normal and pathologic anatomy of the lumbar root canals. Spine. 1987; 12: 1008–19.

［8］ Bose K, Balasubramaniam P. Nerve root canals of the lumbar spine. Spine (Phila Pa 1976). 1984; 9: 16–8.

［9］ Hasegawa T, Mikawa Y, Watanabe R, An HS. Morphometric analysis of the lumbosacral nerve roots and dorsal root ganglia by magnetic resonance imaging. Spine (Phila Pa 1976). 1996; 21: 1005–9.

［10］ Boll DT, Bulow H, Blackham KA, Aschoff AJ, Schmitz BL. MDCT angiography of the spinal vasculature and the artery of Adamkiewicz. AJR Am J Roentgenol. 2006; 187: 1054–60.

［11］ Lu J, Ebraheim N, Biyani A, Brown J, Yeasting R. Vulnerability of great medullary artery. Spine. 1996; 21: 1852–5.

［12］ Murthy NS, Maus TP, Behrns CL. Intraforaminal location of the great anterior radiculomedullary artery (artery of Adamkiewicz): a retrospective review. Pain Med. 2010; 11: 1756–64.

［13］ Lazorthes G, Gouza A. Supply routes of arterial vascularization of the spinal cord. Applications to the study of vascular myelopathies. Bull Acad Natl Med. 1970; 154: 34–41.

［14］ Biglioli P, Spirito R, Roberto M, et al. The anterior spinal artery: the main arterial supply of the human spinal cord—preliminary anatomic study. J Thorac Cardiovasc Surg. 2000; 119: 376–9.

［15］ Minatoya K, Karck M, Hagl C, et al. The impact of spinal angiography on the neurologic outcome after surgery on the descending thoracic and thoracoabdominal aorta. Ann Thorac Surg. 2002; 74: S1870–2.

［16］ Amonoo-Kuofi HS, el-Badawi MG, Fatani JA. Ligaments associated with lumbar intervertebral foramina L1-L4. J Anat. 1988; 156: 177–83.

［17］ Drake RL, Vogl W, Mitchell AWM. Gray's anatomy for students. New York: Elsevier; 2005. p. 69–70.

［18］ Bogduk N. Clinical anatomy of the lumbar spine and sacrum. 4th ed; London, UK: Elsevier Health Sciences Limited; 2005. p. 123–39.

［19］ Goodman BS, Bayazitoglu M, Mallempati S, Noble BR, Geffen JF. Dural puncture and subdural injection: a complication of lumbar transforaminal epidural injections. Pain Physician. 2007; 10: 697–705.

［20］ Botwin KP, Gurber RD, Bouchlas CG, Torres-Ramos FM, Freeman TL, Slaten WK. Complications of fluoroscopically guided transforaminal lumbar epidural injections. Arch Phys Med Rehabil. 2000; 81: 1045–50.

［21］ Hooten WM, Mizerak A, Carns PE. Discitis after lumbar epidural corticosteroid injection: a case report and analysis of the case report literature. Pain Med. 2006; 7: 46–51.

［22］ Kapoor SG1, Huff J, Cohen SP. Systematic review of the incidence of discitis after cervical discography. Spine J. 2010; 10: 739–45.

［23］ Sharma SK1, Jones JO, Zeballos PP, Irwin SA, Martin TW. The prevention of discitis during discography. Spine J. 2009; 9: 936–43.

［24］ Kennedy DJ, Dreyfuss P, Aprill CN, Bogduk N. Paraplegia following image-guided transforaminal lumbar spine epidural steroid injection: two case reports. Pain Med. 2009; 10: 1389–94.

［25］ Benzon HT, Chew TL, McCarthy RJ, Benzon HA, Walega DR. Comparison of the particle sizes of different steroids and the effect of dilution: a review of the relative neurotoxicities of the steroids. Anesthesiology. 2007; 106: 331–8.

［26］ Houten J, Errico T. Paraplegia after lumbosacral nerve root block: report of three cases. Spine J. 2002; 2: 70–5.

[27] Huntoon M, Martin D. Paralysis after transforaminal epidural injection and previous spinal surgery. Reg Anesth Pain Med. 2004; 29: 494–5.

[28] Derby R, Lee S, Date E, Lee J, Lee C. Size and aggregation of corticosteroids used for epidural injections. Pain Med. 2008; 4: 227–34.

[29] Glaser SE, Falco FM. Paraplegia following a thoracolumbar transforaminal epidural steroid injection: a case report. Pain Physician. 2005; 8: 309–14.

[30] Kim JY, Lee JW, Lee GY, Lee E, et al. Comparative effectiveness of lumbar epidural steroid injections using particulate vs non-particulate steroid: an inter-individual comparative study. Skelet Radiol. 2016; 45: 169–76.

[31] El-Yahchouchi C, Geske JR, Carter RE, Diehn FE, Wald JT, Murthy NS, Kaufman TJ, Thielen KR, Morris JM, Amrami KK, Maus TP. The noninferiority of the nonparticulate steroid dexamethasone and triamcinolone in lumbar transforaminal epidural steroid injections. Pain Med. 2013; 14: 1650–7.

[32] Kennedy DJ, Plastaras C, Casey E, Visco CJ, Rittenberg JD, Conrad B, Sigler J, Dreyfuss P. Comparative effectiveness of lumbar transforaminal epidural steroid injections with particulate versus non-particulate corticosteroids for lumbar radicular pain due to intervertebral disc herniation: a prospective, randomized, double-blind trial. Pain Med. 2014; 15: 548–55.

[33] Furman M, O'Brien E, Zgleszewski T. Incidence of intravascular penetration in transforaminal lumbosacral epidural steroid injections. Spine. 2000; 25: 2628–32.

[34] Somayaji HS, Saifuddin A, Casey ATH, Briggs TWR. Spinal cord infarction following therapeutic computed tomography-guided left L2 nerve root injection. Spine. 2005; 30: E106–8.

[35] Bogduk N, Dreyfuss P, Baker R, et al. Complications of spinal diagnostic and treatment procedures. Pain Med. 2008; 6: S11–34.

[36] Bogduk N. Clinical anatomy of the lumbar spine and sacrum. New York: Churchill Livingstone; 1997. p. 127–44.

[37] Goodman BS, Posecion LWF, Mallempati S, Bayazitoglu M. Complications and pitfalls of lumbar interlaminar and transforaminal epidural injections. Curr Rev Musculoskelet Med. 2008; 1(3-4): 212–22.

[38] Bogduk N. Practice guidelines for spinal diagnostic and treatment procedures. ISIS. 1st ed. San Francisco: International Spine Intervention Society; 2004.

[39] Jasper JF. Lumbar retrodiscal transforaminal injection. Pain Physician. 2007; 10: 501–10.

[40] Huston CW, Slipman CW, Garmin C. Complications and side effects of cervical and lumbosacral selective nerve root injections. Arch Phys Med Rehabil. 2005; 86: 277–83.

[41] Manchikanti L, Abdi S, Atluri S, Benyamin RM, Boswell MV, Buenaventura RM, Bryce DA, Burks PA, Caraway DL, Calodney AK, Cash KA, Christo PJ, Cohen SP, Colson J, Conn A, Cordner HJ, Coubarous S, Datta S, Deer TR, Diwan SA, FJE F, Fellows B, Geffert SC, Grider JS, Gupta S, Hameed H, Hameed M, Hansen H, Helm S Ⅱ, Janata JW, Justiz R, Kaye AD, Lee M, Manchikanti KN, CD MM, Onyewu O, Parr AT, Patel VB, Racz GB, Sehgal N, Sharma M, Simopoulos TT, Singh V, Smith HS, Snook LT, Swicegood J, Vallejo R, Ward SP, Wargo BW, Zhu J, Hirsch JA. An update of comprehensive evidence-based guidelines for interventional techniques of chronic spinal pain: part Ⅱ: guidance and recommendations. Pain Physician. 2013; 16: S49–253.

[42] Rathmell JP, Benzon HT, Dreyfuss P, Huntoon M, Wallace M, Baker R, Riew KD, Rosenquist RW, April C, Rost NS, Buvanendran A, Kreiner DS, Bogduk N, Fourney DR, Fraifeld E, Horn S, Stone J, Vorenkamp K, Lawler G, Summers J, Kloth D, O'Brien D, Tutton S. Safeguards to prevent neurologic complications after epidural steroid injections: consensus opinions from a multidisciplinary working group and national organizations. Anesthesiology. 2015; 122(5): 974–84.

第十六节 置管后硬膜外血肿致永久瘫痪

16.1 病例

患者：男性，61岁，胰腺癌IVb期伴难治性腹痛和阿片类药物引起的重度恶心，常规治疗无效，拟硬膜外导管置入行姑息疼痛治疗。既往有高血压和抑郁症病史。术前化验检查，包括国际标准化比值（International normalized ratio，INR）和血小板计数均在正常范围。术前用药包括美托洛尔、氢氯噻嗪、吗啡、昂丹司琼和氟西汀。在疼痛门诊，生理盐水阻力消失后，经17G Touhy穿刺针将导丝加强的硬膜外导管顺利置于T8-T9水平。硬膜外注射1.5%利多卡因和肾上腺素后，出现双侧T6-T8水平感觉平面，之后开始输注0.0625%丁哌卡因。返回病房后，因严重骨关节炎引起的肩痛给予酮咯酸30 mg，并拟在48小时内每6 h给药1次。另皮下注射肝素，5000 u，每日2次，预防深静脉血栓。

术后第1天，患者在最后一次应用计划剂量肝素后2小时，意外加用依诺肝素40 mg皮下注射。3小时后，患者诉背痛和腰部以下麻木，双腿无法活动。体检见T6水平以下感觉、运动消失。急查脊柱MRI，由于置管部位图像变形（图16-1），不能排除硬膜外血肿。拔除硬膜外导管后再行MRI检查，T4至T9椎管后部见低T1和高T2的硬膜外积液，符合硬膜外出血导致脊髓受压（图16-2）。患者急行椎板切除减压术。尽管进行了手术治疗，后续又进行了围手术期康复训练，患者仍存在感觉和运动障碍。患者的术后病程也因椎板切除术后综合征而变得复杂，有持续的背痛和肌肉痉挛，为此需应用美沙酮、羟考酮、对乙酰氨基酚联合巴氯芬、加巴喷丁和定期激痛点注射来治疗慢性疼痛。经过两个月密集的康复治疗，患者运动功能恢复甚微，

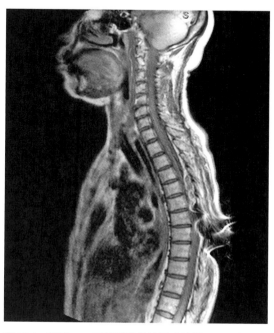

图16-1 腰椎MRI示硬膜外导管导致伪影（私人资料）

仅能够在他人帮助下短距离行走，大小便失禁，T7以下明显感觉障碍。复查MRI扫描提示稳定的脊髓软化症（图16-3）。

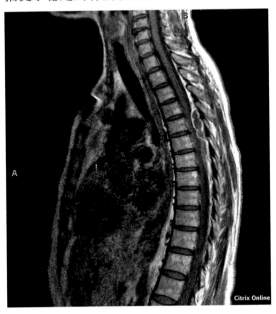

图16-2 减压术前MRI示T5-T6水平的大量硬膜外积液导致脊髓明显受压（私人资料）

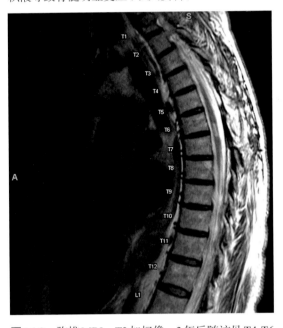

图16-3 胸椎MRI，T2加权像：3年后随访见T4-T6椎板切除术后改变，在T6-T7水平出现脊髓软化（私人资料）

16.2 病例讨论

硬膜外置管导致永久性瘫痪是一种罕见的灾难性并发症。硬膜外血肿是硬膜外阻滞后永久性神经功能障碍最常见的原因。其他常见原因有硬膜外脓肿、脊髓梗死、外伤、蛛网膜炎和局部麻醉剂中毒。自1682年以来，尸体解剖将脊柱硬膜外血肿描述为"脊髓卒中"，自1867年起被视为一种临床诊断。

16.2.1 发生率

文献中通常引用的硬膜外血肿在硬膜外麻醉中的发生率<1/15万，在腰麻中<1/22万。在最近的一份报告中，采用多维度搜索策略研究了美国一家大型医疗机构的电子病历，发现比例为1：7200。澳大利亚的一项研究，对8000多例硬膜外置管治疗急性疼痛的病例进行了回顾分析，发现硬膜外脓肿和血肿的合并发生率为1/1026。在膝关节置换术的女性中，风险为1/3600。与产科、儿科和慢性疼痛治疗相比，围手术期阻滞时，与硬膜外相关的严重并发症的发病率和死亡率更高。对ASA结案索赔数据库的回顾显示，脊髓损伤是20世纪90年代神经损伤索赔的主要原因。脊髓硬膜外血肿几乎占脊髓损伤报告的一半，中位赔款额非常高。在一项对1980年至1999年区域麻醉后的索赔分析中，3/4的患者既往存在或有医源性凝血异常。在2005年至2008年的结案索赔数据分析中，有3例颈椎注射后出现的压迫性硬膜外血肿。这些治疗的不良结果比所有其他治疗的不良结果更为严重。

16.2.2 病因和危险因素

硬膜外血肿是由无瓣静脉丛出血后流

至低压硬膜外腔引起的。在胸段更易发生，因为胸段有突出的硬膜外静脉丛。由于胸椎管较腰椎管狭窄，脂肪和纤维结缔组织较少，即使很小的血肿也会压迫脊髓。硬膜外后间隙脂肪量随着年龄和体重的增加而减少，因此老年患者更易受到伤害。有人认为，由于静脉压力一般低于鞘内压力，故静脉出血应不会引起急性脊髓压迫。另一方面，动脉源性出血会迅速积聚，并在血管损伤后不久即引起神经缺血。大多数硬膜外血肿在硬膜外穿刺或置管后数天才出现症状，表明出血不是动脉出血。

文献报道的硬膜外血肿的病因有脊柱外科手术、外伤、脊髓或硬膜外注射、动静脉畸形、肿瘤出血、腰椎穿刺、脊髓造影和脊柱矫正。在对1826年至1993年间发表的613例病例的回顾发现，30%的病例为特发性或自发性硬膜外血肿，17%的病例与抗凝有关，10%的病例与腰麻或硬膜外麻醉有关。

已经描述了硬膜外血肿的多种易患因素：与患者、技术和药物有关（表16-1）。在大多数情况下，很难确定硬膜外血肿的唯一原因。各种诱发因素的相互作用为硬膜外出血的发生创造了条件。在进行介入性脊柱和疼痛治疗前行放射影像学检查，评估可能影响手术难度的中央椎管和椎间孔狭窄、影响椎管直径的椎间盘突出、黄韧带肥厚、硬膜外纤维化和既往手术瘢痕。

表16-1　脊髓血肿的危险因素-个人制表

患者相关危险因素	操作相关危险因素	药物相关危险因素
凝血疾病——遗传性、获得性（肾或肝衰竭）大出血病史	操作损伤或多次穿刺	抗血栓药物（华法林、肝素、低分子肝素）
高龄女性	置管或拔管时，管内存在血液	抗血小板药物（阿司匹林，非甾体类抗炎药）

续表

患者相关危险因素	操作相关危险因素	药物相关危险因素
脊柱异常（强直性脊柱炎、椎体Paget's病、骨质疏松、椎管狭窄、既往脊柱手术史、硬膜外介入）	神经阻滞类型（硬膜外置管＞单次硬膜外阻滞＞单针脊髓阻滞）	选择性5-HT再摄取抑制剂
高血压		饮食辅助药物（鱼油、维生素E、银杏叶、蒜、人参、镁）
硬膜外血管异常腹压增加咳嗽、拉伸、Valsalva动作		

16.3　临床表现

硬膜外血肿的症状由受累脊髓水平以下的脊髓或神经根受压所致，包括：颈背部疼痛和神经根性疼痛，继而出现可轻可重的进行性麻痹。疼痛为持续性、刀割样剧烈疼痛，咳嗽、打喷嚏或用力时加重。高位颈椎硬膜外血肿可导致脊髓休克甚至死亡。由血肿形成引起的马尾综合征是一种罕见的并发症，据报道其在硬膜外阻滞中的发生率为2.7/10万，导致2/3以上的病例出现永久性功能障碍。其症状为腰痛、本体感觉改变、腰骶部痛温觉下降、排尿和排便障碍以及肌力的逐渐丧失。

所有这些症状并非同时出现。一项关于非手术和手术硬膜外血肿病例的文献综述发现，保守治疗的病例中有16%仅出现背痛或颈部疼痛，另外9%的病例有轻度的神经根性症状。在这些患者中，有88%的诊断是基于MRI。相反，在手术治疗的病例中，仅有6%的患者出现局部疼痛或单纯根性症状和体征。单纯性膀胱直肠功能障碍也有报道。在硬膜外注射局麻药麻醉的患者中，最常见的症状可能是运动阻滞，而不是腰痛。术后出现麻木或无力可能是由于局部麻醉作用，而不是脊髓缺血所致，这可能会延误诊断。

尽管某些症状会在24小时内表现出来，但大多数硬膜外血肿会在硬膜外置管几天后出现症状。症状缓慢进展、慢性或复发或类似急性椎间盘突出的症状很少出现（图16-4）。

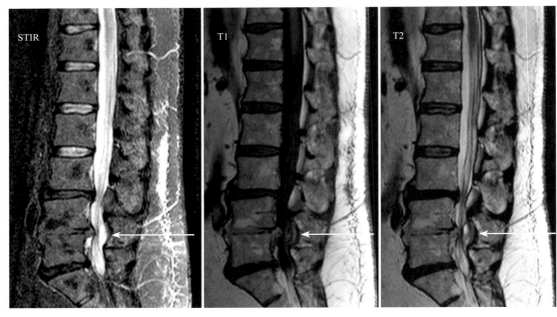

图16-4　L4-L5硬膜外腔后间隙慢性血肿的MRI、矢状图（私人资料）

16.3.1　影像学检查

如果怀疑椎管血肿，应急查MRI，存在MRI禁忌时查CT。如果发现硬膜外血肿，需急请神经外科会诊以评估是否需行减压手术。在MRI上，血肿在T1加权像上与脊髓等信号，或在T2加权像上表现为具有局灶性低信号的异质性高强度影。CT表现为椎管内高密度肿块压迫脊髓。

尽管MRI被认为是诊断硬膜外血肿的金标准，但在MRI检查时是否保留硬膜外导管尚不明确。潜在的问题包括导管移动、设备加热或对MRI扫描的干扰。根据导管的材料不同，可能不建议用MRI来确诊。许多导管是钢丝加强或包含金属环的，使MRI成像成为禁忌。较新的穿刺包包装包含专门标识MRI不安全导管的标签。对患者进行MRI兼容性筛查的医护人员可能不知道哪些导管是不安全的。有关常用导管及其MRI兼容性，请参见表16-2。临床医师应事先了解导管MRI兼容的不确定性，并采取其他诊断策略，例如在没有MRI指导的情况下进行外科手术或行脊髓CT造影。操作导管可能增加出血，因此，不建议在成像前拔除导管。对每一个病例都要仔细评估。

表16-2 硬膜外导管类型及其与MRI兼容性-个人制表

导管型号	MRI兼容性
箭牌（Arrow International）	
Flextip Plus硬膜外导管（304V SS）	不安全2
TheraCath（304V SS）	不安全2
贝朗（Braun Medical）	
Perifix ONE标记的聚酰胺/聚氨酯硬膜外导管	条件8
Perifix FX Springwound硬膜外导管	不安全1

信息来自www.mirsafety.com

不安全1：在MR环境中，本品对患者或个人构成风险或危害，本品是MR检查的禁忌证。

不安全2：本品禁用于MR过程或MR环境中的任何个体。潜在的风险包括可能的感应电流、过度加热和其他潜在的危险情况。

条件8：本置入物/设备仅可用于标记为1.5-T和3.0-T的MRI。在某些情况下，可能与支架的单叠和双叠版本有关。

16.3.2 治疗

如果在症状出现后8 h内行椎板减压切除术，则神经系统恢复的可能性更高。在一项回顾61例硬膜外血肿的研究中，截瘫发生后8 h内进行减压手术的患者，其神经系统的预后优于24 h内进行手术的患者。在该研究中，只有38%的患者的神经功能部分恢复或恢复良好，即使及时诊断和减压，许多患者仍有永久性神经功能不全。最终的神经系统结局取决于血肿形成与减压手术之间的时间窗、血肿发展的速度、术前神经功能不全的程度、血肿的大小以及患者的年龄（年龄越大，预后越差）。

对于偶然发现的、慢性稳定的、症状逐渐减轻或轻微的血肿，可行非手术治疗，并对患者定期进行神经学检查和MRI检查（图16-4）。血肿经椎间孔渗漏并沿硬膜外腔扩散，可能解释了患者自发恢复的原因。

硬膜外置管导致的急性硬膜外血肿，拔除导管会加重出血。当诊断为硬膜外血肿时，应立即停止抗凝治疗，并考虑使用新鲜冰冻血浆、维生素K、血浆置换和透析来逆转抗凝治疗。这些干预措施不应延迟减压手术。

16.3.3 预防

患者选择和确定硬膜外血肿的危险因素对于获得最佳结果至关重要。安全清单包括对患者和出血性疾病家族史的评估，筛选已知会影响凝血状态的药物和辅助药物，及出纳号X线图像以识别解剖学挑战，以及确定（重新）开始抗凝和抗血小板治疗的最佳时间。与处方医师密切沟通是必要的。事实证明，计算机医嘱系统和计算机辅助医嘱支持系统中的警报可以有效地提高患者对实践指南的遵守率，并防止多种抗凝药的无意并用。

已经提出了各种方法来最大限度地减少硬膜外血肿的危险。最好向内侧穿刺，因为向外侧穿刺会增加硬膜外静脉损伤的风险。一些介入医师主张使用短斜面或钝头穿刺针。在一项对2376例颈椎经椎板间隙硬膜外糖皮质激素注射的前瞻性研究中，无论穿刺针类型如何，均未发现明显的出血并发症。硬膜置管的深度不应超过3～5 cm。

抗凝状态下的局部麻醉管理指南也在不断发展。对于接受介入性脊柱和疼痛治疗且神经出血风险较高的患者给予了重点关注（表16-3）。这些患者往往年龄较大，更有可能存在脊柱异常、既往硬膜外介入史以及肾功能或肝功能不全。他们可能同时服用几种具有抗血小板作用的药物，包括阿司匹林、非甾体抗炎药和选择性5-HT再摄取抑制剂（Selective serotonin reuptake inhibitors，SSRI）。介入性疼痛治疗包括大号穿刺针头和长期留置导管，这增加了硬膜外出血的风险。对于这些患者，美国区域麻醉和疼痛医学会（American Society of Regional

Anesthesia and Pain Medicine，ASRA）2010
年发布的针对使用抗凝药或抗血栓药物的
患者进行局部麻醉的指南是不够的。2015
年，针对介入性脊柱和疼痛治疗患者制定
了专门的指南。与2010年指南的主要不同
之处在于，在高危脊柱手术前停用阿司匹
林和NSAIDs，在神经外科手术后延迟恢复
低分子肝素（low molecular weight heparin，
LMWH）治疗，以及对服用抗抑郁药的患
者进行更细致的管理。同时使用具有抗凝
血特性的多种药物（如NSAIDs、阿司匹林

和SSRIs、鱼油）会增加发病风险。应当根
据对风险和受益的评估来考虑停止这些治
疗。ASRA 2010 和 ASRA2015年指南要点见
表16-4、表16-5和表16-6。

表 16-3 高硬膜外血肿的疼痛操作

SCS测试和置入
鞘内置管和输注泵置入
椎体成形
硬膜外腔镜和硬膜外减压
硬膜外置管

个人表格，根据并修改自 Narouze 等

表 16-4 硬膜外置管指南：抗血小板药和NSAIDs

治疗类型	药物	置管前停药时间	拔管后恢复给药时间	置管期间是否可以持续用药？[a]
阿司匹林	阿司匹林一级预防	6 d	24 h	否
	阿司匹林二级预防	共同评估	共同评估	是，作为单一治疗（如无预防性 UFH、LMWH、NSAIDs）
PDE抑制剂	西洛他唑	2 d	24 h	否
	双嘧达莫	2 d	N/A	否
	复方阿司匹林	同阿司匹林	同阿司匹林	否
P2Y12抑制剂	氯吡格雷	7 d	12～24 h	否
	普拉格雷	7～10 d	12～24 h	否
	替卡格雷	5 d	12～24 h	否
GP Ⅱb/Ⅲa抑制剂	阿昔单抗	2～5 d	8～12 h	否
	依替非特	8～24 h	8～12 h	否
	替罗非班	8～24 h	8～12 h	否
NSAIDs	双氯芬酸	1 d	N/A	否
	酮咯酸	1 d	N/A	否
	布洛芬	1 d	N/A	否
	依托多拉克	2 d	N/A	否
	吲哚美辛	2 d	N/A	否
	萘普生	4 d	N/A	否
	美洛昔康	4 d	N/A	否
	萘布美通	6 d	N/A	否
	奥沙普秦	10 d	N/A	否
	吡罗昔康	10 d	N/A	否

个人制表，根据 Narouze 等和 Horlocker 等文献。
[a] 建议不要同时使用影响凝血的药物（NSAIDs、阿司匹林、低分子量肝素和皮下肝素）

表16-5 硬膜外置管指南：抗凝药和纤溶剂

治疗类型	药物	置管前停药时间	拔管后恢复给药时间	置管期间是否可以持续用药？[d]
血栓预防	依诺肝素≤40 mg/d	12 h	4 h	否
	依诺肝素 30 mg Q12 h/40 mg Q12 h	12 h	4 h	否
	黄达肝葵钠≤2.5 mg/d	4 d	24 h	否
	普通肝素 5000 U Bid[a]	8～10 h	2 h	是，作为单一治疗（如无 NSAIDs 或 ASA）
	普通肝素 5000 U Tid[a]	8～10 h	2 h	否
	利伐沙班 10 mg/d	无建议	无建议	否
治疗性抗凝血药	依诺肝素 1 mg/kg Q12 h[b]	24 h	4 h	否
	依诺肝素 1.5 mg/kg Q12 h[c]	24 h	4 h	否
	黄达肝葵钠 5～10 mg/d	4 d	24 h	否
	普通肝素静脉给药	4 h	2 h	否
	利伐沙班 20～30 mg/d	3 d	24 h	否
	达比加群	5 d	24 h	否
	阿哌沙班	3～5 d	24 h	否
	依度沙班	3 d	24 h	否
	阿加曲班	8～10 h	2～4 h	否
	华法林	5 d，INR＜1.5	24 h	否
纤溶酶	阿替普酶 全剂量，中风、心梗等	禁忌	禁忌	否
	阿替普酶 导管内给药	N/A	N/A	否

根据 Narouze 等和 Horlocker 等个人制表。
[a] 置管前肝素治疗＞4 d 的情况需查血小板计数
[b] 每日单次给药，术后 6～8 h 重新开始，第一次给药前拔除导管
[c] 每日两次，术后 24 h 开始，第一次给药前拔除导管
[d] 建议不要同时使用影响凝血的药物（NSAIDs、阿司匹林、低分子量肝素和皮下肝素）

表16-6 硬膜外置管指南：中草药、维生素和抗抑郁药

治疗类型	药物	置管前停药时间	拔管后恢复给药时间	置管期间是否可以持续用药？[b]
草药	银杏	无禁忌[a]	无禁忌	无禁忌
	大蒜	无禁忌[a]	无禁忌	无禁忌
	人参	无禁忌[a]	无禁忌	无禁忌
	Ω-3鱼油	无禁忌[a]	无禁忌	无禁忌
	姜黄	无禁忌[a]	无禁忌	无禁忌
维生素	维生素C	N/A	N/A	无禁忌
	维生素E	N/A	N/A	无禁忌
抗抑郁药	SSRI	N/A	N/A	无禁忌

根据 Narouze 等和 Horlocker 等个人制表。
[a] 高危患者（高龄、肾脏或肝脏疾病、手术大出血史）应在择期手术前停止使用
[b] 建议不要同时使用影响凝血的药物（NSAIDs、阿司匹林、低分子量肝素和皮下肝素）

接受抗血栓药物治疗的椎管内麻醉患者需要更频繁的神经系统评估：在麻醉后最初的6小时至12小时中，每1~2小时评估一次。如果未在硬膜外治疗方面进行任何更改（如推注、浓度改变），则可以减少随后检查的频率。特别是对有多种硬膜外血肿危险因素的患者，最低的局麻药剂量可以迅速识别运动或感觉丧失。神经系统的任何变化都应立即进行临床评估。保持警惕、及时诊断和干预是认识神经系统并发症预后所必需的。

结论

尽管与神经阻滞相关的出血引起的神经系统并发症的发生率较低，但其后果却是灾难性的。在接受抗血栓和溶栓治疗的患者中，一次最多只能给予一种抗凝剂。同时使用不同作用机制的抗凝药物以及可能影响凝血功能的辅助药物会增加血肿的风险。应建立安全机制，以防止硬膜外镇痛时不慎应用抗凝剂。监测过程中的警惕性对于早期评估神经功能障碍和及时干预至关重要。

关键点

- 脊柱硬膜外血肿的发生率随年龄、女性、潜在的凝血疾病、硬膜外穿刺困难和留置导管而增加。
- 常见的症状是迅速进展的肌肉无力、严重的局部背痛和根性痛，以及排尿和排便异常。
- 脊髓血肿的诊断需要急查磁共振成像。
- 及时诊断并在诊断后8小时内进行手术减压对优化神经系统预后至关重要。
- 接受抗凝治疗的患者发生血肿的风险增加，需要密切监测。

原书参考文献

[1] Plagne R. L'hématome extra-dural rachidien non traumatique (hématome épidural spontané). Thèse pour le Doctorat en Médecine (Diplôme d'Etat). Université de Clermont, Faculté mixte de Médecine et de Pharmacie; 1961.

[2] Jackson R. Case of spinal apoplexy. Lancet. 1869; 2: 5–6.

[3] Horlocker TT, Wedel DJ, Rowlingson JC, et al. Regional anesthesia in the patient receiving antithrombotic or thrombolytic therapy: American Society of Regional Anesthesia and Pain Medicine evidence-based guidelines (third edition). Reg Anesth Pain Med. 2010; 35: 64–101.

[4] Ehrenfeld JM, Agarwal AK, Henneman JP, Sandberg WS. Estimating the incidence of suspected epidural hematoma and the hidden imaging cost of epidural catheterization. A retrospective review of 43,200 cases. Reg Anesth Pain Med. 2013; 38: 409–14.

[5] Cameron CM, Scott DA, McDonald WM, Davies MJ. A review of neuraxial epidural morbidity: experience of more than 8,000 cases at a single teaching hospital. Anesthesiology. 2007; 106: 997–1002.

[6] Moen V, Dahlgren N, Irestedt L. Severe neurological complications after central neuraxial blockades in Sweden 1990–1999. Anesthesiology. 2004; 101: 950–9.

[7] Cook TM, Counsell D, Wildsmith JA. Major complications of central neuraxial block: report on the Third National Audit Project of the Royal College of Anaesthetists. Br J Anaesth. 2009; 102(2): 179–90.

[8] Cheney FW, Domino KB, Caplan RA, Posner KL. Nerve injury associated with anesthesia: a closed claims analysis. Anesthesiology. 1999; 90(4): 1062–9.

[9] Lee LA, Posner KL, Domino KB, Caplan RA, Cheney FW. Injuries associated with regional anesthesia in the 1980s and 1990s: a closed claims analysis. Anesthesiology. 2004; 101: 143–52.

[10] Rathmell JP, Michna E, Fitzgibbon DR, et al. Injury and liability associated with cervical procedures for chronic pain. Anesthesiology. 2011; 114: 918–26.

[11] Beatty RM, Winston KR. Spontaneous cervical epidural hematoma. A consideration of etiology. J Neurosurg. 1984; 61: 143–8.

[12] Chang Chien GC, McCormick Z, Araujo M, Candido KD. The potential contributing effect of ketorolac and fluoxetine to a spinal epidural hematoma following a cervical interlaminar epidural steroid injection: a case report and narrative review. Pain Physician. 2014; 17: E385–95.

[13] Kreppel D, Antoniadis G, Seeling W. Spinal hematoma: a literature survey with meta-analysis of 613 patients. Neurosurg Rev. 2003; 26: 1–49.

[14] Smith CC, Lin JL, Shokat M, Dosanjh SS, Casthely D. A report of paraparesis following spinal cord stimulator trial, implantation and revision. Pain Physician. 2010; 13: 357–63.

[15] Adamson Bulsars DCK, Bronec PR. Spontaneous cervical epidural hematoma: case report and literature review. Surg Neurol. 2004; 62: 156–60.

[16] Groen RJM. Non-operative treatment of spontaneous spinal epidural hematomas: a review of the literature and a comparison with operative cases. Acta Neurochir. 2004; 146: 103–10.

[17] Kamoda H, Ishikawa T, Miyagi M, et al. Delayed postoperative epidural hematoma presenting only with vesicorectal disturbance. Case Rep Orthop. 2013; 2013: 1–4.

[18] Narouze S, Benzon HT, Provenzano DA, et al. Interventional spine and pain procedures in patients on antiplatelet and anticoagulant medications. Guidelines from the American Society of Regional Anesthesia and Pain Medicine, the European Society of Regional Anaesthesia and Pain Therapy, the American Academy of Pain Medicine, the International Neuromodulation Society, the North American Neuromodulation Society, and the World Institute of Pain. Reg Anesth Pain Med. 2015; 40: 182–212.

[19] Mhyre JM, Greenfield ML, Tsen LC, Polley LS. A systematic review of randomized controlled trials that evaluate strategies to avoid epidural vein cannulation during obstetric epidural catheter placement. Anesth Analg. 2009; 108: 1232–42.

[20] Shih CK, Wang FY, Shieh CG, Huang JM, Lu IC, et al. Soft catheters reduce the risk of intravascular cannulation during epidural block—a retrospective analysis of 1117 cases in a medical center. Kaohsiung J Med Sci. 2012; 28: 373–6.

[21] Law EM, Smith PJ, Fitt G, Hennessy OF. Non-traumatic spinal extradural haematoma: magnetic resonance findings. Australas Radiol. 1993; 192: 192–6.

[22] Vandermeulen EP, Van Aken H, Vermylen J. Anticoagulants and spinal-epidural anesthesia. Anesth Analg. 1994; 79: 1165.

[23] Shin JJ, Kuh SU, Cho YE. Surgical management of spontaneous spinal epidural hematoma. Eur Spine J. 2006; 15: 998–1004.

[24] Jajosky J, Howell SM, Honaker J, et al. Improving adherence for practice guidelines for anticoagulation in patients receiving neuraxial anesthesia using an electronic order entry alert system. J Patient Saf. 2015; doi: 10.1097/PTS.0000000000000219.

[25] Özcan U, Şahin Ş, Gurbet A, et al. Comparison of blunt and sharp needles for transforaminal epidural steroid injections. Agri. 2012; 24(2): 85–9.

[26] Manchikanti L, Malla Y, Wargo BW, Cash KA, Pampati V, Fellows B. A prospective evaluation of complications of 10,000 fluoroscopically directed epidural injections. Pain Physician. 2012; 15: 131–40.

17

第十七节 骶管硬膜外糖皮质激素注射后导管弯折或断裂

17.1 病例

患者：男性，54岁，因椎板切除术后疼痛综合征至疼痛门诊就诊。既往有长期腰部和左下肢疼痛病史，疼痛与手术无关。患者职业是卡车司机，其腰痛和下肢痛影响其工作。无神经功能障碍，MRI显示L4-L5左侧椎间孔狭窄，与左下肢症状相符。患者接受过一系列腰椎板间硬膜外糖皮质激素注射联合物理治疗，但每次疼痛短暂缓解，因此选择手术减压治疗。患者行L4椎板切除术，获得了6个月的疼痛缓解，之后疼痛又逐渐恢复至术前水平。外科医师对其进行了评估，认为不适合再行手术治疗，遂将其转至疼痛门诊行非手术治疗。查体：患者中等体格，步态稳定，未行神经专科检查，腰椎活动度正常，背部中线可见手术瘢痕。拟行骶管硬膜外糖皮质激素注射以缓解疼痛。患者取俯卧位，骶尾部皮肤氯己定消毒，在X线透视下用18G R.K.™穿刺针（得克萨斯州Farmer Branch市Epimed公司）进入骶管，注射碘佛醇确定穿刺针位置，造影剂扩散良好。将20G柔性钢丝加强的R.K.®硬膜外导管向上至L4椎体水平。经导管注入造影剂，造影剂沿左L4神经根扩散，排除导管进入血管或鞘内，遂将曲安奈德60 mg加入0.0625%丁哌卡因4 mL中经导管注入硬膜外腔。手术结束后，穿刺针很容易拔出，但导管被卡，牵拉导管导致导管绷直，遂停止牵拉。X线透视显示，硬膜外腔内导管完整，但在皮下水平已经呈紧张状态。在实时X线透视下，施以持续轻柔的拉力，导管逐渐滑出并将导管拔出。检查导管，其头端完好，在导管鞘上有一个微小的破损，在拔管的过程中由于剪切力使其形成向后的一个皮瓣，该皮瓣挂在组织上，产生相当的阻力，幸运的是导管并没有全层破裂（图17-1）。

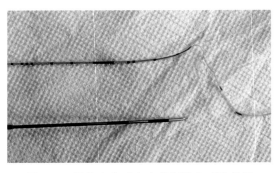

图17-1 导管在穿过弯头穿刺针尖时被弯折

17.2　病例讨论

腰痛对患者和社会的影响巨大。在过去几十年里，它是导致残疾的主要原因之一。据报道，腰痛的终生患病率为50%～90%。腰痛的经济成本在医疗费用和生产力损失方面都在增加。腰痛和下肢痛的病因多种多样，需要针对病因进行治疗。硬膜外糖皮质激素注射是治疗腰痛的常用方法。在2000—2011年的10年间，医保患者经导管硬膜外注射治疗增加了127%。使用导管的目的有两个：①通过使用透明质酸酶等化学药或通过机械注射10～20 mL生理盐水，使瘢痕组织（可阻止糖皮质激素到达神经根）松弛或去除。②通过将导管头端放置于非常靠近神经根的位置靶向输注药物。一些研究表明，使用导管比常规硬膜外糖皮质激素注射能更有效地缓解椎板切除术后疼痛综合征患者的下肢疼痛。经骶管硬膜外置管技术安全性高，并发症发生率低。硬膜外导管弯折或破裂的真实发生率尚不清楚。1957年首次报道了硬膜外导管断裂的病例。在一项对250例患者的研究中，Racz导管弯折的发生率为1.2%。还有许多关于硬膜外导管弯折、打结或断裂的报道。这些并发症与患者特征、置管和拔管的技术、导管类型或导管被组织包裹有关。导管的抗拉强度和断裂点各不相同。在一项体外研究中，柔性钢丝加强硬膜外导管比非钢丝加强导管更容易折断。破损的导管更容易发生断裂。抗拉强度与制造导管的材料有关。在临床条件下，拔除硬膜外导管所需的平均力为130～390 g，上限为1170 g。在实验室条件下，一根导管断裂所需的拉力约为2000 g，远大于拔除导管所需的拉力。通常，因为一些特殊的因素，使得拔除导管所需的拉力要大于平均拉力。这些因素包括导管盘绕或打结。硬膜外腔中导管置入过长更容易导致盘绕和打结，从而破坏导管的完整性。腰椎水平最容易发生导管盘绕和打结。在一项研究中，胸段导管开始盘绕前的平均长度是10 cm，而在腰段是4.5 cm。在穿刺过程中，如果用力使穿刺针沿骨面上行，针尖接触骨面可能产生弯曲。穿刺针进入胸段和骶尾部硬膜外腔时发生弯曲的可能性更大，从而在放置或拔除硬膜外导管时损伤导管。当用力将其拔除时，导管常会断裂。因此，在导管置入或拔除时不能使用暴力。一旦导管从针头伸出，旋转或移动针头都有风险，因为针头会切割导管。在穿刺针向任何方向移动之前，均应将导管退回到穿刺针内。制造商均不建议将导管退回至穿刺针内，但现在的导管可以在没有阻力的情况下小心退回（图17-2）。

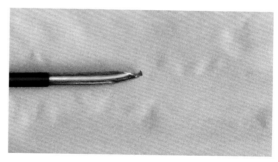

图17-2　在寻找椎板间隙时，穿刺针在骨面走行时的弯曲针头

对断裂导管的处理尚存争议。由于导管的生物学惰性，如果没有症状无须取出，除非导管遗留在鞘内；导管遗留在鞘内可产生肉芽肿压迫脊髓，故需要手术取出。硬膜外导管也可以通过直接压迫、囊肿形成或过度的瘢痕形成而产生症状，从而影响神经或脊髓。目前还没有残留的导管从一个节段移位到另一节段的报道，但

有残留导管引起症状需要手术的报道。基于一些病例报道，有些人建议取出所有硬膜外导管。应告知患者有关导管断裂的情况，无论断裂导管的位置如何，都要与患者充分协商后做出最终决定。断裂导管的确切位置决定了处理方式。如果导管通过X线能显影的，X线可以显示其大概位置。有时即使导管不透X线也不能确定残留导管的准确位置。由于导管在磁力或加热作用下会发生迁移，因此MRI对金属可视导管是不安全的。但即便如此，也有人应用MRI来定位残留的钢丝加强导管而未对患者产生额外损伤。如果导管被致密物质包围，即使MRI也看不到导管。普通CT是最适合定位断裂导管的方式。如果患者没有症状且同意随访观察，断裂导管可以不取出。但是，建议在6个月至1年的时间里对导管进行扫描以评估导管，以免其诱发肉芽肿形成而造成压迫。（图17-3）

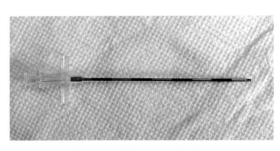

图17-3　弯头Tuohy穿刺针

附录1：导致导管断裂的因素

1. 厂家因素
   （a）劣质导管。
   （b）劣质穿刺针。
2. 操作者因素
   经验不足。

3. 技术因素
   （a）暴力穿刺。
   （b）暴力置入导管。
   （c）置入导管过长。
   （d）暴力拔除导管。

附录2：断裂导管的处理

1. 如果导管不能顺利拔出，不要过度用力。
2. 改变患者体位，使其尽可能屈曲。
3. 留置导管（盖好并贴上胶带），几小时后再试一次。
4. 如果导管是不透射线的，采用透视引导监视导管是否在回拔时回退。
5. 如果导管断裂要告知患者。
6. 采用CT扫描精确定位导管。
7. 如果导管不在鞘内且患者无症状，征得患者同意可以不予干预。
8. 如果患者有症状，可手术取出导管。

原书参考文献

[1]　US Burden of Disease Collaborators. The state of US health, 1990-2010: burden of diseases, injuries, and risk factors. JAMA. 2013; 310: 591–608.

[2]　Hoy D, Bain C, Williams G, et al. A systematic review of the global prevalence of low back pain. Arthritis Rheum. 2012; 64: 2028–37.

[3]　Juniper M, Le T, Mladsi D. The epidemiology, economic burden, and pharmacological treatment of chronic low back pain in France, Germany, Italy, Spain and the UK: a literature-based review. Expert Opin Pharmacother. 2009; 10: 2581–92.

[4]　Crow W, Willis D. Estimating cost of care for patients with acute low back pain: a retrospective review of patient records. J Am

Osteopath Assoc. 2009; 109: 229–33.

[5] Manchikanti L, Falco FJ, Singh V, et al. Utilization of interventional techniques in managing chronic pain in the Medicare population: analysis of growth patterns from 2000 to 2011. Pain Physician. 2012; 15: E969–82.

[6] Manchikanti L, Singh V, Cash KA, Pampati V, Datta S. A comparative effectiveness evaluation of percutaneous adhesiolysis and epidural steroid injections in managing lumbar post surgery syndrome: a randomized, equivalence controlled trial. Pain Physician. 2009; 12: E355–68.

[7] Manchikanti L, Singh V, Cash KA, Pampati V. Assessment of effectiveness of percutaneous adhesiolysis and caudal epidural injections in managing post lumbar surgery syndrome: 2-year follow-up of a randomized, controlled trial. J Pain Res. 2012; 5: 597–608.

[8] Bonica JJ, Backup PH, Anderson CE, Hadfield D, Crepps WF, Monk BF. Peridural block: analysis of 3,637 cases and a review. Anesthesiology. 1957; 18: 723–84.

[9] Talu GK, Erdine S. Complications of epidural neuroplasty: a retrospective evaluation. Neuromodulation. 2003; 6: 237–47.

[10] Collier C. Epidural catheter breakage: a possible mechanism. Int J Obstet Anesth. 2000; 9: 87–93.

[11] Dounas M, Peillon P, Lebonhomme JJ, et al. Difficulties in the removal and rupture of a peridural catheter. Ann Fr Anesth Reanim. 2002; 21: 600–2.

[12] Asai T, Yamamoto K, Hirose T, Taguchi H, Shingu K. Breakage of epidural catheters: a comparison of an arrow reinforced catheter and other non-reinforced catheters. Anesth Analg. 2001; 92: 246–8.

[13] Ates Y, Yücesoy CA, Ünlü MA, et al. The mechanical properties of intact and traumatized epidural catheters. Anesth Analg. 2000; 90: 393–9.

[14] Boey SJ, Carrie LES. Withdrawal forces during removal of lumbar extradural catheters. Br J Anaesth. 1994; 73: 833–5.

[15] Muneyuki M, Shirai K, Inamoto A. Roentgenographic analysis of the positions of catheters in the epidural space. Anesthesiology. 1970; 33: 19–24.

[16] North RB, Cutchis PN, Epstein JA, Long DM. Spinal cord compression complicating subarachnoid infusion of morphine: case report and laboratory experience. Neurosurgery. 1991; 29: 778–84.

[17] Murphy PM, Skouvaklis DE, Amadeo RJ, Haberman C, Brazier DH, Cousins MJ. Intrathecal catheter granuloma associated with isolated baclofen infusion. Anesth Analg. 2006; 102: 848–52.

[18] Kang JH, Choi H, Kim JS, Lee MK, Park HJ. A sheared Racz catheter in cervical epidural space for thirty months: a case report. Korean J Anesthesiol. 2015; 68(2): 196–9.

[19] Staats PS, Stinson MS, Lee RR. Lumbar stenosis complicating retained epidural catheter tip. Anesthesiology. 1995; 83: 1115–8.

[20] Perkins WJ, Davis DH, Huntoon MA, Horlocker TT. A retained Racz catheter fragment after epidural neurolysis: implications during magnetic resonance imaging. Anesth Analg. 2003; 96(6): 1717–9.

[21] Dam-Hieu P, Rodriguez V, De Cazes Y, Quinio B. Computed tomography images of entrapped epidural catheter. Reg Anesth Pain Med. 2002; 27: 517–9.

[22] Moore DC, Artru AA, Kelly WA, Jenkins D. Use of computed tomography to locate a sheared epidural catheter. Anesth Analg. 1987; 66: 795–6.

[23] Bridenbaugh PO, Wedel DJ. Complications of local anesthetic neural blockade. In: Cousins MJ, Bridenbaugh PO, editors. Neural blockade in clinical anesthesia and management of pain. Philadelphia: Lippincott-Raven; 1998. p. 639–6.

18 第十八节 应用TNF-α抑制剂患者硬膜外糖皮质激素注射后硬膜外脓肿

18.1 病例

患者：女性，58岁，因腰痛和双下肢疼痛至疼痛门诊复诊。既往曾因骶髂关节功能障碍和腰神经根炎接受治疗，最近的一次治疗是左骶髂关节注射，其左臀和腹股沟疼痛完全缓解了。就诊时，其主诉主要是腰痛并放射到双侧大腿后侧及小腿。大概3周前加重。患者一直进行自己的家庭锻炼计划，每天三次服用非甾体抗炎药（NSAIDs）和加巴喷丁。上周患者去风湿科门诊就诊，医师嘱其逐渐减量。尽管采取了多种保守治疗手段，患者疼痛仍未减轻。

体格检查：步态缓慢但不僵硬（通常使用拐杖），下肢力量正常，反射和感觉完整。2年前的MRI显示L4-L5水平腰椎前滑脱伴中度椎管狭窄。在常规询问其健康或药物是否有其他重大变化时，患者提到正在尝试治疗风湿性关节炎的新方法。一个月前，停用了甲氨蝶呤，开始服用依那西普。之后，由于手、手腕和肩部疼痛得到了更好控制，其功能状态有所改善。

患者在X线透视引导下，进行了L4-L5硬膜外糖皮质激素注射，注射药物为1%利多卡因1 mL和甲泼尼龙80 mg，术后症状完全缓解，未出现并发症，出院时情况良好。

术后5天后，患者因摔倒被送往当地医院急诊科。主诉在去洗手间的时候，她双腿"伸出"，然后向后跌倒，撞到了头。患者摔倒7个小时后才寻求到帮助，并出现尿失禁。患者诉自己在家经常摔倒，而且感觉身体越来越弱。患者未提及最近的任何注射治疗。否认发热或发冷，但自觉腰痛比平常更严重。

生命体征：体温38℃，脉搏122，血压135/78 mmHg，呼吸频率16次/分钟。虽然患者不能行走，但下肢肌力5/5，胸椎和腰椎触诊时有压痛。白细胞计数为$6.0×10^9$/L，中性粒细胞核左移，血小板为$50×10^9$/L。患者被诊断为下肢无力和发育不良而入院，并开始抗生素治疗。由于其摔倒，故为其安排了头部CT扫描和腰椎X线检查，结果未见出血和骨折。第2天上午为其进行了神经系统检查，显示L4-L5节段力量减弱，无法站立，并诉腰背部疼痛加剧。故又安排了胸腰椎的非增强核磁共振以排除马尾综合征。MRI显示在T2加权相上L3至T9的后方有高信号病变。患者被送往手术室进行紧急减压，并开始应用苯唑西林治疗金黄色葡萄球菌（MSSA）感染的硬膜外脓肿。后来其神经功能几乎完全恢复，但仍有下肢持续疼痛。

从康复中心出院12周后，患者回到疼痛门诊，诉其左臀和腹股沟开始"出毛病"，并要求再次进行骶髂关节注射。

18.2 病例讨论

18.2.1 TNF-α抑制剂

TNF是一种天然存在的促炎细胞因子，在正常的炎症和免疫反应中起关键作用。在TNF家族中，TNF-α和TNF-β是免疫系统中传递信号最重要的物质。TNF-α对巨噬细胞和吞噬体的活化、中性粒细胞、嗜酸性粒细胞和巨噬细胞的聚集以及肉芽肿的形成和维持至关重要。TNF还刺激滑膜细胞增殖并合成胶原酶，导致软骨降解。

目前美国食品药品监督管理局批准了五种TNF抑制剂：依那西普、英利西单抗、阿达木单抗、赛妥珠单抗和戈利木单抗。所有这些药物均能在不同程度上通过不同机制抑制TNF-α的活性，从而改善炎症症状和功能（表18-1）。

表18-1 获美国FDA批准的TNF-α抑制剂

名称	结构/作用机制
英利西单抗	嵌合（小鼠/人）抗TNF-α抗体
依那西普	TNF-α受体融合蛋白
阿达木单抗	人抗TNF-α单克隆抗体
赛妥珠单抗	人单克隆抗体与聚乙二醇结合的抗原结合片段（Fab）
戈利木单抗	人抗TNF-α单克隆抗体

使用TNF-α抑制剂的患者最严重的急性并发症可能是危及生命的感染。结核感染（原发感染或再激活）是TNF-α抑制剂最危险的风险。在1998年英利西单抗首次被批准应用后的几年，人们就发现了两者间的联系。这些生物制剂带有FDA的黑框警告，以警示医师和患者。目前的建议是在应用这些药物之前和期间进行胸部X线检查和结核菌素皮肤测试。

一项针对类风湿关节炎的抗TNF-α治疗（英利西单抗或阿达木单抗）的荟萃分析，纳入了9个临床随机对照试验，结果显示，与安慰剂相比，严重感染的比值比达到2.0。这与德国生物制剂注册所发现的情况相似，与缓解疾病的抗风湿药（DMARDs）相比，依那西普的严重感染的相对风险为2.2，英利西单抗为2.1。在早期的一项研究中，共对60例RA患者在开始抗TNF-α治疗前2年和治疗期间约1年的病情变化进行了回顾。治疗前严重感染的年发生率为0.008，而抗TNF-α治疗期间的发生率为0.181。

然而对英国的RA患者的综合国家注册数据进行分析，得出了不同的结论。比较8659例使用抗TNF-α药物治疗的患者与2170名使用传统DMARDs治疗的患者的严重感染风险。DMARD组的严重感染率为3.9/100（人·年），而抗TNF-α组为5.5/100（人·年）。但是，在对多种共病、性别和年龄进行调整后，任何抗TNF-α人群与对照人群之间的感染风险方面无显著差异。

该分析比较不同人群的风险，是基于风险长期不变的假设。但该假设已被证明是错误的。Fu等分析了来自英国的相同数据库，发现感染风险在使用的第一个月内达到峰值，然后在接下来的两年内逐渐下降，直至"稳定"。他们的分析还表明，患者仍有在"延迟窗口"（患者停药，但仍暴露于其治疗效果的时间）之外发生严重感染的风险。对于大多数TNF-α抑制剂，这个"延迟窗口"是5个半衰期，即90天。

据报道，使用TNF-α抑制剂依那西普和英利西单抗的患者发生了硬膜外脓肿，但报道的病例中，没有一例与硬膜外糖皮质激素注射有关。其中3例无原发感染部位，其中1例被认为是继发于牙齿清洁，另两例继发于化脓性关节和蜂窝织炎的血行播散。硬膜外脓肿是硬膜外糖皮质激素注射的罕见并发症，其发生率尚未确定。由于使用TNF-α抑制剂导致硬膜外脓肿的报道较少，我们不建议放弃注射治疗。但是，在近期才开始使用抗TNF药物的患者，可以考虑推迟注射治疗，就像上面介绍的患者。

18.2.2　硬膜外脓肿

1. 流行病学和危险因素

硬膜外脓肿（spinal epidural abscess，SAE）是一种外科急症，需要及时诊断和治疗。通常是硬膜外间隙的化脓性感染和占位性病变，可引起神经系统症状，包括疼痛、感觉异常、麻痹甚至死亡。细菌可通过直接侵袭或更常见的血性传播进入硬膜外腔。脓肿可位于硬膜外前间隙或后间隙，导致直接压迫或形成血栓造成神经系统损害。自发性硬膜外脓肿很少见，每年每1万例住院患者中有0.2~2例发生。中枢神经阻滞后的发生率差异很大，报道为1∶1000~1∶10万。在文献报道中，男女的比率为1∶0.56。

在对915例SEA患者的荟萃分析中，只有6%是与硬膜外麻醉、硬膜外腔注射或腰麻有关。大多数患者可以明确感染源，如皮肤和软组织感染、留置导尿管、频繁的静脉穿刺或脊柱外伤/手术。

感染风险增加的患者更容易发生硬膜外脓肿。已知的硬膜外脓肿的危险因素为：

（1）免疫力低下：糖尿病、免疫抑制治疗、恶性肿瘤、怀孕、HIV感染、肝硬化和酗酒。

（2）脊柱破坏：椎间盘退变、手术、神经阻滞和钝性外伤。

（3）感染源：呼吸道、尿道、软组织、静脉吸毒者和硬膜外置管患者。

2. 临床表现

与许多感染过程一样，脊柱硬膜外脓肿的最初表现可能是模糊和非特异性的，表现为发热和不适感。诊断有一定难度，因为只有少部分患者表现为腰背部疼痛。在对10年内被诊断为SEA的46例患者的回顾性研究中，89%有脊柱疼痛，67%有发热和寒颤，57%有神经根性疼痛，37%有胃肠道或膀胱功能障碍，80%有瘫痪（下肢轻瘫、截瘫）。在另一项对871例患者的分析中，71%有腰痛，66%有发热，24%有大小便失禁，31%有轻瘫/截瘫。严重的背痛和发热的结合应被视为SEA的预警。

3. 临床检查

通过触诊和叩诊可发现发热和疼痛。随着硬膜外脓肿的进展，神经系统查体也会变化。临床检查包括肌力、感觉、反射和直肠检查。

4. 实验室检查

SEA可能有严重感染或感染的实验室检查结果，但这些指标并不具有特异性，包括：白细胞增多、红细胞沉降率（ESR）增快、C反应蛋白（CPR）升高和血小板减少。脓肿患者常会出现白细胞增多。在一项针对急诊患者的前瞻性研究中，Davis等发现将风险因素评估与血沉和C-反应蛋白检测相结合的诊断方法对于识别硬膜外脓肿患者具有高度敏感性和中度特异性。对于有硬膜外脓肿危险因素的患者，其敏感性和特异性分别为100%和67%。硬膜外脓肿患者的平均CRP水平明显高于非硬膜外脓肿患者，实施该诊断方案后，误诊率下降了80%。

虽然血小板减少对诊断不敏感或不具特异性，但它可能是预后不良的危险因素。如我们的患者所见，血小板计数低意味着败血症和弥漫性血管内凝血的开始，因此更有可能导致更高的发病率。

对硬膜外脓肿的患者进行腰穿是很危险的，它有可能将感染扩散到脑脊液和脑膜。虽然从脑脊液或者脓液中可以获得有用的诊断信息，但影像学检查才是首选。

5. 影像学检查

普通平片在SEA的初始评估中几乎没有什么用处，只有约20%的病例中能够提供有用信息。然而，需要重视终板的异常表现，因为其可能指向相关的骨髓炎，因此不应忽略。脊髓造影能可靠地显示占位性病变，但其风险与腰椎穿刺相同。CT扫描曾是首选的成像方式，但MRI是现在的黄金标准。一些人建议对疑似SEA患者行全脊柱MRI检查。MRI的敏感性为91%，而CT的敏感性为92%。但是，MRI可以在没有干预的情况下进行，不需要移动可能有神经系统损伤的患者就能扫描所有层面。它还可以检测脊髓和椎旁感染。MRI图像可显示硬膜外腔内T1低信号和T2高信号肿块（图18-1和图18-2）。钆造影剂可以增加诊断敏感性，更好地区别脓肿与周围神经结构（图18-3）

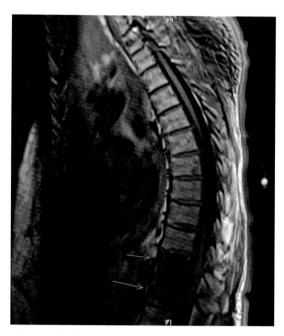

图18-1　矢状面，T1加权像，其中硬膜外脓肿呈低信号团块，位于T11-T12水平

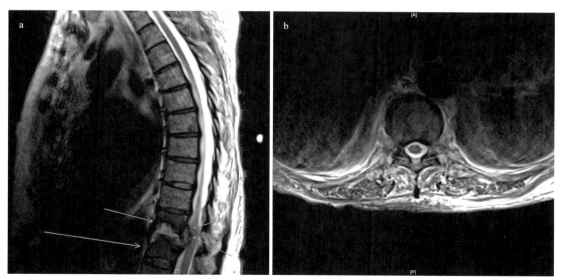

图18-2　（a）矢状面，T2加权像，T11-T12水平椎间盘炎-骨髓炎，脓肿沿圆周向硬膜外腔扩散，伴严重椎管破坏。（b）轴位，T2加权像，在T10-T11水平没有硬膜外脓肿或椎管受累的证据。（c）轴位，T2加权像，在T11-T12水平，硬膜外脓肿导致严重的椎管病变

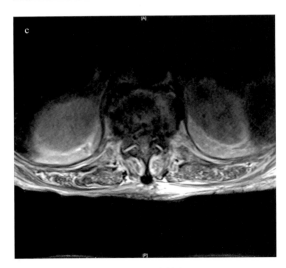

图 18-2　（续）

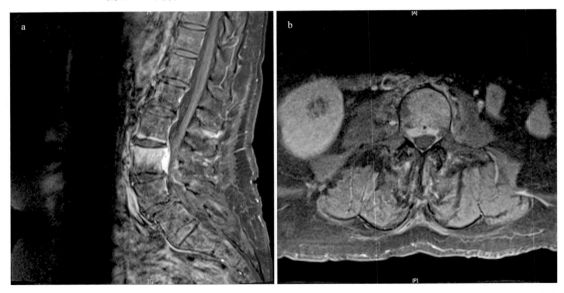

图18-3　（a）后矢状位，钆造影剂增强图像，L3椎体上2/3和L2椎体下2/3有水肿和增强。L3水平可见增强延伸至硬膜外前间隙。（b）后轴位，钆造影剂增强图像显示脓肿延伸至硬膜外前间隙。

6. 治疗

　　"有脓就排"，SEA治疗要求缩小脓腔的体积和消灭病原体，通常通过抽吸、引流和抗生素治疗协同治疗。在对128例SEA病例的回顾性研究中发现，早期手术减压改善神经功能的效果优于延迟的手术治疗。在这项研究中，超过40%的患者早期的医疗干预失败，需要手术干预。文献中大多数文章的结论是排出脓肿。

　　如果由于患者合并疾病较多或罕见的患者拒绝手术，而无法进行手术，可以采取药物治疗。有一个病例系列报道显示38例患者仅通过药物治疗就取得了满意的结果，所有患者的微生物培养均转阴。其他研究的结果喜忧参半，有的说内科治疗与外科治疗之间没有显著差异，有的说内科治疗的结果明显更差。对这些数据的解释是很重要的，因为成功的病例更有可能以病例报告的形式发表，而那些在对照研究中的病例每个人都有不同的合并症及延迟手术的原因。如选择药物治疗，则必须加强神经功能监测，复查影像学以确认脓肿消退，如神经功能下降，则应立即手术减压。

7. 抗菌治疗

根据对SEA的荟萃分析和系统评价，在血液或组织培养物中发现的最常见病原体是金黄色葡萄球菌（约65%）、革兰阴性菌（8.1%）、凝固酶阴性葡萄球菌（7.5%）和链球菌（6.8%）。应该针对病原体选择抗生素，如果无法获得脓液，则使用对葡萄球菌、链球菌和革兰阴性杆菌有效的抗生素的经验疗法是合理的。常用的肠外给药方案包括万古霉素、甲硝唑、头孢噻肟或头孢曲松。如果细菌培养显示是对甲氧西林敏感的金黄色葡萄球菌，则应考虑使用对中枢神经系统（CNS）渗透性强的药物（如奥拉西林）代替万古霉素。患者通常要接受6~8周的肠外抗菌治疗。如果在治疗开始后4~6周发现神经系统症状进一步加重，应进行MRI检查。

8. 预后

SEA的早期诊断和治疗极大地降低了该病的发病率和死亡率。随着影像学、抗菌治疗和医师意识的提高，死亡率从20世纪50年代的34%下降到90年代的15%左右。然而，神经功能完全恢复的患者的比例不到50%。神经功能恢复与神经损伤的持续时间有关，因此早期诊断至关重要。如果出现麻痹超过24小时未行手术减压，则神经系统功能恢复的可能性不大。

总结

脊柱硬膜外脓肿是一种内科急症，往往容易漏诊和误诊，造成灾难性和永久性神经损伤。尽管报告的病例很少，但其仍然是硬膜外糖皮质激素注射的一个罕见并发症。发生SEA的已知危险因素是免疫功能低下状态。虽然生物调节剂似乎增加了感染的风险，但我们无法在硬膜外糖皮质激素注射的情况下报告这种风险。任何免疫受损的患者，包括接受TNF-α抑制剂治疗的患者，都应该在治疗前仔细权衡那些微小但可能是毁灭性的并发症与该治疗的潜在益处。患者还应充分了解感染的体征和症状，以帮助缩短从诊断到出现不可逆的神经症状之间的时间。

关键点

- 脊柱硬膜外脓肿是一种罕见疾病，可导致明显的发病率和死亡率。
- 硬膜外脓肿的危险因素包括免疫受损状态，如糖尿病、酒精中毒、癌症、获得性免疫缺陷综合征以及脊柱手术、外科手术和创伤。
- SEA的症状和体征可能是非特异性的，从腰部不适到败血症。即时诊断要基于病史、体格检查和影像学检查。
- 治疗的主要手段包括手术减压和4~6周的抗生素治疗。
- TNF-α抑制剂已被证明可增加感染的可能性，但是硬膜外糖皮质激素注射的情况下这是否有临床意义尚不清楚。

原书参考文献

[1]　　Scott L. Etanercept: a review of its use in autoimmune inflammatory diseases. Drugs.

2014; 74: 1379–410.

[2] Doss GP, Agoramoorthy G, Chakraborty C. TNF/TNFR: drug target for autoimmune and immune-mediated inflammatory diseases. Front Biosci (Landmark Ed). 2014; 19: 1028–40.

[3] Koo S, Marty FM, Baden L. Infectious complications associated with immuno-modulating biologic agents. Hematol Oncol Clin North Am. 2010; 25(1): 117–38.

[4] Strangfeld A, Listing J. Infection and musculoskeletal conditions: bacterial and opportunistic infections during anti-TNF therapy. Best Pract Res Clin Rheumatol. 2006; 20(6): 118–95.

[5] Keane J, Gershon S, Wise RP, et al. Tuberculosis associated with infliximab, a tumor necrosis factor alpha-neutralizing agent. N Engl J Med. 2001; 345: 1098.

[6] Darabi K, Jaiswal R, Hostetler S, et al. Infectious complications in patients with psoriasis and rheumatoid arthritis treated with antitumor necrosis factor agents and methotrexate. J Drugs Dermatol. 2009; 8(2): 175–8.

[7] Bongartz T, Sutton AJ, Sweeting MJ, et al. Anti-TNF antibody therapy in rheumatoid arthritis and the risk of serious infections and malignancies: systemic review and meta-analysis of rare harmful effects in randomized control trials. JAMA. 2006; 295: 2275–85.

[8] Listing J, Strangfeld A, Kary S, et al. Infections in patients with rheumatoid arthritis treated with biologic agents. Arthritis Rheum. 2005; 52: 3403.

[9] Kroesen S, Widner AF, Tyndall A, Hasler P. Serious bacterial infections in patients with rheumatoid arthritis under anti-TNF-alpha therapy. Rheumatology. 2003; 42(5): 617–21.

[10] Dixon WG, Symmons DP, Lunt M, et al. Serious infection following anti-tumor necrosis factor alpha therapy in patients with rheumatoid arthritis: lessons from interpreting data from observational studies. Arthritis Rheum. 2007; 56: 2896.

[11] Fu B, Lunt M, Galloway J, et al. A threshold hazard model for estimating serious infection risk following anti-tumor necrosis factor therapy in rheumatoid arthritis patients. J Biopharm Stat. 2013; 23: 461–7.

[12] Darley MD, Saad D, Haydoura S, et al. Spinal epidural abscess following minimally invasive dental examination in a rheumatoid arthritis patient receiving methotrexate, glucocorticoids, and anti-tumor necrosis factor therapy. J Clin Rheumatol. 2015; 21(1): 52–3.

[13] Rose AM, Barnett J, Morris-Jones S, et al. Staphylococcus lugdunensis septic arthritis and epidural abscess in a patient with rheumatoid arthritis receiving anti-tumor necrosis factor therapy. Rheumatology (Oxford). 2014; 53(12): 2231.

[14] Vasoo S, Gurnanu P, Agustin T, et al. Chest pain as presenting symptom of Staphylococcus aureus epidural abscess associated with anti-tumor necrosis factor therapy. J Clin Rheumatol. 2009; 15(8): 39608.

[15] Smith AP, Musacchio MJ, O'Toole JE, et al. Spinal epidural abscess associated with infliximab treatment for psoriatic arthritis. Case report. J Neurosurg Spine. 2008; 9(3): 261–4.

[16] Hooten WM, Kinney MO, Huntoon MA, et al. Epidural abscess and meningitis after epidural corticosteroid injection. Mayo Clin Proc. 2004; 79(5): 682–6.

[17] Diehn FE. Imaging of spine infection. Radiol Clin North Am. 2012; 50(4): 777–98.

[18] Reihsaus E, Waldbaur H, Seeling W. Spinal epidural abscess: a meta-analysis of 915 patients. Neurosurg Rev. 2000; 232: 175–204.

[19] Grewel S, Hocking G, Wildsmith JAW. Epidural abscesses. Br J Anaesth. 2006; 96(3): 292–302.

[20] Tang HJ, Lin HJ, Liu YC, et al. Spinal epidural abscess—experience with 46 patients and evaluation of prognostic factors. J Infect. 2002; 45: 76–81.

[21] Davis D, Salazar A, Chan T, et al. Prospective evaluation of a clinical decision guideline to diagnose spinal epidural abscess in patients who present to the emergency department with spine pain. J Neurosurg Spine. 2011; 14(6): 765.

[22] Felton B, Dao T, Gerstner B, Letarte S. Diagnosis of spinal epidural abscess by abdominal-film radiography. West J Emerg Med. 2014; 15(7): 885–6.

[23] Tompkins M, Panuncialman I, Lucas P, et al. Spinal epidural abscess. J Emerg Med 2010; 39(3): 384–90

[24] Patel A, Alton T, Bransford R, et al. Spinal epidural abscesses: risk factors, medical vs. surgical management, a retrospective review of 128 cases. Spine J. 2014; 14: 326–30.

[25] Wheeler D, Keiser P, Rigamonti D, Keay S. Medical management of spinal epidural abscesses: case report and review. Clin Infect Dis. 1992; 15: 22.

[26] Siddiq F, Chowfin A, Tight R, et al. Medical vs. surgical management of spinal epidural abscess. Arch Intern Med. 2004; 164: 2409.

[27] Curry WT Jr, Hoh BL, Amin-Hanjani S, Eskandar EN. Spinal epidural abscess: clinical presentation, management, and outcome. Surg Neurol. 2005; 63: 364.

[28] Arko L IV, Quach E, Nguyen V, Chang D, Sukul V, Kim BS. Medical and surgical management of spinal epidural abscess: a systematic review. Neurosurg Focus. 2014; 37(2): E4.

第三部分

疼痛介入治疗：
交感神经阻滞和神经毁损

第十九节 卒中：星状神经节阻滞的并发症

19.1 病例

患者：男性，56岁，至疼痛门诊与三级护理中心接受初步评估。患者于三个月前工作时受挤压伤，现诊断为左上肢远端CRPS。患者诉左前臂和左手剧烈疼痛，呈灼烧感。疼痛同时呈持续性，且任何触碰都会加剧疼痛，甚至是衣服与皮肤的接触。患者诉与另一只手相比，左手的皮肤有时会出现肿胀或发冷。自患者受伤以来，相比于另一只手，左手手指上的毛发变得越来越长，越来越黑。当被问及出汗的差异时，患者没有任何变化，但其总是避免出汗，因为发热会导致疼痛加重。查体：左上肢前臂中部以下符合患者描述，有非皮节分布的痛觉过敏与痛觉超敏。由于疼痛限制了其活动，患者不能配合运动检查。此外，其左前臂比右上肢体温低2℃。患者已用尽非手术治疗方法，拟随诊接受星状神经节阻滞。

在预约治疗的当天，患者在一名司机的陪同下如约来诊，以便能送其回家。为安全起见，在患者右手建立静脉通道。患者步入手术室，仰卧位，颈部略伸展，以利于星状神经节暴露，并在气管下方将食管推向内侧。超声下识别患者左侧颈动脉鞘、颈长肌、第6颈椎前结节（颈动脉结节）。采用无菌技术，在超声直接引导下，将穿刺针刺入颈长肌后外侧表面与覆盖颈动脉鞘后壁的椎前筋膜之间。术者开始注射0.5%丁哌卡因，但在助手注射了2 mL时，患者因吞咽导致针尖在超声屏幕上不显示。患者恢复静止状态后，回抽发现少量血液。拔除穿刺针，尽管其眼睛仍然保持睁开，但在数秒内患者就呼之不应，呼吸完全停止。患者心率下降至45次/分钟，收缩压下降至70 mmHg。遂开始复苏，包括面罩通气和使用阿托品，并在症状出现2分钟内行气管插管。快速输注1升生理盐水，100%氧气通气。患者血流动力学参数有所改善，5分钟内能够遵从指令，并去除了人工气道。当患者完全恢复后，其诉在术中做吞咽动作后，出现了耳鸣，眼冒金星，丧失活动任何肌肉或说话的能力，且不能呼吸。整个过程中患者都是清醒的，可以看到和听到所发生的一切。在此过程中，患者有强烈的预感，诉其有濒死感。患者在恢复室观察了3小时，观察无异常后，出院回家。

19.2 病例讨论

19.2.1 复杂性区域疼痛综合征

CPRS 历史上被称为反射性交感神经营养不良或灼痛，是一组严重或轻微创伤后出现的体征和症状。主要症状是疼痛，但受累部位在感觉、血管舒缩、发汗和运动系统也会表现出异常。

1. 病因和发病机制

如果经肌电图（EMG）或其他证据明确证实，且 CRPS 的疼痛和相关症状是在明显的神经损伤后开始出现的，则该综合征被归类为 CRPS Ⅱ 型（以前称为灼痛）。如果症状在没有受伤的情况下或在轻微外伤后出现，且症状明显较预期严重，则称为 CRPS Ⅰ 型（以前称为反射性交感神经营养不良）。近期的神经生理学研究揭示了该病复杂的病理生理学过程。这种与损伤不匹配的疼痛状态最重要的致病因素包括神经源性炎症、细胞因子释放、交感神经介导的疼痛，以及对持续疼痛刺激做出反应的皮层结构重组，这种疼痛状态被称为神经可塑性。

2. 诊断标准

虽然 CRPS 的定义特征是疼痛，但要确诊为 CRPS，患者还必须表现出感觉/运动和自主神经体征和症状。专家组最近提出了一组新的诊断标准，称为"布达佩斯标准"（表 19-1）。虽然不同于国际疼痛学会推荐的标准，但该标准已经被临床医师和研究人员广泛采用。诊断 CRPS 最重要的是需要报告与损伤不相匹配的，且不能用任何其他病因来解释的疼痛强度。在满足这一标准之后，患者还要有以下四种症状：感觉、血管舒缩、发汗/水肿和运动/营养

不良中的三种。在进行评估时，医师还必须在四种体征：感觉、血管舒缩、发汗/水肿和运动/营养不良中的两种中查见客观体征。值得注意的是，上述标准为临床诊断标准。如果是出于研究目而进行的诊断，患者只需满足上述四种症状中的一个，并在至少两种体征查见一个体征即可。这种标准的差异可以确保该标准对临床诊断具有足够的敏感性，同时在敏感性和特异性之间取得更好的相对平衡，这对疾病研究很重要。

表 19-1 复杂性区域疼痛综合征的临床诊断的布达佩斯标准

1. 患者疼痛主诉与所受伤害不成比例		
2. 主观症状 （必须诉 4 种中的 3 种）	感觉	痛觉过敏 痛觉超敏
	血管舒缩	温度不对称 皮肤颜色改变 皮肤颜色不对称
	发汗/水肿	水肿 出汗改变 出汗不对称
	运动/营养不良	运动范围下降 运动障碍（无力、震颤、肌张力障碍） 营养改变（毛发、指甲、皮肤）
3. 客观体征 （必须查见 4 种的两种）	感觉	痛觉过敏 痛觉超敏
	血管舒缩	温度不对称 皮肤颜色改变 不对称
	发汗/水肿	水肿 出汗改变 出汗不对称
	运动/营养不良	运动范围下降 运动障碍（无力、震颤、肌张力障碍） 营养改变（毛发、指甲、皮肤）
4. 无其他诊断可更好地解释症状和体征		

3. CRPS 的亚型

第 Ⅰ 型 CRPS 亚型的患者在其出现的症状中疼痛相对有限，其主要症状是强烈的血管舒缩异常。第 Ⅱ 型亚型患者的疼痛也相对有限，主要特征是神经病理性疼痛/感觉异常。第 Ⅲ 型亚型也是功能受限的亚型，与经典的反射性交感神经营养不良的症状描述最为相似，患者出现非常剧烈的疼痛，且其功能状态极度受限。

19.2.2　治疗

CRPS 患者治疗计划的两大基石分别是多名医师的参与和多种镇痛药物的使用。CRPS 患者的治疗一直以功能恢复的理念为基础。除了患者所诉疼痛评分实际降低外，功能恢复被认为是 CRPS 跨学科疼痛管理计划中最关键的组成部分。目前已有多种治疗手段应用于 CRPS 的治疗，临床医师可能使用多种技术来实现治疗目的。除了这些侵入性较小的治疗方法外，还有一些通常可以缓解 CRPS 疼痛的方法，并可与药物和疗法同时使用以达到最佳效果。长期以来，多模式治疗已经确定为神经病理性疼痛和 CRPS 的最佳治疗方法，包括行为和物理治疗、药物治疗、注射治疗和心理治疗。

1. 疗法

康复：考虑到通常 CRPS 患者因为疼痛不愿活动或不允许对其患肢进行操作，强调患者身体活动的概念对康复至关重要。静止不动对患者疾病康复没有帮助，疼痛管理必须需要 CRPS 患者适当运动，因为即使是健康人在长期处于静止不动的状态也会出现疼痛症状。以下几种治疗技术有助于患者实现康复。

物理治疗：物理治疗长期以来一直是功能恢复的重要组成部分，但物理治疗需与其他治疗相结合。它通常是 CRPS 的一线治疗方法，联合交感神经阻滞可提高患者参与物理治疗的能力，有助于恢复功能。物理治疗需要精心设计，包括脱敏、有氧物理治疗或水疗，还会辅以认知行为疗法。有研究证明运动疗法在治疗儿童 CRPS 方面特别有效，降低了长期功能障碍的发生率。

分级运动想象：这是一个经过多个临床试验，并获得强有力证据支持的疗法，分级运动想象练习本质上是心理治疗，由三种不同的方式组成：

（1）方向训练：向患者展示肢体的图片，并要求患者尽快回答图片中肢体的方向和视图。从完全可见的肢体到几乎完全模糊或不成形的肢体，难度各不相同。

（2）运动想象：治疗师向患者展示一个健康肢体执行活动，但患者无法执行的活动的图像，然后鼓励患者想象自己正在做这个动作。这对于严重的 CRPS 患者来说可能很难；因此，建议在治疗过程中治疗师从患者 未受影响的肢体开始，并从肢体的近端移动到远端。

（3）镜像疗法：患者取坐位，让镜子在身体的中线上，挡住患肢的视线，反射出患肢的镜像。然后鼓励患者移动健康的肢体，由于神经可塑性，大脑可以更好地适应受影响的肢体进行相同的运动时而不感到疼痛。

即使是长期顽固性 CRPS 患者，使用这 3 种方法进行 2 周的强化治疗也能显著减轻疼痛。

专业治疗：专业治疗师将评估患者在日常生活活动中的活动能力、水肿、协调性、灵活性和使用肢体的能力。也可以利用镜像疗法，使患者对正常活动脱敏。除此之外，专业治疗师还经常使用一个类似于弹簧的系统来帮助受营养的肢体恢复力量，并逐渐恢复动作的协调性。在严重的 CRPS 病例中，患者可能需要用专业治疗师进行脱敏治疗,以改善痛觉过敏或痛觉超敏。如果患者由于疼痛而限制了基本活动,可以进行交感神经阻滞治疗。

娱乐疗法:在特别顽固的CRPS病例中,娱乐疗法是一个有吸引力的选择,鼓励患者参与活动,以打破他们对运动或接触的恐惧。如果计划得当,娱乐疗法可以结合物理治疗和专业治疗师以达到治疗目的。

职业康复:这是一种高级水平的康复治疗,这种治疗是为了让患者能重返工作岗位。职业康复专科医师必须与患者紧密合作,充分了解患者先前职业的身体需要,虽然职业康复在康复过程中使用较晚,但也应尽早加以实施,因为患者治疗过程的重点就是确保能够重返工作岗位。治疗师也可以与患者的雇主合作,优化工作场所,以应对患者未来可能会遇到的限制。

2. 药物治疗

一些药物已在专门用于CRPS的随机对照试验(RCT)中进行了评估,但是,所用的大多数药物都是针对神经病理性疼痛的药物处方。

• 抗炎药

有1级证据表明口服糖皮质激素对CRPS有益。然而,这些试验通常选择处于疾病的早期急性期的患者进行,此时炎症是一种常见的病理生理因素。目前还没有关于慢性CRPS患者使用糖皮质激素的临床试验。其他非甾体类抗炎药(NSAIDs)仅在神经病理性疼痛和小样本临床试验中进行过试验。某些非甾体类抗炎药在治疗CRPS时可能有效,比如酮洛芬。COX-2抑制剂塞来昔布(Celecoxib)和抗肿瘤坏死因子英利西单抗(infliximab)均有不同程度的证据显示其对CRPS的疗效。

• 抗惊厥药物

加巴喷丁在神经痛的治疗中已经应用很久,并有强有力的证据表明它对CRPS患者有益。一项随机对照试验显示,每天口服600 mg卡马西平持续8天,可明显缓解CRPS患者的疼痛。其他相关药物,如奥卡西平、苯妥英钠和拉莫三嗪,对神经病理性疼痛有一定疗效,但在治疗CRPS时的应用并不多。

• 抗抑郁药

三环类抗抑郁药是治疗神经病理性疼痛应用最广泛的药物之一。虽然它们还没有被专门用于CRPS的研究,但已有多项随机对照试验的结果支持它们在治疗神经痛中的作用,因而也被广泛用于CRPS治疗。5-羟色胺/去甲肾上腺素再摄取抑制剂在神经痛治疗中显示出一些益处,但在CRPS患者中没有进行过专门研究。不过选择性5-羟色胺再摄取抑制剂对缓解任何种类的疼痛都没有显示出益处。

• N-甲基-D-天冬氨酸(NMDA)受体拮抗剂

氯胺酮常用于CRPS,口服和静脉注射均可。目前有4级证据表明其可用于CRPS治疗,但其有潜在的滥用风险和治疗剂量毒性的限制。

• 阿片类药物

阿片类药物一般不推荐用于CRPS患者的治疗。很少有随机对照试验证明阿片类药物有效,考虑到CRPS的疼痛大部分属于神经病理性疼痛,因此CRPS患者对阿片类药物治疗的反应不像伤害性疼痛患者那样可靠。对CRPS患者开立阿片类药物时,最佳选择包括美沙酮或曲马多,因为这两种药物分别具有NMDA拮抗作用和5-羟色胺/去甲肾上腺素再摄取作用。

• 局部镇痛药/局部麻醉药

辣椒素软膏在局部应用于CRPS疼痛区域时显示有良好的效果,但考虑到它在神经纤维脱敏之前会引起局部灼痛,患者的依从性往往较差。利多卡因和可乐定为对神经病理性疼痛有作用，因此也可以用于CRPS治疗，但它们并没有专门针对CRPS的临床研究。同样地，虽然静脉注射利多卡因没有进行专门针对CRPS的研究，但其已经被证明可以减轻神经性疼痛，并改善患者的痛觉过敏和痛觉超敏。

· **降压药**

硝苯地平是一种钙通道阻滞剂，常用于心脏疾病的治疗，也有较弱的证据证明可被应用于CRPS。可乐定是一种α-2肾上腺素能激动剂，常被用于治疗一般疼痛，但是系统综述表明对CRPS并没有益处。

· **抗骨质疏松药物**

降钙素是由甲状腺产生的，在骨骼代谢中起重要作用的物质。在一些随机对照试验中，降钙素可以用来改善CRPS患者的疼痛评分，然而，也有一些试验却表明了相互矛盾试验结果。双膦酸盐是另一种常用的治疗骨质疏松的药物，它可以减缓骨吸收，并显著改善CRPS患者的疼痛水平。虽然有2级证据支持使用双膦酸盐治疗CRPS疼痛，但该药物对晚期重度骨质疏松状伴随的CRPS是否有用还有待研究。

· **静脉注射免疫球蛋白**

免疫球蛋白G是人体血液成分，由免疫调节肽和抗体组成，它不仅作用于外源性抗原，还作用于许多正常的人体蛋白。静脉注射免疫球蛋白G已被证明可降低CRPS患者的疼痛评分。

19.2.3 星状神经节阻滞

1. 解剖

颈下神经节和第一胸神经节融合形成星状神经节，该神经节仅存在于80%的人群中，上肢、头部和颈部交感神经。单纯阻滞星状神经节会阻断上肢的大部分交感神经传导，但也存在着绕过神经节的其他通路。如果单纯阻滞星状神经节，但没有阻断第二和第三胸神经节，就会出现上肢的不完全阻滞情况，这些与第二和第三胸神经节相关的神经通路被称为昆茨神经。星状神经节长1～2.5 cm，宽1 cm，在C7椎体水平附近厚度约0.5 cm。星状神经节位置可能存在变异，但通常都在第一肋骨前和椎动脉后的长颈肌（LCM）外侧。因为星状神经节位于各种脆弱的软组织结构附近，所以与盲法以及X射线透视法相比，超声引导越来越受欢迎。星状神经节周围易损伤的软组织包括食管、喉返神经、胸膜间隙、蛛网膜下腔、硬膜外间隙、甲状腺动脉、椎动脉。

椎动脉可以分为四段。第一部分起源于锁骨下动脉，向上到达C6椎体横突孔，第二段在C6-C2横突孔内走行，C2平面为椎动脉第三段的起点，出C2横突孔后，进入枕骨大孔并进入硬脑膜，第四段椎动脉完全位于颅内，从枕骨大孔至基底动脉，与对侧椎动脉相连。星状神经节阻滞需要在距离椎动脉第二段很近的位置进行穿刺，由于该动脉具有广泛的解剖变异，因此损伤该动脉导致卒中的可能性因人而异。这种损伤可以分为两大类：①局麻药入血②椎动脉损伤/痉挛导致中枢神经系统血流量减少。

2. 适应证

虽然星状神经节阻滞最常用于上肢的CRPS，但研究人员不断发现该技术的新适应证。目前这种治疗可以针对上肢血管疾病，乳房切除术后淋巴回流障碍，更年期血管舒缩功能障碍（"潮热"），各种病因的创伤后应激综合征例如：耳聋或耳鸣、带状疱疹后神经痛、幻肢痛、贝尔麻痹、三叉神经痛和其他头颈神经痛。

3. 过程

星状神经节阻滞可以使用盲法，也可以在影像引导下进行，可以用X射线透视法，也可以用超声引导。当使用盲法时，操作者要先触诊颈6椎体横突的前结节（颈动脉结节），然后用两根手指将胸锁乳突肌、颈内静脉和颈动脉挤压到外侧，在两根手指间进针。在X线透视引导下，操作步骤相似，但可以使穿刺位置可以更精确，并且使用造影剂比单纯回抽能更可靠地排除将药液注入血管内或硬膜外。操作者用恒定的手动压力将气管和颈动脉挤向远端，垂直于皮肤进针，直到触及颈6横突骨面（图19-1），然后退针1～2 mm，进行注射。在X线引导下，注射局麻药前可以注射造影剂，以确药物可以沿筋膜平面扩散并且不入血。X线引导下另一种方法是以颈7椎

体为靶点。在超声引导下，可以采用平面内技术将针尖刺入颈长肌后外侧表面，颈动脉后面与椎前筋膜之间的平面。可通过超声设备进行鉴别血管、食管和甲状腺组织等软组织结构，在进针时应小心避免损伤这些组织（图19-2）。此外，超声引导下可以用更少的药物量来作用于靶点，因为神经束是可见的，注射药物时可以追踪神经束。在过去，药物常规注射量为20 mL，但新的数据显示，即使使用X线引导透视引导，也很难避免出现不良反应同时又能确保足够的交感神经阻滞，因此5 mL是最佳容积。

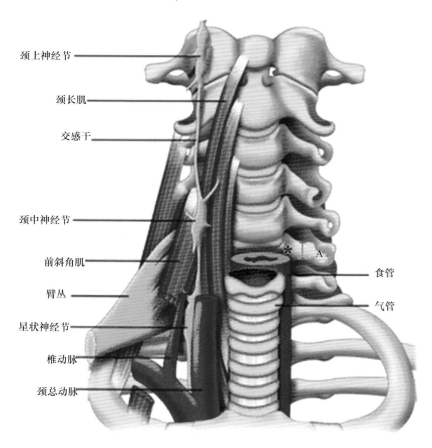

图19-1　星状神经节的解剖。颈部椎前区深部组织的图解。"A"表示C6椎体的横突（颈动脉结节）。透视和盲法的针刺位置用星号表示

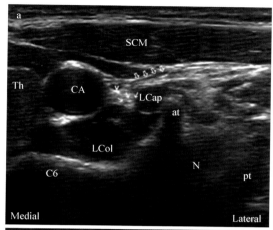

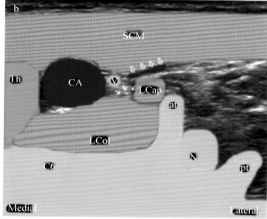

图 19-2 C₆水平超声短轴视图。（a）超声视图（b）区域组织覆盖。红色：动脉。蓝色：静脉。粉色：肌肉。黄色：神经。棕褐色：骨头。灰色：甲状腺组织。在引导下，医师将探头置于头端，直到C6的前结节（at）进入视野。胸锁乳突肌（SCM）、甲状腺（Th）、迷走神经（V）和颈动脉（CA）位于靶点的内侧和后部，即交感链（三个小箭头）。白色开口箭头表示颈内静脉。交感神经链位于头长肌（LCap）和颈长肌（LCol）之间的沟槽内。

4. 治疗效果

阻滞成功会引起霍纳综合征：瞳孔缩小，上睑下垂，无汗症，巩膜充血，眼球内翻。患者还会出现鼻塞、喉咙异物感和患侧面部潮红等症状。临床医师还需要检查患者肢体，因为仅出现上述症状并不意

味着对肢体进行真正成功的交感神经阻滞。如果受影响的手皮肤温度比治疗前温度升高1～3℃，则认为阻滞是成功的。

星状神经节阻滞对疼痛的治疗效果随创伤或神经损伤后时间的推移而降低。如果第1次星状神经节阻滞前症状持续超过16周，治疗效果就会下降。疾病的严重程度也会对阻滞效果产生影响，因为与对侧相比，患侧皮肤灌注的减少，阻滞后疼痛的缓解较差。

5. 禁忌证

星状神经节阻滞的禁忌证包括绝对禁忌证如：患者拒绝、凝血功能异常和注射部位感染。星状神经节阻滞的其他禁忌证包括对侧喉返神经或膈神经麻痹，因为双侧喉返神经阻滞会导致严重的呼吸抑制后果。因此，在治疗过程中不建议使做双侧星状神经节阻滞。

6. 并发症

一项涉及76个麻醉科室，约45 000个星状神经节阻滞病例的调查研究显示，出现严重并发症的概率为1.7/1000。这些数据是在应用超声引导下星状神经节阻滞之前收集的，因此测量的严重并发症发生率可能高于目前的实际发生值。但是，对于操作者来说正确的做法是，确保紧急气道设备及抗惊厥药物的可用性，以及在操作之前建立静脉通道。强烈建议在整个操作过程中配备一名助手，对患者生命体征进行监护，包括心电监测（表19-2）。

表 19-2 星状神经节阻滞期间患者精神状态改变的鉴别诊断

血管迷走反射	心交感神经阻滞
静脉注射	药物入动脉
膈神经麻痹	喉返神经麻痹
气胸	癫痫发作
咽后血肿	动脉损伤

星状神经节阻滞的常见副作用包括喉返神经单侧阻滞引起的声音嘶哑、咽喉"异物感"、霍纳综合征和单侧膈神经麻痹。星状神经节阻滞后发生的并发症很少见，包括过敏反应、气胸、鞘内或硬膜外注射和臂丛神经阻滞。最常见的并发症是局麻药中毒，或局麻药入动脉而导致癫痫发作。

咽后血肿：这是一种罕见的星状神经节阻滞并发症，据报道发生率为1∶10万。典型的症状出现在术后2小时，且在抗凝或有出血危险因素的患者中更为常见。咽后血肿的早期症状不具有特异性，通常包括颈部、头部或胸部的异常感觉和疼痛。值得注意的是，在大约一半的病例中，即使在术后2小时内也没有出现这些初始症状。后续症状包括声音嘶哑、呼吸困难和颈部肿胀。确诊的咽后血肿的3个主要体征是上纵隔梗阻、气管腹侧移位和颈部、胸壁的自发性瘀血。这些症状在表现上有明显延迟，不太可能在患者还在恢复室内就表现出来。因此，所有接受星状神经节阻滞治疗的患者都应注意监测血肿的发生，尤其是那些存在凝血功能异常的患者。

卒中：星状神经节阻滞后发生卒中几乎都是继发于椎动脉损伤。椎动脉滋养脑干，因此它的损伤可能是灾难性的。椎动脉损伤的往往导致"椎-基底动脉综合征"。双侧椎动脉是基底动脉的主要供血血管，供应延髓、脑桥和小脑。尽管临床表现差异很大，但椎动脉损伤常导致小脑症状、枕叶功能缺失或Wallenberg综合征，症状包括共济失调、眩晕、眼球震颤、同侧霍纳综合征、构音障碍、心律失常和交叉感觉减退的症候群。文献还报道了星状神经节阻滞术后闭锁综合征的几个病例。目前尚不清楚星状神经节阻滞术后卒中发生的概率，因为很有可能患者发生了卒中但并没有报告，但是，X射线和超声引导的出现必将有助于预防这一不良事件的发生。

19.2.4 神经消融/神经阻滞技术

如果星状神经节阻滞有效，但仅提供短暂的缓解，则采用脉冲射频消融术切断交感神经链是一种更具侵入性的选择。如果无效，下一步可以考虑脊髓电刺激（Spinal cord stimulation，SCS）治疗，试验表明，即使在置入刺激器1年以后脊髓刺激可以减少口服吗啡用量和降低CRPS患者的整体疼痛评分。

关键点

- 诊断CRPS有严格的标准，称为布达佩斯标准（Budapest criteria 表19-1），但疾病的自然史因患者而异。
- CRPS可以通过药物治疗、物理治疗等保守措施或星状神经节阻滞（SGB）、脊髓刺激器置入等侵入性技术进行治疗。
- 星状神经节阻滞（SGB）是一种应用广泛的介入性疼痛手术。
- 星状神经节阻滞有多种适应证。
- 考虑到目标神经节周围的有众多重要的软组织结构，超声引导下阻滞应用越来越多，X线引导技术也很普遍，盲法技术现在很少应用。
- 尽管在直接超声引导下重要结构的可见度增加，但进行手术时但仍应采取预防措施，以便在紧急情况下为患者提供快速复苏。

原书参考文献

[1] Harden RN, Oaklander AL, Burton AW, Perez RS, Richardson K, Swan M, Barthel J, Costa B, Graciosa JR, Bruehl S. Complex regional pain syndrome: practical diagnostic and treatment

guidelines, 4th edition. Pain Med. 2013; 14(2): 180–229.

[2] Birklein F. Complex regional pain syndrome. J Neurol. 2005; 25(2): 131–8.

[3] Harden RN, Bruehl S, Stanton-Hicks M, Wilson PR. Proposed new diagnostic criteria for complex regional pain syndrome. Pain Med. 2007; 8(4): 326–31.

[4] Bruehl S, Harden RN, Galer BS, Saltz S, Backonja M, Stanton-Hicks M. Complex regional pain syndrome: are there distinct subtypes and sequential stages of the syndrome? Pain. 2002; 95(1–2): 119–24.

[5] Scholten PM, Harden RN. Assessing and treating patients with neuropathic pain. PM R. 2015; 7(11): S257–69.

[6] Mailis-Gagnon A, Lakha SF, Allen MD, Deshpande A, Harden RN. Characteristics of complex regional pain syndrome in patients referred to a tertiary pain clinic by community physicians, assessed by the Budapest clinical diagnostic criteria. Pain Med. 2014; 15(11): 1965–74.

[7] Terkelsen AJ, Bach FW, Jensen TS. Experimental forearm immobilization in humans induces cold and mechanical hyperalgesia. Anesthesiology. 2008; 109: 297–307.

[8] Severens JL, Oerlemans HM, Weegels AJ. Cost-effectiveness analysis of adjuvant physical or occupational therapy for patients with reflex sympathetic dystrophy. Arch Phys Med Rehabil. 1999; 80(9): 1038–43.

[9] Sherry DD, Wallace CA, Kelley C, Kidder M, Sapp L. Shortand long-term outcomes of children with complex regional pain syndrome type I treated with exercise therapy. Clin J Pain. 1999; 15(3): 218–23.

[10] Daly AE, Bialocerkowski AE. Does evidence support physiotherapy management of adult complex regional pain syndrome type one? A systematic review. Eur J Pain. 2009; 13: 339–53.

[11] Moseley LG. Graded motor imagery is effective for long-standing complex regional pain syndrome: a randomised controlled trial. Pain. 2004; 108(1–2): 192–8.

[12] Watson HK, Carlson LK. Treatment of reflex sympathetic dystrophy of the hand with an active "stress loading" program. J Hand Surg Am. 1987; 12A: 779–85.

[13] Phillips ME, Katz JA, Harden RN. The use of nerve blocks in conjunction with occupational therapy for complex regional pain syndrome type I. Am J Occup Ther. 2000; 54(5): 544–9.

[14] Ghai B, Dureja GP. Complex regional pain syndrome: a review. J Postgrad Med. 2004; 50(4): 300–7.

[15] Teasell R, Bombadier C. Employment related factors in chronic pain and chronic pain disability. Clin J Pain. 2001; 17: S39–45.

[16] Kingery WS. A critical review of controlled clinical trials for peripheral neuropathic pain and complex regional pain syndromes. Pain. 1997; 73(2): 123–39.

[17] Huygen FJ, Niehof S, Zijlstra FJ, van Hagen PM, van Daele PL. Successful treatment of CRPS 1 with anti-TNF. J Pain Symptom Manage. 2004; 27(2): 101–3.

[18] Pappagallo M, Rosenberg AD. Epidemiology, pathophysiology, and management of complex regional pain syndrome. Pain Pract. 2001; 1(1): 11–20.

[19] Mellick GA, Mellicy LB, Mellick LB. Gabapentin in the management of reflex sympathetic dystrophy. J Pain Symptom Manage. 1995; 10: 265–6.

[20] Harke H, Gretenkort P, Ladleif HU, Rahman S, Harke O. The response of neuropathic pain and pain in complex regional pain syndrome I to carbamazepine and sustained-release morphine in patients pretreated with spinal cord stimulation: a doubleblinded randomized study. Anesth Analg. 2001; 92: 488–95.

[21] Sindrup SH, Jensen TS. Pharmacologic treatment of pain in polyneuropathy. Neurology. 2000; 55: 915–20.

[22] Ebert B, Andersen S, Krogsgaard-Larsen P. Ketobemidone, methadone and pethidine are non-competitive N-methyl-D-aspartate (NMDA) antagonists in the rat cortex and spinal cord. Neurosci Lett. 1995; 187(3): 165–8.

[23] Harden RN, Bruehl S. The use of opioids in

treatment of chronic pain: an examination of the ongoing controversy. J Back Musculoskelet Rehabil. 1997; 9(2): 155–80.

[24] Schwartzman RJ, Alexander GM, Grothusen JR, Paylor T, Reichenberger E, Perreault M. Outpatient intravenous ketamine for the treatment of complex regional pain syndrome: a double-blind placebo controlled. Pain. 2009; 147(1–3): 107–15.

[25] Goebel A, Baranowski A, Maurer K, Ghai A, McCabe C, Ambler G. Intravenous immuno-globulin treatment of the complex regional pain syndrome: a randomized trial. Ann Intern Med. 2010; 152: 152–8.

[26] Elias M. Cervical sympathetic and stellate ganglion blocks. Pain Physician. 2000; 3: 294–304.

[27] Gofeld M, Shankar H. Peripheral and visceral sympathetic blocks. In: Benzon HT, Rathmell J, Wu C, et al., editors. Practical management of pain. 5th ed. Amsterdam: Elsevier; 2014. p. 755–9.

[28] Showalter W, Esekogwu V, Newton KI, Henderson SO. Vertebral artery dissection. Acad Emerg Med. 1997; 4(10): 991–5.

[29] McLean B. Safety and patient acceptability of stellate ganglion blockade as a treatment adjunct for combat-related post-traumatic stress disorder: a quality assurance initiative. Cureus. 2015; 7(9): e320.

[30] Lipov EG, Joshi JR, Sanders S. Effects of stellate-ganglion block on hot flushes and night awakenings in survivors of breast cancer: a pilot study. Lancet Oncol. 2008; 9: 523–32.

[31] Narouze S. Ultrasound-guided stellate ganglion block. Curr Pain Meadache Rep. 2014; 18(424): 1–5.

[32] Abdi S, Zhou Y, Patel N, Saini B, Nelson J. A new and easy technique to block the stellate ganglion. Pain Physician. 2004; 7: 327–31.

[33] Narouze S, Vydyanathan A, Patel N. Ultrasound-guided stellate ganglion block successfully prevented esophageal puncture.

Pain Physician. 2007; 10(6): 747–52.

[34] Feigl GC, Rosmarin W, Stelzl A, Weninger B, Likar R. Comparison of different injectate volumes for stellate ganglion block: an anatomic and radiologic study. Reg Anesth Pain Med. 2007; 32(3): 203–8.

[35] Ackerman WE, Zhang JM. Efficacy of stellate ganglion blockade for the management of type I complex regional pain syndrome. South Med J. 2006; 99(10): 1084–8.

[36] Wulf H, Maier C. Complications and side effects of stellate ganglion blockade. Results of a questionnaire survey. Anaesthesist. 1992; 41(3): 146–51.

[37] Chaturvedi A, Dash HH. Locked-in syndrome during stellate ganglion block. Indian J Anaesth. 2010; 54: 324–6.

[38] Higa K, Hirata K, Hirota K, Nitahara K. Retropharyngeal hematoma after stellate ganglion block: analysis of 27 patients reported in the literature. Anesthesiology. 2006; 105: 1238–45.

[39] Frisoni GB, Anzola GP. Vertebrobasilar ischemia after neck motion. Stroke. 1991; 22(11): 1452–60.

[40] Dukes RR, Alexander LA. Transient locked-in syndrome after vascular injection during stellate ganglion block. Reg Anesth. 1993; 18: 378–80.

[41] Tüz M, Erodlu F, Dodru H, Uygur K, Yavuz L. Transient locked-in syndrome resulting from stellate ganglion block in the treatment of patients with sudden hearing loss. Acta Anaesthesiol Scand. 2003; 47: 485–7.

[42] Djuric V. Pulsed radiofrequency treatment of complex regional pain syndrome: a case series. Pain Res Manag. 2014; 19(4): 186–90.

[43] Sanders RA, Moeschler SM, Gazelka HM, Lamer TJ, Wang Z, Qu W, Hoelzer BC. Patient outcomes and spinal cord stimulation: a retrospective case series evaluating patient satisfaction, pain scores, and opioid requirements. Pain Pract. 2016; 16: 899–904.

第二十节 椎旁阻滞和射频治疗后出现气胸

20.1 病例

患者：女性，48岁，因乳房切除术后疼痛综合征来到疼痛诊所寻求缓解胸壁疼痛方法。两年前行左乳房肿瘤切除术和辅助放疗，术后服用他莫昔芬。乳房肿瘤切除两年后，乳腺X线片再次发现微钙化，活检证实为导管原位癌。她接受了左侧简单保乳术，用肌皮瓣重建乳房。

患者术后经历了进行性加重的尾骨痛和左侧胸痛，手术医师采用氨酚羟考酮止痛治疗，但收效甚微。手术后几个月，患者因持续的进行性加重的胸壁灼痛，被转到疼痛门诊。患者有明显的胸壁触诱发痛，伴失眠和情绪不稳定，患者描述，最近一段时间，当她深吸气时胸部有一种强烈的紧绷感。病因不明的尾骨痛同时出现。在功能上，它同样严重受限且严重影响生活。患者报告说，她在前几周坐的时间较长但没有任何已知的创伤。

患者在疼痛门诊就诊期间先做了骶管糖皮质激素注射治疗，后来又做了奇神经节阻滞和左侧T5椎旁阻滞。尾骨疼痛改善，左侧椎旁阻滞使胸壁疼痛减轻大于75%，但仅限于乳头以下疼痛区域。临床医师给她开了普瑞巴林和曲马多，并鼓励她继续服用安非

他酮来进行抗抑郁治疗。为了治疗残留的胸壁疼痛，患者再次行胸3椎旁阻滞，阻滞成功，未见并发症。两次椎旁阻滞均在超声引导下进行，采用平面内进针法，超声探头与胸椎横突略倾斜。两次均注射局麻药和地塞米松的混合液，超声下显示显示椎旁扩散。

患者后来接受了左侧胸5肋间神经射频消融术。方法同前，在超声引导下，用一根20 G、5 cm长、针头长约5 mm的穿刺针进行穿刺，肋间神经定位及感觉/运动测试后，于42℃下进行2次脉冲射频消融共4分钟。患者对手术的耐受性良好。但转到恢复区时主诉深吸气时双侧胸痛。其血流动力学和氧饱和度相对稳定，直立胸片显示左心尖处5毫米处气胸（图20-1）。

患者术后2.5小时复查胸片，证实为持续性左侧心尖气胸，无明显变化。此时患者否认呼吸困难。尽管持续性胸痛，但自然吸气下的氧饱和度仍然高达90%。因此让患者出院回家，并建议如果症状加重就返回急诊科，第2天电话随访患者没有异常症状。

一个月后，患者回到了疼痛诊所。经过左侧胸5椎旁射频消融术后疼痛减轻，但仍然有定位于乳房上部，在胸3水平的疼痛。她接受了胸3脉冲射频消融术，尽管患者的血流动力学稳定，没有缺氧，但她再次出现胸痛和呼吸困难。胸片显示一个4毫

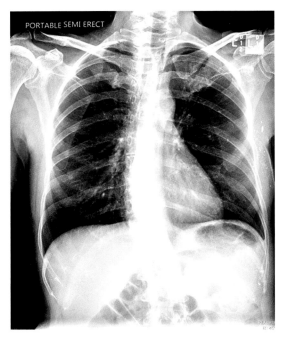

PORTABLE SEMI ERECT

图 20-1　前后位 X 线影像左心尖部 5 mm 气胸（个人资料）

米的心尖气胸，建议患者回家观察，如果症状加重，立刻返回医院。在随后的电话随访中，她没有任何症状。

　　在后来的随访中，患者报告射频消融术很成功，但仅能持续数周时间。之后她的疼痛愈发严重，无法控制，直到开始使用丁丙诺菲透皮贴剂和间歇性低剂量氯胺酮输液治疗后好转，通过这种持续的治疗，她的疼痛减轻了 90%，尾骨痛未复发。由于前两次治疗均发生了气胸，遂决定不再进行其他的椎旁手术。

20.2　病例讨论

20.2.1　慢性胸壁疼痛

1. 发病率

　　美国有 5000 万人患有慢性疼痛，其直

接和间接治疗消费估计为 800 亿到 1000 亿美元。当传统的镇痛治疗不成功时，介入疗法可以用来缓解疼痛。在美国，每年有超过 20 万的女性被诊断出患有乳腺癌，其中 41% 的人接受了手术作为治疗。目前，在美国就有 250 万乳腺癌的幸存妇女。接受手术治疗后的乳腺癌患者最痛苦的主诉是乳房切除术后持续的疼痛。据估计，乳房手术（乳房肿瘤切除或乳房切除）后的慢性疼痛发生率为 20%～30%。在一项研究中，进行了 1/3 的乳房切除术后患者有持续的胸壁、手臂、腋窝或乳房的疼痛，且与手术后的时间无关。慢性胸壁疼痛在胸外科手术后也很常见，开胸术后疼痛发生率为 30%～40%，腹股沟疝修补术、剖宫产术等手术后疼痛发生率为 10%。疼痛造成患者的身体功能和生活质量下降。

2. 术后胸壁疼痛的病理生理学

　　胸壁和胸膜壁层由起源于 T11-T12 胸神经前支的肋间神经支支配。手术创伤和神经损伤通过永久的神经突触改变来调节疼痛通路。这种神经可塑性改变通常是导致手术后慢性疼痛的原因。神经阻滞阻断了损伤部位神经与中枢神经系统之间的联系，神经损伤可通过中枢敏化、下行抑制减弱和胶质细胞活化等途径引起神经功能障碍和过度放电。再加上先前手术部位可能形成周围神经瘤，乳房切除后疼痛可能不仅仅是胸壁疼痛，还有情感体验上的无助和失落感。

3. 治疗

　　针对胸壁疼痛的介入治疗方法有：椎旁注射、神经瘤注射、肋间神经注射、胸硬膜外注射、背根神经节射频消融、肋间神经松解、脊髓电刺激、置入式泵鞘给药等。椎旁神经阻滞、神经毁损术和射频消融术将在下面进行详述。

椎旁阻滞

椎旁阻滞可以提供单侧感觉和运动阻滞，减轻术后急性疼痛，减少阿片类药物用量，并可减少乳房切除术后慢性胸壁疼痛发生。在一项对89例乳腺癌手术患者的荟萃分析中，发现在6个月的随访中，椎旁阻滞与传统镇痛相比，慢性疼痛症状出现率为后者的37%。在接受乳腺癌手术的女性中，1/5的人可以通过椎旁阻滞降低患慢性疼痛的风险。患者应用椎旁阻滞后，术后12个月的运动相关疼痛和静息痛均减少。

椎旁神经阻滞的并发症很少见：气胸发生率为0.5%，穿刺入血管发生率为3.8%，低血压发生率为4.6%。在一项对1000个椎旁神经阻滞的研究中，有2例病例癫痫发作，但没有气胸的报告。虽然椎旁阻滞可以预防慢性胸壁疼痛，但对慢性胸壁疼痛的治疗作用尚未明确。低容量诊断性注射为可以为行消融治疗提供诊断信息。一般认为，糖皮质激素的注射降低了背根神经节初级传入神经元及其胞体的兴奋性。前锯肌平面阻滞可减轻开胸术后的慢性疼痛。

神经毁损术

对癌症引起的顽固性胸壁疼痛进行神经毁损治疗，目的是破坏神经，阻断疼痛传导途径。化学神经毁损通常使用无水乙醇和苯酚。因为应用无水乙醇进行神经毁损时会产生严重的疼痛，所以患者在注射过程中需要镇静治疗。物理神经毁损技术包括冷冻治疗、热凝射频。去神经支配可能会产生中枢敏化。因此，神经毁损术是一种典型的姑息性手术。

苯酚神经毁损

晚期癌症患者至少有10%～15%的患者未得到充分的疼痛控制。用苯酚来进行神经毁损可改善疼痛，减少对阿片类药物的需求，提高生活质量。注射苯酚的理想浓度尚未明确，一般3%到13%不等。在一项研究中，42例严重的非恶性慢性疼痛患者用4%苯酚行神经毁损6个月后，83%的患者获得了良好的疼痛缓解（视觉模拟评分<3）。

然而，用苯酚行神经毁损是有风险的，可能产生破坏性的并发症。苯酚溶液经椎旁、椎间孔向硬膜外腔及脑脊液扩散会导致持续性截瘫。1例患者沿肋骨下缘行10%苯酚溶液注射，1小时后，患者出现双下肢无力及行走困难。尽管给予了甲泼尼龙静脉注射，并立即请神经外科医师会诊，患者仍然截瘫6个月。

有几种方法可以帮助减轻与苯酚引起的相关并发症，如果使用溶剂是甘油而不是水，毒性会降低。减少苯酚用量可以降低截瘫的风险，在远离脊髓的地方进行注射（比如在腋中线而不是椎旁）可以降低进入脑脊液的风险。当癌症转移到脊柱时，增加注射量会增加硬膜外腔的压力，从而导致脊髓受压病变。

射频消融术

由于脉冲射频消融术副作用较少，所以脉冲射频消融术较化学神经毁损更受欢迎。其作用机制是通过对A-δ纤维的重复脉冲刺激来抑制兴奋性C纤维，降低突触活性，并使神经组织发生微小的结构改变。

多个病例分析表明，脉冲射频治疗脊柱、腹股沟、肢体和面部疼痛是有效的。对49例慢性胸痛患者进行肋间神经或背根神经节脉冲射频消融术，与药物治疗相比，在3个月的随访中，53.8%接受背根神经节射频消融术治疗的患者疼痛减轻了50%或更多，而接受药物治疗的患者疼痛减轻了19.9%。只有6.7%的肋间神经脉冲射频组报告疼痛缓解大于50%的。以3例肋间神经痛、开胸后疼痛综合征和带状疱疹后神经痛患者为例，分别在超声引导下行脉冲射频治疗，参数为42℃、120秒。其视觉模拟疼痛评分从7分、6分和7分分别下降到2分、0分和1分，并在随访的6个月中保持这一趋势。

与持续热凝射频不同，尽管脉冲射频可能由于部分神经纤维破坏引起感觉或运动功能障碍，但脉冲射频不会损伤软组织。射频消融术的并发症包括气胸、血胸、穿刺进血管和鞘内注射。在上述49例行射频消融术的患者中，1/13（7.6%）的背根神经节组患者和1/15（6.7%）的肋间神经组患者出现气胸。胸椎的射频如果损伤T_9和L_2之间的小根动脉或Adamkiewicz动脉，就会影像脊髓的血供。

20.2.2 气胸

1. 气胸的病因

创伤性气胸发生于胸壁和胸膜被穿透，空气进入胸膜腔。根据一项对750万份出院病历的研究，特发性气胸的发生率从0.11%到2.68%不等。椎旁阻滞及射频术后气胸发生率约为0.5%。医源性气胸的发生率近年来有所增加，可能是因为更多的介入治疗的实施或是由于检测气胸的手段更加可靠。气胸可能成为疼痛门诊的急症，导致呼吸困难和心血管损伤。了解气胸症状和体征、诊断和治疗方案对患者和操作者都很重要。

2. 气胸的临床表现

气胸的症状和体征包括呼吸困难、呼吸急促、胸痛、胸膜炎、缺氧、呼吸音降低、叩诊鼓音、皮下气肿等。

心动过速和低血压可能意味着张力性气胸，这种情况需要立即干预。张力性气胸的两个征象是严重的呼吸窘迫和影像学上纵隔移位。有些气胸患者可能无症状，那些有慢性阻塞性肺疾病、原发性肺癌、老年人、胸腔积液、脓胸和长期糖皮质激

素使用的患者更容易在进行胸椎介入性操作时发生气胸。

3. 气胸的诊断方法

CT扫描是评估气胸的金标准。然而，由于辐射量大、成本高和需要对病情不稳定的患者实施转运，因此，很少首先选用CT来诊断，CT也很少用于门诊疼痛门诊。通常用胸部X线片来诊断，但超声检测最近开始流行起来。超声设备是疼痛科临床常用设备，研究表明超声在诊断真性气胸方面比仰卧胸透更敏感，同时超声与CT扫描一样敏感。在一项28例患者的研究中，超声诊断气胸的敏感性为0.87，特异性为0.99。为了检测气胸，一般患者取仰卧位，超声探头纵向放置于前胸壁上，以寻找胸膜线。在完整的肺中，胸膜线由脏层胸膜、壁层胸膜和胸膜间液构成。壁层胸膜在脏层胸膜膜上随呼吸进行滑动。在气胸患者中，胸膜线仅由壁层胸膜组成，并在胸膜间隙处可见空气聚集。因此，观察到完整的胸膜线，同时结合其他超声发现，可能有助于排除气胸。

20.2.3 气胸的治疗

治疗方法取决于临床评估和影像学检查。一旦确诊，可采取的处理措施有观察、抽气或放置胸引管。

1. 观察

对于无症状且胸廓体积压缩不到20%的患者，可以只观察，因为小气胸不太可能发展为呼吸衰竭或张力性气胸，它们往往会自行消退。高流速吸氧可加速气体吸收，效率是自然吸气时的4倍。患者可以在医院观察24小时或在家观察，如果症状加重，立即返回医院。在一项154例气胸患者的调查研究中，91例患者接受了门诊观察，其中82例患者在不需要任何治疗就出现自发性的气体吸收。患者诊断后12～24小时

再次行影像学检查很有必要。如果患者出现症状或影像学显示恶化，建议行胸腔穿刺抽吸或胸管引流术。

2. 抽吸

气胸的抽吸治疗可以将套管针插入胸膜空气中进行。这种治疗方法只适用于无基础肺疾病，症状轻微，气胸体积小于半胸体积20%的患者。压缩比例<20%的医源性气胸，抽吸成功率为87%。与放置胸引管相比，进行抽引术可降低气胸的住院率。吸入术后，当患者症状轻时，无论影像学是否改变都可以出院，如果症状加重，48小时内必须到医院就诊。

3. 放置胸引管

有严重症状或有大量气胸（大于20%半胸容量）的患者需要住院放置胸引管。对于需要机械通气的患者，放置胸引管是必要的，因为机械通气大大增加了张力性气胸的风险。放置胸引管是非手术治疗气胸的最有效方法。通常是插入腋下以防止对器官的损害，引流瓶上有一个单向阀确保空气不会再进入胸腔。通常情况下，引流瓶中不在看到气泡或X线证实肺复张之前，不可以拔出胸引管。如果持续漏气，可能需要手术治疗（表20-1）。

表20-1 医源性气胸的治疗

气胸的治疗	
气胸的特征	治疗
<20%，无症状	吸氧，观察，24小时复查X线片
<20%，有症状	留置胸引管（-20 cm H$_2$O）24小时
>20%	留置胸引管（-20 cm H$_2$O）24小时

拔出胸引管取决于压缩的大小、症状和24小时内的进展情况（引用自 Loiselle etal）。

结论

疼痛诊所的手术是有风险的，但使用一些技术可以降低并发症的发生率。与盲法穿刺相比较，X线或超声引导下阻滞有较低的并发症发生率。进行胸壁手术前必须根据患者的个人情况，平衡手术的获益及风险。患者在离开诊所前，至少要进行一些低风险低成本的监测措施，要有一个规范化的流程。在椎旁或肋间阻滞后气胸的发生率为5%～10%，所有接受胸壁手术的患者都应给予明确而具体的术后监护指导，一旦出现紧急状况要及时到医院就诊。

原书参考文献

[1] Weksler N, Klein M, Gurevitch B, et al. Phenol neurolysis for severe chronic nonmalignant pain: is the old also obsolete? Pain Med. 2007; 8(4): 332–7.

[2] Vila H, Liu J, Kavasmaneck D. Paravertebral block: new benefits from an old procedure. Curr Opin Anesthesiol. 2007; 20: 316–8.

[3] Belfer I, Schreiber KL, Shaffer JR, et al. Persistent postmastectomy pain in breast cancer survivors: analysis of clinical, demographic, and psychosocial factors. J Pain. 2013; 14: 1185–95.

[4] Peng Z, Li H, Qian X, et al. A retrospective study of chronic post-surgical pain following thoracic surgery: prevalence, risk factors, incidence of neuropathic component, and impact on quality of life. PLoS One. 2014; 92: e90014.

[5] Kehlet H, Jensen T, Woolf C. Persistent postsurgical pain: risk factors and prevention. Lancet. 2006; 367: 1618–25.

[6] Enck R. Postsurgical chronic pain. Am J Hosp Palliat Care. 2010; 27: 301–2.

[7] Gulati A, et al. A retrospective review and treatment paradigm of interventional therapies for patients suffering from intractable thoracic chest wall pain in the oncologic population. Pain Med. 2015; 16: 802–10.

[8] Andreae M, Andreae D. Local anesthetics and regional anesthesia in preventing chronic pain

after surgery. Cochrane Database Syst Rev. 2012; 10: CD007105.

[9]   Wardhan R. Update on paravertebral blocks. Curr Opin Anesthesiol. 2015; 28: 588–92.

[10] Sloan P. The evolving role of interventional pain management in oncology. J Support Oncol. 2004; 2(6): 491–500. 503

[11] Gollapalli L, Muppuri R. Paraplegia after intercostal neurolysis with phenol. J Pain Res. 2014; 7: 665–8.

[12] Kim B, No M, Han S, et al. Paraplegia following intercostal nerve neurolysis with alcohol and thoracic epidural injection in lung cancer patients. Korean J Pain. 2015; 28: 148–52.

[13] Cohen S, Sireci A, Wu C, et al. Pulse radiofrequency of the dorsal root ganglia is superior to pharmacotherapy or pulsed radiofrequency of the intercostal nerves in the treatment of chronic postsurgical thoracic pain. Pain Physician. 2006; 9: 227–36.

[14] Akkaya T, Ozkan D. Ultrasound-guided pulsed radiofrequency treatment of the intercostal nerve: three cases. J Anesth. 2013; 27: 968–9.

[15] Zanogoulidis P, Kioumis I, Pitsiou G, et al. Pneumothorax: from definition to diagnosis and treatment. J Thorac Dis. 2014; 6: S372–6.

[16] Loiselle A, Parish J, Wilkens J, et al. Managing iatrogenic pneumothorax and chest tubes. J Hosp Med. 2013; 8: 402–8.

[17] Park J, Young H, Su A, et al. Ultrasound-guided aspiration of the iatrogenic pneumothorax caused by paravertebral block—a case report. Korean J Pain. 2012; 25: 33–7.

[18] Chen L, Zhang Z. Quantitative imaging in medicine and surgery. Quant Imaging Med Surg. 2015; 5: 618–23.

第二十一节 腹腔神经丛阻滞后腹膜后血肿

21

21.1 病例

患者：男性，68岁，胰头癌病史，3周前行姑息性胃空肠吻合术和胆囊空肠吻合术，目前顽固性上中腹部疼痛放射至背部。既往有高血压病及吸烟史。患者曾尝试多种非甾体消炎镇痛药（NSAIDs）、抗惊厥药物加巴喷丁以及长效阿片类缓释药物，但均收效甚微。肿瘤科医师预期其寿命只有几个月。在与患者讨论了可能治疗手段的风险和益处后，患者决定行CT引导下腹腔神经丛毁损术来缓解腹部疼痛，以期能提高生活质量。术前，患者否认有活动性出血及使用抗凝药物，常规检查未见血小板减少或凝血功能异常，准备在禁食水8小时后行手术治疗。

患者取俯卧位，采用经皮穿刺腹主动脉后入路途径，操作区常规消毒铺巾，穿刺点距中线偏左6～7 cm处。用1%利多卡因行皮肤、皮下组织和肌肉局部麻醉，用一根长13厘米、20 G的穿刺针穿过麻醉区，指向腹主动脉后方。在CT的引导下，穿刺针略微向外指向T12-L1间隙，并小心移动，直到其尖端位于主动脉后间隙，直至针尖能触及到腹主动脉搏动。然后增加压力继续进针，直至穿破腹主动脉后壁，

然后取出针芯，立即用末端封闭的输液三通连接穿刺针，可以看到动脉血液回流针内，提示针尖已经进入腹主动脉内，三通的目的是防止出血。然后取下三通，用手堵住针尾，插入针芯，继续缓慢匀速进针，在针尾可以看到搏动的血柱，然后继续进针，到达腹主动脉前壁，加压突破前壁，可以感到明显的阻力变化，然后在CT下确认针尖位置。此时穿刺针感受不到动脉搏动，针尖在腹主动脉前方3毫米，可能就位于腹腔神经丛内。取出针芯，轻柔回抽然后注入造影剂，CT平扫显示主动脉前区及主动脉周围有造影剂扩散，在腹膜后间隙及血管内未见造影剂，针尖的位置令人满意。

在注射无水乙醇前先注射1%利多卡因10 mL进行局部麻醉，4分钟后，等麻药充分发挥作用，注入15 mL无水乙醇。然后用少量生理盐水冲洗针尖，插入针芯，拔出穿刺针。然后送患者到恢复区观察30分钟，注意血流动力学的变化包括低血压和心动过速等，患者出院前未见明显并发症。

12小时后，患者出现严重的左侧腹痛和背部疼痛，并被送到医院的急诊就诊。患者昏睡状态，脸色苍白，脉搏微弱。基础生命体征显示心动过速（HR 121次/分钟）和低血压（82/50 mmHg）。

血常规：血红蛋白为7.3 g/dL，红细胞压积为21.6%。急诊CT扫描显示肾后间隙有10 cm×12 cm×8 cm血肿，一直延伸到左肾后的筋膜层面。然后被送往重症监护病房，接受了保守治疗，用2 L生理盐水进行液体复苏，输了2个单位的红细胞。同时请普外科和介入放射科医师会诊是否能行手术治疗。在ICU内患者的血流动力学保持稳定，血压和血红蛋白水平正常，红细胞压积和神经系统检查结果稳定。24小时后复查增强CT，未见活动性出血及血肿增大，患者恢复良好。

21.2　病例讨论

该患者经历了经腹主动脉后入路腹腔神经丛毁损导致的迟发性腹膜后血肿。虽

然这是腹腔神经丛阻滞相对少见的并发症，但是随着血肿的不断进展，如果处理不当，会有生命危险。腹腔神经丛阻滞过程中潜在的出血区域，以及腹膜后血肿的表现、处理和治疗，将进一步讨论。

21.2.1　腹腔神经丛阻滞定位及技术

为了解腹腔神经丛阻滞引起出血的风险，掌握腹腔神经丛的解剖位置，以及到达腹腔神经丛的各种入路方法是很重要的。虽然这一节主要关注于神经阻滞应用于自主神经功能障碍时的神经解剖内容，但是在这里将着眼于可能受到这些操作影像的血管系统。行腹腔神经丛阻滞时，充分了解腹膜后解剖结构（图21-1）和穿刺路径有助于避免损伤重要的血管结构如腹腔干、腹腔动脉、肠系膜上动脉（SMA）、肋间动脉、Adamkiewicz动脉、脊髓滋养动脉、肾动脉等。

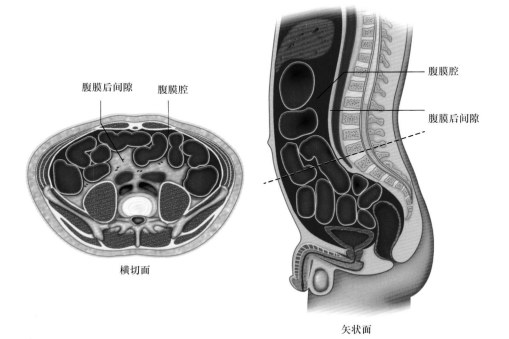

横切面　　　　　　　　　　　矢状面

图21-1　腹膜后间隙

腹腔神经丛位于腹膜后深处，在胃和大网膜的后面，横膈脚的前面，平对第一腰椎。它位于主动脉的前外侧面，腹腔干的起点向下几厘米，其大小、数量和位置上有相当大的变异性。有研究表明腹腔神经节存在于T12-L1的椎间隙到L2椎体中间，之前普遍认为最常见的位置是在T12或L1水平。由于腹腔神经丛相对于腹主动脉的位置比相对于脊柱更一致，使腹主动脉成为定位腹腔丛的更可靠的标志。右侧腹腔神经节在腹主动脉起点偏尾侧约0.6 cm，左侧腹腔神经节距腹主动脉起点偏尾侧0.9 cm。

由于不同患者之血管结构和神经丛位置的解剖差异很大，因此必须要做充分的术前准备。完整的影像学检查和体格检查是非常必要的，以此来确定手术时患者的体位、手术入路、穿刺针的类型、进针点和穿刺路径，以及神经毁损药注射的部位。采取这些步骤可以增加药物作用靶点的准确性，以提供最大的镇痛效果，并减少并发症的发生率和死亡率。

21.2.2　体位

根据手术方法和患者的整体情况，可以采用不同的体位。体位可以影响穿刺路径，是安全操作的关键。选择体位重要的是要确保患者舒适，尽量减少术中活动，防止因体位变动引起穿刺针误伤血管和脏器。常用的体位有俯卧位、侧卧位、斜卧位和仰卧位。

俯卧位是最常见的体位，方便从后路进针，髂嵴下放置枕头可以减少腰椎前凸。但是对于肥胖患者或不能维持安全气道的患者，不推荐使用此体位。如果不能耐受俯卧位，可以采用侧卧位或斜卧位。仰卧位是最舒适的，并且采用前路手术可以避免一些特殊的并发症。

21.2.3　腹膜后血肿

腹膜后血肿是一种大家了解较多但相对少见的疾病，发生率约为0.1%，但在抗凝治疗的患者中可能高达0.6%。随着由于介入手术的增多，并发症的发生也增多，其发病率正在增加。尽管在手术和影像学进展迅猛，但腹膜后血肿的检测和治疗仍然具有挑战性。由于症状缺乏特异性，常常造成诊断延迟，而且最初少量出血也很难识别。及时准确的诊断对提高患者生存率至关重要；即使患者没有死于快速失血，他们也可能死于腹腔间室综合征的并发症。

21.2.4　腹膜后血肿发生的危险因素

美国区域麻醉与疼痛医学学会（ASRA）与欧洲区域麻醉与疼痛治疗学会（ESRA）、美国疼痛医学学会（AAPM）、国际神经调控学会（INS）、北美神经调控学会（NANS）和世界疼痛研究所（WIP）在2015年提出了使用抗血小板和抗凝药物的患者行介入性治疗的指南，指南有助于医师了解何时应该停药和重新开始用药。然而，这应该只是作为一个指导，具体病例还要具体评估。新的抗凝和抗血小板药物总是层出不穷，但这些指南并不会随之更新。腹腔神经丛阻滞或毁损术被认为是一种中等风险的手术。如果患者年纪大，有出血倾向、使用抗凝血药或者是肝硬化或晚期肝肾疾病患者，则手术风险更高。一些患者自身因素可能增加出血并发症的风险，包括特发性血小板减少症/原发性血小板减少症（如血管性血友病）、静脉曲张和血管变异等。操作过程中的危险因素包括多次重复穿刺或"暴力进针"、穿刺针直径粗、针尖变钝等。

更重要的是要获取患者完整的病史和体格检查，以发现这些风险。虽然实验室检查不是常规的，但如果患者的病史或体格检查存在问题，如化疗史、擦伤、刷牙时牙龈出血、鼻出血等，则需要完善实验室检查来寻找原因。虽然影像学检查也不是常规要做的，但在介入治疗之前，能进行影像学检查的还是要进行检查。如果患者的病史和体格检查结果显示为出血高风险，则有必要同时进行影像学和实验室检查。

21.2.5　腹膜后血肿的诊断

腹膜后出血不止的患者很少有明显的皮肤表现，如格雷·特纳征或卡伦征。相反，当患者有轻微的出血时，会有低血压和轻度心动过速的表现。更让人难以区分的是低血压是腹腔神经丛阻滞的常见副作用。由于腹腔神经丛阻滞导致交感神经张力降低和腹部血管扩张，可引起直立性低血压，38%的患者出现会有这种表现。它通常是一过性的（持续1～3天），可以通过静脉补液来治疗，但如果是因为血肿导致的低血压，我们想当然的认为是手术的副反应，这会延误诊断，造成患者更大的出血和更高的死亡率。需要指出的是，服用β-受体阻滞剂的患者可能不会出现心动过速反应，表现为血压降低而心率不变。

腹膜后血肿的其他症状和体征包括腹痛、腹胀、瘀青、严重背痛、胁肋痛、下腹痛、腹股沟不适、股神经病变。股神经病变通常是冠状动脉造影时经股动脉穿刺出血所致。

然而，也有极个别文献报道腹膜后血肿可导致股神经病变。从理论上讲，由任何原因导致的出血进入腹膜后空间可形成腹膜后血肿，如瘤内出血、后腹膜器官破裂或动脉瘤。形成腹膜后血肿最常见的原因还是出凝血障碍和抗凝血治疗。腹膜后血肿引起的股神经病变可伴有严重的腹股沟和髋部疼痛，

放射至大腿前区和腰部，随后可导致大腿前内侧感觉异常（表21-1）。

表21-1　腹膜后血肿的症状及体征

腹膜后血肿		
临床表现	血肿的CT表现	活动性出血的CT表现
低血压	异常密度软组织，压迫邻近正常结构	造影剂外渗，血肿部位有一个高亮池，与周围血管同步衰减
心动过速		
腹痛		
腹胀		
瘀青		
严重背痛		
腰痛		
下腹疼痛		
腹股沟不适		
股神经病变		

影像学检查在腹膜后血肿的诊断中起着重要的作用，可以提供有肿物类型、位置和范围的有用信息。超声检查是一种快速检测血肿的方法，可以使患者不暴露在辐射下，但在确定病因等方面存在不足。除此之外，超声成像还经常被患者体位潜在的肠道气体干扰，也与操作者的经验密切相关。血流动力学稳定，超声检查阴性，但是高度怀疑腹膜后血肿的患者应该进行CT扫描。

CT可以无创、快速、灵敏地诊断腹膜后血肿。肾动脉、腹腔干或肠系膜上动脉出血均可引起腹膜后血肿。普通CT平扫时，血肿表现为异常密度的软组织影，压迫邻近正常结构。增强CT可以看到活动性出血，表现为造影剂外渗，血肿部位有一个高亮池，其衰减与周围血管同步。如果增强CT显示活动性出血，则患者需要紧急处理。事实上，介入放射科医师在行增强CT检查的时候已经准备好了对破损动脉进行栓塞治疗。

21.2.6　腹膜后血肿的处理

治疗腹膜后血肿目前尚未达成共识，也没有具体的指南详细说明何时使用血管内或开放手术干预来止血。这取决于患者一般情况，如果患者血流动力学稳定，无活动性出血，建议采取保守治疗，密切监护，液体复苏，输血，补充凝血因子等。帕内塔等人认为如果患者在24小时内输血4个及4个以上单位或48 h内输血6个或6个以上单位时血流动力学仍不稳定，则需要进行进一步干预或行血管内治疗。

作为开放手术治疗腹膜后血肿的替代方法，血管栓塞术正变得越来越普遍，只要发现有动脉外渗，就应该进行栓塞术。一项纳入25例腹膜外血肿病例的回顾性分析显示，经导管栓塞术是治疗腹膜外血肿安全有效的方法。几个小的病例也显示了血管内栓塞可以成功止血。张力带、明胶和聚乙烯醇均可被用于栓塞，也有一些文献指出在出血动脉的近端行张力带压迫，不足以止住活动性出血。应同时在出血部位近端和远端放置栓塞剂，以防止再次出血。虽然栓塞的成功率很高，但腹膜外血肿的预后相对较差，患者在行血管造影时死亡率较高，这往往是由其他并发症所致。

虽然没有指南详细说明什么时候可以尝试开放手术来阻止活动性出血，但保守治疗无效或介入血管内栓塞不成功的患者，通常需要开腹探查。过去，由于血肿内出血血管难以识别或结扎，临床医师不愿手术。因此，现在手术通常在CT辅助下完成。如果患者因巨大的腹膜后血肿而出现腹腔间室综合征，需要立即行开腹减压。虽然手术在腹膜后血肿的治疗中占有一定的地位，但去除血肿后由于损伤血管失去了血肿的压迫，会造成更大的出血风险。

关键点

- 腹膜后血肿是腹腔神经丛阻滞的一种罕见并发症，若不及早诊断，可能会造成严重的后果。
- 如果患者在腹腔神经丛阻滞后出现直立性低血压，必须先排除出血的可能性然后再考虑治疗造成的交感神经抑制作用。
- 患者也可能出现背部、腹部、胁肋部或腹股沟疼痛，但皮肤瘀青不太可能出现。
- 怀疑有腹膜后血肿的患者应到医院进行一系列的血细胞比容监测，病情较重可行液体复苏和输血，一般都需要进行CT扫描。
- 在行介入影像检查时，应尽快进请外科会诊。
- 大多数腹膜后血肿患者可以保守治疗，但偶尔需要血管内或手术干预治疗。

原书参考文献

［1］ Kambadakone A, Thabet A, Gervais DA, Mueller PR, Arellano RS. CT-guided celiac plexus neurolysis: a review of anatomy, indications, technique, and tips for successful treatment. Radiographics. 2011; 31: 1599–621.

［2］ Loukas M, Klaassen Z, Merbs W, Tubbs RS, Gielecki J, Zurada A. A review of the thoracic splanchnic nerves and celiac ganglia. Clin Anat. 2010; 23: 512–22.

［3］ Mercadante S, Nicosia F. Celiac plexus block: a reappraisal. Reg Anesth Pain Med. 1998; 23: 37–48.

［4］ Erdine S. Celiac ganglion block. Agri. 2005; 17: 14–22.

［5］ Rathmell JP, Gallant JM, Brown DL. Computed tomography and the anatomy of celiac plexus block. Reg Anesth Pain Med. 2000; 25: 411–6.

［6］ Zhang XM, Zhao QH, Zeng NL, et al. The

celiac ganglia: anatomic study using MRI in cadavers. AJR Am J Roentgenol. 2006; 186: 1520–3.

[7] De Cicco M, Matovic M, Balestreri L, Fracasso A, Morassut S, Testa V. Single-needle celiac plexus block: is needle tip position critical in patients with no regional anatomic distortions? Anesthesiology. 1997; 87: 1301–8.

[8] Penman ID. Coeliac plexus neurolysis. Best Pract Res Clin Gastroenterol. 2009; 23: 761–6.

[9] Titton RL, Lucey BC, Gervais DA, Boland GW, Mueller PR. Celiac plexus block: a palliative tool underused by radiologists. AJR Am J Roentgenol. 2002; 179: 633–6.

[10] Wang PJ, Shang MY, Qian Z, Shao CW, Wang JH, Zhao XH. CT-guided percutaneous neurolytic celiac plexus block technique. Abdom Imaging. 2006; 31: 710–8.

[11] Estivill Palleja X, Domingo P, Fontcuberta J, Felez J. Spontaneous retroperitoneal hemorrhage during oral anticoagulant therapy. Arch Intern Med. 1985; 145: 1531, 4.

[12] Chan YC, Morales JP, Reidy JF, Taylor PR. Management of spontaneous and iatrogenic retroperitoneal haemorrhage: conservative management, endovascular intervention or open surgery? Int J Clin Pract. 2008; 62: 1604–13.

[13] Lim WC, Leblanc JK. Retroperitoneal bleeding after EUS-guided FNA of a pancreatic mass. Gastrointest Endosc. 2006; 63: 499–500.

[14] Wang F, Wang F. The diagnosis and treatment of traumatic retroperitoneal hematoma. Pak J Med Sci. 2013; 29: 573–6.

[15] Iribarne A, Easterwood R, Yang J, Dayal R, Argenziano M. Retroperitoneal hematoma with abdominal compartment syndrome during minimally invasive mitral valve replacement. Ann Thorac Surg. 2010; 89: e17–8.

[16] Narouze S, Benzon HT, Provenzano DA, et al. Interventional spine and pain procedures in patients on antiplatelet and anticoagulant medications: guidelines from the American Society of Regional Anesthesia and Pain Medicine, the European Society of Regional Anaesthesia and Pain Therapy, the American Academy of Pain Medicine, The International Neuromodulation Society, the North American Neuromodulation Society, and the World Institute of Pain. Reg Anesth Pain Med. 2015; 40: 182–212.

[17] Eisenberg E, Carr DB, Chalmers TC. Neurolytic celiac plexus block for treatment of cancer pain: a meta-analysis. Anesth Analg. 1995; 80: 290–5.

[18] Akinci D, Akhan O. Celiac ganglia block. Eur J Radiol. 2005; 55: 355–61.

[19] Fugere F, Lewis G. Coeliac plexus block for chronic pain syndromes. Can J Anaesth. 1993; 40: 954–63.

[20] Haaga JR, Kori SH, Eastwood DW, Borkowski GP. Improved technique for CT-guided celiac ganglia block. AJR Am J Roentgenol. 1984; 142: 1201–4.

[21] Murai Y, Adachi K, Yoshida Y, Takei M, Teramoto A. Retroperitoneal hematoma as a serious complication of endovascular aneurysmal coiling. J Korean Neurosurg Soc. 2010; 48: 88–90.

[22] Farouque HM, Tremmel JA, Raissi Shabari F, et al. Risk factors for the development of retroperitoneal hematoma after percutaneous coronary intervention in the era of glycoprotein II b/ III a inhibitors and vascular closure devices. J Am Coll Cardiol. 2005; 45: 363–8.

[23] Parmer SS, Carpenter JP, Fairman RM, Velazquez OC, Mitchell ME. Femoral neuropathy following retroperitoneal hemorrhage: case series and review of the literature. Ann Vasc Surg. 2006; 20: 536–40.

[24] Daliakopoulos SI, Bairaktaris A, Papadimitriou D, Pappas P. Gigantic retroperitoneal hematoma as a complication of anticoagulation therapy with heparin in therapeutic doses: a case report. J Med Case Rep. 2008; 2: 162.

[25] Aune S, Trippestad A. Chronic contained rupture of an abdominal aortic aneurysm complicated by infection and femoral neuropathy. Case report. Eur J Surg. 1995; 161: 613–4.

[26] Silverstein A. Neuropathy in hemophilia. JAMA. 1964;190:554–5.

[27] Merrick HW, Zeiss J, Woldenberg LS.

Percutaneous decompression for femoral neuropathy secondary to heparin-induced retroperitoneal hematoma: case report and review of the literature. Am Surg. 1991; 57: 706–11.

[28] Accola KD, Feliciano DV, Mattox KL, Burch JM, Beall AC Jr, Jordan GL Jr. Management of injuries to the superior mesenteric artery. J Trauma. 1986; 26: 313–9.

[29] Mattox KL, Burch JM, Richardson R, Martin RR. Retroperitoneal vascular injury. Surg Clin North Am. 1990; 70: 635–53.

[30] Lindner A, Zierz S. Images in clinical medicine. Retroperitoneal hemorrhage. N Engl J Med. 2001; 344: 348.

[31] Scialpi M, Scaglione M, Angelelli G, et al. Emergencies in the retroperitoneum: assessment of spread of disease by helical CT. Eur J Radiol. 2004; 50: 74–83.

[32] Murakami AM, Anderson SW, Soto JA, Kertesz JL, Ozonoff A, Rhea JT. Active extravasation of the abdomen and pelvis in trauma using 64MDCT. Emerg Radiol. 2009; 16: 375–82.

[33] Sclafani SJ, Florence LO, Phillips TF, et al. Lumbar arterial injury: radiologic diagnosis and management. Radiology. 1987; 165: 709–14.

[34] Panetta T, Sclafani SJ, Goldstein AS, Phillips TF, Shaftan GW. Percutaneous transcatheter embolization for massive bleeding from pelvic fractures. J Trauma. 1985; 25: 1021–9.

[35] Farrelly C, Fidelman N, Durack JC, Hagiwara E, Kerlan RK Jr. Transcatheter arterial embolization of spontaneous life-threatening extraperitoneal hemorrhage. J Vasc Interv Radiol. 2011; 22: 1396–402.

[36] Isokangas JM, Perala JM. Endovascular embolization of spontaneous retroperitoneal hemorrhage secondary to anticoagulant treatment. Cardiovasc Intervent Radiol. 2004; 27: 607–11.

[37] Sharafuddin MJ, Andresen KJ, Sun S, Lang E, Stecker MS, Wibbenmeyer LA. Spontaneous extraperitoneal hemorrhage with hemodynamic collapse in patients undergoing anticoagulation: management with selective arterial embolization. J Vasc Interv Radiol. 2001; 12: 1231–4.

[38] Pathi R, Voyvodic F, Thompson WR. Spontaneous extraperitoneal haemorrhage: computed tomography diagnosis and treatment by selective arterial embolization. Australas Radiol. 2004; 48: 123–8.

[39] Milutinovich J, Follette WC, Scribner BH. Spontaneous retroperitoneal bleeding in patients on chronic hemodialysis. Ann Intern Med. 1977; 86: 189–92.

[40] Pode D, Caine M. Spontaneous retroperitoneal hemorrhage. J Urol. 1992; 147: 311–8.

[41] Dabney A, Bastani B. Enoxaparin-associated severe retroperitoneal bleeding and abdominal compartment syndrome: a report of two cases. Intensive Care Med. 2001; 27: 1954–7.

[42] Howdieshell TR, Proctor CD, Sternberg E, Cue JI, Mondy JS, Hawkins ML. Temporary abdominal closure followed by definitive abdominal wall reconstruction of the open abdomen. Am J Surg. 2004; 188: 301-6.

22 第二十二节 腹腔神经丛毁损后自主神经功能障碍

22.1 病例

患者：49岁，男性，因腹痛来就诊，既往有慢性胰腺炎病史，有酗酒史（戒酒2年）。拟行双侧内脏神经阻滞来诊断性治疗。如果疼痛缓解大于50%，则下一步拟行射频消融治疗。从初诊到接受第一次治疗的几周时间内，他的体重下降了5 kg。他解释说因为恶心和疼痛都会让他难以下咽食物。除此之外，患者的疼痛程度和用药没有明显变化。术前8小时禁食水。

整个操作过程顺利，患者取俯卧位。针的位置在T12椎体的底部，针尖在椎体前缘前3 mm处。回抽无血及脑脊液，注射造影剂显示针尖位置与内脏神经预期位置一致。用到的药物有：6 mL的1%利多卡因对两侧的皮肤和软组织进行局部麻醉，配制阻滞用药20 mL（每侧10 mL），包括17 mL 0.2%罗哌卡因，0.1 mg可乐定和8 mg地塞米松。术中镇静用1.5 mg咪达唑仑0.15 mg芬太尼，并静脉输入1 L生理盐水补液。注射阻滞药物时，反复回抽无血，术中血压稳定在115/75 mmHg，脉搏90 bpm，无金属味或耳鸣。术后疼痛评分从7分减轻到1分。

手术结束后，患者平躺在治疗床上20分钟，其间进食少量果汁和饼干。术后与术前的血压波动在5 mmHg以内。在护理人员在场的情况下，他先坐起，然后站立行走，并表示自己感觉"很好"，然后步行50米走到诊所前台，站在前台时，他说他开始感到脸红和头晕，说完话就失去了知觉，大概3秒钟，诊所的工作人员来到他的身边，抓紧了他。醒来之后他说他感觉"恢复正常了"，没有任何不适。然后被安置在轮椅上回手术室，此刻生命体征是血压85/60 mmHg和心率105次/分钟。然后重新建立了静脉通道，又给予1 L的生理盐水，在恢复区观察了45分钟，生命体征恢复正常：收缩压维持在105 mmHg以上，心率为每分钟91次。出院前告知患者可能会出现大小便失禁或运动功能障碍等症状，出现腹泻也很正常，要多喝水。第2天进行电话随访，患者表示并没有出现头晕或脸红的症状，但确实出现了腹泻，这对他来说很不寻常——他和他的妻子吃了同样的食物，他没有呕吐也没有发热或发冷，但他的妻子没有腹泻。

患者在内脏神经阻滞的情况下经历了短暂的直立性低血压，与他最近体重减轻，禁食水8小时和静脉快速镇静也有关系。腹腔丛阻滞后短暂性低血压发生率为38%，短暂性腹泻发生率为44%。这两种并发症和不良反应在文献中都有详细的描述，并将在下面进一步讨论。

22.2　病例讨论

22.2.1　解剖

　　腹腔神经丛阻滞为何会发生交感神经抑制作用还要从腹腔神经丛的解剖说起。

腹腔神经丛由椎前神经节组成，是自主神经系统的一部分（图22-1）。从结构上看，腹腔神经丛实际上是一个由1个到5个神经节组成的集合，每个约2 cm×2 cm，在T11、T12或L1水平紧靠主动脉前方。以腹主动脉起始点为标志，右侧腹腔神经丛在其下6 mm左右，左侧在其下9 mm左右。关于性别差异的数据非常有限，儿童中的变异也很少。

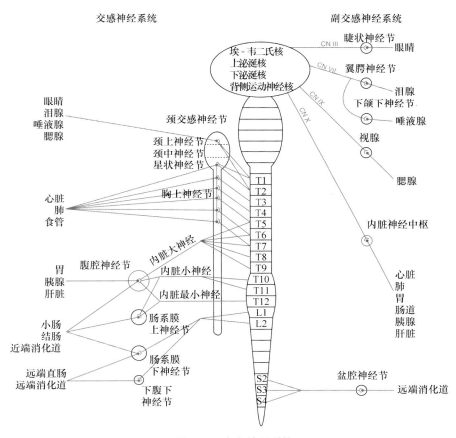

图22-1　自主神经系统

　　腹腔神经丛接受来自迷走神经的副交感神经纤维、三支内脏神经的交感纤维，以及来自迷走神经和内脏神经的内脏感觉纤维传入。三支内脏神经中第一支是内脏大神经，接收来自T5～T10水平的交感链的输入，也包括部分T4或T11纤维。第二支是内脏小神经，它接收来自T10-T11的输入，但也可能涉及T8和T9。第三支是内脏最小神经，它接收来自T12的输入，但也可能涉及T10和T11。内脏最小神经偶尔缺如，它的神经纤维可能与其他内脏神经相融合。通常情况下三支神经在一个间隙通过横膈膜，这里是理想的内脏神经阻滞位置。然而，在极少数情况下，这三条神经可以通过三个不同的裂孔。内脏感觉，包括痛觉通过腹腔神经节传入迷走神经并传入脊髓。传统上认为痛觉信号通过内脏神经传入脊髓继续上行，一些证据表明迷走神经在内脏感觉传入也可能发挥作用。

腹腔神经丛支配哪些具体器官是一个有争议的问题，一般认为腹腔神经丛通过交感神经、副交感神经和内脏感觉神经与胃、肝、胆囊、胆管、胰腺、小肠、升结肠、食管远端，肾脏和肾上腺产生联系。因此，腹腔神经丛是阻滞上腹部内脏感觉传入的一个良好的靶点，但是在这个位置进行阻滞往往会影响自主神经功能和内脏感觉。

22.2.2 技术

腹腔神经丛阻滞有好几种不同的方法，人们常常对每种技术的原理、风险及获益感到困惑。在进行经皮穿刺的基础上，手术的目的很简单，就是让针头位于腹腔神经丛或内脏神经附近的位置或平面上。在某些情况下，需要开腹时可以与外科医师一起进行，可以在直视下进行神经阻滞操作，而到达这些神经的位置可以有不同的进针路径。

1. 后路经膈脚入路

目前最常用的穿刺路径是后路。第一中后入路常被称为膈肌脚后腹腔神经丛阻滞，与内脏神经阻滞的注射扩散相似。用内脏神经阻滞这个名称指明了这些神经是在通往腹腔神经丛的路上被阻滞的。正如它的名字所描述，阻滞要求针尖靠近 T_{12} 或 L_1 椎体的前缘和横膈膜后缘。它的作用目标时内脏大神经、内脏小神经和内脏最小神经因为它们彼此之间很靠近。这项技术

可以避免穿刺主动脉，但需要在椎体两侧各穿一针来保证双侧阻滞。这里也是进行射频热凝的靶点，一般不进行化学毁损，因为这些化学物质有可能损伤神经根。

2. 后路经皮穿刺膈前入路

顾外思义，"膈前入路"指的是针尖位置在膈肌脚的前面。针尖的位置一般在椎体前缘前 10 mm 处。目的是可以使药物扩散到腹腔神经丛而不扩散到主动脉，针尖可以位于主动脉的后方或外侧。侧入路法是将针头置于主动脉的侧面并与之相邻，也被称为经腹入路，当采用这种方法时，通过血液回流或注射造影剂可以显示主动脉，若针在主动脉内，则可以采用经主动脉入路方法。

3. 后路经腹主动脉入路

经主动脉入路是将针置于 T_{12} 或 L_1 椎体水平，穿刺针穿过主动脉并位于主动脉的前部。从左侧一针便可到达腹腔神经丛，更适合于毁损治疗。这种方法需要操作者根据动脉搏动来确定进针情况。操作者在感受针尖搏动的同时，可以在针尾连接三通并连接以 cmH_2O 为单位的血压计，可以看到从主动脉内血压搏动情况后，至少还需要进针 2~4 mm，以确保针尖不在内膜、中膜、外膜或两者之间的任何地方，必须小心穿过主动脉壁，以避免注射时发生主动脉夹层。注射时使用造影剂和压力监测有助于减少这种并发症。

尽管看似危险，但穿刺主动脉实际上是相对安全的，总的来说，腹腔神经丛阻滞的主要并发症发生率不到1%的。尽管如此，主动脉夹层动脉瘤仍然不可忽视，有报道称经主动脉穿刺会引起主动脉夹层动脉瘤。卡普兰等人报道了一例致死性病例：穿刺针针尖位于肠系膜上动脉（SMA）和腹主动脉之间的动脉前内膜，行化学毁损治疗时造成动脉内膜剥离和血管血栓形成，

导致肠和肝梗死。此外，还有人报道了穿刺针进入动脉粥样硬化形成斑块内阻力减小，误以为突破主动脉壁，也导致了主动脉夹层动脉瘤的出现。经主动脉入路在接受抗凝药物治疗或抗凝药物治疗后继发凝血障碍或肝功能异常的患者中是禁忌的，这会增加腹膜后出血的风险，这种并发症在前一节已经讨论过。

4. 后路经椎间盘入路

在X线或CT引导下，将穿刺针直接穿过T12-L1或L1-L2椎间盘。穿刺点位于中线旁5～7 cm，穿刺针在腹腔干水平指向腹主动脉旁区域。理论上讲，穿过椎间盘的方法可以最大限度地减少对动脉和脊髓的损伤，并且可以避免对肝、肾和胰腺的潜在损伤。当进针通道被横突或肋骨堵塞时，也可用经主动脉入路的办法。这种方法虽然最大限度降低了血管或器官损伤的可能性，但它并不是常规方法。因为这种方法增加了椎间盘损伤的风险，可导致椎间盘炎、椎间盘膨出、硬膜损伤或脊髓损伤，对于胸腰椎退行性病变患者，应避免采用这种方法。

5. 经皮前入路穿刺

可以通过CT、MRI或超声引导从腹部前入路到达腹腔神经丛。对于那些因为疼痛或结回肠造口术而不能俯卧的患者，这种方法会更舒适。在前路手术中，患者仰卧，穿刺针从剑突左侧1.5 cm及下方1.5 cm的地方进针。穿刺针深入到腹主动脉和横膈脚的前方，位于腹腔干根部和肠系膜上动脉之间，常常穿过胃、肝或胰腺，然后到达腹腔神经丛。虽然前路手术将肾脏和脊髓损伤的风险降至最低，但仍应采取措施预防其他并发症。重要的是要避开血管、扩张的胆管和门静脉，反复穿刺肝包膜增加了出血风险。必须避开胰腺颈部的血管结构，以防止不必要的出血。此外，也有关于胃穿孔、胰瘘、肝血肿、腹膜后血肿、截瘫、肝脓肿的报道。这种穿刺方法也有感染的风险，用小型号的穿刺针会安全一些。

6. 超声内镜引导穿刺

超声内镜引导的方法可以由内镜医师进行操作，通常患者的耐受性较好。在对22例患者经超声内镜（EUS）和CT引导下腹腔神经丛阻滞的前瞻性随机对照试验中，试验者得出结论，超声内镜引导下阻滞比CT引导下阻滞更能持续缓解疼痛。与CT相比，超声引导没有辐射且成本较低。难点在于深层次结构的可视化问题，因为肠道空气会阻碍超声成像。胃穿孔和感染是最常见的并发症。该方法可使患者更加舒适，并可与常规内镜结合使用。

7. 技术总结

根据不同的穿刺路径，穿刺针可以通过神经根（后入路）和肾后入路，或通过主动脉（后入路），或通过椎间盘（透盘），或通过胃肠道（内镜和前入路）。可能受到影响的腹腔神经丛周围结构包括其他自主神经丛，如胸上神经丛、上腹下神经丛和胃下神经丛，以及滋养脊髓的Adamkiewicz动脉。阻滞这些结构可引起其他自主神经症状，如低血压、性功能障碍以及大小便功能障碍等。

比较不同入路下进行腹腔神经丛阻滞发生自主神经相关的副作用的报道比较少。这种差别也因药物的用量和剂量以及药物本身的差异而有所不同。

除了局麻药外，还可以加用一些辅助用药如可乐定来延长镇痛时间，尽管这属于超说明书范围用药。心动过缓和低血压的症状可因可乐定而加重。没有足够的数据来比较不同形式的神经毁损之间的差异，如用无水乙醇或苯酚或热凝射频。有一些有限的数据比较两种后入路方法，低血压常见于经膈脚阻滞，腹泻多见于膈前入路。

腹腔神经丛阻滞可反复进行，血压和腹泻仍是最常见的并发症。

22.2.3 副作用

腹腔神经丛神经阻滞后的自主神经副作用见表22-1，其中最常见的两种副作用是短暂低血压和腹泻。低血压的确切发病率尚不清楚：一些研究报告发生率为1%～3%，另有研究显示发生率高达30%～38%。这是一个众所周知的副作用，在20世纪40年代，外科手术切除内脏大、小、最小神经是治疗高血压的一种方法。腹腔神经丛阻滞后，自主神经症状通常在1～3天内消退。发生的危险因素包括高龄、动脉硬化和低血容量。值得一提的是，许多病人在手术过程中接受了镇静治疗，并被要求在手术前几小时内禁食水，所以很多患者在术前都有一定程度的低血容量表现。此外，接受这种手术的患者往往营养不良，对操作的耐受性较差。

表22-1　内脏神经与腹腔神经丛阻滞后的自主神经反应

常见的副反应
短暂性低血压（1～3天）
短暂腹泻（1～3天）
不常见的副反应
慢性腹泻
胃轻瘫
胃酸分泌增加
肠功能障碍（最常见于脊柱动脉卒中）
膀胱功能障碍（最常见的是脊柱动脉卒中）
性功能障碍（最常见的是脊柱动脉卒中）
在动物实验中观察到的副反应
体温失调（不耐热）
葡萄糖的吸收改变
胰多肽释放

发生低血压的机制主要有两种。首先是内脏血管收缩的抑制，通过使血液聚集于内脏血管中来降低血压。内脏血管收缩是由交感神经中去甲肾上腺素介导的内脏运动。副交感神经兴奋引起面部皮肤和黏膜血管扩张，对内脏血管系统无影响。因此，阻断腹腔神经节的内脏自主神经系统可以抑制血管收缩。支持这一学说是内脏神经阻断后，内脏神经支配效应器去甲肾上腺素的浓度降低。在大鼠的组织学研究中，大部分肠系膜动脉和静脉上的交感神经在腹腔神经丛切断术后2周消失。第二种可能的机制是注射的药液向头端扩散，阻滞了心脏交感神经。在一项研究中，注射丁哌卡因或无水乙醇之前注射造影剂，7例中有6例向头端扩散至T8～T10水平，1例扩散至T4水平。这些患者都没有低血压。

考虑到患者术前的低血容量状态及术中镇静，治疗和预防低血压主要还是通过静脉补液。根据美国麻醉学会的术前禁食指南，该指南允许患者在使用麻醉剂或镇静剂前2小时外饮用清水。患者可能无法正确理解（例如，咖啡中的奶油），从而导致手术取消。对于那些能够遵医嘱的患者，通过适当的宣教，可以在术前适当饮水以降低术后低血压的风险。其他预防措施包括在手术后卧床休息12小时，或让患者住院监测血压，直到血压正常为止（通常需要过夜）。

第二个常见的副反应是短暂性腹泻。发生率为44%～60%，一般持续1～3天。一种可能的机制是在阻滞后副交感神经活动未受影响，因此增加了肠蠕动。值得一提的是在腹腔神经丛阻滞后，患者可以减少阿片类药物的用量，阿片类药物戒断效应可能导致一段时间的暂时性腹泻，但是这与阿片类药物减量的时间有关。

据报道，只有不到1%的患者会出现慢

性腹泻，病例报告中记录了长达18个月、4年期，甚至直至死亡的慢性腹泻。一些病人自行康复，而另一些则从未康复。因为缺乏足够的病例，导致慢性腹泻的危险因素尚未确定。腹泻的治疗包括奥曲肽，推荐剂量为每天50～200 μg。其他研究建议使用洛哌丁胺、肠激动剂、可乐定、高纤维饮食和考来烯胺。

腹腔神经丛阻滞后胃轻瘫的发生率不到1%。腹腔神经丛阻滞也可用于胃轻瘫相关性疼痛，但对缓解恶心呕吐没有帮助。胃交感神经支配能抑制胃酸分泌，有一个病例报告指出，腹腔神经丛阻滞后，出现了恶心、呕吐、胃分泌物增多和胃排空延迟症状。腹腔丛阻滞后性胃轻瘫的治疗推荐使用西沙必利10 mg，每天4次，但是西沙必利由于药物导致QT延长和心律失常，在2000年已在许多国家包括美国被停用。

在动物实验中观察到一些现象但未在人类文献综述中所描述。大鼠内脏神经阻滞后出现不耐受热，这可能是由于内脏血管收缩抑制所致。其他的消化问题也在动物腹腔神经丛阻滞后被发现，包括狗和大鼠肝脏葡萄糖摄取的改变。这种肝脏葡萄糖效应似乎与类固醇激素无关，因为在这些研究中没有使用类固醇激素。此外，腹腔神经丛阻滞使狗在消化食物时的胰腺多肽释放增加。从理论上讲，这些副作用也可以出现在人类身上，并且需要进一步的研究。

22.2.4　脊髓动脉损伤引起的自主神经功能障碍与脊髓梗死

脊髓梗死是腹腔神经丛阻滞最可怕的并发症之一，可以导致自主神经功能障碍。有报道在腹腔神经丛阻滞后发生脊髓梗死，尤其是与脊髓前动脉相关的脊髓梗死，可能是药物直接注入根动脉，或者是血管痉挛。常见症状包括截瘫、痛觉消失但本体感觉保留、体温升高、肠道、膀胱和性功能障碍。从理论上讲，肠、膀胱和性功能障碍可能与脊髓损伤无关，因为在腹腔神经丛阻滞期间药物可扩散至腰骶部自主神经。然而，腹腔神经丛阻滞后膀胱和直肠括约肌功能障碍常常是截瘫的伴随症状，提示脊髓缺血是导致自主神经功能障碍的独立机制。勃起功能障碍作为腹腔神经丛阻滞的副作用在几篇论文中被简单提及，但它与脊髓梗死的关系并不明确。如果患者出现自主神经功能障碍并伴截瘫和感觉异常，应立即对脊髓缺血进行诊断。

腹腔神经丛阻滞的许多副作用已被介绍，包括腹膜后血肿，这在第21节已经讨论，还有心包炎、胃穿孔、气胸、主动脉夹层、主动脉假性动脉瘤、多次阻滞腹膜后纤维化。

关键点

- 腹腔神经丛阻滞最常见的自主神经症状是短暂腹泻和直立性低血压，一般在1～3天内缓解。少见的症状包括慢性腹泻、胃轻瘫和其他胃肠道问题。

- 脊髓动脉损伤引起的脊髓梗死是腹腔神经丛阻滞的一种罕见但非常致命的并发症。腹腔神经丛阻滞虽然不是直接导致腹腔去神经支配，但可以间接引起脊髓损伤后常见的其他自主神经症状，如肠、膀胱和性功能障碍。

- 预防自主神经相关的副反应的几个推荐步骤
    - 如果需要给患者镇静，除非有特殊的吸入性问题，如无法控制的胃食管反流病、持续性恶心/呕吐、咽肌张力减弱，否则应允许患者在手术前2小时饮用清淡的液体。
    - 如无并发症，围手术期建议静脉补

液，一般建议至少为500～1000 mL的晶体液。

- 术中术后监测生命体征，监测血压和神经系统功能（没有明确的指南说明必须监测多长时间）。
- 告知患者和工作人员常见的副反应，如短暂腹泻和直立性低血压。

原书参考文献

[1] Eisenberg E, Carr DB, Chalmers TC. Neurolytic celiac plexus block for treatment of cancer pain: a meta-analysis. Anesth Analg. 1995; 80: 290–5.

[2] Akinci D, Akhan O. Celiac ganglia block. Eur J Radiol. 2005; 55: 355–61.

[3] Zhang XM, Zhao QH, Zeng NL, et al. The celiac ganglia: anatomic study using MRI in cadavers. AJR Am J Roentgenol. 2006; 186: 1520–3.

[4] Pereira GA, Lopes PT, Dos Santos AM, et al. Celiac plexus block: an anatomical study and simulation using computed tomography. Radiol Bras. 2014; 47: 283–7.

[5] Romanelli DF, Beckmann CF, Heiss FW. Celiac plexus block: efficacy and safety of the anterior approach. AJR Am J Roentgenol. 1993; 160: 497–500.

[6] Sisu AM, Stana LG, Petrescu CI, Motoc A. Macroscopic, mesoscopic and microscopic morphology of the gastric plexus-ontogeny of the celiac ganglion. Romanian J Morphol Embryol. 2012; 53: 591–6.

[7] Loukas M, Klaassen Z, Merbs W, Tubbs RS, Gielecki J, Zurada A. A review of the thoracic splanchnic nerves and celiac ganglia. Clin Anat. 2010; 23: 512–22.

[8] Yang HJ, Gil YC, Lee WJ, Kim TJ, Lee HY. Anatomy of thoracic splanchnic nerves for surgical resection. Clin Anat. 2008; 21: 171–7.

[9] Gest TR, Hildebrandt S. The pattern of the thoracic splanchnic nerves as they pass through the diaphragm. Clin Anat. 2009; 22: 809–14.

[10] Janig W. The integrative action of the autonomic nervous system. Cambridge: Cambridge University Press; 2006.

[11] Bonica JJ. Autonomic innervation of the viscera in relation to nerve block. Anesthesiology. 1968; 29: 793–813.

[12] Mercadante S, Nicosia F. Celiac plexus block: a reappraisal. Reg Anesth Pain Med. 1998; 23: 37–48.

[13] Noble M, Gress FG. Techniques and results of neurolysis for chronic pancreatitis and pancreatic cancer pain. Curr Gastroenterol Rep. 2006; 8: 99–103.

[14] Kaplan R, Schiff-Keren B, Alt E. Aortic dissection as a complication of celiac plexus block. Anesthesiology. 1995; 83: 632–5.

[15] Naveira FA, Speight KL, Rauck RL. Atheromatous aortic plaque as a cause of resistance to needle passage during transaortic celiac plexus block. Anesth Analg. 1996; 83: 1327–9.

[16] Titton RL, Lucey BC, Gervais DA, Boland GW, Mueller PR. Celiac plexus block: a palliative tool underused by radiologists. AJR Am J Roentgenol. 2002; 179: 633–6.

[17] Waldman S. Atlas of interventional pain management. Philadelphia, PA: Saunders; 2015.

[18] Wang PJ, Shang MY, Qian Z, Shao CW, Wang JH, Zhao XH. CT-guided percutaneous neurolytic celiac plexus block technique. Abdom Imaging. 2006; 31: 710–8.

[19] Ina H, Kitoh T, Kobayashi M, Imai S, Ofusa Y, Goto H. New technique for the neurolytic celiac plexus block: the transintervertebral disc approach. Anesthesiology. 1996; 85: 212–7.

[20] Jain P, Dutta A, Sood J. Coeliac plexus blockade and neurolysis: an overview. Indian J Anaesth. 2006; 50: 169–77.

[21] Kambadakone A, Thabet A, Gervais DA, Mueller PR, Arellano RS. CT-guided celiac plexus neurolysis: a review of anatomy, indications, technique, and tips for successful treatment. Radiographics. 2011; 31: 1599–621.

[22] Lieberman RP, Nance PN, Cuka DJ. Anterior

approach to celiac plexus block during interventional biliary procedures. Radiology. 1988; 167: 562–4.

[23] Arellano RS, Maher M, Gervais DA, Hahn PF, Mueller PR. The difficult biopsy: let's make it easier. Curr Probl Diagn Radiol. 2003; 32: 218–26.

[24] Montero Matamala A, Vidal Lopez F, Inaraja ML. The percutaneous anterior approach to the celiac plexus using CT guidance. Pain. 1988; 34: 285–8.

[25] Kinoshita H, Denda S, Shimoji K, Ohtake M, Shirai Y. Paraplegia following coeliac plexus block by anterior approach under direct vision. Masui. 1996; 45: 1244–6.

[26] Navarro-Martinez J, Montes A, Comps O, Sitges-Serra A. Retroperitoneal abscess after neurolytic celiac plexus block from the anterior approach. Reg Anesth Pain Med. 2003; 28: 528–30.

[27] Gress F, Schmitt C, Sherman S, Ikenberry S, Lehman G. A prospective randomized comparison of endoscopic ultrasound—and computed tomography—guided celiac plexus block for managing chronic pancreatitis pain. Am J Gastroenterol. 1999; 94: 900–5.

[28] Puli SR, Reddy JB, Bechtold ML, Antillon MR, Brugge WR. EUS-guided celiac plexus neurolysis for pain due to chronic pancreatitis or pancreatic cancer pain: a meta-analysis and systematic review. Dig Dis Sci. 2009; 54: 2330–7.

[29] Seicean A. Celiac plexus neurolysis in pancreatic cancer: the endoscopic ultrasound approach. World J Gastroenterol. 2014; 20: 110–7.

[30] Bahn BM, Erdek MA. Celiac plexus block and neurolysis for pancreatic cancer. Curr Pain Headache Rep. 2013; 17: 310.

[31] McGreevy K, Hurley RW, Erdek MA, Aner MM, Li S, Cohen SP. The effectiveness of repeat celiac plexus neurolysis for pancreatic cancer: a pilot study. Pain Pract. 2013; 13: 89–95.

[32] Baghdadi S, Abbas MH, Albouz F, Ammori BJ. Systematic review of the role of thoracoscopic splanchnicectomy in palliating the pain of patients with chronic pancreatitis. Surg Endosc. 2008; 22: 580–8.

[33] Chambers PC. Coeliac plexus block for upper abdominal cancer pain. Br J Nurs. 2003; 12: 838–44.

[34] Carroll I. Celiac plexus block for visceral pain. Curr Pain Headache Rep. 2006; 10: 20–5.

[35] Peet MM. Hypertension and its surgical treatment by bilateral supradiaphragmatic splanchnicectomy. Am J Surg. 1948; 75: 48–68.

[36] Fugere F, Lewis G. Coeliac plexus block for chronic pain syndromes. Can J Anaesth. 1993; 40: 954–63.

[37] Li M, Galligan J, Wang D, Fink G. The effects of celiac ganglionectomy on sympathetic innervation to the splanchnic organs in the rat. Auton Neurosci. 2010; 154: 66–73.

[38] American Society of Anesthesiologists Committee. Practice guidelines for preoperative fasting and the use of pharmacologic agents to reduce the risk of pulmonary aspiration: application to healthy patients undergoing elective procedures: an updated report by the American Society of Anesthesiologists Committee on Standards and Practice Parameters. Anesthesiology. 2011; 114: 495–511.

[39] Chan VW. Chronic diarrhea: an uncommon side effect of celiac plexus block. Anesth Analg. 1996; 82: 205–7.

[40] Hastings RH, McKay WR. Treatment of benign chronic abdominal pain with neurolytic celiac plexus block. Anesthesiology. 1991; 75: 156–8.

[41] Ischia S, Luzzani A, Ischia A, Faggion S. A new approach to the neurolytic block of the coeliac plexus: the transaortic technique. Pain. 1983; 16: 333–41.

[42] Dean AP, Reed WD. Diarrhoea--an unrecognised hazard of coeliac plexus block. Aust NZ J Med. 1991; 21: 47–8.

[43] Stafford B. More complications of coeliac plexus blockade. Aust NZ J Med. 1991; 21: 782–3.

[44] Mercadante S. Octreotide in the treatment of

diarrhoea induced by coeliac plexus block. Pain. 1995; 61: 345–6.

[45] Lee YB, Kim WS. Celiac plexus block in a patient with upper abdominal pain caused by diabetic gastroparesis. Korean J Anesthesiol. 2014; 67: S62–3.

[46] Larson GM, Ahlman BH, Bombeck CT, Nyhus LM. The effect of chemical and surgical sympathectomy on gastric secretion and innervation. Scand J Gastroenterol Suppl. 1984; 89: 27–32.

[47] Iftikhar S, Loftus EV Jr. Gastroparesis after celiac plexus block. Am J Gastroenterol. 1998; 93: 2223–5.

[48] Kregel KC, Gisolfi CV. Circulatory responses to heat after celiac ganglionectomy or adrenal demedullation. J Appl Physiol (1985). 1989; 66: 1359–63.

[49] Dicostanzo CA, Dardevet DP, Neal DW, et al. Role of the hepatic sympathetic nerves in the regulation of net hepatic glucose uptake and the mediation of the portal glucose signal. Am J Physiol Endocrinol Metab. 2006; 290: E9–E16.

[50] Fujita S, Donovan CM. Celiac-superior mesenteric ganglionectomy, but not vagotomy, suppresses the sympathoadrenal response to insulin-induced hypoglycemia. Diabetes. 2005; 54: 3258–64.

[51] Kumakura A, Shikuma J, Ogihara N, et al. Effects of celiac superior mesenteric ganglionectomy on glucose homeostasis and hormonal changes during oral glucose tolerance testing in rats. Endocr J. 2013; 60: 525–31.

[52] Larson GM, Sullivan HW, O'Dorisio T. Surgical sympathectomy increases pancreatic polypeptide response to food. Surgery. 1985; 98: 236–42.

[53] Davies DD. Incidence of major complications of neurolytic coeliac plexus block. J R Soc Med. 1993; 86: 264–6.

[54] Cheshire WP, Santos CC, Massey EW, Howard JF Jr. Spinal cord infarction: etiology and outcome. Neurology. 1996; 47: 321–30.

[55] Garcea G, Thomasset S, Berry DP, Tordoff S. Percutaneous splanchnic nerve radiofrequency ablation for chronic abdominal pain. ANZ J Surg. 2005; 75: 640–4.

[56] Hardy PA, Wells JC. Coeliac plexus block and cephalic spread of injectate. Ann R Coll Surg Engl. 1989; 71: 48–9.

[57] Erdine S. Celiac ganglion block. Agri. 2005; 17: 14–22.

[58] Rana MV, Candido KD, Raja O, Knezevic NN. Celiac plexus block in the management of chronic abdominal pain. Curr Pain Headache Rep. 2014; 18: 394.

[59] Sayed I, Elias M. Acute chemical pericarditis following celiac plexus block—a case report. Middle East J Anaesthesiol. 1997; 14: 201–6.

[60] Takahashi M, Yoshida A, Ohara T, et al. Silent gastric perforation in a pancreatic cancer patient treated with neurolytic celiac plexus block. J Anesth. 2003; 17: 196–8.

[61] Sett SS, Taylor DC. Aortic pseudoaneurysm secondary to celiac plexus block. Ann Vasc Surg. 1991; 5: 88–91.

[62] Pateman J, Williams MP, Filshie J. Retroperitoneal fibrosis after multiple coeliac plexus blocks. Anaesthesia. 1990; 45: 309–10.

第二十三节 腹腔神经丛阻滞后主动脉夹层瘤

23.1 病例

患者：男性，62岁，被他的肿瘤主治医师转到疼痛诊所，讨论治疗疼痛的方法。患者5个月前因体重下降了10 kg，上腹部出现疼痛并向背部放射被确诊胰腺癌，肿瘤细胞已经转移到肝、肺以及腹膜多个部位。CT显示原发性肿瘤肿块局限于胰腺内，仅主动脉周围淋巴结出现部分肿大，无大血管受累。患者各脏器的功能相对正常，卡诺夫斯基评分为80分。3个疗程的吉西他滨/紫杉醇治疗后，肿瘤体积略有缩小，但患者因无法忍受化疗药的不良反应而决定不再进行化疗。既往病史包括高血压和40包/年的吸烟史。

在第一次到疼痛门诊就诊时，患者主诉两种不同类型的腹痛。第1种，整个腹部呈弥漫模糊性疼痛，疼痛程度为4（范围0~10），餐后稍有加重，有时大便后有所改善。第2种，更剧烈的上腹部疼痛，疼痛程度为7~8（范围0~10），在每餐后1~2小时内明显加重，直接穿过身体放射到背部。患者曾服用双氢可待因、羟考酮和氢吗啡酮，疼痛可部分缓解，目前正在服用硫酸吗啡缓释剂（每8小时口服60毫克），度洛西汀和加巴喷丁。这种疗法缓解了一

些疼痛，但患者出现了不可耐受的嗜睡、间歇性意识错乱和便秘。

在体检中，患者智力正常，可配合检查，但表现有慢性疾病状态。疼痛长期难以控制。腹部检查显示肠鸣音正常，轻度腹胀，右上腹稍明显，未触及肿块，上腹部有明显压痛。背部轻叩较硬。

在多种治疗方案中，最终选择用丁哌卡因进行腹腔神经丛阻滞的治疗方案。

术者在透视引导下，采用双针经皮穿刺后入路的方案，患者取俯卧位，给予静脉浅镇静，将一根22号，15厘米的千叶针从第12肋正下方、后中线旁开8~10 cm的皮肤进针点穿刺，在透视引导下让针尖处于腰1椎体的内侧。从侧位像上，每根针针尖应位于腰1椎体前方2~3厘米处，当穿刺针划过椎体时，可以感觉到明显的摩擦感。为了避开主动脉和腔静脉，我们仔细进行了间歇性的回抽，随后每根穿刺针给予5 mL试验剂量的碘海醇（Omnipaque® 300 mg/mL），腹膜后可见良好的扩散，无血管内吸收。到位后，通过每个针头注射20~30毫升0.25%丁哌卡因，每次5毫升。

患者对手术耐受性很好。注射完成后5分钟内，他报告疼痛有明显改善，从之前的7/10可降低至1/10。经过一段时间的观察，出院回家。在接下来的几天里，病

人对阻滞的结果很满意，尽管疼痛缓解不完全，但上腹部疼痛程度降至3/10。然而，在术后约72小时，疼痛恢复到了术前的强度。正如在首次临床就诊时所讨论的那样，患者希望继续进行更永久性的神经阻滞。

为了提高上腹部疼痛缓解的效果，治疗方案改为经主动脉技术。该方法与第一次阻滞相似，但改用单针，仅左侧入路，刻意地将穿刺针直接指向主动脉后壁，然后通过主动脉壁前进到主动脉前壁，以动脉搏动、回抽和间歇注射1～2毫升碘海醇为引导方法。计划采用间歇抽吸技术注射40毫升等量的无水乙醇和0.5%丁哌卡因的混合液。注射约30毫升后，回抽注射器可见血液，此时向前调整针尖使其回到主动脉壁前方。当对注射器的柱塞再次施加压力时，患者抱怨有短暂的不寻常的腹部和下胸痛，此时回抽再一次见到血液。疼痛似乎在几秒钟内就消失了。通过前后位和侧位透视图，将针尖再次移到主动脉前面的位置；在前后位和侧位透视图上，碘海醇试验剂量显示位置良好，并注射剩余的10毫升混合液。

患者在恢复室观察了4小时，生命体征平稳，排尿、行走正常，术后疼痛明显减轻。随后出院回家。

手术后4个小时的时候，患者妻子打电话说，患者出现发汗，剧烈腹痛，下肢失能。医护人员将患者接回医院，在途中生命体征变得越来越不稳定。结合患者之前签好的知情同意书，我们没有进行心肺复苏，患者在到达急诊室30分钟后死亡。

事后法医进行了尸检。腹主动脉壁内的外膜和外膜之间出现了夹层，以腰2水平为中心，向近端和远端延伸，形成假性动脉瘤和血栓，胸12处一条主要的脊髓前动脉分支闭塞，腹腔轴线和所有主动脉远端分支闭塞。胸12处可见部分脊髓缺血性死亡，腹部大部分脏器也出现缺血性坏死。主动脉管腔内有中度的斑块。

病例讨论：（这里讨论的是使用腹腔神经丛阻滞来减轻晚期癌症患者的疼痛，而不是治疗良性疾病慢性疼痛。）

初步评估：通过筛选转诊患者，可以在初次诊疗之前就避免并发症的发生。与转诊医师的交谈可以明确患者预期寿命和家庭动态。预期寿命超过3个月可能意味着需要多次神经阻滞。只有几周的预期寿命可能表明患者的预期获益不足以与手术风险。

肿瘤可能影响腹腔神经丛的手术入路策略。例如，如果大面积浸润腹腔神经丛，我们可能会选择更近端、内脏后脚的入路方式。术前的腹部CT扫描通常是必要的，仔细浏览患者的腹部影像学检查也是确定手术方案的重要一环。然而，有时患者的检查可能是几个月前的，而此时晚期患者的身体状态可能不允许其再一次行影像学检查。

这种神经阻滞只对受腹腔神经丛支配的结构所产生的疼痛有效。在这个病例当中，远端结肠、肺、胸膜和腹膜转移引起的疼痛预计不会改善。仔细思考患者存在的几种疼痛的具体原因，对医师和患者来说意义重大。

评估患者和家属的预期目标也很重要。研究发现转诊医师或患者（家属）可能产生了不切实际的预期效果。在与患者最初交流时，很重要的一点在于让其对腹腔神经丛阻滞的效果持积极的态度，但也要谨言慎行。有一个合理的预期可以显著的减轻疼痛。该阻滞疗法不能保证提高患者的生活质量或延长预期寿命。应讨论常见的可能并发症，包括阻滞无效的可能性。

23.2　方法选择

（a）影像：过去几十年在没有影像资料的情况下，我们可以成功地进行腹腔神经丛阻滞术，这种方式在世界一些不发达地区可能仍然适用。在发达国家，我们可以借助X线透视、CT扫描和超声波更安全的操作。

（b）入路：后入路、经皮入路、经后脚入路、前脚入路（经脚入路）、主动脉周围入路和经主动脉入路均可在CT或透视引导下进行。前路、经皮入路和内镜下经胃入路均可在超声引导下进行。关于这些不同方法的成功率和合并症发生率的讨论超出了本节的范围，但在其他文献中有进一步的阐述。选择经主动脉入路时应该全面评估，包括主动脉相关疾病的危险因素（在该病例中，指高血压和吸烟史）。

（c）用药选择：6%～9%苯酚或50%乙醇均可用于神经阻滞，在神经毁损之前通过使用局部麻醉药（利多卡因、丁哌卡因等）进行诊断性治疗可用于判断其疗效，但缺点是癌症晚期患者需要进行两个相对独立的手术。

腹腔神经丛和神经节的解剖：腹腔神经节和神经丛的位置由Galen最先提出，最新的解剖论文通过CT和MRI解剖学研究中得到了更准确的描述。典型的左、右腹腔神经节的长轴约为2厘米，短轴约为0.35厘米。约2/3的神经节呈多分叶状，其余神经节呈盘状。神经节很薄。两个典型的神经节都位于腹主动脉和肠系膜上动脉的起始处之间、横膈脚和主动脉前面、肾上腺正上方和内侧。左侧神经节通常稍大一些。

主动脉壁组织学：主动脉由三个主要层组成。最里面的一层是内膜，大约占主

动脉总厚度的20%。其次是中膜，由平滑肌和弹性蛋白组成。最外层是含有胶原纤维、弹性纤维和血管的外膜。整体壁厚平均为2 mm。如果主动脉有病变，则更有可能造成主动脉损伤。在大多数情况下，患者在就诊过程中总会进行腹部CT检查，可以识别出任何主动脉疾病。

经主动脉入路的相对安全性尚不清楚：刚入门的疼痛科医师可能会想当然地得出结论，认为刺穿主动脉壁是不可取的。我们有必要了解一下医学史和其他医学学科的常规做法。在该方法被应用于疼痛治疗之前的几十年里，腰段主动脉造影术是放射科医师常用的方法，文献研究也证明了它并发症相对较低的发生率。Szilagyi等人回顾了14 550名患者的临床治疗经过，发现严重或致命并发症的发生率非常低，为0.064%。人们意识到正常主动脉的高弹性管壁非常有利于神经阻滞穿刺针孔的迅速愈合，从而避免后遗症时，其意义重大。最初采取经主动脉入路也是为了提高早期治疗的疗效。

主动脉夹层瘤的诊断：正确的诊断可能会受到相关临床因素的影响。低血压是主动脉夹层瘤的一个标志，但是在部分交感神经切除和腹腔神经丛阻滞时也经常出现（见第22节）。夹层瘤可能与突发性疼痛有关；与此相同的是，无水乙醇对神经的最初作用也会引起相似的疼痛，用来减轻这种疼痛的局部麻醉剂也可能掩盖这一主动脉损伤的迹象。

夹层瘤机制不明：各种原因引起的腹主动脉夹层瘤很少见，医源性原因造成腹主动脉夹层瘤的病例更是罕见，而且很少有死亡病例和尸检报告发表。当主动脉仅被穿刺针刺伤时，可能会在局部形成一个小的内膜瓣，它会随着高压血流的巨大冲击力而增大。主动脉壁损伤的另一种机制

可能是发生在主动脉中层或内膜层的皮质分离。作者认为（没有证据）主要是机械性损伤，是否使用局部麻醉剂、造影剂或神经毁损剂并不重要。

23.3　主动脉夹层瘤的避免

1. 小口径穿刺针相比大口径钝头针创伤小，触觉感知良好的论点可能适用于此。有趣的是，最初的经主动脉技术的先驱Ischia断言（在没有证据的情况下）"在我们看来，使用的穿刺针直径越小，主动脉夹层瘤发生的可能性越大"。本作者通常使用22号，15厘米的千叶针，主要依靠注射少量造影剂的透视成像来判断针尖位置，而不是通过触觉。

2. 近年来，超声内镜下经胃入路（EUS）已有报道。这一领域正在迅速发展，未来EUS方法可能会继续流行。

3. 使用透视方法，可以将造影剂与神经毁损剂（乙醇或苯酚）结合，并在注射时连续透视。如果针尖不慎位于主动脉壁内，仍有可能造成主动脉壁小夹层瘤，但通常在注入超过1～2 mL液体之前就可以识别出不典型的造影模式。

4. 完全避免经主动脉入路是另一种可能。然而，介入医师应该记住，主动脉夹层瘤的这种并发症是罕见的。其他毁损腹腔神经丛的方法可能效果较差，这主要取决于个体解剖和病理。大多数其他方法也存在潜在的并发症。目前还不清楚哪种方法相对其他治疗更安全、更可靠。

主动脉夹层瘤的治疗和预后：在腹腔神经丛阻滞之前，有必要与患者和家属说明此手术过程的风险以及可能采取的复苏措施。当患者在医院进行术前检查时若发现主动脉（或附近的动脉）夹层瘤，可以将其顺利地转移到血管外科或介入放射科进行干预。出院后出现自发性腹主动脉瘤破裂是另一种不同的疾病，在过去该疾病的死亡率很高。最近的结果数据有限，但至少有迹象表明，随着内镜血管修复领域的不断发展，孤立性腹主动脉夹层瘤的发病率和死亡率显著降低了，死亡率可能接近5%。

结论

主动脉夹层瘤只是腹腔神经丛阻滞的几个风险之一，但可能是最罕见的。详细而明确的知情同意可以确保在灾难性的并发症发生时避免给患者及其家人带来更大的精神负担，同时避免医疗纠纷案件的发生。

原书参考文献

［1］　Singler RC. An improved technique for neurolysis of the celiac plexus. Anesthesiology. 1982; 56: 137–41.

［2］　Ischia S, Luzzani A, Ischia A, et al. A new approach to the neurolytic block of the celiac plexus: the transaortic technique. Pain. 1983; 16: 333–41.

［3］　Liebermann RP, Waldman SD. Celiac plexus neurolysis with the transaortic approach. Radiology. 1990; 175: 274–83.

［4］　Le Blanc JK, Al-Haddad M, McHenry L, et al. A prospective, randomized study of EUS-guided celiac plexus neurolysis for pancreatic cancer: one injection or two? Gastrointest Endosc. 2011; 74(6): 1300–7.

［5］　Brogan SE. Interventional pain therapies. In: Fishman SM, Ballantyne JC, Rathmell JP, editors. Bonica's management of pain. 4th ed. Philadelphia: Lippincott Williams & Wilkins; 2010. p. 612.

［6］　Wong GY, Schroeder DR, Carns PE, et al.

Effect of neurolytic celiac plexus block on pain relief, quality-of-life, and survival in patients with unresectable pancreatic cancer. A randomized controlled trial. JAMA. 2004; 291: 1092–9.

[7]　Bridenbaugh LD, Moore DC, Campbell DD. Management of upper abdominal cancer pain. JAMA. 1964; 190: 99–102.

[8]　Ischia S, Ischia A, Polati E, et al. Three posterior percutaneous celiac plexus block techniques. Anesthesiology. 1992; 67: 534–40.

[9]　Moore DC. Computed tomography eliminates paraplegia and/or death from neurolytic celiac plexus block. Reg Anesth Pain Med. 1999; 24: 483–4.

[10]　Ischia S, Polati E. Reply to Dr. Moore. Reg Anesth Pain Med. 1999; 24: 484–6.

[11]　Moore DC. The dreaded complications from neurolytic celiac plexus blocks are preventable! Reg Anesth Pain Med. 2004; 29: 377–8.

[12]　Gimeno-Garcia AZ, Elwassief A, Paquin SC, et al. Fatal complications after endoscopic ultrasound-guided celiac plexus neurolysis. Endoscopy. 2012; 44: E267.

[13]　Kambadakone A, Thabet A, Gervais DA, et al. CT-guided celiac plexus neurolysis: a review of anatomy, indications, technique, and tips for successful treatment. Radiographics. 2011; 31: 1599–621.

[14]　Noble M, Gress FG. Techniques and results of neurolysis for chronic pancreatitis and pancreatic cancer pain. Curr Gastroenterol Rep. 2006; 8: 99–103.

[15]　Kaufman M, Singh G, Das S, et al. Efficacy of endoscopic ultrasound-guided celiac plexus block and celiac plexus block neurolysis for managing abdominal pain associated with chronic pancreatitis and pancreatic cancer. J Clin Gastroenterol. 2010; 44: 127–34.

[16]　O'Toole TM, Schmulewitz N. Complication rates of EUS-guided celiac plexus blockade and neurolysis: results of a large case series. Endoscopy. 2009; 41: 593–7.

[17]　Oh SY, Irani S, Kozarek RA. What are the current and potential future roles for endoscopic ultrasound in the treatment of pancreatic cancer? World J Gastrointest Endosc. 2016; 10: 319–29.

[18]　Poruk KE, Wolfgang CL. Palliative management of unresectable pancreas cancer. Surg Oncol Clin N Am. 2016; 25: 327–37.

[19]　Warner NS, Moeschler SM, Warner MA, et al. Bleeding complications in patients undergoing celiac plexus block. Reg Anesth Pain Med. 2016; 41: 488–93.

[20]　Loukas M, Klaasen Z, Merbs W, et al. A review of the thoracic splanchnic nerves and celiac ganglia. Clin Anat. 2010; 23: 512–22.

[21]　Wang ZJ, Webb EM, Westphalen AC, et al. Multi-detector row computed tomographic appearance of celiac ganglia. J Comput Assist Tomogr. 2010; 34(3): 343–7.

[22]　Zhang XM, Zhao QH, Zeng NL, et al. The celiac ganglia: anatomic study using MRI in cadavers. AJR Am J Roentgenol. 2006; 186: 1520–3.

[23]　Malayeri AA, Natori S, Bahrami H, et al. Relation of aortic wall thickness and distensibility to cardiovascular risk factors. Am J Cardiol. 2008; 102: 491–6.

[24]　Szilagyi DE, Smith RF, Elliott JP, et al. Translumbar aortography: a study of its safety and usefulness. Arch Surg. 1977; 112: 399–408.

[25]　Kaplan R, Schiff-Keren B, Alt E. Aortic dissection as a complication of celiac plexus block. Anesthesiology. 1995; 83: 632–5.

[26]　Trimarchi S, Tsai T, Eagle KA, et al. Acute abdominal aortic dissection: insight from the International Registry of Acute Aortic Dissection (IRAD). J Vasc Surg. 2007; 46: 913–9.

[27]　Jonker FH, Schlosser FJ, Moll FL, et al. Dissection of the abdominal aorta. Current evidence and implications for treatment strategies: a review and meta-analysis of 92 patients. J Endovasc Ther. 2009; 16: 71–80.

24 第二十四节 腰交感神经阻滞 输尿管损伤

24.1 病例

患者：男性，36岁，主诉持续性右侧腹痛4天，疼痛呈持续隐痛且位置不确定，并伴有恶心、不适和食欲减退。此外，患者还主诉自己一直在服用羟考酮和对乙酰氨基酚治疗右侧腰痛。患者有克罗恩病史，18个月前一场机动车事故引起的左下肢复杂性区域疼痛综合征（CRPS）。为了治疗CRPS，他曾口服加巴喷丁和舍曲林，但他的症状在"疼痛注射"治疗后有所改善，所以一个月前停止了相关用药。他的手术史包括10年前的小肠切除和右侧股骨的内固定术。急诊室进行了完整的血细胞计数和电解质分析，均在正常范围内。腹部超声检查显示虽然没有胆囊疾病的证据，但可以看到肾周囊性变形成，并伴有左侧肾盂和输尿管近端的扩张。腹部CT显示腰大肌附近有一个7 cm×10 cm×10 cm的边界清晰、无对比的囊性病变。CT进一步显示左肾向前外侧移位，肾盂和近端输尿管扩张。

根据这些线索，我们咨询了泌尿外科，泌尿外科医师建议我们进一步向患者的疼痛医师了解关于"疼痛注射"的相关信息。从疼痛诊所获得的记录来看，他在5周前接受了左侧后斜入路腰交感神经阻滞（LSB）。

在复查此病例后，疼痛科医师透露，最初选择在L3进针，注射造影剂后发现针尖误入尿路，形成了尿路造影（见图24-1）。随即退出穿刺针，重新选择在L4进针，并顺利完成阻滞治疗。患者否认在手术后的几天内出现过尿急、尿潴留和血尿的症状。

患者接受顺行肾盂造影，显示输尿管近端上1/3处有渗出，并在该部位形成了与远端输尿管和膀胱不相通的尿性囊肿。病人被带到手术室进行探查；尿性囊肿被引流并进行了输尿管吻合术；并且泌尿外科医师认为没有必要进行肾切除术。患者在3个月后就诊，腹部和腰部症状完全缓解，输尿管损伤完全康复。

24.2 病例讨论

腰交感神经切除术最早是由法国外科医师勒里切（Leriche）报道的。20世纪20年代，第一个经皮腰交感神经阻滞首先由Kappis和Mandl报道，随后在技术上有了几种变化。腰交感神经阻滞的目的是利用局部麻醉剂和/或神经松解剂在神经节水平抑制交感神经介导的疼痛信号传递。虽然成像技术的进步提高了此类阻滞的安全性，但无论是透视检查还是计算机断层扫描都不能排除

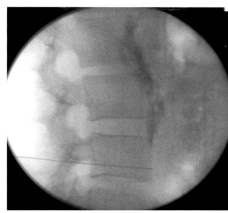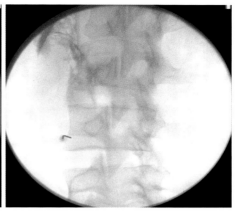

图 24-1　在左侧 L3 水平进针进行腰交感神经阻滞时发现造影剂进入左肾输尿管。随即退出穿刺针，重新选择左侧 L4 较低水平位置进针；患者交感神经介导的疼痛得到了极好的缓解。患者被告诫要密切关注是否出现血尿，但最终在左侧 L3 水平的穿刺针没有引起后遗症（图片来自阿尼特斯库博士）。

输尿管损伤。到目前为止，文献中有 7 例这种损伤的病例报告。术后输尿管损伤的表现在症状和时间进程上都是不同的，因此需要密切随访，并要求高度怀疑诊断。

24.2.1　腰交感神经阻滞

1. 解剖学和生理学

　　（a）腰交感神经节位于腹膜后，腰大肌附着处的腰椎体前外侧。神经节的数量和位置存在差异；身体解剖研究证实有在该处有 3 个神经节；然而，文献中报道了某些个体存在多达 5 个独立的神经节。据报道，神经节最常见的位置在 L2-L3 椎间盘的前面；因此，可以在 L2 和 L4 之间的任何地方阻滞神经节。但是该位置周围的几个结构使腰交感神经阻滞存在一定的风险。这些结构包括腰丛、通往硬膜外间隙的椎间孔、蛛网膜下腔和脊髓，以及一些重要的大血管，如右侧的下腔静脉和左前内侧的腹主动脉。同时还包括一些较小的血管等结构，如腰动脉和静脉以及输尿管。当这些周围结构受到穿刺针直接损伤或神经毁损剂继发损伤时，可能会出现一系列并发症。

2. 适应证

　　（a）缺血性肢体疼痛。

　　（b）复杂性区域疼痛综合征。

　　（c）带状疱疹后神经痛。

　　（d）残肢痛和幻肢痛。

　　（e）蜘蛛咬伤。

　　（f）糖尿病周围神经病变。

　　（g）运动性下肢疼痛。

3. 技术

　　（a）入路

　　最常采用的是后斜入路，患者取俯卧位。乔治·华莱士（George Wallace）在1955 年曾报道了一种侧方入路法，其优点是增加了患者的舒适性；华莱士使患者取侧卧位，针尖进入"腰椎三角"的顶端，或第十二根肋骨的边缘、髂嵴的上缘和 L2 椎旁肌肉的汇聚处。最近，有学者又提出了一种经椎间盘的入路方式，目的是减少腰大肌内注射以及生殖股神经炎。用于神经阻滞的针尖位置以及数量也各不相同。由 Hong 等人进行的一项研究表明，与 L2 单位置注射相比，多部位注射（L2、L3 和 L4）的脚趾温度变化更显著。

（b）影像引导

最初的技术仅以解剖标志为基础，但由于局部解剖结构的存在变异，从而继发了许多并发症，使得人们更希望通过影像引导来增加操作的安全性。所使用的成像工具包括超声和MRI，但是X线透视一直是疼痛治疗中最常用的工具。近年来计算机断层扫描（CT）受到人们越来越多的关注，因为它可以显示内脏结构从而提高安全性，但是X线透视目前仍然是疼痛医师的主要引导模式。

（c）局麻药阻滞和神经毁损剂

• 用局麻药进行交感神经阻滞可用于诊断和/或治疗。有些人通过腰交感神经阻滞来治疗CRPS并取得了不错的疗效。一项纳入了29名因膝关节术后导致CRPS的研究显示，通过使用0.375%丁哌卡因进行腰交感神经阻滞，86%的患者膝关节疼痛部分或完全缓解（缓解时间不同）。

• 可以使用化学物质、热凝和射频消融（RFA）来延长腰交感神经阻滞疗效的维持时间。苯酚和乙醇是最常见用于神经毁损的化学制剂；然而，也有报道称可以用肉毒杆菌毒素和可乐定等制剂。一项关于比较苯酚和热凝的研究显示，苯酚组疗效持续的时间更长；一项比较苯酚和射频消融术的类似研究显示两组的疗效持续时间无明显差异。化学交感神经毁损术的效果通常持续3～6个月，而射频消融术的效果最长可达1年。

4. 疗效

文献报道疗效从21%到89%不等，并且与患者的个体差异密切相关。

5. 并发症

（a）神经病理性疼痛

• 据报道，神经病理性疼痛的发生率在6%至40%。腰交感神经阻滞引起的最常见的神经病理性疼痛是在生殖器和股骨的区域，但有报道称大腿外侧也可能出现症状。

（b）椎管内注射并发症

• 蛛网膜下腔注射、硬膜外注射和硬膜下注射、硬膜穿刺后头痛、截瘫、无菌性脑膜炎。

（c）血管并发症

• 并发症产源于血管内注射、淋巴内注射和血管结构穿刺后继发的出血。已有报道称凝血功能障碍的患者很可能在血管穿刺后并发腹膜后血肿。

（d）其他并发症

• 还有许多不常见的并发症，包括气胸、椎间盘穿透、对注射药物的过敏反应、男性射精能力丧失以及输尿管和/或肾损伤。

24.2.2 腰交感神经阻滞继发输尿管损伤

（1）损伤机制：损伤的确切机制尚不完全清楚。然而有两种主要的论点：药物直接注射到输尿管和药物在同平面扩散至输尿管。Trigaux等人报道的一个案例进一步支持了后一种理论。穿刺过程中医师通过CT引导来确保穿刺针远离了输尿管的位置，但是术后仍出现了输尿管损伤，这表明苯酚确实通过组织平面扩散到了输尿管。其他消息来源指出，肾脏、包膜或者输尿管的损伤确实会发生，而且可能发生于旁开较远的外侧入路患者。

（2）临床表现：报告的7例输尿管损伤的患者各自的临床表现差异很大。一名患者表现为髂窝疼痛，另一名患者表现为恶心，其他患者表现为脓毒症、腹痛、背痛、腰部软组织肿胀、严重腹股沟疼痛和肾功能衰竭。这种无数的症状使诊断变得更加困难。临床症状与下肢慢性疼痛病史及近期有腰交感神经阻滞治疗经历三者之间的相关性往往有助于确诊。然而，患者症状的出现可能在术后4天至6个月。穿刺针位置的选择和术中反复进行影像确认可能会减少这些并发症，但不能预防。

（3）诊断：首发症状往往决定了诊断和后续的处理方案。尽管如此，在所有报告的案件中，肾积水、静脉尿路造影或腹部超声均可作为同侧腰交感神经阻滞并发症的证据。进一步的影像检查包括腹部CT和更具侵入性的泌尿系检查，以便确诊。

（4）管理：输尿管损伤的处理需要请泌尿外科会诊后制订，具体治疗会根据患者的情况而有所不同。手术干预通常是治疗的主要手段。在探查中，典型的表现包括尿性囊肿、输尿管周围纤维化、输尿管狭窄和肾积水。手术干预取决于输尿管狭窄和肾损害的程度，包括输尿管支架置入术、输尿管重建术、尿性囊肿引流术，甚至有2例单侧肾切除术的相关报道。然而，

有一个病例报道了一位85岁女性在超声引导下经皮穿刺引流后成功的非手术治疗。在她术后6个月的随访中，她的肾功能已经恢复到基线水平。另外有两个非手术治疗个案报道，随访研究显示患者出现了持续性肾积水。由于文献较少，而且两种治疗方式都有成功的病例报道，因此没有足够的数据表明保守或手术方法的益处。在权衡手术的风险和益处时，应考虑患者的具体临床情况和合并症。

（5）预后：虽然没有具体的调查数据，但在文献报道的7例患者中，所有患者的症状都得到了完全缓解；2名患者有残余肾积水，1名患者肌酐轻度升高（见表24-1），其余患者影像学阴性，肾功能指标正常，或恢复"良好"和"不显著"（见表24-1）。值得注意的是，有一例双侧腰交感神经阻滞后急性肾损伤的报告，虽然需要单侧肾切除术，但在1年的随访中没有发现肾功能衰竭的症状。

表24-1 腰交感神经阻滞后输尿管损伤病例报告

作者	年龄性别	适应证	治疗方法（引导）	发生并发症的时间	出现的症状	治疗	转归
Fraser等人	79岁女性	足血管病	90%乙醇L3体前外侧；X线引导	4天	右上腹疼痛、败血症、DIC、胃肠道出血	手术探查，肾切除	术后恢复不明显
Fraser等人	62岁男性	血管性疾病患者	6.6%苯酚；交感神经毁损	2天	背部疼痛、腹股沟肿胀、尿路肿大	用腹膜透析导管引流残余肾积水	无症状
Fraser等人	82岁女性	足血管病	6.6%苯酚；"盲法"交感神经毁损	4天	左腹股沟剧烈疼痛镇痛	抗生素	残留肾积水，部分肾功能损伤
Trigaux等人	63岁男性	小腿血管性疾病	8%甘油酚CT引导下	7天	腰痛	手术探查、引流、输尿管重建术	随访8个月效果良好
Cutts等人	85岁女性	血管性疾病，严重的肢体缺血	6%苯酚加奈奥泮，X线引导	17天	同侧髂窝疼痛	经皮尿液瘤引流、抗生素治疗	6个月后血尿素、肌酐正常

续表

作者	年龄性别	适应证	治疗方法（引导）	发生并发症的时间	出现的症状	治疗	转归
Dirim等人	53岁女性	反射性交感神经营养不良	不明	3个月	恶心	手术探查，尿瘤引流，输尿管重建	随访3个月静脉肾盂造影无渗出或梗阻
Ranjan等人	70岁男性	布尔格病	双侧交感神经节化学毁损术，技术不明	6个月	肾功能衰竭	血液透析，肾造瘘术，尿瘤引流，输尿管重建术，肾切除术	血肌酐25～32 mmol/L随访1年无症状

结论

- 腰交感神经阻滞后输尿管损伤是一种罕见的并发症，具有多种症状，诊断依赖于近期药物注射史，以及提示有腹膜后积液和输尿管梗阻后遗症的影像学表现。
- 所有关于输尿管损伤的报告都涉及化学神经毁损术；目前还没有关于腰交感神经节射频消融术后输尿管损伤的报道。
- 虽然影像引导有助于避免腰交感神经节期间因针尖错位引起的并发症，但它不能排除输尿管损伤；尽管针尖位置准确，但神经毁损剂可能会通过软组织扩散而损伤输尿管。
- 并发症的出现需要咨询泌尿外科医师。手术和保守干预都显示了良好的效果，具体方案将根据患者的特征和具体的损伤程度而定。

原书参考文献

［1］ Fraser I, Windle R, Smart JG, Barrie WW. Ureteric injury following chemical sympathectomy. Br J Surg. 1984; 5: 349.

［2］ Trigaux J-P, Decoene B, Beers BV. Focal necrosis of the ureter following CT-guided chemical sympathectomy. Cardiovasc Intervent Radiol. 1992; 15: 180–2.

［3］ Cutts S, Williams H, Lee J, Downing R. Lesson of the Month: ureteric injury as a complication of chemical sympathectomy. Eur J Vasc Endovasc Surg. 2000; 2: 212–3.

［4］ Dirim A, Kumsar S. Iatrogenic ureteral injury due to lumbar sympathetic block. Scand J Urol Nephrol. 2008; 42(4): 492–3.

［5］ Ranjan P, Kumar J, Chipde S. Acute renal failure due to bilateral ureteric necrosis following percutaneous chemical lumbar sympathectomy. Indian J Nephrol. 2012; 22(4): 292–4.

［6］ Middleton WJ, Chan VW. Lumbar sympathetic block: a review of complications. Tech Reg Anesth Pain Manag. 2008; 2(3): 137–46.

［7］ Abramov R. Lumbar sympathetic treatment in the management of lower limb pain. Curr Pain Headache Rep. 2014; 18(4): 1–5.

［8］ Yi X, Aubuchon J, Zeltwanger S, Kirby JP. Necrotic arachnidism and intractable pain from recluse spider bites treated with lumbar sympathetic block. Clin J Pain. 2011; 27(5): 457–60.

［9］ Cheng J, Daftari A, Zhou L. Sympathetic blocks provided sustained pain relief in a patient with refractory painful diabetic neuropathy. Case Rep Anesthesiol. 2012; 1–5.

［10］ Gebauer A. Chronic exercise-induced leg pain in an athlete successfully treated with sympathetic block. Am J Sports Med. 2005; 33(10): 1575–8.

[11] Wallace G. A lateral approach for lumbar sympathetic nerve block. Anesthesiology. 1955; 16(2): 254–60.

[12] Ohno K, Oshita S. Transdiscal lumbar sympathetic block. Anesth Analg. 1997; 85(6): 1312–6.

[13] Hong JH, Oh MJ. Comparison of multilevel with single level injection during lumbar sympathetic ganglion block: efficacy of sympatholysis and incidence of psoas muscle injection. Korean J Pain. 2010; 23(2): 131–6.

[14] Kirvela O, Svedstrom E, Lundbom N. Ultrasonic guidance of lumbar sympathetic and celiac plexus block: a new technique. Reg Anesth. 1992; 17(1): 43–6.

[15] König CW, Schott UG, Pereira PL, Trübenbach J, Schneider W, Claussen CD, Duda SH. MR-guided lumbar sympathicolysis. Eur Radiol. 2002; 12(6): 1388–93.

[16] Tay VK, Fitridge R, Tie ML. Computed tomography fluoroscopy-guided chemical lumbar sympathectomy: simple, safe and effective. Australas Radiol. 2002; 46(2): 163–6.

[17] Koizuka S, Saito S, Obata H, Tobe M, Koyama Y, Takahashi A. Anatomic analysis of computed tomography images obtained during fluoroscopic computed tomography-guided percutaneous lumbar sympathectomy. J Anesth. 2008; 22(4): 373–7.

[18] van Eijs F, Stanton-Hicks M, Van Zundert J, Faber C, Lubenow T, Mekhail N, van Kleef M, Hoygen F. Complex regional pain syndrome. Pain Pract. 2011; 11(1): 70–87.

[19] Cameron HU, Park YS, Krestow M. Reflex sympathetic dystrophy following total knee replacement. Contemp Orthop. 1994; 29(4): 279–81.

[20] Choi E, Choo C, Kim H, Lee P, Nahm F. Lumbar sympathetic block with botulinum toxin type B for complex regional pain syndrome: a case study. Pain Physician. 2015; 18(5): E911–6.

[21] Chen L, Wong C, Huh B, Huang Y, Yang C, Yeh C, Wu C. Repeated lumbar sympathetic blockade with lidocaine and clonidine attenuates pain in complex regional pain syndrome type I patients—a report of two cases. Acta Anaesthesiol Taiwanica. 2006; 44: 113–7.

[22] Haynsworth RF, Noe CE. Percutaneous lumbar sympathectomy: a comparison of radiofrequency denervation versus phenol neurolysis. Anesthesiology. 1994; 74(3): 455–63.

[23] Jackson TP, Gaeta R. Neurolytic blocks revisited. Curr Pain Headache Rep. 2008; 12(1): 7–13.

[24] Heindel W, Ernst S, Manshausen G. CT-guided lumbar sympathectomy: results and analysis of factors influencing the outcome. Cardiovasc Intervent Radiol. 1998; 21(4): 319–23.

25 第二十五节 上腹下神经毁损后下肢无力

25.1 病例

患者：女性，49岁，两年前被诊断为肛门直肠癌，表现为进行性盆腔疼痛和直肠内翻。患者之前进行包括卡铂和紫杉醇的放化疗。腹部CT显示恶性肿瘤在腹腔内渐进性扩散。医师曾尝试用口服和静脉止痛剂，包括阿片类药物、非甾体抗炎药（NSAID）和抗惊厥药来控制患者的疼痛，但效果不佳。于是接受了透视引导下的上

腹下神经丛阻滞。麻醉采用局部麻醉，轻度镇静，静脉注射咪达唑仑2 mg。手术由一名医师在主治医师的指导下进行。在透视引导下使用造影剂确认穿刺针针尖位置。诊断性注射0.5%丁哌卡因15 mL，3分钟后镇痛效果良好。随后注射浓度为95%的乙醇进行神经毁损。最后拔出穿刺针（图25-1和图25-2）。

经过治疗，患者的腹痛消失。但主诉右侧髋关节持续乏力。由于患者无法耐受核磁共振成像（MRI），故只进行了CT增

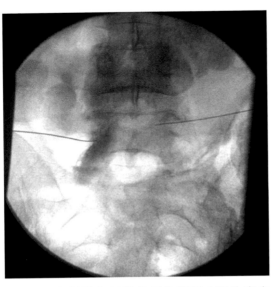

图25-1 穿刺针位置的前后位视图（图片来自Anitescu博士）。

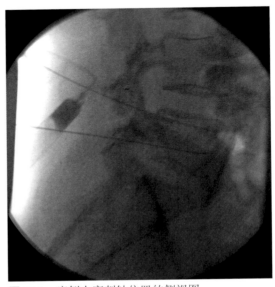

图25-2 病例中穿刺针位置的侧视图

强检查，结果显示腰骶神经结构未见明显损伤。后来患者拄着拐杖出院返家，并接受了当地门诊的物理治疗。在接下来一个月的随访里，患者的症状逐渐改善。

25.2　背景

　　上腹下神经丛是由内脏传入神经纤维和包括腰交感神经纤维和骶副交感神经纤维在内的自主性神经纤维（本身为腰和盆腔内脏神经的延续）汇合而成。上腹下神经丛延续为下腹下神经丛，它由直肠中神经丛、前列腺神经丛、膀胱神经丛和子宫阴道神经丛组成。汇聚在上腹下神经丛的神经纤维具有多种功能，包括传递盆腔内脏的伤害感受性疼痛。

　　作为慢性盆腔痛的一种治疗方法，上腹下神经丛阻滞多年前就已经出现了。最初这种治疗是在解剖标志盲法下进行的；现在，大多数医师已经使用透视或计算机体层摄影（CT）为引导了。常用的手术方法包括经典的双侧双针后入路、单针棘突旁侧入路、单针经椎间盘入路和单针前入路。在经典的双侧双针后入路中，将针尖置于 S_1 或 L_5S_1 椎间盘的前缘，在主动脉分叉处的远端进入髂总动脉。出于诊断和治疗目的，可以使用适量的局部麻醉剂进行测试性阻滞。高浓度乙醇或苯酚的神经化学毁损术常用于与骨盆恶性肿瘤引起的疼痛。

　　一般来说，如果操作得当，这种方法是一种用来治疗剧烈疼痛非常安全方法，并发症的风险相对较低。这一手术的预期结果包括阻断下腹下神经远端的交感神经支配。虽然这还没有得到充分的证实，但在该水平面的自主神经功能紊乱可能会对肠道、膀胱和性功能产生负面影响。基于神经解剖学、生理学和手术数据的推断，

许多文献报道双侧下腹下神经丛阻滞可能会损害男性的性功能。由于缺乏足够的认识，女性的性功能是否受到影响并没有得到很好的说明。与任何介入性手术一样，必须避免造成血管内注射。如果供应脊髓的节段性动脉被破坏，可能会出现该节段神经的永久失能。同时还可能出现局麻药毒性、感染/脓肿形成、血肿形成以及血管、肌肉和神经结构的直接损伤。

　　患者出现了髋部屈肌无力，身体的髋屈肌主要是髂腰肌，髂腰肌是由髂肌和腰大肌合在一起形成的。腰大肌由深部（起源于 L1～L5 的横突）和浅部（起源于椎体 T12～L4 的外侧部分）肌群组成。它受到 L2～L4 的神经支配。在不到50%的人当中，腰大肌与腰小肌相连，腰小肌起源于T12～T1椎体，附着在髂耻骨隆起上。它的功能相当于腰椎较弱的屈肌。

25.3　病例讨论

　　在该病例中，患者通过毁损上腹下神经丛取得了很好的镇痛效果。但出现了意想不到的髋关节屈曲无力的并发症。上腹下神经丛阻滞后肌肉无力的鉴别诊断包括：

　　a. 脊神经或其分支的麻醉或神经毁损。

　　b. 神经内注射和神经损伤。

　　c. 脓肿。

　　d. 血肿。

　　e. 脊髓血管供血不足（梗死）。

　　f. 肌肉骨骼损伤。

（1）在进行上腹下神经丛阻滞时，意外麻醉和/或脊神经损伤是一个值得注意的问题。应保证穿刺针位置准确，并使用造影剂显示药物的扩散情况。目的之一是确保药物在脊柱正前方上下的扩散，避免药物向后方椎间孔内扩散而发生危险。

（2）神经内注射的典型表现是可以引起患者剧烈的疼痛，并且在注射过程中阻力相对较高（即依从性较低）。避免深度镇静会一定程度上降低该情况的发生，因为深度镇静可能会降低患者的沟通能力和感觉。患者交感神经节阻滞期间的顺应性取决于针尖和注射器的大小。使用一套标准的手术器械可以使医师对患者的反馈采取更合理的应对措施。神经内注射造成的损伤通常可采取保守治疗。治疗后的转归往往不同；疼痛和/或运动感觉障碍可能是自限性的，也可能是永久性的。

（3）脓肿是深层组织注射后的一种并发症，特别是在免疫功能低下的患者中。正确的无菌操作（即无菌手套和口罩）可以最大限度地减少这种风险，但不能完全避免。脓肿可能在注射后几天内形成。随着脓肿的发展，周围结构损伤引起的全身性反应和肿块的压迫效应可能会进一步出现。可以通过CT检查来发现脓肿，但最好的方法是静脉造影。抗生素治疗和手术干预有时候是必要的。

（4）血肿也是深部组织注射的一个并发症。根据出血的程度和部位不同，血肿的表现也不同，但在本节中，我们将集中讨论血肿对周围神经结构的直接压迫效应。可以通过停用抗凝剂来降低血肿发生的风险，并且在注射之前也应停用抗血小板类药物。由于安全性数据有限，应用新一代抗凝剂应格外小心。许多中草药补充剂会干扰血小板功能，并可能改变抗凝/抗血小板药物的功能。在许多病理状态下，出血风险都会增加，包括营养不良/维生素缺乏、尿毒症血小板功能障碍，以及与恶性肿瘤和/或化放疗等相关的细胞减少。血肿的形成可以通过CT成像来诊断。根据血肿形成的潜在机制（即凝血障碍和血管破裂），通常采用保守治疗，但在某些情况下

也可能采取手术治疗。

（5）血管内注射可能导致全身毒性或脊髓的血供中断。造影剂可能或不能检测到注射剂是否误入血管。数字减影血管造影术的使用可能会增加检测敏感性。脊髓由供应脊髓前2/3的单个脊髓前动脉和供应脊髓后1/3的一对脊髓后动脉供血。脊髓动脉之间的吻合（冠状血管）为脊髓的侧柱提供血供。脊髓动脉起源于颈枕交界处，多根（又称节段性）动脉常与其相会。这些动脉包括颈升动脉、颈深动脉、肋间动脉、腰动脉和骶骨外侧动脉。其中有一条最主要的动脉，称为前根动脉。如果该动脉破裂，非常可能引起脊髓梗死和瘫痪。虽然大部分人的前根动脉起源于左侧（80%的患者）从中到下胸的肋间动脉，但仍有不少患者的前根动脉起源于右侧。鉴于这种变异，在任何胸腰段注射时都应注意避免血管内注射。注射过程中有可能出现节段性动脉破裂。有文献已证明乙醇和苯酚能引起狗的节段性动脉血管痉挛。动脉破裂的严重程度取决于许多因素（即特定血管对血供的重要程度），但也可能引起瘫痪。

（6）上腹下神经丛阻滞时的肌肉骨骼损伤可能包括穿刺针造成的直接损伤。正确地使用局部麻醉剂和适当大小的穿刺针（常用22G），可以很好的避免损伤的发生。然而，仍然可能出现剧烈的疼痛和肌肉痉挛。当使用苯酚或乙醇进行神经毁损时，可能会引起更具破坏性的肌肉组织化学破坏。这可能在无意的肌肉注射时发生。在成功毁损神经后，必须注意使用无刺激性的液体冲洗穿刺针内壁，以去除残留的神经毁损剂，并重新插入针芯，以避免在拔针过程中神经毁损剂的"回流"。本例中的相关肌肉是穿刺针向L5-S1椎体前外侧倾斜进针时可能经过的肌肉，包括腰方肌、腰大肌和竖脊肌。

回顾手术中的透视图像，我们发现穿刺针的放置较常规的下腹下神经丛阻滞的靶点位置略偏向头端和侧方。图25-3和图25-4中为正常的穿刺针位置。

虽然在这种情况下注射造影剂并不意味着会引起血管内注射或后方脊神经扩散，但基于该影像上条纹状的肌肉组织改变，确实证明存在药物向周围结构内扩散的现象。患者随后出现的髋关节屈曲无力的临床症状，加上疼痛的缓解，表明注射的药物可能从下腹下神经丛向上扩散，很有可能扩散至了腰大肌深部。

由于症状出现的时间与脓肿的形成不一致，所以其他诊断的可能性较小。患者的CT影像上并未发现血肿和脓肿。导致神经更广泛失能最有可能的原因是脊髓梗死。

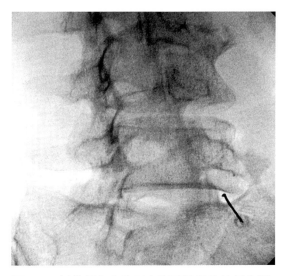

图25-3 经椎间盘入路至上腹下神经丛的斜位图。使L5椎体终板呈正方形有助于穿刺针更准确的穿过椎间盘（图片来自Anitescu博士）

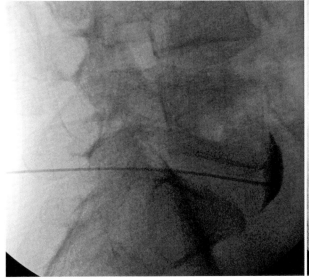
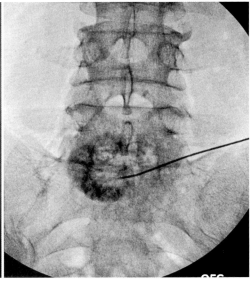

图25-4 经椎间盘入路的下腹上神经丛阻滞，在正位和侧位可以看到造影剂延神经丛分布均匀扩散（图片来自Anitescu博士）

虽然直接麻醉或神经毁损术会导致患者出现神经广泛损伤，但只有在不同的（即更高）腰椎水平进行神经毁损，才可能导致髋关节屈曲功能障碍。

该病例最重要的意义在于指出正确放置穿刺针的重要性。在图25-1和图25-2中，人们可以看到两个穿刺针的针尖位置并不合适，其中右边的穿刺针（结合患者右侧肢体无力）位置位于常规靶点位置的侧方，这很可能是导致附近组织损伤的原因之一。

根据患者的临床表现，最有可能受损的组织便是腰大肌。可以通过适当调整针尖位置以及观察造影剂的扩散情况来避免腰大肌无力的发生。在主肌群的损伤中，其症状取决于肌肉的损伤程度和所涉及的肌群类别，以及患者是否通过有针对性的物理治疗和康复来恢复肌肉功能。在该病例中，虽然患者可能出现了明显的症状，但幸运的是她的损伤是自限性的。

原书参考文献

[1] Snell R. The pelvis—part I: the pelvic walls. In: Snell R, editor. Clinical anatomy by regions. 9th ed. Philadelphia: Wolters Kluwer; 2012. p. 240–61.

[2] Waldman SD. Hypogastric plexus block, p. 609–16. In: Waldman SD, editor. Atlas of interventional pain management. 4th ed. Philadelphia: Saunders (Elsevier); 2015. p. 602–27.

[3] Plancarte R, Amescua C, Patt RB, Aldrete JA. Superior hypogastric plexus block for pelvic cancer pain. Anesthesiology. 1990; 73: 236–9.

[4] Plancarte R, de Leon-Casasola OA, El-Helaly M, Allende S, Lema MJ. Neurolytic superior hypogastric plexus block for chronic pelvic pain associated with cancer. Reg Anesth. 1997; 22: 562–8.

[5] Dodusek DB, Aminoff MJ. Sexual dysfunction in patients with neurologic disorders. In: Aminoff MJ, editor. Neurology and general medicine. 5th ed. London: Academic (Elsevier); 2014. p. 633–56.

[6] Rastogi R, Agarwal S, Enany N, Munir MA. Sympathetic blockade. In: Smith HS, editor. Current therapy in pain. 1st ed. Philadelphia: Saunders (Elsevier); 2009. p. 612–20.

[7] Byrne JR, Darling C III. Aortic surgery. In: SRT E, editor. Surgical pitfalls. 1st ed. Philadelphia: Saunders (Elsevier); 2009. p. 597–612.

[8] Purves D, Augustine GJ, Fitzpatrick D, et al. Autonomic regulation of sexual function. In: Purves D, Augustine GJ, Fitzpatrick D, et al., editors. Neuroscience. 2nd ed. Sunderland: Sinauer Associates; 2001.

[9] Hendren SK, O'Connor BI, Liu M, et al. Prevalence of male and female sexual dysfunction is high following surgery for rectal cancer. Ann Surg. 2005; 242(2): 212–23.

[10] Basson R, Leiblum S, Brotto L, et al. Definitions of women's sexual dysfunction reconsidered: advocating expansion and revision. J Psychosom Obstet Gynaecol. 2003; 24(4): 221–9.

[11] Rathmell JP, Pino CA, Ahmed S. Spinal pain and the role of neural blockade. In: Cousins MJ, editor. Neural blockade. 4th ed. Philadelphia: Wolters Kluwer; 2009. p. 1063–110.

[12] Palastanga N, Field D, Soames R. Muscles flexing the hip joint. In: Palastanga N, editor. Anatomy and human movement. 1st ed. Oxford: Heinemann; 1989. p. 354–6.

[13] Shoja MM. Pelvic girdle, gluteal region and thigh. In: Standring S, editor. Gray's anatomy: the anatomical basis of clinical practice. 41st ed. London: Elsevier; 2016. p. 1337–77.

[14] Pollitt CI, Salota V, Leschinskiy D. Chemical neurolysis of the superior hypogastric plexus for chronic non-cancer pelvic pain. Int J Gynaecol Obstet. 2011; 114: 160–1.

[15] Brown DL, Rorie DK. Altered reactivity of isolated segmental lumbar arteries of dogs following exposure to ethanol and phenol. Pain. 1994; 56: 139–43.

第二十六节 经椎间盘入路行上腹下神经丛阻滞术后导致的椎间盘炎 **26**

26.1 病例

患者：75岁，男性，因肉眼血尿和严重的盆腔痛入院。患者被诊断为膀胱癌。该患者最初是由于不明原因的疲劳和骨盆痛而到医院就诊检查的。医师安排了一些影像学检查，包括骨盆增强CT和腰椎MRI。结果可见盆腔淋巴结受累，但没有发现明显的转移扩散。脊柱也未见可疑的病理改变。

患者入院时伴有发热，血流动力学稳定。血常规检查提示小细胞性贫血。患者自觉"疲倦"，并伴有弥漫性盆腔疼痛，疼痛因排便和排尿而加重。他最终接受了经尿道膀胱电灼术以控制膀胱内出血，并留置导尿管24小时，直到尿液排空。膀胱手术和留置的导尿管加重了疼痛。疼痛呈弥漫性且位置较深，耻骨上偶有灼热和刺痛感。阿片类药物只能起到少许镇痛作用，同时，由阿片类药物引起的便秘更加重了疼痛和不适感。

我们就介入性治疗的方案请疼痛专家进行了会诊。专家建议进行诊断性上腹下神经丛阻滞，如果成功便可进行神经毁损。结合患者最近的骨盆X线检查，疼痛专家认为很难进行传统的双针阻滞，因为检查结果提示患者骨盆狭窄，髂骨较高。经过讨论，专家组决定采用透视引导下经椎间盘后正中入路的方案。

术前30分钟静脉注射1克头孢唑啉以预防感染。穿刺针在到达L5-S1椎间盘前方的靶点区域前误伤了周围血管，导致手术变得复杂起来。通过不断的回抽和造影剂扩散，确定最初穿刺针尖误入了血管。将穿刺针缓慢从椎间盘内退出，并通过几次尝试，最终将穿刺针头准确置于靶点区域。随即注射8mL 0.25%丁哌卡因进行阻滞，10～12小时盆腔痛控制良好。患者随后出院，并决定在1周内返院进行进一步的神经毁损治疗。

在接下来的几天里，患者盆腔痛持续存在，以直肠和耻骨上方较重，并伴有腰部不适和脊柱旁肌肉紧张。这种不适逐渐加重，最后发展为顽固性腰痛，并向双侧髋部放射。患者因剧痛、肌肉痉挛和发汗而无法入睡。由于严重的疼痛和背部僵硬感，患者的行走能力明显下降，并拒绝了进一步神经毁损治疗。

一周后，疼痛已经发展到无法忍受的程度，迫使患者前往急诊科就诊。入院时，患者可见发热，但血流动力学稳定，没有全身感染的迹象。医师高度怀疑该症状是由椎间盘手术所导致的。在鉴别诊断中，医师也曾怀疑是否是癌细胞扩散导致了上述症状。随即医师紧急对患者进行了腰椎核磁共振检查，发现L5-S1椎间盘炎。一个由多学科组成的医疗小组随后接诊并对该患者进行了评估。初步检验显示炎症标志物升高（C反应蛋白，30 mg/dL；血沉78 mm/h），白细胞（WBC）计数仅略有升高，并进一步进行细菌（需氧和厌氧）培养和革兰染色，此外还进行了尿液分析和培养。

考虑到患者一般情况平稳，故暂不需要立即进行手术干预。为了准备CT引导下椎间盘组织活检，医师暂未采取抗生素治疗，以确保检验结果的可靠性。

在等待穿刺活检的过程中，患者开始发热。医师立即决定使用万古霉素和头孢吡肟治疗。第二天，患者成功在CT引导下接受了L5-S1椎间盘穿刺，样本被送去进行细菌、真菌和分枝杆菌培养。在椎间盘活检和尿液培养中均检出对头孢唑啉耐药的摩氏摩根菌。治疗方案立即转为静脉注射特异性抗生素治疗。在此期间，患者的病情进一步恶化。除了感觉"非常不适"外，患者还主诉腿和脚出现剧烈的放射性疼痛，左腿出现感觉障碍和进行性麻木。左下肢深部肌腱反射（DTR）减弱。在24小时内，他逐渐出现左下肢无力和足下垂。

腰椎增强MRI显示感染向椎体和硬膜外扩散；L5-S1椎间盘炎，可能伴有椎前小脓肿（1.3 cm×0.7 cm）和L_5椎体的改变；L5-S1水平硬膜外和椎管旁脓肿，继发L5-S1中度椎管狭窄和双侧椎间孔狭窄。患者随后接受了神经外科的检查，并被带入手术室进行左侧L5-S1椎板切开手术，排空硬膜外感染物，并取出了炎性椎间盘。

患者术后症状得到改善，腰痛减轻并恢复了部分左下肢的感觉和力量。然而，由于骨盆疼痛，他仍无法耐受物理治疗。

抗生素静脉治疗6周后，改为口服抗生素继续治疗6周。在此期间他的癌痛症状加重，并因此增加了阿片类药物的用量。鉴于患者当时的身体状态，不建议采取疼痛的介入治疗，包括鞘内吗啡泵置入等。

事后我们推断该患者的菌血症是由于经椎间盘手术导致病原体转移到了椎间盘。

26.2 病例讨论

26.2.1 上腹下神经丛阻滞治疗顽固性盆腔疼痛

晚期盆腔恶性肿瘤常伴有严重的、弥漫性的、界限模糊的内脏疼痛。上腹下神经丛毁损术可减轻疼痛和减少阿片类药物的用量。上腹下神经丛直接或通过下腹下神经丛接受所有骨盆器官传递来的疼痛信号。由于上腹下神经丛位于L5椎体下1/3和S1椎体上1/3周围的腹膜后方，故临床上常用该平面进行神经毁损来治疗癌症导致的顽固性盆腔痛。

顽固性盆腔痛病因十分复杂，其中经常涉及内脏、神经病变和躯体成分，所以交感神经丛阻滞并不总能达到理想的镇痛效果。最近一项交感神经阻滞治疗内脏癌性疼痛的系统综述表明，不推荐使用上腹下神经丛毁损来治疗。作者认为，由于多种疼痛通路（神经、躯体和内脏）的参与，盆腔交感神经丛毁损的疗效不能得到保障。

为了提高阻滞的有效性，并降低并发症的发生率，很多学者开发了多种上腹下神经丛阻滞的手术入路（表26-1）。解剖变异（L5横突肥大，髂嵴过高），重要结构（髂血管，神经根）的靠近，以及腹膜后恶性肿瘤，都可能对穿刺造成困难。此外，剧烈疼痛或其他限制性合并症的患者通常不能耐受俯卧位。

表 26-1 常见上腹下神经丛阻滞技术

作者	技术	优点	缺点
Plancarte 等人	双侧旁正中椎间盘外入路（透视）	可避免椎间盘和椎管损伤的相关风险	• 因解剖变异（髂嵴高、L5 横突肥大、L5 神经根）造成操作困难 • 两次注射 • 腹膜后疾病/肿瘤会导致不可预测的扩散
Waldman 和 Wilson	CT 引导下旁正中单针入路	• 避免血管、椎间盘和椎管穿刺的风险 • 穿刺针位置准确	• 辐射量增加 • 需要接受 CT 扫描 • 腹膜后疾病/肿瘤会导致不可预测和局限性的扩散
Kanazi 和 Frederick	单针前入路（透视、CT 或超声引导）•	• 简单易行 • 患者可取仰卧位	有肠道和膀胱穿孔或血管损伤的风险
Erdine	经椎间盘单针旁入路（透视）	• 穿刺针位置准确	• 椎间盘存在感染、破裂和突出的风险 • 可能会引起疼痛 • 有时需要进行椎间盘造影
Turker	单针后正中入路（透视）	• 简单易行 • 避免解剖形成阻碍 • 可取侧卧位或俯卧位 • 穿刺针定位准确	• 感染风险（椎间盘炎、脑膜炎、硬膜外脓肿）、神经损伤、硬膜后穿刺引起的头痛

　　单针经椎间盘后正中入路可达到双侧阻滞的效果且技术难度较小。该技术由 Turker 等人首次提出，患者可以取俯卧或侧卧位。与经典的双针后路相比，经椎间盘穿刺技术更简单，并发症发生的可能性更小，同时疗效无明显差异。虽然到目前为止还没有严重并发症的相关报道，我们应重视该问题。

　　经椎间盘侧方后入路穿刺可能导致腹膜后出血、神经根损伤或髂动脉粥样硬化性斑块栓塞，此外还有可能发生肠穿孔或膀胱穿孔。在采用经椎间盘穿刺技术时，也应考虑到椎间盘炎和椎间盘损伤的发生。

26.2.2　椎间盘：与年龄相关的结构变化

　　椎间盘两个主要组成部分：髓核和纤维环，终板软骨：一种覆盖在锥体干骺端的透明软骨板以及前、后纵韧带限制在椎间隙中。随着年龄的增长，所有这些组织都会发生多重结构变化。出生时椎间盘血供良好并含有 80%～90% 的水分。胶原和弹性蛋白纤维组织形成非常复杂的网状结构。蛋白多糖负责维持渗透压和椎间盘水分，这也保证椎间盘在受压时可以保持一定的高度。随着时间的推移，纤维变得越来越松散，失去了原有的强度。蛋白多糖被降解，随后渗透压和含水量下降。

　　出生时，节段动脉的分支穿过纤维环，为整个椎间盘提供血供。随着时间的推移，椎间盘内的血管逐渐收缩。在 30 岁时，椎间盘内几乎不再含有血管，只有少量血管维持纤维环外缘的血供。成人椎间盘通过软骨终板的扩散和自身少量的外周血管接受营养。神经也退至椎间盘周围，成年人仅在椎间盘外环 1/3 处存在血管伤害和机械感受性神经纤维以及部分窦椎神经。软骨终板因此变得更加脆弱，容易开裂，椎间盘甚至可以突出到相邻的椎体形成 Schmorl 结节。

　　椎间盘高度开始丧失，这使得椎间盘变得更容易受到退变、创伤和感染的影响。

文献中还提到了其他途径，包括经阴道和经血管入路，但由于数据较少，故不能进行客观分析。

26.2.3 椎间盘炎的病因

在成人中，椎间盘感染最常见的原因是血液传播（泌尿生殖道、心内膜、呼吸系统、胃肠道、皮肤溃疡等）。感染产生的栓子通过动脉或逆行静脉（巴特森静脉）到达血供良好的椎体干骺端，并导致骨梗死、破坏和骨髓炎。感染从软骨下方扩散到椎间盘间隙，最终到达无血供的髓核。

椎间盘的直接感染主要发生在儿童，因为儿童期椎间盘内仍含有部分血管。感染通常仅限于椎间盘。丰富的血供有助于抗生素的渗透。总体而言，在年轻患者当中，椎间盘炎的预后较好。少数情况下，椎间盘炎是医源性或直接的椎间盘损伤引起的。脊柱手术和椎间盘内手术是导致椎间盘炎的最常见的医源性原因。椎间盘造影术后感染的发生率从1%到4%不等。

因为椎间盘炎既可发生于椎体骨髓炎之前，也可以并发于椎体骨髓炎，所以我们通常将这两种情况命名为脊椎椎间盘炎。大多数椎间盘感染是细菌性的，但在特定情况下也应考虑分枝杆菌和真菌感染。

脊椎椎间盘感染中通常还能分离出金黄色葡萄球菌、表皮葡萄球菌和革兰阴性大肠杆菌等病原体。而感染常发生于患有糖尿病、免疫功能低下、恶性肿瘤、静脉用药、慢性酒精中毒、既往脊柱手术、感染性心内膜炎等的患者。

26.2.4 椎间盘炎的临床表现、诊断和治疗

1. 临床表现

大多数椎间盘炎患者都会伴有严重的背部疼痛、僵硬、肌肉痉挛和压痛。通常

起病隐匿，疼痛逐渐加重。在关于细菌性脊柱炎患者的不同报告中，发热的发生率也各不相同，从37%到70%不等。随着疾病的发展，可能会出现疲劳、食欲不振和不适，而脓毒症相对少见。

当感染作为椎间盘内手术的并发症发生时，常发生在手术干预后2～4周。

若诊断和治疗的不及时，会使感染扩散到邻近的椎体、硬膜外间隙和椎旁肌肉。椎旁感染、腰大肌脓肿、压缩性骨折和脊柱不稳可能会使治疗变得复杂。根据感染部位和大小的不同，患者可能会出现不同程度的神经症状。单一神经根性疼痛、感觉运动障碍、脊髓或马尾神经受压，甚至截瘫都会使椎间盘炎复杂化。

2. 诊断

虽然腰椎间盘炎的表现没有特异性，仅以进行性背部或颈部疼痛为主，但患者只要出现根性症状并伴有发热和炎性标志物升高，就应该怀疑此疾病。其他脊柱源性疼痛应作为鉴别诊断的一部分加以考虑：痛性椎间盘疾病、骨折或脊椎转移。

全面的临床检查，特别是神经系统和肌肉骨骼方面的检查，可以发现轴性压痛、肌肉痉挛、感觉/运动障碍，或者在进展期的脊柱变形，甚至失稳。检查还应指出菌血症发生的大致节端。

实验室检查可见血沉（ESR）和C反应蛋白（CRP）明显升高，白细胞正常。一旦怀疑感染，应立即进行细菌（需氧和厌氧）血培养。当怀疑布鲁氏菌、结核病或真菌感染时，还应进行专门的实验室检查。

早期进行影像学检查是正确诊断的关键。X线平片在早期意义不大，因为往往在最初几周内平片改变不明显，直到发生侵蚀等不规则骨破坏时才能在平片上看到明显变化。磁共振成像（MRI）以其高度的敏感性（93%～97%）和特异性

（92.5%～97%）被认为是最重要的诊断工具。增强和非增强MRI检查在T2加权像上均可见椎间盘高信号改变。由于椎间隙变窄，在相邻结构（终板、椎管）可发现突出的椎间盘组织。在MRI上还能清楚的辨别出硬膜外和椎旁脓肿（图26-1、图26-2和图26-3）。

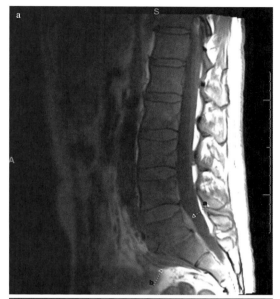

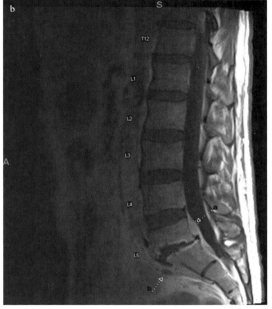

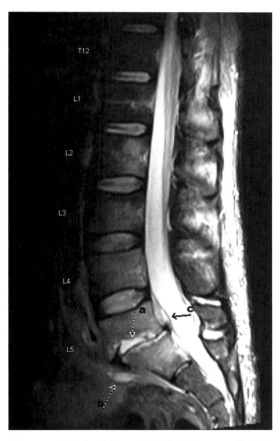

图26-1　腰椎矢状位T2加权像显示L5-S1椎间盘间隙有少量液体，L5下终板破坏，符合椎间盘炎和骨髓炎（a）。椎旁前方软组织内有一小块卵圆形囊肿（b）。硬膜外间隙有不均匀的软组织影，后纵韧带抬高（c）。

图26-2　图（a）和（b）为钆剂注射前后矢状面T1加权像，L5-S1椎间盘间隙可见异常软组织影，注射钆剂后阴影得到强化，与椎间盘炎表现一致。硬膜外软组织强化与脓肿相一致（a），椎旁前方软组织周边呈强化聚集，与脓肿特点一致（b）。

当患者不能进行MRI检查时，可考虑计算机断层扫描（CT）或正电子发射断层扫描（PET）。如果血培养检查结果不能明确诊断，还可进行组织病理检查（CT引导或开放手术）。

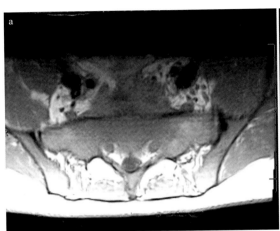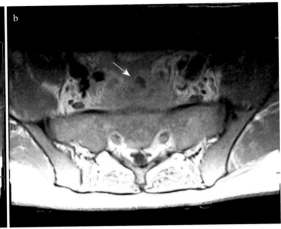

图 26-3 （a）和（b）为注射钆剂前后轴位的 T1 加权像，图中可见椎旁前异常软组织影，注射钆剂后阴影强化，与蜂窝组织炎表现一致。中央无强化的卵圆形区域提示该处为一小脓肿（箭头）。

3. 治疗

预防管理

通常在椎间盘内手术前需静脉注射抗生素，以便将感染风险降至最低。然而，动物研究表明，静脉注射抗生素并非在所有类似手术中均能起到良好的效果。影响抗生素在椎间盘内作用的两个最重要的因素包括抗生素的血药浓度和给药时间。

通常在椎间盘穿刺前 30 分钟静脉注射广谱抗生素。然而，这种预防措施不能阻止来自邻近或远端耐药菌对椎间盘的感染，从而不能防止椎间盘炎的发生。对于有菌血症风险的患者（静脉吸毒者、静脉导管、已存在明确的感染源等），应慎重考虑是否进行椎间盘内手术。

药物治疗

椎间隙感染的治疗需要多学科联合和长期的抗生素治疗。抗生素已被常规用于治疗椎间盘炎；然而，其有效药物是否能渗透至受感染的椎间盘内，一直存在争议。动物研究表明，抗生素（如头孢唑啉）应用于椎间盘炎时，并不能改变椎间盘终板的侵蚀和破坏程度。抗生素治疗应根据细菌检验结果和药敏结果进行指导。如果在确定病因之前出现脓毒症或迅速的神经系统症状，应立即采取经验性抗菌治疗。应先进行连续 6 周的静脉抗生素治疗，随后继续口服 6 周的抗生素。对症治疗的目的是控制疼痛、发热、失能和其他相关症状。此外，患者可能需要佩戴矫形器进行外固定，直到感染得到有效控制。

外科治疗

如果经过保守治疗后感染仍在持续或有骨破坏、脊柱畸形、失稳和顽固性疼痛发生，则应考虑手术。急诊外科清创或减压的手术指征包括脓毒症、血流动力学不稳、硬膜囊受压并伴有急性神经损伤。有多种外科手术方法，从微创技术到复杂的、多节段的前后路清创和融合均可。最近的研究表明，侧方入路的微创方式可能同样有效，可以有效避免大血管的损伤，尤其适用于有严重合并症的患者。

术后患者应继续采取抗生素治疗。可进行全身炎症标志物检测和神经功能检查，但不必进行 MRI 检查，除非有新的并发症发生或持续感染。

关键点

- 在特定的患者中，上腹下神经丛毁损术可以成功地用于治疗恶性肿瘤相关的盆腔疼痛。医师可以通过不同的手术方法，来提高阻滞效果并最大限度地降低并发症的风险（表26-1）。
- 经椎间盘手术可能会引起椎间盘感染、破裂或突出。在穿刺过程中，感染组织被直接接种在椎间盘内。当椎间盘手术后并发严重的顽固性腰痛时，应考虑椎间盘炎。
- 椎间盘炎的临床表现没有特异性。一旦怀疑椎间盘感染，应立即进行细菌培养和影像学检查。应根据药敏结果选用合适的抗生素治疗，但如果患者迅速出现全身或神经系统症状，应根据经验紧急静脉注射抗生素并采取手术治疗。

原书参考文献

［1］ Plancarte R, de Leon-Casasola OA, El-Helaly M, Allende S, Lema MJ. Neurolytic superior hypogastric plexus block for chronic pelvic pain associated with cancer. Reg Anesth. 1997; 22(6): 562–8.

［2］ Mercadante S, Klepstad P, Kurita GP, Sjøgren P, Giarratano A, European Palliative Care Research Collaborative (EPCRC). Sympathetic blocks for visceral cancer pain management: a systematic review and EAPC recommendations. Crit Rev Oncol Hematol. 2015; 96(3): 577–83.

［3］ Plancarte R, Amescua C, Patt RB, Aldrete JA. Superior hypogastric plexus block for pelvic cancer pain. Anesthesiology. 1990; 73(2): 236–9.

［4］ Waldman SD, Wilson WL, Kreps RD. Superior hypogastric plexus block using a single needle and computed tomography guidance:

description of a modified technique. Reg Anesth. 1991; 16(5): 286–7.

［5］ Kanazi GE, Perkins FM, Thakur R, Dotson E. New technique for superior hypogastric plexus block. Reg Anesth Pain Med. 1999; 24(5): 473–6.

［6］ Erdine S, Yucel A, Celik M, Talu GK. Transdiscal approach for hypogastric plexus block. Reg Anesth Pain Med. 2003; 28(4): 304–8.

［7］ Turker G, Basagan-Mogol E, Gurbet A, Ozturk C, Uckunkaya N, Sahin S. A new technique for superior hypogastric plexus block: the posteromedian transdiscal approach. Tohoku J Exp Med. 2005; 206(3): 277–81.

［8］ Nabil D, Eissa AA. Evaluation of posteromedial transdiscal superior hypogastric block after failure of the classic approach. Clin J Pain. 2010; 26(8): 694–7.

［9］ Gamal G, Helaly M, Labib YM. Superior hypogastric block: transdiscal versus classic posterior approach in pelvic cancer pain. Clin J Pain. 2006; 22(6): 544–7.

［10］ Raj PP. Intervertebral disc: anatomy-physiology-pathophysiology-treatment. Pain Pract. 2008; 8(1): 18–44.

［11］ Duarte RM, Vaccaro AR. Spinal infection: state of the art and management algorithm. Eur Spine J. 2013; 22(12): 2787–99.

［12］ Khan IA, Vaccaro AR, Zlotolow DA. Management of vertebral diskitis and osteomyelitis. Orthopedics. 1999; 22(8): 758–65.

［13］ Osti OL, Fraser RD, Vernon-Roberts B. Discitis after discography. The role of prophylactic antibiotics. J Bone Joint Surg Br. 1990; 72(2): 271–4.

［14］ Esendagli-Yilmaz G, Uluoglu O. Pathologic basis of pyogenic, nonpyogenic, and other spondylitis and discitis. Neuroimaging Clin N Am. 2015; 25(2): 159–61.

［15］ Ramos A, Berbari E, Huddleston P. Diagnosis and treatment of Fusobacterium nucleatum discitis and vertebral osteomyelitis: case report and review of the literature. Spine (Phila Pa 1976). 2013; 38(2): E120–2.

［16］ Kapsalaki E, Gatselis N, Stefos A, Makaritsis

K, Vassiou A, Fezoulidis I, Dalekos GN. Spontaneous spondylodiscitis: presentation, risk factors, diagnosis, management, and outcome. Int J Infect Dis. 2009; 13(5): 564–9.

[17] Cottle L, Riordan T. Infectious spondylodiscitis. J Infect. 2008; 56(6): 401–12.

[18] Berbari EF, Kanj SS, Kowalski TJ, Darouiche RO, Widmer AF, Schmitt SK, Hendershot EF, Holtom PD, Huddleston PM 3rd, Petermann GW, Osmon DR. 2015 Infectious Disease Society of America (IDSA) clinical practice guidelines for the diagnosis and treatment of native vertebral osteomyelitis in adults. Clin Infect Dis. 2015; 61(6): e26–46.

[19] Madhavan K, Vanni S, Williams SK. Direct lateral retroperitoneal approach for the surgical treatment of lumbar discitis and osteomyelitis. Neurosurg Focus. 2014; 37(2): E5.

[20] Shiban E, Janssen I, Wostrack M, Krieg SM, Ringel F, Meyer B, Stoffel M. A retrospective study of 113 consecutive cases of surgically treated spondylodiscitis patients. A single-center experience. Acta Neurochir (Wien). 2014; 156(6): 1189–96.

[21] Patel NB, Dodd ZH, Voorhies J, Horn EM. Minimally invasive lateral transpsoas approach for spinal discitis and osteomyelitis. J Clin Neurosci. 2015; 22(11): 1753–7.

第四部分

疼痛介入治疗：
置入式药物输注系统

第二十七节 导管移位相关并发症

27

27.1 病例

患者：女性，35岁，身高162 cm，体重85千克；在妊娠第38周时因宫缩入院分娩。除了儿时做过阑尾切除术外，既往健康。患者产前包括生化全项和全血细胞计数的所有检查结果都在正常范围内。麻醉师与其谈话时，她希望在分娩期间行硬膜外镇痛治疗。

麻醉医师采用硬膜外穿刺技术在患者的硬膜外成功置管。选用17 G针在L3-L4间隙6 cm深的地方定位硬膜外间隙。然后沿原路径将20 G硬膜外导管轻松置于目标区域。通过硬膜外导管注射1.5%利多卡因3 mL，1∶20万肾上腺素，患者未见明显阳性体征（即心率和血压无变化，无下肢麻木或无力）。在持续输注0.0625%丁哌卡因和芬太尼2 μg/mL的同时，以10 mL/h的速度注射1%利多卡因10 mL，患者主诉产痛明显减轻，冷感觉测试提示双侧感觉阻滞平面最高水平为T9。

产程进行到6小时后，因产程不顺利及胎儿心音异常，医师临时决定改为剖宫产。患者被送到手术室，取仰卧，子宫向左侧移位。血压142/81 mmHg，心率75次/分钟。麻醉医师在未进行吸入试验和剂量

试验的情况下，经硬膜外导管注入2%利多卡因20 mL，5%碳酸氢钠4 mL，肾上腺素50 μg。在2分钟内，患者主诉口周刺痛，口腔有金属味。随后患者意识逐渐丧失，对麻醉师的指令无明显反应。心率从75次/分钟增至115次/分钟，血压从142/81 mmHg升至165/101 mmHg。医师考虑可能药物误入血管，随即在硬膜外导管上进行回抽，吸出了少量血液。

随后立即使用丙泊酚150 mg，琥珀胆碱100 mg进行全麻诱导。气管插管后给予维库溴铵，用2 L/min氧化亚氮和0.75%七氟醚持续麻醉。患者生命体征逐渐稳定，腹部剖开12分钟后产下一个4.2公斤的婴儿。然后给予催产素以辅助子宫收缩。婴儿在1分钟和5分钟时的Apgar评分分别为8分和9分。最后使用新斯的明和甘草次酸逆转神经肌肉麻醉。患者被成功拔管并转送至恢复室。

在恢复室，患者未诉不适，生命体征稳定。患者没有神经或心血管反应，随后从恢复室转至病房。

27.2 病例讨论

硬膜外镇痛可以提供有效的镇痛和麻

醉，应用范围广泛。然而，导管移位会导致严重的并发症。硬膜外导管移位是麻醉中常见的情况。即使将硬膜外导管固定至皮肤上也可能会发生迁移。硬膜外导管移位的风险包括误入血管内，蛛网膜下腔或硬膜下麻醉以及阻滞失败。

27.3 血管内注射意外

导管移位后导致局麻药误入血管内的发生率高达0.67%。局部麻醉药的全身毒性可能是由于过量给药、快速吸收或药物误入血液导致的。由于局麻药与心血管和中枢神经系统中的受体具有良好的亲和力，局部麻醉的毒性反应很难纠正，可能需要较长时间的恢复。

局麻药的毒性反应通常表现为中枢神经系统和心血管系统症状。中枢神经系统（CNS）反应包括耳鸣、定向障碍、口周麻木和癫痫发作。心血管毒性反应为顽固性低血压、心律失常和心搏骤停。在大多数情况下，由于大脑对局麻药的敏感性更强，所以较低剂量的局麻药仍可能引起中枢神经系统反应，重要的是，心血管毒性反应比中枢神经系统毒性反应更严重、更难以治疗。

除中枢神经系统和心血管系统作用外，局麻药还会导致其他不良反应，包括过敏反应、高铁血红蛋白血症和支气管痉挛。

全身毒性反应的最初表现是由于大脑皮层中的抑制通路被阻断而引起的。这会导致对兴奋性神经元抑制的降低，从而使兴奋性神经的活性增强。许多患者主诉有头晕、耳鸣、口周麻木或头晕等症状。与局麻药毒性相关的体征包括发抖、肌肉抽搐和震颤。甚至可能发生强直或阵挛。然而，这种长期兴奋最终会导致中枢神经系

统抑制，癫痫发作活动减弱，还可能继发呼吸抑制和呼吸骤停。研究表明局麻药药效与中枢神经系统毒性直接相关。

所有的局麻药都能引起心血管反应。除可卡因外，所有的局麻药都是心血管抑制剂。负性肌力作用呈剂量依赖性，可导致心肌收缩力和心排出量下降。局麻药引起的心律失常可以表现为多种形式，包括传导阻滞（从PR间期延长到三度传导阻滞甚至心脏停搏）和室性心律失常（心室异位、尖端扭转和纤颤）（表27-1）。

表27-1　局麻药全身毒性表现（由 V Adi MJ 等人修正）

中枢神经系统毒性	心血管毒性
主观症状	直接的心脏影响
• 焦虑/注意力难以集中	• 窦房结活动抑制
• 听觉变化/耳鸣	• 浦肯野纤维和心室肌快速除极抑制
• 头晕/轻微头痛	• 心肌收缩力降低
• 口腔金属味/耳鸣	
• 突然的精神症状	
客观体征	外周血管反应
• 昏迷	• 血管平滑肌收缩力降低
• 肌肉震颤	• 血管平滑肌收缩力增强
• 癫痫	
• 呼吸骤停	

起初低剂量的局麻药通常会使大多数心脏参数升高，如血压、心率和心排出量。这可能是由于交感神经兴奋直接导致血管收缩引起。然而，随着局麻药浓度的升高，血管扩张开始占主导作用，并导致低血压。此外，心排出量减少和心律失常会进一步加重低血压现象。如果不立即解决的话，这种血流动力学失稳极易导致心搏骤停。

由于过量用药可以导致严重的后果，预防局麻药毒性就显得至关重要。在使用任何使局麻药之前，医务人员都必须备好用于应对紧急情况的安全设备，包括气道设备和复苏药物。此外，科学选择局麻药

的剂量和浓度也是十分重要的。最佳剂量指的是可以达到预期效果的最低剂量。为了能准确判断是否发生了局麻药入血的情况，人们已经做了很多努力，目前较常用的药物为肾上腺素。如果患者心率增加超过10次/分或收缩压增加超过15 mmHg或Ⅱ导联T波振幅降低25%均是局麻药入血的敏感指标。作为测试用药，肾上腺素确实引发了许多问题，尤其对于正在服用β-受体阻滞剂或心排出量较低的患者来说，容易出现肾上腺素代谢放缓。另一种防止局麻药入血的方法是逐步递增用药。每注射3～5 mL应回抽一次，并监测毒性反应，这些措施有助于早期发现药物入血（表27-2）。

表27-2 局麻药系统毒性的表现（由V Adi MJ等人修正）

严重毒性反应的表现	紧急处理方法	无循环骤停	心搏骤停	随访
• 精神状态改变； • 循环系统衰竭； • 可能在首次注射后一段时间内发生	• 求助； • 停用局麻药； • 保持气道通畅； • 确认/建立静脉通道； • 控制癫痫发作； • 开始静脉注射脂类药物	• 低血压和心律失常常规治疗； • 继续静脉注射脂类药物	• 开始CPR和ACLS； • 继续静脉注射脂类药物； • 避免使用利多卡因治疗心律失常； • 可考虑建立体外循环	• 入住重症监护病房； • 密切监测，直至生命体征恢复

一旦出现局麻药的毒性反应，最重要的是立即停止给药。在评估神经和心血管功能时，维持气道通畅并提供足够的氧气也是至关重要的。优先使用苯二氮䓬类药物（咪达唑仑0.05～0.1 mg/kg静脉注射）来治疗中枢神经系统毒性反应，防止患者出现癫痫。脂类药物（如甘油）也可用于纠正心脏毒性反应。目前指南建议的起始用量为1.5 mL/（kg·min）20%浓度的甘油，症状平稳后改为0.25 mL/（kg·min）。如果持续出现血流动力学不稳，可以重复给药，注射频率加倍。不能用异丙酚完全替代脂类药物，但小剂量异丙酚可以用于癫痫发作。

可以使用先进的体外循环支持治疗来纠正心律失常，但医师必须明白局麻药的代谢和吸收可能需要一个较长时间的支持治疗。肾上腺素可能会加重某些心律失常；因此，许多专家建议改用其他升压素，最新的指南推荐使用胺碘酮。利多卡因用于治疗心律失常尚存在争议，研究结果尚不统一。在发生尖端扭转的情况下，可能需要心脏起搏。

27.4 鞘内注射意外

硬膜外导管误入蛛网膜下腔可能会造成灾难性后果。虽然导管位移到鞘内间隙的确切原因尚不清楚，但研究人员已经提出了许多可能的假说。目前的研究表明，运动和呼吸可增加硬膜外间隙内的气压，升高的压力足以推动导管穿过硬脑膜。并发症的严重程度取决于局麻药的剂量。症状既可表现为轻度下肢麻木，也可表现为昏迷和呼吸停止。局麻药的扩散程度取决于溶液的渗透压：低渗溶液可以扩散到非依赖区域，而高渗溶液则可扩散到脊髓依赖区域。等渗溶液的扩散取决于局麻药的体积和浓度。

如果不能立即识别局麻药或者阿片类药物误入鞘内，就可能会出现非常严重的后果。颈段和胸段神经系统阻滞以及髓质的低灌注可以引起全脊麻的体征和症状。中枢神经系统可能因此表现出多种体征，从失语到昏迷均可出现。通常，由于阻断了动眼神经副核，可能会引起瞳孔放大和对光反射消失。心脏相关表现包括由心脏交感神经（起源于T1至T4）被阻断而导致的心动过缓以及低血压（交感神经阻滞使血管不能正常收缩）。通常，由于膈神经（C3-C5）被阻滞，患者的呼吸运动也会受到影响，可表现为轻度呼吸急促甚至呼吸完全暂停。

处理该情况最关键的第一步是及早识别和预防药物进入脑脊液。治疗主要采取支持性治疗，如保持气道通畅，以提供足够的氧合和通气量。对于昏迷或呼吸暂停的患者应该采取气管插管，呼吸机支持治疗。在症状消失之前，最好联合使用扩容和血管升压药来维持血流动力学稳定。

人们已经想出了许多方法来预防出现鞘内麻醉。硬膜外穿刺针或硬膜外导管可见明显的脑脊液流出时，不宜继续使用大剂量局麻药。然而，在许多情况下，硬膜外导管在鞘内间隙的位置并不清楚。例如，如果在硬膜外置管过程中导致硬脑膜撕裂，可能无法通过Tuohy针观察到脑脊液回流；但是，撕裂的大小可能足以让导管进入鞘内间隙。为了预防此类并发症，在使用任何药物之前都应仔细回抽导管。

即使使用去阻力技术，也无法肯定硬膜外穿刺针内的液体是脑脊液还是生理盐水，这就使得操作变得更加困难。液体pH、温度、葡萄糖含量和透亮程度可以用来区分究竟是脑脊液还是生理盐水，但是由于这些检测都需要一定时间，所以实用性较低。

硬膜外测试也可用于判断鞘内导管的位置。可选择40～60 mg的利多卡因作为测试剂量，如果后产生了低平面的感觉阻滞说明药物进入了鞘内。然而在腰硬联合麻醉中，测试剂量足以产生较高平面或全脊柱麻醉。

27.5　置管移动至硬膜下间隙

硬膜外置管移位造成并发症的病例有很多，然而，人们对硬膜下药物沉积这一并发症的认识还相对较少，其临床表现多种多样，常被人误以为是其他原因造成的，如局麻药误入鞘内或单一或多节段硬膜外麻醉。阻滞效果与药量不匹配是最常见的情况。运动神经和交感神经通常不受影响。此外，在某些情况下，导管的硬膜下移位可能导致阻滞失败。

硬膜下间隙是硬脑膜和蛛网膜之间的潜在间隙，含有少量浆液性液体。它从颅顶向下分布至整个脑膜，并一直延伸到第2骶椎的下缘。硬膜下间隙在颈部最大，在腰部最窄。硬膜下间隙向两侧延伸至神经根和背根神经节。由于硬脑膜和蛛网膜紧密地附着在腹侧根上，因此硬膜下间隙比想象中要小得多。因此，人们倾向于在后方进行操作，而不涉及前交感神经和运动神经。

硬膜下导管移位的发生率很低。大多数已报道的硬膜下导管移位病例都发生于全脊麻的产科患者。在一项较大规模的研究当中，Jenkins发现药物误入硬膜下的发生率为1/4200。刺穿刺误入硬脑膜而非蛛网膜是最常见的原因，这增加了硬膜下的间隙。随着置管时间的延长，硬膜外导管移位到硬膜下间隙的概率也逐渐增加。由于导管可以跨过多个间隙，使用多孔的硬膜外导管也会增加硬膜下注射的风险。

还有几个因素可能导致硬膜外导管移位。硬膜外穿刺针的大幅度活动可能会导致硬脑膜撕裂，因此穿刺针置管困难的患者更容易出现移位。此外，曾接受过脊柱开放手术的患者，由于瘢痕形成等原因可能引起局部解剖结构的改变，甚至可能完全破坏硬膜外间隙结构，从而更容易发生硬膜下导管移位。最后，近期曾接受过腰椎穿刺的患者发生置管移位的可能性也很大，因为脑脊液漏可以扩大硬膜下间隙。

硬膜下阻滞的表现可以是多种多样的，这主要取决于局麻药的扩散程度，而引起这一现象的主要原因是硬膜下间隙的解剖结构变异较大。阻滞的起效时间介于硬膜外阻滞和蛛网膜下腔阻滞之间，通常在2～4小时后完全恢复。感觉平面与给药量之间不成比例，而且往往参差不齐。由于药物向腹侧的扩散有限，硬膜下注射相较于鞘内注射而言，低血压和运动无力的发生率更低。在极少数情况下，神经根压迫或神经根动脉缺血可能导致永久性的神经损伤。局麻药还有可能向颅内扩散，这可能会引起脑干阻塞，并出现昏迷和呼吸暂停。

人们可能很难对硬膜下阻滞程度做出正确判断。Lubenow等人描述了硬膜下阻滞的2个主要诊断标准和3个次要标准。主要标准包括回抽试验阴性和广泛的感觉阻滞。次要标准包括运动或感觉阻滞的起效时间延迟10分钟甚至更长，多种运动神经阻滞表现，或与注射剂量不呈比例的交感神经阻滞反应。硬膜下阻滞的诊断必须同时具备全部主要诊断标准和至少一条次要标准。

此外还可以采用各种影像学检查。但是由于硬膜下腔是一个潜在的间隙，所以在没有造影剂的情况下，该间隙不能在X光或计算机断层扫描中显影。注射造影剂后，可以看到造影剂在硬膜下间隙形成一个致密的集合，局限于椎管后方，并向颅骨延伸。此外，从侧位像上可区分硬膜下和蛛网膜下腔的位置；造影剂在硬膜下往往在注射部位聚集，在蛛网膜下腔则沿椎管快速向上扩散。导管内电刺激也可以用来检测置管的位置。因为注入硬膜下间隙

的液体可以传播到很远的位置，给予低电量刺激可能引起多个节段的广泛运动。

目前，尚无关于硬膜下导管的相关指南。在治疗期间，我们应对患者生命体征进行密切监测，如果患者出现了高位节段感觉丧失以及循环系统障碍，我们应拔出导管并在其他节段重新置管。由于硬膜下注射会压缩鞘内间隙，麻醉师在进行用蛛网膜下腔麻醉前，应该预料到局麻药可能会扩散至颅面。

27.6　单侧或节段麻醉

硬膜外阻滞是一种常用的麻醉和镇痛方法。但是，如果阻滞不充分便会影响最后的效果，而且这种情况并不少见，发生率在5%～20%。阻滞不充分的其中一种解释便是导管位置欠佳。如果硬膜外穿刺针不在中线，导管便可能进入外侧或前外侧硬膜外间隙，导致单侧神经根的阻滞。此外，硬膜外前间隙常会有骨质阻挡，从而使潜在的间隙不连续。因此，药物能否顺畅的扩散到对侧取决于硬脑膜周围间隙内的液体流动。

许多专家建议限制插入硬膜外间隙的导管长度，以减少阻滞不足。当插入的导管过长时，其进入硬膜外前间隙或偏离椎间孔的概率就会增加，从而导致单侧阻滞。目前大部分专家建议硬膜外间隙置管的长度不超过4 cm。如果出现单侧阻滞，医师可以增加麻醉剂用量，或者让患者取侧卧位，使麻醉的一侧向上，还可以拔除导管以达到双侧阻滞的效果。

对于多孔导管来说，更要注意其长度。研究表明，使用多孔导管进行硬膜外阻滞时，硬膜外间隙近端距离孔的长度仅为1～1.5 cm。即使硬膜外导管向外短暂移动，

也可能导致麻醉不足。因此，当使用多孔导管时，在硬膜外间隙额外再留出2～3 cm的导管。

关键点

- 硬膜外导管移位在麻醉领域是常见现象，可能会导致严重的后果。硬膜外导管移位的风险包括局麻药误入血管、蛛网膜下腔或硬膜下以及单侧阻滞或麻醉不足。
- 血管内移位可导致全身的局麻药毒性反应，中枢神经系统和心血管系统是最常受累的地方。治疗包括立即停止局麻药输注、使用苯二氮䓬类药物预防癫痫、使用脂类药物和血流动力学支持。
- 鞘内移位可能引起类似高位或全脊麻的表现。治疗的重点在于维持气道通畅和血流动力学稳定，直到局麻药彻底代谢。
- 硬膜下注射的表现有很多，但通常表现为麻醉平面与给药量不呈比例。应密切监测患者是否有高节段麻醉和循环系统损害。
- 硬膜外置管"失败"的一个常见原因是置管偏离神经孔。在硬膜外间隙置管长度不超过4 cm，可以防止这种情况的发生。

原书参考文献

［1］ Weinberg GL. Current concepts in resuscitation of patients with local anesthetic cardiac toxicity. Reg Anesth Pain Med. 2002; 27: 568–75.

［2］ Feldman HS. Toxicity of local anesthetic agents. In: Rice SA, Fish KJ, editors. Anesthetic toxicity. New York: Raven Press; 1994.

［3］ Boren E, Teuber S, Naguwa S, Gershwin M. A critical review of local anesthetic sensitivity. Clin Rev Allergy Immunol. 2007; 32(1): 119–27.

［4］ Rutten AJ, Nancarrow C, Mather LE, et al. Hemodynamic and central nervous system effects of intravenous bolus doses of lidocaine, bupivacaine, and ropivacaine in sheep. Anesth Analg. 1989; 69: 291–9.

［5］ Tanaka M, Nishikawa T. A comparative study of hemodynamic and T-wave criteria for detecting intravascular injection of the test dose (epinephrine) in sevoflurane-anesthetized adult. Anesth Analg. 1999; 89: 32–6.

［6］ Picard J, Meek T. Lipid emulsion to treat overdose of local anesthetic: the gift of the glob. Anaesthesia. 2006; 61: 107–9.

［7］ Krismer AC, Hogan QH, Wenzel V, et al. The efficacy of epinephrine or vasopressin for resuscitation during epidural anesthesia. Anesth Analg. 2001; 93: 734–42.

［8］ Nolan JP, Deakin CD, Soar J, Böttiger BW, Smith G. European Resuscitation Council Guidelines for Resuscitation 2005. Section 4. Adult advanced life support. Resuscitation. 2005; 67(Suppl 1): S39–86.

［9］ Mourisse J, Gielen MJM, Hasenbos MAWM, Haystraten FMJ. Migration of thoracic epidural catheters: three methods for evaluation of catheter position in thoracic epidural space. Anaesthesia. 1989; 44: 574–7.

［10］ Atlee JL. Total spinal anesthesia. In: Complications in anesthesia. Philadelphia: Elsevier/Saunders; 2007. p. 242–43. Print.

［11］ Atlee JL. Inadvertent intrathecal catheter placement. In: Complications in anesthesia. Philadelphia: Elsevier/Saunders; 2007. p. 242–43. Print.

［12］ Agarwal D, Mohta M, Tyagi A, Sethi AK. Subdural block and the anaesthetist. Anaesth Intensive Care. 2010; 38(1): 20–6.

［13］ Mehta M, Maher R. Injection into the extra-arachnoid subdural space. Experience in the treatment of intractable cervical pain and in the conduct of extradural (epidural) analgesia. Anaesthesia. 1977; 32: 760–6.

［14］ Romanes GJ. Cunningham's manual of practical anatomy. 14th ed. Oxford: Oxford University Press; 1986. p. 195–6.

［15］ Pearson RMG. A rare complication of

extradural analgesia. Anaesthesia. 1984; 39: 460–3.

[16] Jenkins JG. Some immediate serious complications of obstetric epidural analgesia and anaesthesia: a prospective study of 145,550 epidurals. Int J Obstet Anesth. 2005; 14: 37–42.

[17] Reynolds F, Speedy HM. The subdural space: the third place to go astray. Anaesthesia. 1990; 45: 120–3.

[18] Asato F, Nakatani K, Matayoshi Y, Katekawa Y, Chinen K. Development of subdural motor blockade. Anaesthesia. 1993; 48: 46–9.

[19] Lubenow T, Keh-Wong E, Kristof K, Ivankovich O, Ivankovich AD. Inadvertent subdural injection: a complication of an epidural block. Anesth Analg. 1988; 67: 175–9.

[20] Stevens RA, Stanton-Hicks MA. Subdural injection of local anesthetic: a complication of epidural anesthesia. Anesthesiology. 1985; 63: 323–6.

[21] Collier C. Total spinal or massive subdural block. Anaesth Intensive Care. 1982; 10: 92–3.

[22] McMenemin IM, Sissons GR, Brownridge P. Accidental subdural catheterization: radiological evidence of a possible mechanism for spinal cord damage. Br J Anaesth. 1992; 69: 417–9.

[23] Ralph CJ, Williams MP. Subdural or epidural? Confirmation with magnetic resonance imaging. Anaesthesia. 1996; 51: 175–7.

[24] Tsui BC, Gupta S, Emery D, Finucane B. Detection of subdural placement of epidural catheter using nerve stimulation. Can J Anaesth. 2000; 47: 471–3.

[25] Hood DD. Obstetric anesthesia: complication and problems. In: Kirby RR, Brown DL, editors. Problems in anesthesia. Obstetric anesthesia, Hood DD (Guest ED); 1989. Vol. 3. p. 1–18.

[26] Usubiaga JE, Dos Reis A, Usubiaga LE. Epidural misplacement of catheters and mechanisms of unilateral blockade. Anesthesiology. 1970; 32: 158–61.

[27] Sanchez R, Acuna L, Rocha F. An analysis of the radiological visualization of the catheters placed in the epidural space. Br J Anaesth. 1967; 39: 485–9.

[28] Vadi MJ, Patel N, Stiegler MP. Local anesthetic systemic toxicity after combined psoas compartment–sciatic nerve block: analysis of decision factors and diagnostic delay. Anesthesiology. 2014; 120(04): 987–96.

28 第二十八节 鞘内泵导管感染的相关并发症

28.1 病例

患者：男性，41岁，患者因恶心、呕吐和腹痛前往急诊科就诊。医师全面检查后发现患者食管下方有一个肿块，活检提示为食管癌。入院治疗期间，医师为患者联系了姑息治疗小组并设计了镇痛方案，包括口服缓释吗啡60 mg，Bid，芬太尼贴片300 μg/3 d，速效吗啡10 mg，q24 h，经治疗后患者疼痛控制良好（VAS评分为5/10），并顺利出院，后续进行放化疗治疗。

一个月后，患者因严重的顽固性疼痛于急诊科就诊。尽管患者已经接受了放化疗治疗，但检查结果显示肿瘤仍在增长。疼痛科医师会诊后决定增加止痛药剂量。而此时，患者出现了躁狂，定向力下降以及严重便秘。因此，医师决定使用鞘内泵治疗，并选择0.1 mg吗啡进行鞘内吗啡测试。测试结果良好，患者疼痛明显缓解，无明显不良反应。结合患者的身体状况，医师建议行鞘内泵永久置入。

术前评估显示：患者双侧胸腔积液和少量腹水，实验室检查显示中性粒细胞减少，血小板计数为$98×10^9$/L。患者预计在一周后进行下一轮化疗。考虑化疗可能加重中性粒细胞减少和血小板减少，患者同意置入鞘内泵并于次日在手术室全麻下行鞘内泵永久置入手术。手术顺利，患者耐受良好，起始泵速为0.5 mg/h，患者主诉疼痛明显缓解，疼痛评分为2/10。术后每6小时服用头孢氨苄500 mg，并仔细进行切口护理。

三周后，患者出现头痛、颈项僵硬、发热、寒战、视力改变和精神状态改变。患者在急诊行腰椎穿刺，结果显示脑脊液蛋白升高（100 mg/mL），糖含量降低（<40 mg/dL），革兰染色/培养提示脑膜葡萄球菌感染。检查患者腹部的皮下埋植泵时，从切口诊出部分脓性分泌物。患者很快就进入手术室并摘除皮下埋植泵。在重症监护病房，患者接受了脓毒症的治疗，最终转危为安。

28.2 病例讨论

28.2.1 置管相关感染

有报告显示鞘内泵继发感染的发病率为2.5%~9%，大多数感染发生在埋植泵处。虽然我们还没有感染率的确切统计，但鞘内泵的材料与起搏器相似，手术放置方法也相近。与起搏器的主要区别在于鞘内泵导管要放置在鞘内，置入物感染可能引起危及生命的脑膜炎。

　　大多数鞘内泵感染发生在置入后2～6周内。然而，Deibert等人报道了1例术后18个月手术部位延迟感染的病例，导管通过腹部隧道进入小肠最终导致感染。患者表现为泵袋处压痛进行性加重，皮肤出现轻度红斑，并最终取出了埋植泵。在进行

鞘内泵置入后，必须严格检测感染的相关指标。

　　疾病控制中心（CDC）将手术部位感染分为两大类：切口感染或器官/腔隙感染。切口感染可以发生在浅表（皮肤和皮下组织），也可以发生在深层软组织（筋膜和肌肉）（图28-1）。

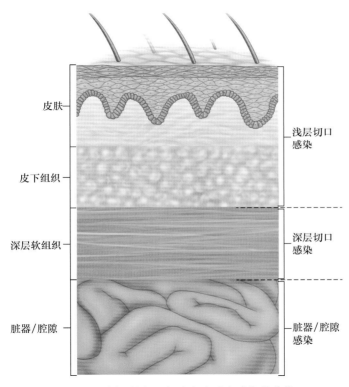

图28-1　疾病控制中心有关腹壁手术感染的分类

　　虽然手术部位感染的确诊难度较大，但对于治疗方案选择是至关重要。大多数鞘内泵感染表现为发热、局部压痛、肿胀、脓性分泌物和红斑。脑脊液感染可表现为严重的发热、寒战、恶心/呕吐、颈部僵硬和头痛。

　　浅表切口感染必须符合以下几个诊断标准：感染必须发生在手术后30天内，并累及切口周围的皮肤或皮下组织。此外，

患者必须存在以下至少一种表现：切口见脓性分泌物，从分泌物或局部组织可检测出细菌，至少存在一种感染的迹象/症状（疼痛或压痛，局部红肿或发热），除非培养结果为阴性，否则切口应由外科医师打开或由外科医师或主治医师诊断为浅切口感染。

　　深切口感染的诊断标准包括以下几点：手术后30天内（或置入1年内）出现感染

并引起深部软组织（筋膜/肌肉）受累，感染必须与手术相关。此外，患者必须至少存在以下其中一种症状：切口可见脓性分泌物，深部切口自发开裂，或当患者至少有下列体征之一时，由外科医师打开切口：体温＞38℃，局部疼痛或压痛，有脓肿或其他形式感染的依据（分泌物检查或组织病理活检/影像学检查），或由外科医师或主治医师诊断的深切口感染。表28-1为浅表和深部手术部位感染的诊断标准。

表28-1 鞘内泵置入感染诊断标准

浅切口部位感染必须符合以下两个标准：
- 发生在手术后30天内
- 仅发生在切口周围的皮肤或皮下组织

外加至少以下一项：
- 切口可见脓性分泌物
- 从切口的分泌物或组织中可分离出细菌
- 至少有下列感染症状之一：疼痛或压痛，局部红肿，若细菌培养呈阴性，可由外科医师将伤口打开
- 由外科医师或主治医师诊断为浅表感染

以下不考虑浅表感染：
- 缝合脓肿（仅限于缝合穿刺点的小范围炎症和脓肿）或烧伤创面的感染

切口深部感染必须符合以下三个标准：
- 发生在手术后30天内（若是置入物则为1年）
- 与手术明显相关
- 发生于深部软组织，如筋膜和肌肉

加上以下至少一项：
- 从切口流出脓性分泌物，而不是周围器官/腔内
- 除非培养为阴性，当患者至少有以下一种情况时，应由外科医师打开切口：体温＞38℃，局部疼痛或压痛
- 直接探查、组织活检或影像学检查显示局部脓肿或其他感染迹象
- 由外科医师或主治医师诊断为深部感染

器官/腔隙感染必须符合以下标准：
- 术后30天内出现感染且体内无置入物；术后1年内出现感染且体内有置入物，感染与手术相关，可出现在身体任何部位但不包括手术切口及邻近深部组织，同时至少有以下一种情况：
  - 通过器官/腔隙内穿刺活检可取出脓性分泌物
  - 从器官/腔隙的分泌物或组织中检测出细菌

通过直接探查、再次手术、活检或影像学检查发现脓肿或其他感染征象。

28.3 致病原因

无菌操作后出现感染的主要病原体是金黄色葡萄球菌和凝固酶阴性葡萄球菌（表皮葡萄球菌）。

如果清洁操作后出现感染，除了皮肤菌群外，还必须考虑革兰阴性杆菌和肠球菌。疾控中心还发现了许多耐药性病原体，如耐甲氧西林金黄色葡萄球菌和真菌。与其他细菌感染相比，耐甲氧西林金黄色葡萄球菌的致死率更高，治疗时间和治疗费用也更高。与脑室内分流术类似，鞘内泵通常出现的主要致病菌是金黄色葡萄球菌。

这些病原体的出现取决于以下几个因素：细菌量、病原体的毒力和宿主的抵抗力：

$$手术感染风险 = \frac{细菌量 \times 细菌毒力}{寄主抵抗能力}$$

如果手术部位每克组织受到＞1 000 000个微生物的污染，即使没有置入异物，患者也极有可能出现手术感染（如果置入异物，引起感染的细菌数量会更少）。对于大多数患者来说，手术感染的致病菌来源于自己的皮肤或黏膜上的固有菌群。然而，外来致病菌可能来自手术人员、手术室、器械和假体。

28.3.1 术前注意事项：患者优化，术前强化消毒以及围手术期抗生素应用

手术感染风险因素识别

患者有如果糖尿病、吸烟、长期使用激素、营养不良、长期住院、术前感染金黄色葡萄球菌、免疫功能低下（HIV、化疗）和围手术期输血史等病史，则出现手术感染的风险较高（表28-2）。

表28-2　危险因素及预防手术感染措施

危险因素	措施	证据等级
与患者有关的因素（术前）		
不可避免的因素		
年龄	无。应优先考虑合并症或免疫力衰退	NA
辐射史	无。术前在手术部位反复照射可能会增加手术感染的风险，可能是由于照射会损伤局部组织及其血供	NA
皮肤感染史	无。皮肤感染史提示可能有固有菌定植在免疫体系统内	
可适当干预的因素		
血糖异常	应控制所有手术患者的血糖，包括非糖尿病患者在内。如果可能的话，应在术前将糖尿病患者的糖化白蛋白控制在7%以下	I
肥胖	对于病理性肥胖患者，应增加其预防性抗生素的用量	I
吸烟	建议患者术后30天内禁烟	III
免疫抑制剂用药史、低蛋白血症	无。虽然不会影响TPN手术，但仍需注意	NA
与手术相关的外在因素（围手术期）		
患者的术前准备		
备皮	除非毛发会影响手术，否则不要备皮。如果需要备皮，可使用剪刀将多余毛发清理干净。请勿使用剃须刀	II
术前感染	在择期手术前及时发现并治疗手术部位远端的感染（如尿路感染）。不能采用常规方法治疗此类感染	II
与手术方式相关的因素		
外科消毒（手术人员的双手及前臂）	选择合适的消毒剂进行消毒。对于大多数产品，手部和前臂的消毒时间应保持在2～5分钟	I
手术部位的准备	对手术部位进行常规消毒。除非有明显禁忌，应使用含乙醇的消毒剂	I
预防使用抗生素的时机	无明显禁忌时应及时使用	I
输血	输血会降低巨噬细胞的功能，从而增加手术感染的风险。应尽可能避免输血，减少失血量	II
停药时间	术后24小时内停用	II
手术技巧	小心处理局部组织，清除死腔	III
无菌操作	坚持无菌操作的具体要求	III
手术持续时间	指南中无相关措施。在不影响手术效果和无菌操作的前提下，应尽可能缩短手术用时	I
佩戴手套	所有手术人员都应佩戴双层无菌手套，若出现破洞应及时更换	III
预防用药的选择	根据手术方式、常见致病菌和指南选择合适的药物	I
与手术室相关因素		
通风	应遵循美国建筑协会关于手术室合理通风的标准	III
室内接送	应缩短患者在手术室内的接送时间	III
室内环境	使用环境保护认证机构批准的医院消毒剂清洁设备	III
外科器械的消毒	应根据指南对所有手术器材进行消毒。尽量减少即用蒸汽灭菌的设备	II

糖尿病患者需要严格控制血糖，30天内HbA1c应控制在8以下。吸烟会影响伤口的愈合，所以患者至少应在术前30天开始禁烟。营养状况较差的患者，如卡路里摄入量低、优质蛋白摄入不足和白蛋白水平低等，也会增加手术感染的风险。一些研究已经证明长期使用糖皮质激素（如克罗恩病患者）与手术感染风险增加密切相关（使用糖皮质激素的患者感染发生率为12.5%，而不使用糖皮质激素的患者感染发生率6.7%）。有耐甲氧西林金黄色葡萄球菌感染风险的患者术前应使用鼻喷剂，并在围手术期进行适当的预防。

28.4　皮肤切开前的准备

有许多干预措施可以最大限度地减少手术感染的发生。一些外科医师要求患者在手术前用消毒液淋浴，以减少皮肤微生物数量。有两种消毒剂可供选择：氯己定（减少8/9的细菌）和聚维酮碘。尽管这样，仍没有研究表明这些方法可以降低手术感染的发生率。

据报道，术前备皮会在皮肤上造成割伤，并为细菌的定植提供可能，从而提高手术感染的发生率。Seropian等人的一项研究认为，与那些没有备皮的患者相比，术前备皮的患者手术感染发生率增加了5%。术前刚刚备皮与3%的手术感染有关。因此，任何形式的备皮都会增加手术感染的风险。目前的建议是在距手术尽可能短的时间内使用电动剃刀备皮，最好是在术前等候区内（在即将进入手术室之前）。

手术室里有很多皮肤消毒剂，包括聚维酮碘、含乙醇的消毒剂和氯己定。最好选用含乙醇的消毒剂，因为它们低廉，使用方便，消毒效果好，对细菌，真菌，病毒和孢子均有作用。然而其易燃性也是手术室的安全隐患。氯己定和聚维酮碘具有广谱抗菌性，而前者的消毒效果更强。奇怪的是，聚维酮碘可以被血液或血清蛋白灭活，而氯己定则不会。理想情况下，建议进行2～5分钟的外科擦洗。表28-3比较了不同外科擦洗的效果。

表28-3　常用术前消毒剂的活性和机理

试剂	乙醇	氯己定	聚维酮碘	对氯间二甲酚（PCMX）	三氯生
作用机制	使蛋白变性	破坏细胞膜	氧化	破坏细胞壁	破坏细胞壁
革兰阳性菌	很强	很强	很强	强	强
革兰阴性菌	强	欠佳	强	无效	强
结核分枝杆菌	强	无效	强	无效	强
真菌	强	无效	强	无效	欠佳
病毒	强	强	强	无效	未知
起效时间	最短	中等	中等	中等	中等
残留物活性	无	很好	最小	好	很好
毒性	干燥、挥发性	耳毒性、角膜炎	皮肤吸收后可能有毒性，对皮肤有刺激性	数据不足	数据不足
用途	皮肤消毒、外科擦洗	皮肤消毒、外科擦洗	皮肤消毒、外科擦洗	外科擦洗	外科擦洗

28.5　围手术期抗生素应用

预防性使用抗生素的目的最大限度降低患者出现感染的风险。我们的目标不在于对组织进行消毒。为了使抗生素达到预期疗效，我们必须选择合适的用药时间，以便在切开前达到理想的血药浓度。这一治疗必须贯穿整个手术过程及术后的几个小时。抗生素的选择取决于手术伤口的类别。例如，清洁伤口应选择与预期清洁污染伤口不同的抗生素。通常，抗生素适用于入腹手术。然而，对于需要置入假体或感染可能导致严重后果的（如所有神经外科手术）手术，则需要预防性使用抗生素。Follett等人调查了与鞘内泵患者感染相关的资料，发现有ⅠA类证据支持预防性使用抗菌药物。

头孢菌素最为首选药物，对许多革兰阳性和革兰阴性细菌都有效。此外，已经证实此类药物具有较好的安全性和药代动力学，并且费用低廉。头孢唑啉是清洁污染伤口的首选药。若患者对上述药物过敏，可以用克林霉素替代。然而，如果出现远端肠道受累，还应选择可作用于厌氧菌的药物。如果患者术前耐甲氧西林金黄色葡萄球菌检测阳性、有手术部位感染史、长期住院史等，应选择使用万古霉素。2013年美国卫生系统药剂师协会（ASHP）与

外科感染学会联合推荐头孢唑啉用于择期开颅手术、脑脊液分流手术和鞘内泵手术的患者。必要时，万古霉素和克林霉素可作为替代药物。对于择期开颅手术和脑脊液分流手术来说，以上治疗均为A级推荐（Ⅰ～Ⅲ级证据），然而对于鞘内泵手术来则为C类建议（基于专家共识）。

抗生素的剂量和使用时间对于能否发挥其最大作用至关重要。根据手术部位感染指南，头孢唑啉应在切开30分钟内给药。然而，ASHP建议在手术切开前1小时服用抗生素。其他药物如氟喹诺酮类和万古霉素应在切开120分钟内使用。抗生素的用量必须超过杀灭病原体所需的水平，并且用药应贯穿整个手术；因此，每3～4小时可能需要重复给药。由于肥胖是鞘内泵的危险因素之一，所以应增加肥胖患者的用药量。

目前术前抗生素用量的指南是以体重为基础的。对于体重小于（或大于）120千克的患者，应在切开前60分钟内静脉注射2（或3）克头孢唑啉，每4小时重新给药。如果手术持续时间超过药物半衰期的2倍，也应重新给药。如果患者对头孢唑啉过敏，应在切开皮肤前60分钟内给予克林霉素900 mg，6小时后重复给药；对于有鞘内泵病史、1年内长时间住院史、疗养院居住史或耐甲氧西林金黄色葡萄球菌阳性的患者应在切开皮肤前2小时给予万古霉素15 mg/kg（表28-4）。

表28-4　外科常用预防用药的推荐剂量和重复给药时间

抗生素	推荐剂量		肾功能正常成人的半衰期（小时）	推荐重复给药时间（小时）
	成人a	儿童b		
氨苄西林舒巴坦钠	3 g（氨苄西林2 g/舒巴坦1 g）	氨苄青霉素成分50 mg/kg	0.8～1.3	2
氨苄西林	2 g	50 mg/kg	1～1.9	2
氨曲南	2 g	30 mg/kg	1.3～2.4	4

续表

抗生素	推荐剂量		肾功能正常成人的半衰期（小时）	推荐重复给药时间（小时）
	成人 a	儿童 b		
头孢唑啉	2 g、3 g（体重＞120 kg）	30 mg/kg	1.2～2.2	4
头孢呋辛	1.5 g	50 mg/kg	1～2	4
头孢噻肟	1 g	50 mg/kg	0.9～1.7	3
头孢西丁	2 g	40 mg/kg	0.7～1.1	2
头孢曲松	2 g	50～75 mg/kg	5.4～10.9	NA
塞福他汀	2 g	40 mg/kg	2.8～4.6	6
环丙沙星	400 mg	10 mg/kg	2～4	NA
克林霉素	900 mg	10 mg/kg	2～4	6
厄他培南	1 g	15 mg/kg	3～5	NA
氟康唑	400 mg	6 mg/kg	30	NA
庆大霉素	5 mg/kg（按公斤体重计算）（单次剂量）	2.5 mg/kg（按公斤体重计算）	2～3	NA
左氧氟沙星	500 mg e	10 mg/kg	6～8	NA
甲硝唑	500 mg	15 g/kg；体重＜1200 g 的新生儿单次注射 7.5 mg/kg	6～8	NA
莫西沙星	400 mg	10 mg/kg	8～15	NA
哌拉西林他唑巴坦	3.375 g	2～9 个月的婴儿：80 mg/kg 哌拉西林 ＞9 个月，体重＜40 kg 的儿童：100 mg/kg 哌拉西林	0.7～1.2	NA
万古霉素	15 mg/kg	15 mg/kg	4～8	NA
用于结直肠手术的口服抗生素（机械性肠道准备应联合用药）				
红霉素	1 g	20 mg/kg	0.8～3	NA
甲硝唑	1 g	15 mg/kg	6～10	NA
新霉素	1 g	15 mg/kg	2～3（在正常胃肠道条件下可吸收 3%）	NA

a　成人用量引自于传统研究。当剂量不同时，应遵循专家共识。

b　小儿最大剂量不应超过成人剂量。

c　对于半衰期较短的抗菌药（如头孢唑啉），如果手术时间较长，建议给予肾功能正常的患者 2 倍半衰期剂量。

d　一般来说，庆大霉素作为外科预防性用药时，应在术前根据患者的标准体重单次给药。如果体重超过标准体重（IDB）的 20%，则可以使用剂量重量（DW）和公式：DW＝IBW＋0.4×（实际重量－IBW）来计算剂量。

e　虽然氟喹诺酮类药物在全年龄段均与肌腱断裂/肌腱炎相关，但一般认为其安全性尚可。

最新指南推荐缩短术后抗生素用量，包括单次给药量以及用药时间（24 小时内）。然而专家对此尚存在争议，还需咨询感染疾病专家。表 28-4 回顾了外科预防常用药的推荐剂量和重复给药时间。

28.6　术中注意事项

鞘内泵手术应采用层流、限制流通的手术室。在任何其他环境中，包括疼痛治疗室，都不能进行此手术。充满微生物的灰尘、皮棉、皮肤压疮和呼吸道排泄物都可能污染手术室的空气。污染程度与房间内活动人数直接相关。应尽可能最大限度地减少进出手术室的频率。手术室内的通风必须符合现行标准。

准确熟练的手术操作是最大限度减少手术感染的关键。在保持组织灌注的同时有效止血，保持体温，合理处理局部，避免脏器穿孔，清除失活（坏死/烧焦）组织，合理使用引流/缝合材料，清除死腔，以及适当的伤口护理等技术是必不可少的。Ⅱ类证据表明应当采用无菌外科技术（手部皮肤消毒2～5分钟、穿戴双层手套、避免反复触碰手术区域）。现已证明高流量灌洗可以降低手术感染的风险。应特别注意伤口的缝合，以促进伤口愈合，防止开裂。术后腹部粘合剂可以使局部组织紧密接触，降低术后积液或浆液瘤的风险。

28.7　术后治疗

大多数手术感染发生在浅表部位，可进行局部切口护理，服用一个疗程抗生素同时密切观察切口。应在无菌条件下揭敷料，并对切口进行评估。在切口探查前应先进行细菌敏感性检测。咨询相关专家并仔细护理伤口有助于进一步的治疗。如果深部切口/器官感染情况严重，需要住院治疗。切口探查应在手术室进行，必须将整个鞘内泵与导管一起取出。细菌培养、革兰染色和药敏试验所需的样本应及时送检。此外，鞘内泵导管尖端也应进行上述检查。外科医师在操作时需要对伤口进行大流量灌洗，外科引流管有助于最大限度地减少浆液性肿块和脓肿形成。强烈建议向感染病专家咨询并协助护理切口。根据检测结果，通常选择万古霉素或美罗培南进行治疗。幸运的是，临床很少出现脑脊液感染/脑膜炎的导管相关感染。

2014年，Malheiro等人提出对145名因痉挛或疼痛而接受了鞘内泵治疗的患者（共216个泵，包括需要换泵的患者）进行了回顾性分析。结果显示感染的发生率为8.71%（19/216）。在19个受到污染的泵中，有16个是用于是治疗痉挛的，有3个是用于镇痛的。这提示由于可能长期卧床（容易出现慢性尿路感染或压疮等），需要泵入巴氯芬的患者更容易出现感染。超过一半的患者（10/19）早期便出现了感染（3个月内）。大多数感染发生在储药池处（14/19），出现时间的中位数为3.2个月。其中10名患者的伤口可见渗出物。常见的病原菌包括MRSA、表面葡萄球菌和铜绿假单胞菌。其中10名患者接受了局部伤口护理，8名患者需进行全系统置入术。

有5例患者出现了脑膜炎（2.3%），发展到脑膜炎的中位时间为2.2个月。在所有病例中均完整取出了鞘内泵系统，从导管尖端、泵和血液中均培养出了细菌。所有五名患者的脑脊液和泵袋细菌培养都呈阳性，但只有两名患者的血培养呈阳性（沙门氏菌、大肠杆菌和奇异变形杆菌）。只有一名患者脑脊液培养呈阳性（表皮葡萄球菌）。1例死于脑膜炎和脓毒症。其余4例术后1年均恢复。应根据药物敏感性选择合适的抗生素，其中万古霉素与美罗培南或头孢吡肟应联合使用7～21天。75%的感染患者都被随访了12个月以上。

尽管患者可能出现脑膜炎，但仍有治疗成功的相关案例报道。Zed等人报道了1例19岁男性因严重痉挛需要鞘内泵进行巴氯芬治疗的案例。1个月后，他出现发热和易怒等症状，经脑脊液培养和革兰染色确诊为表皮葡萄球菌脑膜炎（对万古霉素敏感）。随即进行万古霉素500 mg静脉注射，每12小时1次，但其症状没有得到明显改善。尽管万古霉素的剂量增加了一倍，但无法在脑脊液中检测出万古霉素。考虑到患者严重的痉挛和对巴氯芬戒断症状的恐惧，医师决定采取尽可能保留鞘内泵的方案。巴氯芬戒断综合征可表现为高热、精神状态改变、过度痉挛和肌肉僵硬。晚期可能导致患者出现横纹肌溶解症、多器官衰竭甚至死亡。鉴于此手术医师决定通过鞘内泵泵入万古霉素和巴氯芬的混合物。

该小组对万古霉素和巴氯芬的相容性进行了体外测试。起初将万古霉素90 mg、巴氯芬3330 μg、生理盐水9.5 mL（万古霉素浓度为5 mg/mL、巴氯芬浓度为185 μg/mL）共计18 mL的混合物按1 mL/24 h的速度泵入。患者3天后体温恢复了正常。此外，Zed博士的研究小组还指出，患者脑脊液中万古霉素的浓度是鞘内万古霉素最低起效剂量的40倍。Bennett等人报道了1例18岁脑瘫男性患者接受巴氯芬鞘内泵入治疗并发葡萄球菌脑膜炎的类似报告。尽管静脉注射了多种抗生素，患者的症状仍然存在，直到医师通过鞘内泵鞘内连续输注浓度为50 mg/mL的万古霉素 5 mg/d。经过两天的治疗后，患者的体温开始下降。虽然有这些成功病例的报告，但仍没有足够的证据表明可以用鞘内泵泵入抗生素来治疗脑膜炎。

有时由于需要不断填充药物，鞘内泵可能在置入数年后引发感染。填充药物时可能对局部皮肤造成损伤并使致病菌进入体内。因此所有与泵相关的操作都需要在无菌条件下进行。Malheiro等人认为，很难通过计算得出药物填充与感染发生之间的准确关系。

2013年，Engle等人提出对得克萨斯州MD Anderson的鞘内泵和脊髓刺激器引发的感染病例进行了回顾性分析。在142个置入物中，83个是鞘内泵，其中80%的患者患有癌症。计算得出鞘内泵的总感染率为2.4%，其中所有的感染都发生在储药池处。非癌症患者的感染率为3.3%，癌症患者的感染率为2.7%。这些患者感染的发生率与其他需要三级护理的患者相类似（1.7%～4.5%）。他们认为，癌症不会增加感染的风险。此外，他们确实发现手术时间和感染风险呈正相关（215±93分钟 vs 132±52分钟，平均持续时间83分钟）。可见，癌症患者出现感染的风险并没有想象中那么高。

总体而言，还没有足够的循证医学证据指出哪些措施有助于临床医师降低鞘内泵手术感染率。基于CDC、NICE和SCIP，Provenzano等人对脊髓刺激器置入物相关的围手术期感染控制（术前、术中、术后阶段）的15个相关建议进行了调查。506名医师参与了该调查，结果显示人们对CDC、NICE和SCIP所给出的感染控制建议的认同率很低。15个措施中只有4个措施的遵从性超过80%。这项研究揭示了人们在围手术期感染控制和改进措施方面尚存在缺陷：以体重为基础的抗生素用量、备皮、穿戴双层手套、手术服穿戴、皮肤消毒剂和术后用药（抗生素）。

关键点

- 选择适合的患者对于最大限度降低手术感染的发生风险至关重要。糖尿病、吸烟、长期使用糖皮质激素、营养不良、术前长期住院、术前感染金黄色葡萄球菌、免疫功能受损（HIV、化疗）和围手术期输血的患者发生手术感染的风险较高。同时，医师应及时告知以上患者手术相关风险。

- 严格的无菌手操作可以将感染率降至最低。氯己定消毒（2～5分钟）、穿戴双层手套、减少接触手术部位、缩短手术时间、术前备皮、缩短患者运送时间均可降低感染率。此外，冲洗伤口、严格止血、清除烧焦/坏死组织和使用切口粘合剂对于预防感染来说十分重要。

- IA类证据支持在鞘内泵术前应预防性使用抗生素，因为鞘内泵手术一旦出现感染，其后果有可能危及生命。强烈建议在切开60～120分钟内按体重给予头孢唑林、克林霉素或万古霉素。

- 必须对患者进行切口护理方面的教育，尤其是那些高感染风险的患者。此外，还必须告诉他们感染的体征和症状：发热、寒战、颈部僵硬和切口部位疼痛。伤口敷料应在24～48小时后更换（无菌操作）。通常，患者出院时应带有5～7天用量的抗生素。医护人员应对患者进行密切的术后随访。可以使用粘合剂以充分闭合切口，减少分泌物的生成。

- 如果出现浅表感染，应在无菌条件下对切口进行评估，及时进行药敏检测。应在无菌条件下清洗和修复伤口。密切检测患者生命体征，并咨询相关感染病专家。

- 如果怀疑患者有鞘内泵置入后深部感染，医师应在手术室进行切口探查，必要时取出鞘内泵并及时进行血细胞计数、血沉、C反应蛋白和血培养。如果感染确实涉及深层结构，则需要取出整个鞘内泵，并根据细菌培养和药敏试验选择合适的抗生素静脉注射。另外，鞘内泵导管尖端也应进行细菌培养。必要时联合传染病和神经外科专家进行会诊。此外，根据患者的症状，还可能需要进行核磁共振检查。密切监测患者是否有脑膜炎或硬膜外脓肿的迹象。

原书参考文献

[1] Follett K, Boortz-Marx R, Drake J. Prevention and management of intrathecal drug delivery and spinal cord stimulation system infections. Anesthesiology. 2004; 100: 1582–94.

[2] Deibert C, Gandhoke G, Forsythe R, Moossy J. Surgical site infection 18 months following intrathecal pump placement secondary to an asymptomatic bowel injury. Pain Pract. 2015; 15(7): E69–71.

[3] Mangram AJ, Horan TC, Pearson ML, Silver LC, Jarvis WR. Guideline for prevention of surgical site infection, 1999. The hospital Infection Control Practices Advisory Committee. National Center for Infection Diseases. Centers for Disease Control and Prevention. Public Health Service. U.S department of health and Human Service. 1999.

[4] Bratzler DW, Dellinger EP, Olsen KM, Perl TM, Auwaerter PG, Bolon MK, Fish DN, Napolitano LM, Sawyer RG, Slain D, Steinber JP, Weinstein RA. Clinical practice guidelines for antimicrobial prophylaxis in surgery. Am J Health-Syst Pharm. 2013; 70: 1995–283.

[5] Garabaldi RA. Prevention of intraoperative wound contamination with chlorhexidine shower and scrub. J Hosp Infect. 1988; 11: 5–9.

[6] Seropian R, Reynold BM. Wound infections after preoperative depilatory versus razor preparation. Am J Surg. 1971; 121: 251–4.

[7] Darouiche RO, Wall MW, Itani KMF, Otterson MF, Webb AL, Carrick MM, Miller HJ, Awad SS, Crosby CT, Mosier MC, Alsharif A, Berger DH. Chlorhexidine-alcohol versus povidone-iodine for surgical-site antisepsis. N Engl J Med. 2010; 362: 18–26.

[8] Deer TR, Mekhail N, Provenzano D, Pope J, Krames E, Thomson S, Raso L, Burton A, De Andres J, Buchser E, Buvanendran A, Liem L, Kumar K, Rizvi S, Feler C, Abejon D, Anderson J, Eldabe S, Kim P, Leong M, Hayek S, McDowell G, Poree L, Brooks E, McJunkin T, Lynch P, Kapural L, Foreman RD, Caraway D, Alo K, Narouze S, Levy RM, North R. The appropriate use of neurostimulation: avoidance and treatment of complications of neurostimulation therapies for the treatment for chronic pain. Neuromodulation. 2014; 17: 571–98.

[9] Ayliffe GA. Role of the environment of the operating suite in surgical wound infection. Rev Infect Dis. 1991; 213: 1189–91.

[10] Dipaola CP, Saravannja DD, Boriani L, et al. Postoperative infection treatment score for the spine (PITSS): construction and validation of a predictive model to define need for single versus multiple irrigation and debridement for spinal surgical site infection. Spine J. 2012; 12: 218–30.

[11] Prager J, Deer T, Levy R, Bruel B, Buchser E, Caraway D, Cousins M, Jacobs M, McGlothen G, Rauck R, Staats P, Steans L. Best practices for intrathecal drug delivery for pain. Neuromodulation. 2014; 17: 354–72.

[12] Malheiro L, Gomes A, Barbosa P, Santos L, Sarmento A. Infectious complications of intrathecal drug administration systems for spasticity and chronic pain: 145 patients from a tertiary care center. Neuromodulation. 2015; 18: 421–7.

[13] Zed PJ, Stiver HG, Devonshire V, Jewesson PJ, Marra F. Continuous intrathecal pump infusion of baclofen with antibiotic drugs for treatment of pump-associated meningitis. J Neurosurg. 2000; 92(2): 347–9.

[14] Bennett MI, Tai YMA, Symonds JM. Staphylococcal meningitis following synchromed intrathecal pump implant: a case report. Pain. 1994; 56: 243–4.

[15] Engle M, Vinh B, Harun N, Koyyalagunta D. Infectious complications related to intrathecal drug delivery system and spinal cord stimulator system implantation at a comprehensive cancer pain center. Pain Med. 2013; 16: 251–7.

[16] Provenzano DA, Deer T, Phelps AL, Drennen ZC, Thomson S, Hayek SM, Narouze S, Rana MV, Watson TW, Buvanendran A. An interventional survey to understand infection control practices of spinal cord stimulation. Neuromodulation. 2016; 19: 71–84.

[17] Anderson DJ, Kaye KS, Classen D, Arias KM, Podgorny K, Burstin H, Calfee DP, Coffin SE, Dubberke ER, Fraser V, Gerding DN, Griffin FA, Gross P, Klompas M, Lo E, Marschall J, Mermel LA, Nicolle L, Pegues DA, Per TM, Saint S, Salgado CD, Weinstein RA, Wise R, Yokoe DS. Strategies to prevent surgical site infections in acute care hospitals. Infect Control Hosp Epidemiol. 2008; 29(suppl 1): S51–S61.

第二十九节 鞘内泵故障：阀门和转子翻转、过期、失速和故障、导致输注不足和过量

29

29.1 病例

患者：女性，55岁，患者4年前因腰椎手术疼痛综合征（Failed back surgery syndome，FBSS）鞘内给药剂量设定为吗啡15 mg/mL、巴氯芬600 µg/mL、丁哌卡因20 mg/mL、可乐定225 µg/mL和芬太尼400 µg/mL，给药剂量为吗啡6.5 mg/d，患者自控仪设计每次剂量为吗啡0.65 mg/3 h，因为她听到泵发出"哔哔"声警报4小时后，到急诊科就诊。患者主诉近期出现弥漫性背痛急性加重。患者致电鞘内泵公司，厂家建议她直接进急诊室。在急诊室，患者背痛评定为10/10，患者否认发热、寒战、恶心、呕吐、腹痛、癫痫发作或感觉异常，否认近期有跌倒或外伤。

体格检查时，呼吸频率为24次/分钟，其他生命体征稳定。痛苦面容。双侧瞳孔5～6 mm，对光反应灵敏。黏膜干燥，无明显病变或渗液；左侧腹部触诊鞘内泵，触诊无压痛，鞘内泵处皮肤干净、干燥、完整；腰椎触诊无压痛；神经和精神检查正常，心理、语言、步态、情感和行为未见异常。在急诊室开始静脉补液，并使用氢吗啡酮、可乐定和劳拉西泮控制疼痛。急诊室医师联系疼痛科医师会诊并了

解到。1个月前的泵储药器灌注和检查未显示障碍，并且泵储药器中剩余的预测液体容量和实际液体容量无差异，距患者下一次再灌注时间还有2周，在急诊室检查鞘内泵时，发现其处于安全模式，以最低速率模式输送微量药物；鞘内泵被重新编程，剂量与上次相同，重新编程后功能正常。疼痛医师建议患者在出院前进行短时间监测。疼痛医师还建议患者如果再次听到危重警报或感觉到疼痛控制不佳时应立即打电话并返回急诊室。患者2小时后出院回家。

5小时后，患者返回急诊室，主诉背痛加重。她主诉，当鞘内泵被重新编程时，她最初感觉好转，但随后出现了与重新编程前相同的背痛。对鞘内泵检查显示，鞘内泵再次处于安全模式，并停止了有效药物输送。

患者随后入院，由于担心鞘内药物急性停药，患者开始接受口服吗啡30 mg/3 h、巴氯芬20 mg，1日3次；和可乐定0.1 mg，1日2次。此后24小时，患者诉焦虑、上下肢瘙痒。

患者生命体征平稳，未发生急性神经损伤。入院后第2天，鞘内泵被取出，使用之前的导管置入了新的美敦力SynchroMed Ⅱ泵。将之前泵所用的药物种类输入新鞘

内泵，使用原始设置对泵进行重新程控。术后立即停止口服巴氯芬、吗啡和可乐定，因为鞘内泵缓解疼痛极佳。患者 24 小时后出院回家。

29.2 病例讨论

该病例说明了关于鞘内泵故障管理的几个要点。首先该患者听到提示鞘内泵故障的声音。对于美敦力鞘内泵，泵故障报警的声音与正常非紧急报警不同。泵故障报警每小时发出 1 次声音，但如果医师需要，可设定为每隔 10 分钟发出 1 次声音；医师应告知患者对报警保持警惕，指导患者在鞘内泵报警时联系其设备代表以及疼痛科医师。

其次，当疼痛科医师检查时，该患者的美敦力 SynchroMed II 鞘内泵处于安全模式。这意味着泵程控仪感知到输送的鞘内药物可能存在内部问题。在安全模式下，美敦力 SynchroMed II 药物灌注泵将显著降低药物输注至仅 0.006 mL/d。

第三，该患者在鞘内泵故障后数小时重编程再次出现故障。在这种情况下，疼痛科医师告知患者在她出院后继续关注警报或背痛情况。如果输注系统发生软件系统性问题，则对失控的鞘内泵进行重新程控可能出现再次泵失控。

第四，如果鞘内泵失控，重要的是使用口服或静脉药物继续治疗，以避免鞘内药物的急性停药。在上述病例中，患者口服同样剂量的鞘内巴氯芬、可乐定、丁哌卡因、吗啡和芬太尼。巴氯芬和可乐定撤药可能危及生命，必须监测患者是否出现严重的心血管和神经系统后遗症。应该注意的是，巴氯芬口服吸收较差，尤其在急停鞘内巴氯芬的情况下，尽管补充了巴

氯芬，仍可能发生心血管并发症。如果无法立即修复鞘内泵，可以考虑在监测环境（重症监护室，ICU）中单次鞘内推注巴氯芬或开始静脉输注丙泊酚来作为鞘内输送系统障碍的替代方案。同理，停用鞘内可乐定可表现为恶性高血压，需要 ICU 监护和抗高血压药物治疗，以防止严重后遗症。这些问题将在本书的其他章节讨论。

鞘内阿片类药物的停药，在让患者痛苦的同时，很少危及生命；目前尚无与丁哌卡因等鞘内局麻药急性停药相关的已知戒断综合征。关于鞘内停药综合征的更多内容，请参见本书的"鞘内泵停药"章节。

最后，鞘内混合使用几种药物（包括标签外药物）已被证明会导致美敦力 SynchroMed II 鞘内泵电机失控的发生率在统计学上更高。FDA 批准的鞘内镇痛药物有吗啡、齐考诺肽和巴氯芬。这些药物中的腐蚀物渗透内部泵管，腐蚀该泵的内部组件。泵管路泄漏也可能导致内部泵组件直接浸泡在药物溶液中。

29.3 泵翻转

据报告，在极少数情况下，鞘内泵在手术囊袋内倾斜或旋转。泵翻转可以自发发生，也可以通过患者误操作发生。泵翻转可能表现为药物无法注入储药器端口。建议手术时尽可能将鞘内泵固定在筋膜周围而不是脂肪组织内，以减少泵倾斜的可能。操作时可通过透视或超声成像检测泵方向，如果无法通过外部操作将泵恢复到正常位置，并且无法从侧孔抽吸脑脊液，则应考虑尽快进行手术修正，因为泵翻转也可能导致导管药物闭塞并导致药物输注不足（图 29-1）。

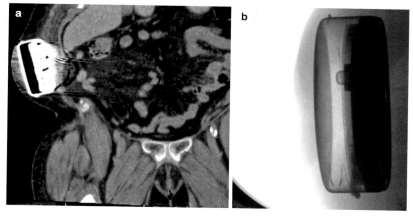

图29-1　泵完全翻转的CT图（Anitescu提供）
（a）药物无法注入鞘内泵，经CT证实泵翻转；（b）透视图

29.4　泵过期

由于电池使用寿命的原因，目前所有可程控鞘内泵均可因电池功能的下降而停止正常运行。Medtronic 和 Prometra 泵使用电池驱动。Codman 泵采用了无电池设计，仅依靠加压气体来降低压力。

目前尚无可充电电池供电的鞘内泵。大多数电池的使用寿命为 3～9 年，电池使用时间主要取决于泵的使用频率（即输送速度）。在 Flckiger 等人的一项研究中，由于电池耗竭，泵更换的平均时间为 55 个月，电池耗尽是更换或翻修鞘内泵的最常见适应证。通常情况下，预计泵将停止正常运行。手术安排在预期电池停用前几个月，生产厂家应该在此日期之前通知患者和执业医师来更换鞘内泵。

可能与导管相关的并发症不太为人所知。在大多数情况下，鞘内药物输注系统（IDD）稳定，这意味着在置入鞘内导管后，除非其因创伤、通过高阿片浓度形成肉芽肿或移出鞘内空间，否则该器械可确保稳定且持续地输注药物以治疗疼痛患者。但

目前尚不清楚这些置入物是否保持其质量。在许多情况下，鞘内储液器更换过程中可能会遇到鞘内导管故障，需要更换整个鞘内药物输注系统。在该手术过程中，可能会遇到导管缺陷（易碎、破损、穿刺），尽管临床报告很少。应特别注意已置入10年以上的鞘内导管，因为导管涂层可能从其体内脱落；在这些情况下，导管变得脆弱，很容易断裂，有时在鞘内间隙或腹壁中出现无法取回的碎片（图29-2）。在这些情况下，可能需要与神经外科医师和/或整形外科医师进行多学科协作，以确保系统的完全取出。在非常罕见的情况下，当风险超过受益时，可能会将导管部件留在原位（例如腹壁），并对患者进行定期检查。

29.5　泵失控

鞘内泵机械故障有几种潜在原因。在 Flckiger 等人对瑞士置入鞘内泵的 100 例患者进行的回顾性研究中，需要手术干预的并发症年发生率为 10.5%，其中 35% 的并发症与泵相关，其余与导管相关。泵并发症包括泵缺陷、电池耗竭、泵重新编程和

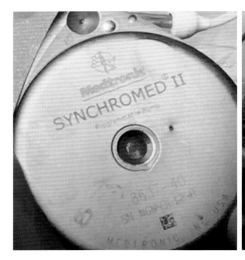 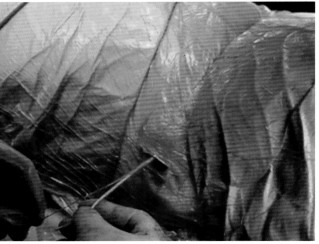

图 29-2 鞘内泵故障

患者10年前置入鞘内药物输注系统，6年前因导管问题而更换导管；此次因导管问题鞘内泵再次失控，因患者已停用鞘内泵药物，并能维持正常生活故手术移除整套鞘内药物输注系统

感染。

2013 年 6 月，美敦力 SynchroMedfi Ⅱ 和 SynchroMedfi EL 置入式药物输注泵发布了 Ⅰ 类召回。此次召回提到了泵内的潜在电器短路，可能表现为电机失控，并可能导致治疗效果差。Rigoli 等人的另一组病例报告。讨论了 2 例有巴氯芬急性戒断症状的患者，当出现戒断症状时，每例患者的泵储药器药物近乎为零。这些病例使人们注意到，在一些泵系统中，当储药器容量较低时，鞘内药物输注系统可能出现功能障碍。

联合多种药物在较低药物剂量下发挥其协同效应是鞘内泵管理中常见的。而在共识或治疗指南中推荐将多药联合应用作为二线治疗手段。尽管有这些建议，但几种药物（尤其是超说明书用药）混合用于鞘内治疗时，鞘内泵可能会停止工作。吗啡、巴氯芬和齐考诺肽被 FDA 批准用于鞘内注射。但没有一种药物被批准与其他药物混合使用。而在临床实践中，其他超说明书用药，如局麻药、吗啡以外的阿片类药物和可乐定等常规用于鞘内治疗。

鞘内药物的组合可能导致某些鞘内泵的内部腐蚀。美敦力的文献表明可能归咎于药物配方中的腐蚀性物质（例如，氯离子、硫酸根离子）。该研究报告指出，一些未获批药物的氯离子渗透率比已批准药物高出几个数量级。其他假定的因素还有抗菌药和抗氧化防腐剂（例如偏亚硫酸氢钠）、维持溶解度的药物添加剂、pH ≤ 3 的药物配方和疏水性药物（例如芬太尼、丁哌卡因）。

Sgouros 等的病例报告讨论了巴氯芬鞘内泵失控导致的后遗症。失控后重启泵时，患者接受了大剂量巴氯芬。患者随后无法移动双腿陷入昏迷，需要插管和通气。17 小时后，患者逐渐从昏迷中苏醒，未检查出新的神经障碍。泵制造商随后取出了泵并进行了检查，确认器械不存在技术问题。

尽管由于结构障碍（例如，机械故障），任何时间、任何系统都可能发生自发性泵失控，但由于药物输注系统的高可靠性，这些情况非常罕见。泵失控的最常发生在 MRI 检查期间，因药物输注系统依赖于磁性组件，因 MRI 扫描仪的磁场而停止供药，并在患者从 MRI 和相关磁场中移出后自动恢复。虽然不可能发生永久性失控，但MRI 检查后约 20 分钟应询问以确定泵是否恢复正常功能。如果未恢复或未触发警报，则患者存在停止鞘内治疗导致戒断综合征的风险，尤其是巴氯芬。在这种情况下，建议再等待 20 分钟后再次检查泵，以解决由于 MRI 电磁干扰导致的药物输注延迟。如果泵未重新启动，应联系泵制造商代表，并采取适当的措施防止戒断症状的发生。

最近发表的涉及美敦力SynchroMedfi Ⅱ 鞘内泵的失控病例报告，在两个机构（加州大学圣地亚哥分校和加州大学旧金山分校）均发生了类似事件；这些病例的鞘内治疗特征见表29-1。所有病例均涉及超说明书用药治疗，使用非 FDA 批准的鞘内药物（如氢吗啡酮、哌替啶、芬太尼）或复方药物的镇痛治疗。在这种情况下，这些泵失控的原因被确定为内部齿轮腐蚀（见图29-3），但其他情况未知，其中器械仍在由制造商进行分析。

表 29-1　两所机构近期鞘内泵支架的特点

患者	泵寿命（放置年份）	鞘内治疗	使用患者自控仪	结果
1	6年（2010）	可乐定、吗啡、丁哌卡因	是	鞘内泵替代
2	2年（2010）	哌替啶	是	鞘内泵替代
3	3年（2010）	吗啡、丁哌卡因、巴氯芬	是	鞘内泵替代
4	5年（2010）	氢吗啡酮	是	鞘内泵替代
5	4年（2010）	吗啡、巴氯芬、丁哌卡因、可乐定、芬太尼	是	鞘内泵替代
6	2年（2010）	氢吗啡酮、芬太尼	是	鞘内泵替代

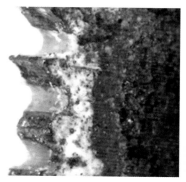
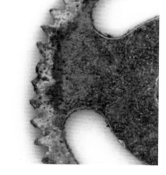

齿轮腐蚀实验

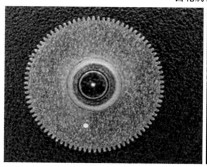
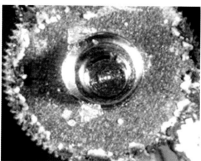

电机齿轮腐蚀情况

图 29-3　鞘内泵内齿轮腐蚀情况

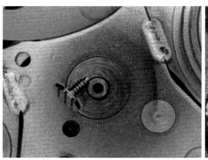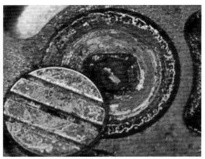

电机螺钉腐蚀情况

图 29-3 （续）

这些鞘内泵电机失控的情况与超说明书混合使用药物导致内部齿轮腐蚀有关，也有报道称鞘内泵患者使用了 FDA 批准的药物。我们还建议，鞘内泵失控的一些潜在影响因素与患者自控仪设备或间断给药模式的使用有关。这些模式会对电池产生可变的、不可预测的影响，在设计鞘内泵使用寿命结束前 90 天时并未考虑到这一点，因此会在其预期使用寿命前耗尽电池，并可能导致泵的发动机失控和内部组件损坏。这些病例强调了所有鞘内泵的复杂性及其故障的可能性。

29.6　过度输注：阀门故障

鞘内泵利用阀门来控制药物输注。当泵暴露于 MRI 环境时，泵的进口和出口阀门均打开，导致储药器和导管内容物排空进入患者体内。为避免这种致死性并发症，程序设计必须清空储药器，并将泵设定为 0.0 mg/d 的速率。新型号 Prometra II 设有第 3 个关闭阀，在 MRI 环境中处于关闭状态，防止泵内容物释放。但是，Prometra 要求在 MRI 检查后移出泵的内容物，以便重置阀门功能。

29.7　过度输注：侧入路端口注药

鞘内泵上的侧入路端口可能意外注入药液，导致过量输注。Medtronic 和 Prometra 的鞘内泵均有通过其侧入路端口套件中的特殊针头进入设置。但是，如果侧入路端口用于再灌注，则可能意外注入导管端口而非储液囊端口。该错误可能导致鞘内药物过量。通过确定泵储药器再灌注端口和导管侧入路端口的正确位置，并使用正确的再灌注模式，可以避免侧入路端口注入药物。Prometra 和 Medtronic 鞘内泵的再灌注，端口位于中央，而导管口位于外周。但是，如果侧入路端口用于泵再灌注，则可能药液注入导管端口而非储药器端口。该错误可能导致鞘内药物过量致死。

29.8　过度再灌注导致泵故障

长期过量输注可导致鞘内泵运行期间预期的容量差异＞14%。再灌注研究报告、其器械的长期过量灌注发生率＜0.16%。长期过量灌注的确切机制仍在研究中，可能与泵药物输注系统故障有关。临床表现取决于输注的药物，并发症可能包括镇静、意识模糊和呼吸抑制。如果泵的内容物在泵重置报警日期之前被清空，患者也可能处于撤药或输注不足状态。因此，建议记录实际储药器容量与预期储药器容量之间的差异，如果在几次再灌注过程中差异大于2 mL，则应考虑换泵。

关键点

- 鞘内泵失控可能危及生命，如急性停药。
- 应该向失控型鞘内泵患者提供口服或静脉用药，并监测患者直至鞘内治疗恢复正常输注药物。
- 由于内部泵腐蚀，配制鞘内药物，尤其是超说明书用药，可能导致泵失控。
- 大多数鞘内泵在强磁场时将停止工作，如 MRI 检查过程中发生的情况。从磁场中移出后，泵应自行恢复正常功能。医师应在 MRI 检查扫描前确定器械制造商，以便采取适当的预防措施。此外，应在 MRI 检查后询问鞘内泵厂家，以确保其正常运行。
- 当鞘内泵未充分固定在其下的筋膜时，可能发生泵翻转。
- 泵翻转时再灌注针无法通过储药器端口抽吸泵内药物。
- 鞘内泵的预期电池寿命为3～9年。要定期更换泵，以防电池故障并出现撤机症状。

原书参考文献

[1] Medtronic Inc. Increased risk of motor stall and loss of or change in therapy with unapproved drug formulations. 2012; 1–2.

[2] Flückiger B, Knecht H, Grossmann S, Felleiter P. Device-related complications of long-term intrathecal drug therapy via implanted pumps. Spinal Cord. 2008; 46: 639–43.

[3] FDA. FDA—Medtronic SynchroMed Ⅱ and SynchroMed EL implantable drug infusion pumps—feed through failure. 2016; 1–3.

[4] Rigoli G, Terrini G, Cordioli Z. Intrathecal baclofen withdrawal syndrome caused by low residual volume in the pump reservoir: a report of 2 cases. Arch Phys Med Rehabil. 2004; 85: 2064–6.

[5] Jones RCW, Moeller-Bertram T, Wallace MS. Safety and efficacy of intrathecal drug delivery for pain. Pain Manag. 2012; 2: 55–61.

[6] Deer TR, et al. Polyanalgesic consensus conference 2012: recommendations for the management of pain by intrathecal (intraspinal) drug delivery: report of an interdisciplinary expert panel. Neuromodulation. 2012; 15: 436–66.

[7] Sgouros S, Charalambides C, Matsota P, Tsangaris I, Kostopanagiotou G. Malfunction of SynchroMed Ⅱ baclofen pump delivers a near-lethal baclofen overdose. Pediatr Neurosurg. 2010; 46: 62–5.

[8] Medtronic Inc. Medtronic MRI guidelines. 2016; 1–4.

[9] Riordan J, Murphy P. Intrathecal pump: an abrupt intermittent pump failure. Neuromodulation. 2015; 18: 433–5.

[10] Galica R, et al. Sudden intrathecal drug delivery device motor stalls. Reg Anesth Pain Med. 2016; 41: 135–9.

[11] Buvanendran A, Lubenow TR. Vigilance to medical device failures. Reg Anesth Pain Med. 2016; 41: 125–6.

30 第三十节 鞘内药物输注系统或脊髓刺激器置入后血肿或水囊瘤形成

30.1 病例

患者：女性，53 岁，主诉过去 6 个月出现与尿频和尿急相关的盆腔疼痛。妇科医师检查后诊断为转移性卵巢癌 IV 期。她进行手术治疗，手术包括全子宫切除术、双侧输卵管卵巢切除术和大网膜切除术。术后数月内，口服阿片类药物未能控制严重、持续的下腹痛。计算机断层扫描显示癌症在腹腔和盆腔广泛扩散。患者没有继续手术、化疗和放疗。由于口服阿片类药物镇痛效果差，患者被转诊至疼痛门诊进行鞘内药物输注试验。鞘内输注氢吗啡酮可充分缓解疼痛。随后，患者接受鞘内泵置入术（SynchroMedfi II 药物泵，Minneapolis，MN）。置入 1 周后，患者手术切口上方出现严重的疼痛。在急诊室体检时，未发现下肢感觉或运动功能障碍。在她的背部和腰部，在鞘内导管插入部位皮肤的切口上方观察到高尔夫球大小肿胀区域。切口正在愈合，未观察到红斑或分泌物；患者否认有发热、寒战或体位性头痛。医师诊断：血肿、水囊瘤或脓肿形成。并进行了实验室检查，C-反应蛋白试验和白细胞计数正常。患者出院回家，肿胀部位使用加压敷料包扎，医师建议患者如果出现发热或体

位性头痛返回急诊室。在疼痛门诊随访期间，肿块增大至网球大小。患者不能仰卧。遂在超声辅助下抽取肿物中液体并送去进行 β-2 转铁蛋白检查、革兰染色和培养；β-2 转铁蛋白阴性，革兰染色显示中等量白细胞（单核细胞），无微生物。培养显示无生长。再次使用加压敷料和腹部粘合剂。4 周后肿胀消退。诊断为手术切口部位形成血肿。

30.2 病例讨论

鞘内药物输注系统和脊髓刺激器是为慢性疼痛患者缓解疼痛的设备。尽管置入技术被认为是安全和可逆的，但也报告了机械和生物学并发症（表 30-1）。血肿和水囊瘤是生物学并发症。

表 30-1 来自置入式器械的机械和生物并发症

机械	机械生物学
SCS 的电极断裂或移位	感染
ITDD 导管断裂或移位	出血
SCS 或 ITDD 电池故障	神经损伤
ITDD 的编程或泵故障	血肿
	囊状水瘤

SCS 脊髓刺激，ITDDS 鞘内药物输注系统

30.3　病因病机

血肿是术后液体积聚的皮肤下形成（图 30-1 和图 30-2）。

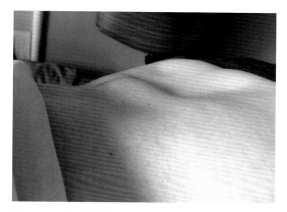

图 30-1　鞘内药物输注系统置入切口周围血肿（Elmofty 提供）

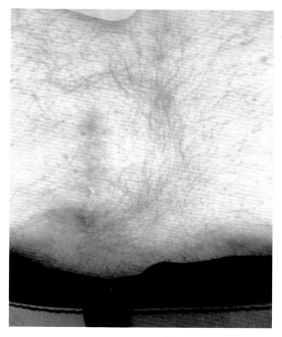

图 30-2　鞘内药物输注系统置入切口周围血肿、患者无头痛，血肿不明显（Anitesca 提供）

当血肿位于手术切口部位时，会导致切口愈合不良。血肿形成是多因素的：淋巴管破裂、组织表面之间的剪切、炎症介质和手术后无效腔的产生；巨噬细胞和多形核白细胞以及组胺和前列腺素的释放导致血管扩张和间质液体也可以形成。血肿内的液体为血清，颜色透明或为淡黄色。水囊瘤是脑脊液（CSF）的皮下积液，硬脑膜损伤时形成，例如，在置入鞘内导管过程中，针头大于插入的导管，从导引器中泄漏脑脊液，因此在鞘内导管周围形成了水囊瘤。脑脊液可从鞘内空间向下进入导管，并可沿导管的任何部位聚集，包括泵囊袋。

30.4　风险因素

某些因素会增加术后发生血肿或水囊瘤的风险。血肿可在广泛手术剥离和组织平面破坏后形成，手术后血肿形成是另一个风险因素。低蛋白水平或淋巴水肿的癌症患者易形成血肿。

水囊瘤常发生于患者血蛋白质水平较低、医师手术操作不当或取出前未能在 Tuohy 周围进行荷包缝合。

30.5　血肿和水囊瘤的临床表现

血肿最常见的症状是皮下浆液渗出或肿胀。在许多情况下，血肿会形成肿块或一个大的囊肿。触诊时可能有压痛。血肿可持续长达 2 个月。皮下液体肿胀从手术瘢痕或切口排出透明液体。当液体或分泌物变色或有恶臭，表明可能感染。极少数情况下，血肿可能钙化。

水囊瘤患者可出现头痛：头痛剧烈，累及头前部或后部，偶向颈肩部放射，可有颈部僵硬感。头痛在运动、坐位或站立时加剧，平卧可得到一定程度的缓解。可伴有恶心、呕吐、听力减退、耳鸣、眩晕、头晕等。水囊瘤通常在 1～2 周内自行消退。持续性脑脊液漏还可导致脑膜炎、硬膜外脓肿和假性脑膜膨出。如渗漏不能自行消退，应明确渗漏部位并修补。

30.6 诊断方法

鞘内药物输注系统和脊髓刺激器置入后液体积聚形成的肿块鉴别诊断包括血肿、水囊瘤或感染（表 30-2）。根据临床表现、

切口外观及实验室检查如白细胞计数、C 反应蛋白、血沉、微生物学检测等可确定诊断。β-2 转铁蛋白测定是检测 CSF 存在的一种高灵敏度和特异性试验。β-2 转铁蛋白是在 CSF、外淋巴液和眼房水／玻璃体中发现的一种蛋白质。1979 年第一次将其描述为脑脊液漏的标志物。如果怀疑脑脊液漏，医师可进行经皮针吸和液体分析，要求极其谨慎和无菌，以防止引入细菌污染物。磁共振成像也可显示液体积聚，轴位 T2 或矢状位 T2 图像可显示靠近导管置入部位的高信号液体积聚，以指示脑脊液漏和水囊瘤形成。

表 30-2 手术切口处术后积液的鉴别诊断

鉴别诊断	临床表现	检测	管理
皮下积液	触诊时压痛或疼痛无发热或寒战，	排除感染，CBC，革兰染色和培养保守：	加压敷料，侵入性：无菌抽吸，手术切除囊腔
水囊瘤皮下积液	脊髓性头痛	菌抽吸和 β-2 转铁蛋白测定	非手术：含咖啡因的饮料、卧床休息。侵入性加压敷料：手术修补或硬膜修补
皮下积液脓肿	触诊压痛或疼痛伴红斑、发热或寒战	CBC，革兰染色和培养，MRI	非手术：抗生素。侵入：切开引流

30.7 预防

怀疑有血肿患者可能需要手术引流。也可以考虑使用加压包扎帮助愈合。通过减少手术后的肿胀和瘀血，可以降低形成血肿的风险，良好的手术技术也可降低血肿形成的风险。

鞘内导管囊袋的尺寸不应过大，要与置入的发生器或鞘内泵的尺寸相匹配。建议避免过度使用外科手术电刀，以降低风险。预防性加压敷料也可降低水囊瘤形成。腰部小切口可降低鞘内导管周围渗漏的发生率。建议将鞘内导管和腰背筋膜进行荷包丝线缝合，以降低脑脊液漏的可能性。取出 Tuohy 针前进行荷包缝合，取出针后

紧固导管周围。

30.8 治疗

30.8.1 非手术治疗

血肿的治疗不常见。尽管麻烦，但如果排除感染和脊髓液渗漏，血肿的危害不大。血肿大多可以自行愈合。腹部黏合剂或加压包扎可能有所帮助。水囊瘤引起的头痛的非手术治疗包括含咖啡因的饮料、卧床休息和加压包扎。

30.8.2 侵入性治疗

在某些情况下，血肿持续增长，可进

行无菌引流以减少对皮肤的压力。但反复引流可增加感染风险。可将稀释的四环素或多西环素注射到血肿的囊袋中。在某些情况下，血肿可能需要手术切除滑囊。尤其是伴有神经症状的水囊瘤，则可能需要手术翻修和硬膜修补。

关键点

- 血肿和水囊瘤形成是与置入式器械（如鞘内药物输注系统或脊髓刺激器）相关的生物学并发症。
- 医师应预防并治疗此类并发症。
- 根据症状、伤口外观和实验室检查可确定诊断。β-2 转铁蛋白测定是一种高度敏感的特异性检测，用于确认是否存在脑脊液采集。
- 血肿和水囊瘤本质上是自限性的。建议密切观察以防止感染，或在水囊瘤的情况下，防止持续脑脊液漏造成神经损伤。

原书参考文献

[1] Abejon D, Arango S, Riquelme I, Del Saz J. Neuromodulation techniques, complications, and troubleshooting. Tech Reg Anesth Pain Manage. 2014; 18: 49–57.

[2] Bullocks J, Basu B, Hsu P, Singer R. Prevention of hematomas and seromas. Semin Plast Surg. 2006; 20 (4): 233–40.

[3] Bleier BS, Debnath I, O'Conell BP, et al. Preliminary study on the stability of beta-2 transferrin in extracorporeal cerebrospinal fluid. Otolarnygol Head Neck Surg. 2010; 144 (1): 101–3.

[4] Warnecke A, Averbeck T, Wurster U, et al. Diagnostic relevance of beta-2-transferrin for detection of cerebrospinal fluid fistulas. Arch Otolaryngol Head Neck Surg. 2004; 130: 1178–84.

[5] Meurman OH, Irjala K, Suonpaa J, Laurent B. A new method for identification of cerebrospinal fluid leakage. Acta Otolaryngol. 1979; 21 (3): 259–64.

[6] Bercial ME, Sabino Neto MS, Calil JA, Rossetto LA, Ferreira LM. Suction drains, quilting sutures, and fibrin sealant in the prevention of seroma formation in abdominoplasty: which is the best strategy? Aesthet Plast Surg. 2012; 36: 370–3.

[7] Chrintz H, Vibits H, Cordts TO, Harreby JS, Waaddagaard P, Larsen SO. Need for surgical wound dressing. Br J Surg. 1989; 76: 204–5.

[8] Kulkarni AV, Drake JM, Lamberti-Pasculli M. Cerebrospinal fluid shunt infection. A prospective study of risk factors. J Neurosurg. 2001; 94: 195–201.

[9] Sterns L, Boortz-Marx R, Du Pen S, et al. Intrathecal drug delivery for the management of cancer pain. A multidisciplinary consensus of best clinical practices. J Support Oncol. 2005; 3: 399–408.

[10] Pancal SJ, Gonzalez JA. Intrathecal pumps. Tech Reg Anesth Pain Manage. 2000; 4 (3): 137–42.

31 第三十一节 鞘内多药治疗的并发症、药物不良反应和药物过量

31.1 病例

患者：男性，60 岁，因咯血、气促、胸痛就诊。检查发现胸部肿块，符合小细胞癌伴弥漫性骨转移。入院期间，咨询了姑息治疗团队，并制订了疼痛治疗方案，包括吗啡缓释剂 60 mg 每日两次、芬太尼贴剂 0.3 mg/3d 和吗啡必要时 10 mg，每 2～4 小时一次。疼痛缓解充分（VAS 4/10），并计划在门诊接受化疗。

2 周后患者因剧烈、顽固性胸痛急诊。尽管接受化疗，胸部肿瘤仍恶化。疼痛科医师对患者进行评估，并增加用药。然而，患者随后出现呼吸急促和精神状态改变。疼痛科医师与患者及其家人讨论了鞘内泵的优缺点，决定进行吗啡 0.1 mg 单剂量注射的鞘内试验，患者反映疼痛缓解，无不良反应。

患者术前评估显示双侧胸腔积液和阻塞性肺炎后。他的实验室数值显示中性粒细胞减少和血小板计数为 90×10^9/L。他计划在一周内接受另一轮化疗。鉴于化疗可能导致中性粒细胞减少症和血小板减少症，患者同意尽快置入 IDDS。第 2 天患者被送进手术室，并在轻度镇静状态下置入 IDDS，他对手术耐受良好，开始吗啡

0.3 mg/h。患者反映疼痛缓解良好（VAS 2/10），无呼吸抑制或精神状态改变。

两周后，患者因呼吸急促再次到急诊科就诊。咨询了疼痛门诊医师，决定减少吗啡剂量（0.2 mg/h），鞘内药物添加丁哌卡因以改善镇痛效果。当患者报告镇痛和通气功能改善时，因丁哌卡因降低了他的血压，停用抗高血压药。1 个月后，患者疼痛加重，将 IDDS 药物更换为氢吗啡酮/丁哌卡因，疼痛程度无改善。加用芬太尼后稍有缓解。曾尝试使用齐考诺肽，但患者出现严重精神状态改变，不久患者去世。

31.2 病例讨论

31.2.1 鞘内药物输注系统的原理

自 1981 年以来，已有超过 30 万鞘内药物输注系统（IDDS）被置入患者体内用于治疗慢性顽固性疼痛或痉挛。虽然既往用于癌痛，但目前最常见的 IDDS 适应证是腰椎手术疼痛综合征。IDDS 让药物直接作用于阿片受体。而口服、静脉或透皮给药必须经过首过效应、代谢和全身分布。这需要大剂量的药物，并且通常会导致更多的不良反应。理论表明，通过 IDDS 输注阿

片类药物可增加脑脊液中的腺苷含量。其他介质如一氧化氮、5-羟色胺和儿茶酚胺可能参与其中。我们对脑脊液循环机制的认识来自动物和除吗啡或齐考诺肽以外药物的研究。动物猪鞘内输注巴氯芬和丁哌卡因代谢研究显示8小时后药物在脑脊液中的浓度有限。人脑脊液循环与动物可能不同，因为人脑脊液以 0.3～0.4 mL/min 的速率循环，每天至少置换 3 次。这将意味着药物分布更加分散，尤其是在重症患者。

Smith 等进行了一项调查研究结果显示 IDDS 药物输注优于医疗综合干预。患者被随机分配到综合干预试验组（使用药物、神经阻滞、射频治疗等）和 IDDS 试验组。IDDS 组患者的疼痛缓解、自主性生活理念和生活质量方面有更好的结果。文章还得出结论，使用 IDDS 可能改善生存率（尽管在统计上无显著性差异）。作者总结建议，IDDS 应该成为癌痛患者的标准治疗手段。

31.2.2　IDDS试验选项

IDDS 试验可通过几种不同的方式进行，包括单次脊髓注射、间歇推注、连续脊髓导管或硬膜外导管灌注。此外，在注射位置、试验持续时间、试验地点（住院或门诊）以及如何获得成功方面也存在很大差异。Deer 等人进行了一项大型前瞻性多中心试验，观察 6 个月和 12 个月时的试验结局。166 例患者在不同地点进行了 IDDS 试验：医院门诊手术（16%）、医院住院手术（72%）或门诊手术中心（12%）。试验方法为连续硬膜外输注（53%）、连续鞘内输注（25%）、单次鞘内推注（14%）和多次鞘内推注（8%）。大多数患者（81.1%）仅单用吗啡。试验的持续时间为（3.5±5.4）天。144 例患者（93%）试验成功，136 例选择了置入（82%）。收集数据的分析显示，大多数因素与 IDDS 试验成功之间无统计学显著相关性。唯一与试验成

功存在统计学显著相关性别的是疼痛（机械性和混合性疼痛对阿片类试验的反映优于神经病理性疼痛）。作者得出结论，IDDS 试验的任何试验技术或地点均无统计学显著差异。

有趣的是，在试验期间，接受单药治疗（通常是阿片类药物）的患者与接受多药治疗（两种或多种药物）的患者结局存在差异。在神经病理性或混合性疼痛患者中，多药治病显著高于单药治疗，并在统计学上有显著性差异。该研究表明，阿片类药物作为唯一药物时，可能不足以治疗复杂的神经病理性或混合性疼痛。该结论在治疗时间超过 1 年的患者中可能更重要，因为有相当数量的患者对阿片类药物产生耐受。

31.2.3　IDDS药物

FDA 已批准不含防腐剂的吗啡、巴氯芬和齐考诺肽用于鞘内给药。不幸的是，吗啡单药治疗对许多患者无效，对执业医师的调查显示在鞘内使用辅助治疗为超说明书用药。2000 年，进行了 Cochrane 文献综述，并由专家小组审查了不同药物的现有安全性数据。2003 年和 2007 年重新召开小组会议后，组成了以下算法（图 31-1）。鞘内注射吗啡在 2000 年被认为是一线药物，但在 2003 年，氢吗啡酮被列为一线药物。小组建议，如果其中某个一线药物不起作用，就试用另一个一线药物。如果两种药物的最大剂量不能充分缓解疼痛，则可考虑辅助治疗（2 线）。但是，如果患者患有神经病理性疼痛，可用吗啡或氢吗啡酮单药治疗，也可以添加辅助治疗（第 2 行）。如果这些变化不能缓解症状，则开始第三种治疗方法（阿片类药物、可乐定和丁哌卡因），丁哌卡因引起的低血压可能少于可乐定。如果吗啡和氢吗啡酮不能提供

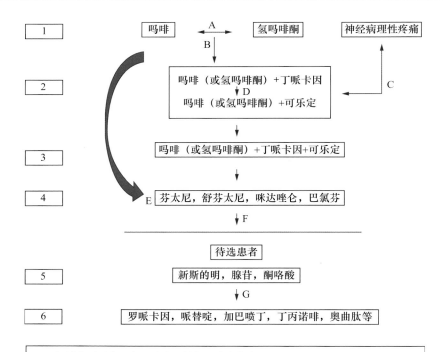

图 31-1   2003 年多药物镇痛共识

镇痛或有显著的不良反应，可以加入芬太尼或舒芬太尼（4线）。其他镇痛药如美沙酮、咪达唑仑、新斯的明、腺苷、酮咯酸、氢吗啡酮、NMDA 拮抗剂（氯胺酮）、罗哌卡因、哌替啶、加巴喷丁、丁丙诺啡和奥曲肽可能在鞘内治疗中发挥作用。

2012 年，关于用于鞘内药物输注系统的多药镇痛共识也区分了神经病理性疼痛和伤害性疼痛的最佳治疗方案（图31-2 和图31-3）。

31.2.4 局麻药

局麻药自 19 世纪 80 年代开始用于鞘内。通常，当患者报告神经损伤症状（如烧灼感或电击样疼痛）时，在鞘内输注药物中加入局部麻醉剂。几项研究表明，当在阿片类输注药物中加入局麻药时，由于其协同效应和潜在的阿片类药物节约效应，疼痛得到改善。在动物模型中丁哌卡因在输注系统中稳定，与其他药物相容，丁卡因在高剂量时具有神经毒性，罗哌卡因的研究还不透彻，但 Dahm 等的一项前瞻性、交叉、双盲、随机研究显示，鞘内使用罗哌卡因在改善镇痛、尿潴留、感觉异常和步态受损的轻瘫方面无任何益处。

1	吗啡	齐考诺肽	吗啡＋丁哌卡因
2	氢吗啡酮	氢吗啡酮＋丁哌卡因 或氢吗啡酮＋可乐定	吗啡＋可乐定
3	可乐定	齐考诺肽＋阿片类 或单用芬太尼	芬太尼＋丁哌卡因 或芬太尼＋可乐定
4	阿片类药物＋可乐定＋丁哌卡因	丁哌卡因＋可乐定	
5	巴氯芬		
1：美国FDA批准吗啡和齐考诺肽用于鞘内治疗，推荐为神经病理性疼痛的一线治疗。基于临床使用安全性，推荐吗啡和丁哌卡因联合治疗神经病理性疼痛			
2：推荐氢吗啡酮单独使用或与丁哌卡因或可乐定联合使用。另外，可使用吗啡和可乐定的组合			
3：神经病理性疼痛的三线建议包括可乐定、齐诺肽加阿片类药物、芬太尼单独或联合丁哌卡因或可乐定			
4：推荐丁哌卡因和可乐定联合使用（含或不含阿片类药物）			
5：巴氯芬是基于安全性而推荐的，尽管关于其疗效的报道有限			

图31-2　2012年鞘内注射治疗神经病理性疼痛专家共识

1	吗啡	氢吗啡酮	齐考诺肽	芬太尼
2	吗啡＋丁哌卡因	齐考诺肽＋阿片类药物	氢吗啡酮＋丁哌卡因	芬太尼＋丁哌卡因
3	阿片类（吗啡，氢吗啡酮或芬太尼）＋可乐定			舒芬太尼
4	阿片类药物＋可乐定＋丁哌卡因		舒芬太尼＋丁哌卡因 或可乐定	
5	舒芬太尼＋丁哌卡因或可乐定			
1：美国FDA批准吗啡和齐考诺肽用于鞘内治疗，并推荐作为伤害性疼痛的一线治疗。氢吗啡酮具有广泛的临床应用安全性。芬太尼已经升级到一线使用				
2：推荐丁哌卡因与吗啡、氢吗啡酮或芬太尼联合使用。另外，也可以使用齐诺肽和阿片类药物的组合				
3：推荐包括可乐定加阿片类药物（如吗啡、氢吗啡酮或芬太尼）或舒芬太尼单药治疗。				
4：推荐使用阿片类药物、可乐定和丁哌卡因三联用药。另一个建议是舒芬太尼联合丁哌卡因或可乐定。				
5：建议舒芬太尼、丁哌卡因和可乐定三联用药				

图31-3　2012年鞘内注射治疗伤害性疼痛专家共识

31.2.5　齐考诺肽

齐考诺肽由蜗牛毒液制成，作为选择性 N 型电压型钙通道阻滞剂发挥作用。它是高度亲水性的，可能需要几天才能证明其有效性（平均起效时间为 3～9.5 天）。Staats 等在一项双盲、多中心、前瞻性、随机对照试验中比较了齐考诺肽与生理盐水在癌症和艾滋病患者中的疗效。齐考诺肽能够有效改善生活质量、总体满意度和缓解疼痛。他们报告了剂量＞0.1 μg/h 时的头晕、恶心、嗜睡、呕吐、体位性低血压和发热等不良反应。尚不清楚齐考诺肽单药治疗或与辅助药物联合治疗是否更有效。根据 Staats 等研究结果，FDA 批准齐考诺肽用于鞘内使用。

31.2.6　阿片类药物

当吗啡和氢吗啡酮未能有效镇痛或其不良反应被禁止时，可考虑将芬太尼用于鞘内输注。几项小型研究显示了芬太尼控制疼痛的有效性。Mironer 等人报道，与芬太尼单独给药相比，芬太尼和丁哌卡因联合给药改善了疼痛程度。两组均未观察到不良反应。

美沙酮也被用于鞘内注射研究，具有独特的优势，因为它同时具有阿片受体和 NMDA 受体的活性。几项研究已研究了鞘内注射美沙酮在癌症和非癌症患者中的有效性。患者接受 5～60 mg/d，持续 3 天至 37 个月。美沙酮持续减轻疼痛，改善生活质量。然而，报告患者出现视力变化和嗜睡。NMDA 受体药物的安全性问题还有待进一步研究，一些动物实验表明 NMDA 受体药物与脊髓损伤有关。

31.2.7　可乐定和替扎尼定

可乐定是 α_2 肾上腺素能激动剂，在脊髓水平阻断突触前和突触后神经末梢的伤害性感觉刺激的神经信号传递。可乐定不作用于阿片受体，当与阿片类药物合用时，可产生协同作用。可乐定可以口服、经皮、静脉、硬膜外和鞘内给药用于治疗多种疼痛。可乐定是 FDA 唯一批准的非阿片类椎管内镇痛药（尽管专门用于硬膜外给药）。

Hassenbusch 等人对可乐定治疗癌症和非癌痛进行了一项前瞻性开放标签分析。31 例患者接受可乐定 144～1200 mg/d 治疗，一年后 22 例患者报告疼痛改善。一旦达到有效剂量，患者很少对药物产生耐受性。他们注意到嗜睡、低血压、阳痿和尿潴留等副作用限制了一部分患者的剂量递增。Ackerman 等研究表明可乐定作为辅助治疗时，疼痛控制改善有限。此外，他们报告了许多不良反应，如低血压、镇静和瘙痒。传统上作为肌松药使用的替扎尼定与可乐定具有相似的结构，为 α_2-肾上腺素能受体激动剂。鞘内给药时，替扎尼定的效价与可乐定相似。一项比较研究显示两种药物的有效性相似（犬），但替扎尼定的心动过缓和低血压不良反应较少。

31.2.8　奥曲肽

奥曲肽是一种生长激素类似物，鞘内给药时可能在缓解慢性疼痛方面发挥作用。Deer 等人进行了一项随机、前瞻性、双盲研究，未显示疼痛的统计学显著改善。然而，未观察到副作用，并且药物剂量可能不足。

31.2.9　加巴喷丁

加巴喷丁在治疗神经性疼痛中的作用已被确认。鞘内加巴喷丁已在人体中进行了研究，无副作用。该药可减轻伤害性异常性疼痛，减轻痛觉过敏，减轻大鼠神经病理性疼痛。鞘内给药时更有效、更强效。加巴喷丁作为单一治疗或辅助治疗可能有效。

31.2.10　IDDS 的并发症

2006 年观察到一组在 IDDS 置入后 1 天内死亡 3 例（9 例病例）。认为这与阿片类药物相关，并促使对与 IDDS 相关的死亡率进行调查。Coffey 等人进行了一项研究，观察与脊髓刺激置入（类似手术）和腰椎间盘切除术相关的 IDDS 相关死亡率。他们使用流行病学方法以及来自社会保障部文件和联合医疗保健人群数据库的 Medtronic 器械注册人口统计学/共病数据。该数据分析显示鞘内置入后 3 天死亡率为 0.088%，1 个月时为 0.39%，1 年时为 3.89%（均高于社区医院 SCS 置入或腰椎间盘切除术）。他们将过高的死亡率归因于鞘内阿片类药物治疗。在对这些病例进行分析时发现，呼吸骤停是导致患者死亡的原因，或者是促成患者死亡的原因。他们得出的结论是，接受 IDDS 阿片类药物治疗比接受其他治疗的非疼痛患者相比死亡率上升，鉴于这些结果，他们确定这种做法增加了患者的死亡率。

2013 年，Prager 等人编写了《鞘内药物镇痛最佳实践》。该专家组的目标是确定最佳镇痛方法，并为临床医师提供指导，以确保 IDDS 的安全性和控制疼痛。作者谈到尽管发生了器械如导管并发症或手术部位感染相关问题，但主要安全性问题包括患者监测不充分、炎性肿块、伤口愈合、给药错误、泵管路和与全身药物的相互作用。因此，许多并发症可以通过临床医师的学习来预防。他们确定了三个重点领域：患者筛选和试用、安全性监测以及患者和器械管理。

31.3　筛选患者和试验

筛选患者对 IDDS 的成功至关重要。许多慢性疼痛可用 IDDS 治疗。但专家小组注意到，头痛、纤维肌痛、非典型面痛、非癌症性头颈痛和边缘型人格障碍患者对 IDDS 的反应较差。此外，不能与医师合作患者不应置入 IDDS。睡眠呼吸暂停、心肺功能受限、静脉功能不全、肥胖、代谢综合征、高血压、糖尿病和免疫抑制等合并症使患者发生并发症的风险增加。这些患者需要筛选，了解他们的风险，如果导管位于脊髓圆锥的上方，并且患者的神经系统体征稳定，则椎管狭窄患者也可以从 IDDS 中获益。诉讼不是 IDDS 放置的禁忌证，但临床医师应警惕患者因诉讼而获益。IDDS 绝对禁忌证包括活性药物使用、凝血障碍和脑脊液流动阻塞。接受长期抗凝药物治疗的患者是 IDDS 的候选者，但需要抗凝药物管理。任何有精神合并症的患者在 IDDS 试验前都需要进行评估。

如前所述，没有鞘内用药的具体指南，但专家组强烈建议在正式置入前进行鞘内试用。有人建议对不能耐受阿片类药物不良反应的重度癌痛患者不进行试用。专家组指出，齐考诺肽的单剂量试用是可以接受的，但阿片类药物的单剂量试用并不理想。建议对阿片类试验进行过夜观察。鼓励睡眠呼吸暂停患者在整个试验期间接受治疗。但需要评估疼痛缓解和功能改善，以确定试用是否成功。

31.4　安全性和监测

患者必须理解并遵守 IDDS 的管理。每次就诊时，临床医师必须了解患者具体用药情况，包括非处方药。此外，除常规尿液药物筛查外，还必须询问患者是否有药物和乙醇依赖情况。同时了解患者的疼痛、生活能力、疼痛感觉的变化和新的神经症状。

如 caffey 等研究发现，呼吸抑制是 IDDS 的主要安全性问题。美国麻醉医师协会将椎管内阿片类药物导致的呼吸抑制分为呼吸频率减慢（ < 10 次/分钟）、氧饱和度降低（ < 90% ）、高碳酸血症（动脉 CO_2 > 50 mm HG）或嗜睡、镇静、周期性呼吸暂停或发绀的临床体征。这些问题可以通过试用前的尿毒性筛查和使用其他中枢神经系统抑制剂来预防。Coffey 等人注意到，IDDS 后发生致死性呼吸抑制的患者同时服用了 1~9 种药物，包括镇静剂、催眠药、口服和经皮阿片类药物、抗抑郁药、镇静剂和抗组胺药。由于患者对鞘内阿片类药物的反应存在很大差异，因此 IDDS 的给药非常具有挑战性。口服、静脉和透皮阿片类药物向鞘内剂量的转换不一致。此外，没有安全的最高剂量，不恰当的使用这类药的后果可能是致命的。我们的目的是找到最低有效剂量,以提供最大的疼痛缓解效果和最小的不良反应。影响镇痛水平的其他因素包括导管头端位置、脑脊液低位和椎管狭窄。专家小组建议,在不可能完全停用的情况下,可以将阿片类药物的全身用量减少一半。吗啡的推荐初始剂量为 $0.1\sim0.5$ mg/d,可根据不良反应递增(理想情况下:每日总剂量的 20%)。对于使用自控镇痛装置的患者,应考虑更保守的增加,以尽量减少过量的风险。鞘内注射吗啡的不良反应包括延迟性呼吸抑制(由于亲脂性、口侧扩散和脑脊液扩散)、尿潴留、瘙痒、恶心/呕吐和便秘,这些都可以通过药物进行治疗。

密切监测至关重要,尤其是在开始或重新开始阿片类药物治疗时。中断阿片类药物治疗哪怕只有一周,就可以认为患者重新开始使用阿片类药物治疗。高危患者应该每 4 h 监测一次,或连续监测生命体征(如肺残障或阻塞性睡眠呼吸暂停患者),阿片受体抑制剂应随时备用,出院前必须对患者及其家属进行鞘内用药安全教育。

滴定不含防腐剂的齐考诺肽也必须缓慢。由于齐考诺肽具有高度亲水性,可能需要数天才能生效(3~9.5 天)。专家建议剂量 < 0.5 μg/24 h,每周增量 < 0.5 μg/24 h。目前已经报道的不良反应包括头痛、发热、疼痛、恶心、呕吐、腹泻、厌食、头晕、嗜睡、意识模糊、共济失调、步态异常、记忆问题、张力过高、焦虑、语言障碍、失语、眼球震颤、视力异常、精神病、幻觉、尿潴留和感觉迟钝。由于齐考诺肽可引起步态失衡和共济失调,患者跌倒的风险增加。鉴于可能引发多种中枢神经系统症状,在开始齐考诺肽治疗前,应对存在潜在精神疾病的任何患者进行评价。停药后中枢神经系统症状消失。不应该出现戒断症状。

31.4.1 神经内分泌功能障碍

长期应用阿片类药物(全身或鞘内)可引起神经内分泌功能紊乱,影响下丘脑-垂体-肾上腺/性腺轴功能。接受阿片类药物治疗的患者中有15%出现中枢性皮质功能减退,同样比例的人会出现生长激素缺乏症。此外,接受阿片类药物治疗的患者体内脂肪和低密度脂蛋白胆固醇可能略高;必要时请内分泌科会诊。

31.4.2 炎性肿块/肉芽肿

炎性肿块是发生在 IDDS 导管头端的非感染性反应,如果它们压迫脊髓,可能导致神经问题。有一种理论认为,阿片类物质会引起炎症反应,这种物质可以聚集淋巴细胞,导致炎症性组织增生。吗啡被认为是主要触发因素,氢吗啡酮、巴氯芬和芬太尼是较少见的触发因素。高浓度的注射液与炎性肿块的发展有关。专家小组推荐的吗啡和氢吗啡酮浓度<30 mg/mL。辅助用药可减少阿片类药物的用量,并降低炎性肿块的风险。Deer 等报道208 例患者的MRI 检查结果,肉芽肿发生率为 3%,虽然未进行神经病理学检查。但需要高度警惕,患者应接受常规病史和神经系统检查,以确保功能完整。

制造商报告肉芽肿的发生率为 0.49%,但实际发生率可能更高。1990 年至 2007 年报告了 448 例炎性肿块,症状包括疼痛缓解不充分(33.5%)、疼痛(32.6%)和神经功能障碍(17.4%)。较高浓度的吗啡和较高的每日剂量与肉芽肿形成风险相关。如果怀疑有嵌顿性肿块,应立即进行评估,详细病史和体格检查,并在MRI前进行T1加权钆磁共振成像(导管尖端附近有异常)和定位检查。请记住,MRI 磁场会暂时暂停药物输注,并且在 MRI 完成后必须检查

IDDS。如果有 MRI 禁忌证，CT引导下脊髓造影也可能有帮助。

如果存在神经症状，必须取出导管。在无症状的情况下，炎性肿块可因阿片类药物的减少或停用而缩小。另一种选择是将导管从肿块处后撤2 cm，这可能会阻止肿块生长。否则，应将阿片类药物从 IDDS 中取出，并更换为生理盐水，直至肿块消失。

31.5 患者和器械管理

31.5.1 泵和导管相关并发症

机械泵故障较为罕见，并且其发生率随着 IDDS 设备的更新而下降。泵故障的一个原因是药物混合使用引发腐蚀导致泵失控。使用美敦力 SynchroMed Ⅱ 药物灌注泵与吗啡、巴氯芬或齐考诺肽联用78 个月的总故障率为 2.4%。当使用其他药时，故障率增加至 7%。该器械采用 7 年硬关闭设计。

导管是 IDDS 最精细的组件，可遭受损坏或脱位，可能产生微裂缝、泄漏、断开、断裂、扭结、移位、闭塞现象和炎性肿块。应教育生活方式积极（包括过度弯曲和扭曲）的患者了解导管损坏和移位的风险。导管问题的症状可能是不明显的，患者通常抱怨镇痛不足或戒断症状。Prager 等推荐了一种镇痛不足的治疗方法。参见图 31-4。

如果怀疑导管出问题，简单的 X 线平片可以帮助确定导管头端的位置。导管通过椎管内韧带或泵囊袋时可能发生导管断裂，导管上的孔允许进行抽吸脑脊液，如果容易抽吸2～3 mL，则导管通畅，如果抽吸困难，则头端可能部分闭塞。可将造影剂注入所述通道并且对导管进行评价。但如果无法抽取 1～2 mL 的液体，切勿将造

病史
• 原有的疼痛状况是否恶化，神经是否有变化
• 新发疼痛的质量、强度、位置
• 经过药物调整后疼痛是否改善
• 导管的位置
• 置入鞘内泵的时间和泵内剩余药量
体格检查
• 运动功能和感觉功能的检查，导管头部位置
• 精神状态评估：患者意识状态，认知程度，是否出现激动和幻觉
泵
• 脑脊液可以通过导管入口抽出吗？
• 按给药键后疼痛是否缓解
• 按给药键后是否出现新的疼痛
• 泵内药物体积是否有变化
药物
• 泵里有药物吗
• 是否按医嘱续药
• 是否按照稳定性规范给药
• 是否出现泵内药物外流
影像诊断检查：
• 导管头端位置：是否有移位？导管具体位置
• 注射造影剂时疼痛吗
• 储液器与导管的影像学研究
• T1 MRI结合钆（薄层）或CT脊髓造影排除炎性肿块
• 如果肉芽肿检查为阴性，考虑MRI/CT来评价新的疼痛部位和皮肤下导管位置
• 泵运行状态（运动可以通过CT直观显示）

图31-4 镇痛不足的诊治框架

影剂注入入口，这将给患者注射药物，并可能导致呼吸抑制或显著不良反应。使用放射性标记铟进行的核医学检查也可用于评价可疑导管。

31.5.2　泵再灌注

　　如果意外地将药物注射到（预期用于泵）皮下，则可能发生囊袋填充。1996 年至 2010 年期间报告了 351 起类似事故（数据来自制造商，发生率为 1/10 000），事故导致 8 例死亡和 270 例严重或危及生命需要接受治疗的事件。58 例患者未发生任何后果。这类事一般即刻发生或在数小时内发生。由于泵是空的，并且患者会出现戒断症状，因此剂量不足导致的症状将在数天至数周内明显表现。患者有时注意到泵部位周围液体积聚或主诉烧灼感或刺痛感。患者可能没有任何症状。在再次注药期间，必须经常从泵中抽吸药物，以确保针头仍在泵中。泵内药的体积出现任何问题都要仔细检查，如果怀疑有囊袋填充，患者应入院观察。总体而言，应在泵重置后观察患者 30 分钟。Prager 等编制了吗啡鞘内/硬膜外过量应急程序，参见图 31-5。

維持气道/呼吸/循环必备的插管设备

⬇

建立静脉通道,静滴纳洛酮,滴定至正常状态
纳洛酮可在缺乏良好静脉通道的情况下肌肉注射

⬇

如无禁忌,可通过导管入口或腰椎穿刺取脑脊液30~40 mL,以降低脑脊液内吗啡浓度。一般用24G,1.5英寸或2.0英寸(3.8厘米或5.1厘米)针头从导管入口抽取

⬇

排空泵储液罐内药物停止药物输注,记录排空液体量

有反应　　　　　　　　　　　　　　　没有反应

⬇　　　　　　　　　　　　　　　　　　⬇

由于静脉注射纳洛酮的药效持续　　　　继续进行生命支持措施
时间较短
对于鞘内/硬膜外注射
过量的吗啡,需要反复给药

 无症状　　症状重现

⬇

每2~3分钟重复使用纳洛酮以保持正常呼吸功能

⬇

如果注射纳洛酮10 mg后没有观察到反应,应质疑吗啡过量的诊断

⬇

重返急诊室

⬇

1. 无防腐剂硫酸吗啡说明书。
2. 盐酸纳洛酮的说明书。
3. 参考药品说明书,以获得完整的适应证、禁忌证、警告、注意事项、不良事件以及剂量和给药信息。
4. 使用25号针头从SynchroMed EL导管抽取脑脊液。使用24号或25号针头从SynchroMed Ⅱ或IsoMed导管抽取液体。

图 31-5　鞘内注射/硬膜外注射吗啡过量急救流程

关键点
- FDA 已批准不含防腐剂的吗啡、巴氯芬和齐考诺肽用于治疗 IDDS。

- 鞘内注射吗啡对癌症和非癌症患者的镇痛效果不一致。临床医师使用辅助药物补充,以改善疼痛程度。相关专家编写共识以帮助临床医师在管理某些药物无法

控制的慢性疼痛，参见图31-1、图31-2和图31-3。

- 虽然许多药物在动物模型和一些人类受试者中具有良好的数据前景，但仍需要更多研究来充分阐明其在管理慢性疼痛方面的有效性和安全性。

- 一组患者在置入 IDDS 后24小时内死亡，这引发了对 IDDS 相关死亡率的评价。Coffey 等人提到与阿片类药物输注相关的呼吸暂停是罪魁祸首。

- Prager 等人2013年编写了《鞘内药物输注镇痛最佳实践》，系统地确定了患者护理的改进领域：①患者在 IDDS 试用/置入前需要进行医疗优化，有些患者需要心理测试；②在 IDDS 试用前，全身阿片类药物需要完全停药或至少减量 50%。尤其是自控镇痛和 IDDS 患者必须高度警惕；③呼吸抑制是 IDDS 的主要安全性问题。全面审查患者药物列表至关重要。应尽可能减少与 IDDS 联合使用的中枢神经抑制药物；④建议对鞘内阿片类试验进行过夜观察；⑤口服或经皮给药转换为鞘内给药剂量非常具有挑战性，因为患者对不同剂量的反应不同。专家组建议从低剂量开始，缓慢递增（每次剂量应小于每日剂量的 20%），并进行监测；⑥齐考诺肽必须缓慢滴定，以尽量减少中枢神经不良反应；⑦每次就诊检查时，临床医师应评估患者疼痛、功能和神经的变化。详细的病史和体格检查对于排除炎性肿块/肉芽肿至关重要，如果怀疑为肉芽肿，应及时进行 MRI 评价；⑧导管是 IDDS 最脆弱的组件，可能闭塞、断裂、断开、移位或泄漏。注射造影剂前，必须注意从泵入口抽吸，因为这会给患者提供一剂鞘内药物；⑨囊袋填充发生率为 1/10 000，可能导致即刻或延迟性呼吸抑制。如果怀疑存在囊袋填充或存在任何与泵再灌注相关的容量差异，患者应入院接受观察。

原书参考文献

[1] Medtronic marketing data. Minneapolis, MN: Medtronic; 2013.

[2] Hayek SM, Deer TR, Pope JE, Panchal SJ, Patel V. Intrathecal therapy for cancer and non-cancer pain. Pain Physician. 2011; 14: 219–48.

[3] Eisenach JC, Hood DD, Curry R. Intrathecal but not intravenous opioids release adenosine from the spinal cord. Pain. 2004; 5: 64–8.

[4] Bernards CM. Cerebrospinal fluid and spinal cord distribution of baclofen and bupivacaine during slow intrathecal infusion in pigs. Anesthesiology. 2006; 105: 169–78.

[5] Smith TJ, Staats PS, Deer T. Randomized clinical trial of an implantable drug delivery system compared with comprehensive medical management for refractory cancer pain: impact on pain, drug-related toxicity, and survival. J Clin Oncol. 2002; 18: 4040–9.

[6] Deer T, Chapple I, Classen A, Javery K, Stoker V, Tonder L, Burchiel K. Intrathecal drug delivery for treatment of chronic low back pain: report from the national outcomes registry for low back pain. Pain Med. 2004; 5: 6–13.

[7] Bennett G, Burchiel K, Buchser E, Classen A, Deer T, DuPen S, Ferrante M, Hassenbusch S, Lou L, Maeyaert J, Penn R, Portenoy R, Rauck R, Serafini M, Willis D, Yaksh T. Clinical guidelines for intraspinal infusion: a report of an expert panel. PolyAnalgesic consensus conference 2000. J Pain Symptom Manag. 2000; 20: S37–43.

[8] Hassenbusch SJ, Portenoy RK, Cousins M, Buchser E, Deer TR, DuPen SL, Eisenach J, Follett KA, Hildebrand KR, Krames ES, Levy RM, Palmer PP, Rathmel JP, Rauck RL, Staats PS, Stearns L, Willis KD. Polyanalgesic consensus conference 2003: an update on

the management of pain by intraspinal drug delivery—report of an expert panel. J Pain Symptom Manag. 2004; 27 (6): 540–63.

[9] Deer TR, Levy R, Prager J, Buchser E, Burton A, Caraway D, Cousins M, DeAndres J, Sudhir D, Erdek M, Grigsby E, Hutoon M, Jacobs M, Kim P, Kumar K, Leong M, Liem L, McDowell GC, Panchal S, Rauck R, Saulino M, Sitzman BT, Staats P, Staton-Hicks M, Stears L, Wallace M, Willis KD, Witt W, Yaksh T, Mekhail N. Polyanalgesic consensus conference-2012: recommendations to reduce morbidity and mortality in intrathecal drug delivery in the treatment of chronic pain. Neuromodulation. 2012; 15: 467–82.

[10] Dahm P, Lundborg C, Janson M, Olegard C, Nitescu P. Comparison of 0. 5% intrathecal bupivacaine with 0. 5% intrathecal ropivacaine in the treatment of refractory cancer and noncancer pain conditions: results from a prospective, crossover, double-blind, randomized study. Reg Anesth Med. 2000; 25: 480–7.

[11] Staats P, Yearwood T, Charapata SG, Presley RW, Wallace MS, Byas-Smith M, Fisher R, Bryce DA, Mangieri EA, Luther RR, May M, McGuire D, Ellis D. Intrathecal ziconotide in the treatment of refractory pain in patients with cancer or AIDS: a randomized controlled trial. JAMA. 2004; 291: 63–70.

[12] Mironer YE, Grumman S. Experience with alternative solutions in intrathecal treatment of chronic nonmalignant pain. Pain Digest. 1999; 9: 299–302.

[13] Mironer YE, Tollison CD. Methadone in the intrathecal treatment of chronic nonmalignant pain resistant to other neuro- axial agents: the first experience. Neuromodulation. 2001; 4: 25–31.

[14] Hassenbusch SJ, Gunes S, Wachsman S, Willis D. Intrathecal clonidine in the treatment of intractable pain: a phase I / II study. Pain Med. 2002; 3: 85–91.

[15] Ackerman LL, Follett KA, Rosenquist RW. Long-term outcomes during treatment of chronic pain with intrathecal clonidine or clonidine/opioid combinations. J Pain Symptom Manag. 2003; 26: 668–77.

[16] Kroin JS, McCarthy RJ, Penn RD, Lubenow TJ, Ivankovich AD. Intrathecal clonidine and tizanidine in conscious dogs: comparison of analgesic and hemodynamic effects. Anesth Analg. 1996; 82: 627–35.

[17] Deer TR, Penn R, Kim CK, Bowman RG, Norris M, Stewart CD, Garten TG, Tolentino W, Khan Y. The use of continuous intrathecal infusion of octreotide in patients with chronic pain of noncancer origin: an evaluation of efficacy in a prospective double blind fashion. Neuromodulation. 2006; 8: 284–9.

[18] Wallin J, Cui JG, Yakhnitsa V, Schechtmann G, Meyerson B, Linderoth B. Gabapentin and pregabalin suppress tactile allodynia and potentiate spinal cord stimulation in a model of neuropathy. Eur J Pain. 2002; 6: 261–72.

[19] Coffey RJ, Owens ML, Broste SK, Dubois MY, Ferrante FM, Schultz DM, Stearns LJ, Turner MS. Mortality associated with implantation and management of intrathecal opioid drug infusion systems to treat non-cancer pain. Anesthesiology. 2009; 111: 881–91.

[20] Prager J, Deer T, Levy R, Bruel B, Buchser E, Caraway D, Cousins M, Jacobs M, McGlothen G, Rauck R, Staats P, Steans L. Best practices for intrathecal drug delivery for pain. Neuromodulation. 2014; 17: 354–72.

[21] Deer T. A prospective analysis of intrathecal granuloma in chronic pain patients: a review of the literature and report of a surveillance study. Pain Physician. 2004; 7: 225–8.

[22] Yaksh TL, Horais KA, Tozier NA. Chronically infused intrathecal morphine in dogs. Anesthesiology. 2003; 99: 174–87.

第三十二节　鞘内药物戒断

32

32.1　病例

患者：女性，52岁，腰椎术后疼痛综合征。她在 5 年前置入了 40 mL 美敦力鞘内药物输注系统，接近估计的更换间隔。几年来患者疼痛控制稳定。她的既往病史包括 II 型糖尿病、高血压和慢性阻塞性肺病。泵溶液（氢吗啡酮 3 mg/mL、丁哌卡因 8 mg/mL、齐考诺肽 11 μg/mL 和芬太尼 100 μg/mL）每天输注 1.5 mg 氢吗啡酮（主要镇痛剂），必要时还可根据需要输注 0.15 mg，用个人治疗管理器（PTM）来推注，锁定间隔为 4 小时。氢吗啡酮的每日总剂量范围为 1.5～2.4 mg，具体取决于 PTM 使用情况。除鞘内注射镇痛药外，患者口服药物包括加巴喷丁 900 mg，每日 3 次；环苯扎林 10 mg，每日 0～2 次（根据需要）。

该患者接受了泵常规再灌注和检测。由于鞘内泵提示需更换泵，在患者就诊期间进行了侧端口抽吸试验来测试导管完整性，为几个月后更换泵做准备。根据测试结果，导管抽吸脑脊液（CSF）正常，常规检测之后第二天早晨，患者开始出现疼痛加重和恶心。并进展为腹泻和易怒。因她的丈夫最近刚感冒痊愈，她以为感染了病毒性疾病。第 2 天时症状加重她被送到急诊室。

在急诊室，患者表现为发汗、心动过速、血压高，主诉腹泻、恶心和疼痛。心率107次/分钟、血压152/93 mmHg、呼吸24次/分钟和体温 36.9℃，疼痛评分为 7/10（基线评分为 5/10）。双侧瞳孔扩散等大 6 mm，对光反应灵敏。泵囊袋部位无压痛，无红斑或肿胀。

在急诊室，泵检查结果是，注射针很容易进入再灌注端口，并抽取 39 mL 药物，然后更换到泵储药器中。该体积与预期储药器体积一致。随后，注射针进入泵侧端口，但未能抽吸到脑脊液。

随后对阿片类药物戒断症状的患者进行静脉和口服阿片类药物治疗。将泵储药器清空，用生理盐水填充储药器，运行 30 小时以清除内部管路和导管中的残留药物。然后送至荧光镜检查室对内容物样本进行质谱分析，再次进入侧口，在连续X线透视下注射造影剂，未观察到鞘内间隙充盈，观察到造影剂渗入泵囊袋，遂安排患者手术探查泵囊，在手术室打开囊袋时，发现导管与泵连接，但导管在侧孔内侧部分切断，提示针创伤。

32.2　病例讨论

　　该病例显示了药物戒断综合征的复杂临床表现。第一步是根据临床体征和症状判断患者是否停药。起初，鞘内阿片类药物或巴氯芬停止供药可能会出现全身或胃肠道症状，这些症状可能会被误诊并延误正确治疗。在这种情况下，患者出现许多与阿片类药物戒断相似的症状，包括疼痛加剧、胃肠不适、发汗、瞳孔扩大和自主神经功能亢进：心动过速和血压高。

　　了解泵放置位置和鞘内给药治疗的历史记录对于确定泵、药物或导管是否发生了变化是有必要的。该患者最近接受了泵再灌注和侧端口抽吸试验，因为她的泵电池寿命接近结束，泵重置会导致诸如囊袋填充、泵程控错误或药物混合错误等并发症的发生。检查发现，覆盖在泵上的皮肤没有出现水肿，降低了囊袋填充的可能性，尽管并非所有囊袋填充均以这种方式存在。也没有红斑或压痛提示急性感染或炎症过程。再次检查鞘内泵很容易鉴别泵程控错误。内部编程与泵内药物剂量一致，排除了简单编程错误。也可能发生药物混合错误，可通过对泵储药器内容物进行质谱法分析来鉴别。但此类试验的结果需要数天，因此限制了临床应用。如上述情况中所发生的那样，导管可能在使用针进行重置或侧孔抽吸的过程中损坏。同时泵经过4~7年后，鞘内注射电池可能失效，导致鞘内泵失控，继而出现急性阿片类药物戒断症状（图32-1）。

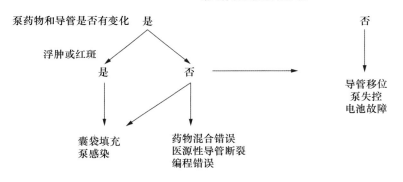

图 32-1　鞘内停药的鉴别诊断

32.3　鞘内泵药物戒断的表现

　　FDA 批准用于鞘内给药的药物只有三种：吗啡、巴氯芬和齐考诺肽。未发现与齐考诺肽相关的戒断综合征。鞘内给予阿片类药物的戒断表现与其他阿片类药物给药途径相似；但时间过程可能不同。突然停止鞘内巴氯芬给药可导致重度戒断综合征，甚至比停口服给药更严重。鞘内巴氯芬停药可能危及生命。除了这 3 种 FDA 批准的药物，还有许多其他药物常规超说明书用于鞘内泵。这些药物包括阿片类药物氢吗啡酮、舒芬太尼和芬太尼以及辅助镇痛药丁哌卡因和可乐定，丁哌卡因无撤药反应，可乐定撤药表现通常为高血压和心动过速，并且该表现可能很严重。

32.4 混合用药错误

任何新的症状，包括戒断症状，发生在泵再灌注后不久，应该关注可能的药物混合错误。在鞘内混合用药的患者中，应该注意用药错误的风险。在标准浓度下使用吗啡或巴氯芬简单方案不需要配制，但可能会将错误的药物放入泵中。鞘内药物的配制是药剂师为单个患者生产多种药物的特殊配方和/或非标准浓度的附加步骤。许多医师会将多种药物混合在一起进行鞘内输注，因此需要配制。此外，有些使用不规范药物浓度也必须有药剂师专业配制。混合溶液时的错误可能导致药物过量或剂量不足甚至停药。当怀疑药物混合错误是鞘内撤药的潜在原因时，首先是用新的混合液替换原先药物。之后将原液进行质谱法分析确认药品，以确定溶液中的药物和浓度。但这是一项昂贵的检查，可能需要几天才能获得结果。更换泵储药器中的药物不可能更换泵内部管路中的原药物。因此，新药通过管路和导管泵入脑脊液需要时间。然而，储药器和导管之间的药物扩散和混合将迅速平衡浓度，导致药物输送接近正常剂量。

32.5 囊袋填充

囊袋填充是指灌液过程将药物注射到囊袋中或鞘内泵周围，而不是注射到泵储药器中。如果灌注针头未通过再灌注端口硅胶隔膜插入储药器后壁针头挡板处，则可能发生囊袋填充。按压回抽对于正确的再灌注至关重要。如果没有回抽，临床医师可能不会意识到针定位不准。正确放置

的针头也可能在正确放置后和注射药物前无意中从储药器中脱落。在这两种情况下，药物都会被输注到泵囊周围的皮下组织或泵囊内，而不是泵储药器。

囊袋填充患者可能表现出药物过量或剂量不足的症状。药物过量通常在数分钟至数小时内迅速出现。低浓度鞘内注射药物更容易导致剂量不足而不是药物过量。例如，将 20 mL 浓度为 500 μg/mL 巴氯芬注射到泵囊袋中，仅 10 mg 巴氯芬全身给药。同样，20 mL 浓度为 0.5 mg/mL 吗啡将导致吗啡的全身剂量仅为 10 mg。如果在这种低浓度下囊袋填充未被识别，并且泵比预期更早清空，则剂量不足可能具有临床意义。这种治疗中断通常在数天至数周内出现。剂量不足也可能表现为疼痛主诉升级或泵药相关戒断症状。然而，如果使用高浓度药物，通常会迅速出现药物过量的症状。例如，40 mL 浓度为 20 mg/mL 吗啡将导致 800 mg 的全身剂量，如果不采取适当的生命支持措施，患者则可能致死。

在 1996 年 5 月至 2010 年 9 月收集的数据中，Medtronic 在全球范围内收到了 351 份与鞘内泵输注发生囊袋填充相关的报告。假设泵每年平均重新灌注 6 次，每次错误灌注的发生率约为 0.01%，但由于报告不足，实际发生率可能更高。在报告的事件中，有 8 例死亡，270 起事件需要医疗干预，58 起事件不需要医疗干预。15 起事件的患者严重程度未知。如果发生囊袋填充并被识别，应使用大口径针头进入泵囊袋尽可能清除囊袋内药物。也可以在超声引导下抽吸囊袋液体。并对患者用药过量的体征和症状进行合理的监测直至症状消退。如果怀疑存在囊袋填充，则完全排空泵储药器并将清除的容量与预期容量进行比较。如果有差异表明发生了囊袋填充。注射部位肿胀或患者报告药物注射期间出现异常

感觉，如压力、刺痛或烧灼感，也可能存在囊袋填充，有时这些症状不存在，但不排除囊袋填充的发生。

32.6　泵失控

尽管随时可能发生自发性泵失控，但泵失控的最常见于MRI检查过程中。美敦力鞘内药物输注系统由转盘驱动。在MRI的磁场干扰下，转盘将停止转动。MRI检查结束后泵应自行重启，但可能会出现永久性失控。市场上的其他泵具有不同的机制，不易受到MRI相关泵失控的影响，但使用的数量远小于Medtronic系统。美敦力公司建议在患者进行MRI检查后对泵的运行状态进行检查，以确定泵是否恢复正常功能。泵程序应显示发生电机失控和后续电机恢复的消息。如果尚未恢复，患者存在鞘内药物相关戒断综合征的风险，尤其在使用巴氯芬时。如果发现泵失控，再等待20分钟，再次检验，以解决由于MRI的电磁干扰导致的记录延迟。如果此时泵尚未重新启动，应联系设备代表，并注意防止戒断症状。关于泵失控的更多信息，请参见"鞘内泵故障"的章节内容。

32.7　泵程序设置错误

鞘内泵程控软件错误可能导致药物过量或剂量不足。这可能是由于错误地设定了置于泵中的药物浓度。输入待递送药物时会发生编程错误。如果输送的剂量高于或低于之前的泵设定值，则将发出警告。可以重新检查预期设置，并将其与患者病历中记录的剂量和浓度进行比较，将快速确定这是否是停药的潜在原因。

32.8　导管断裂药物泄漏

创伤可能导致导管断裂或药物泄漏。导管牵拉或剪切、反复运动损坏、囊袋内的泵在重置或侧孔抽吸过程中导管的创伤均可能发生药物泄漏。此类损害可能在临床上表现为原发性疼痛加重、脑脊液漏（包括低压脑脊液头痛症状）或鞘内泵药物戒断的临床表现。美敦力公司通过登记随访了2003年至2014年的鞘内导管使用情况，在研究随访的7154根导管中，161根导管显示出断裂或破裂。

检查导管是否断裂的第一步是抽吸鞘内泵的侧端口。如果脑脊液可以自由抽吸，那么可以在X线透视引导下注射造影剂。如果无法自由抽吸脑脊液，切勿通过侧孔注射。否则，可能导致鞘内推注导管中的残留药物。跟踪从泵中通过导管注入到鞘内的造影剂，可能发现造影剂泄漏或未能将造影剂输送至蛛网膜下腔（图32-2）。

如果无法通过侧端口抽吸脑脊液，则鞘内泵储药器应排空药物并用生理盐水填充。然后以当前输注速率清除导管中的残留药物，以防止在注射任何造影剂前意外推注药物。在X线透视下注射造影剂后，可以进行CT脊髓造影（图32-3），以帮助确定导管泄漏的位置（图32-4），验证鞘内造影剂扩散，或确定导管头端肉芽肿的形成。

32.9　导管移位

导管移位是最常见的并发症。与导管断裂相似导管移位在临床上可能表现为鞘内泵停药截断。最常发生移位的原因是未

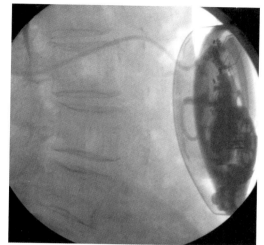

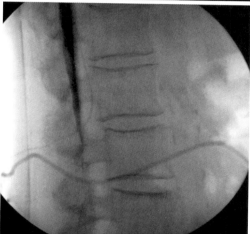

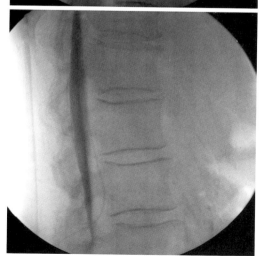

图32-2　侧位透视图显示造影剂从鞘内泵到导管和鞘内空间扩散

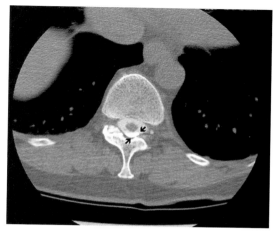

图32-3　脊髓CT造影显示造影剂从鞘内导管尖端向鞘内间隙外渗

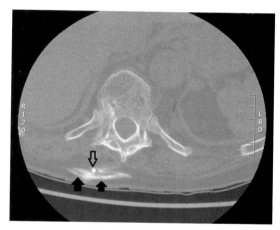

图32-4　CT显示鞘内导管尖端与鞘内空间的对比正常，显示鞘内导管破裂（空箭头）向皮下间隙的对比（暗箭）外渗

能将鞘内导管充分锚定到下方筋膜上。在美敦力公司对其导管系统进行的研究中，在22家临床试验机构对209例置入鞘内泵患者进行了随访。有12例病例发生了导管移位并中断药物输送，其中10例被解释为手术相关并发症。10例中有6例导管未锚定在筋膜上。总体而言，206/222根置入导管被锚定，其中6/222根或2.9%发生移位。相比之下，13根未锚定导管中有6根或46.2%发生了移位。在美敦力公司多年

鞘内泵登记研究中，对 7154 根导管进行了随访，其中 225 根导管移位。导管移位的评估与导管断裂或药物泄漏相同。需要进行侧孔抽吸，然后进行造影研究，以确定导管的位置和是否通畅。

32.10 阿片药物戒断综合征及治疗

阿片药物戒断综合征会使患者不适和痛苦，但一般认为不危及生命。通常患者会感受到疼痛会反弹。常见症状有流涕、打哈欠、出汗、流泪、勃起、震颤、冷热潮汗、躁动不安、呕吐、腹部绞痛、焦虑等。这些症状可使用阿片类戒断量表（OOWS）进行评估，该量表根据 10 分钟观察期内是否存在症状进行评分。

阿片戒断综合征通常通过口服阿片类药物以及非阿片类辅助药物（如可乐定、NSAID、洛哌丁胺或抗组胺药）治疗。可乐定（0.1 mg，po，Bid）有助于缓解与阿片类药物戒断相关的自主神经症状。在开始口服阿片类药物治疗鞘内戒断时，应注意不要尝试将鞘内阿片类药物剂量直接转换为口服等效剂量。相反，更明智的做法是开始给予患者口服更低剂量的短效和/或长效阿片类药物，然后缓慢增加至起效。

阿片药物戒断综合征不仅表现在突然停止鞘内阿片类药物治疗，而且还表现在从一种鞘内阿片类药物转换为另一种时，从亲水性阿片类药物（如吗啡和氢吗啡酮）转换为亲脂性阿片类药物芬太尼时，可以观察到重度戒断症状。这可能是由于亲脂性与亲水性药物在脑脊液中扩散差异所致。建议逐渐减少鞘内注射吗啡的剂量，同时滴定芬太尼数天至数周，而不是突然更换剂量，这可能有助于避免令人不快的阿片类药物戒断症状。

32.11 巴氯芬戒断综合征及治疗

患者鞘内使用巴氯芬突然停药可能危及生命，必须作为紧急情况来处理。文献报道了巴氯芬停药后许多并发症，包括癫痫发作、幻觉、精神病、视力障碍、运动障碍、痉挛加重和高热。症状可能因器官衰竭进展为严重高热、横纹肌溶解和低血压。有些患者由于长期鞘内输注巴氯芬可下调 GABA-B 受体敏感性出现中枢神经系统过度兴奋症状。

巴氯芬突然停药可能与神经的反跳性兴奋有关，而给予小剂量口服或鞘内注射巴氯芬或其他 GABA 激动剂可能无法解决这种情况。

所有接受鞘内巴氯芬（ITB）治疗的患者均存在剂量不足或撤药的风险，应向工作人员、患者和家属宣教巴氯芬戒断的体征和症状。根据严重程度和鞘内剂量，鞘内巴氯芬戒断综合征需要在医院监护环境中进行观察和治疗。

鞘内巴氯芬戒断综合征的一线治疗是尽快重启鞘内泵。如果不能立即实现，立即使用 GABA 能激动剂药物治疗，如口服巴氯芬。可以额外使用口服或静脉注射苯二氮䓬类药物。一些文献报告了使用丹曲林和赛庚啶作为鞘内停药的辅助治疗，但证据有限，主要是病例报告。

在一个病例报告文献中，强效 5-羟色胺拮抗剂赛庚啶被用于急性鞘内巴氯芬戒断综合征的治疗。使用赛庚啶治疗的理论基础是：鞘内泵的戒断综合征实质上是一种 5-羟色胺综合征。5-羟色胺综合征被认为是长期鞘内泵给药通过 GABA-B 受体抑制脑干中 5-羟色胺释放所致。鞘内泵突然停止工作时，可释放过多的 5-羟色胺导致 5-羟色胺综合征。与这一理论相吻合的是，观察到接受鞘内泵治疗数年的患者出现的鞘内泵戒断综合征症状往往更严重。在该病例报告中，赛庚啶可立即缓解瘙痒，并使发热、脉搏和体温急剧下降，这似乎直接取决于用药时间。本研究中，严重鞘内泵戒断给予口服赛庚啶 8 mg，每 6 小时 1 次。作者建议在怀疑鞘内泵停药 48 小时内开始服用赛庚啶以减轻症状。

急性阿片类药物和巴氯芬戒断的初始表现可能相似。阿片类或巴氯芬撤药均可引起躁动、焦虑、肌肉酸痛、恶心、呕吐。对于通过鞘内泵输注两种药物的患者，必须考虑两种戒断综合征。

32.12 可乐定戒断综合征及治疗

与巴氯芬一样，鞘内可乐定出现戒断综合征可能是严重的，甚至是致命的。可乐定戒断综合征可表现为急性高血压危象和相关的心脏后遗症。一份已发表的病例报告讨论了一例急性鞘内可乐定停药后的应激性心肌病，患者为 47 岁的腰痛男性。在这种情况下，患者通过鞘内泵接受可乐定治疗多年（550 μg/24 h）。患者表现出血压急剧升高、胸痛、心动过速、呼吸困难伴肺水肿，通过重复静脉可乐定推注和输注、三硝酸甘油酯输注、正压通气和静脉注射苯二氮䓬类药物，最终在 3 天后症状缓解。

有可乐定戒断症状的患者应入住重症监护病房监护，在那里可以静脉注射可乐定和其他支持疗法，以控制血流动力学变化。应对这些患者进行心肌酶、EKG 和超声心动图检查。目前尚不清楚是否存在超过严重戒断症状的特殊鞘内可乐定阈值。

关键点

- 药物错误混合、囊袋填充或鞘内泵程度失控时，可能导致鞘内药物剂量不足或过量的症状。
- MRI 检查是鞘内泵暂时失控的预期原因，尽管可能发生自发性泵失控。MRI 检查后，应检验泵运行情况，以确认泵是否已重新开始工作。
- 导管断裂和移位是泵故障的常见原因，可能表现为疼痛症状恶化、脑脊液漏或戒断综合征。
- 导管移位是最常见的导管相关并发症，最可能的原因是与下方筋膜的缝合固定不良。
- 侧孔抽吸、导管造影剂检查和 CT 脊髓造影可用于处理导管相关并发症。
- 如果无法自由抽吸脑脊液，请勿通过侧孔注射。
- 阿片类药物的戒断综合征令人不快，通常情况下没有对生命构成威胁。患者应接受可乐定、NSAID、止泻药或抗组胺药对症治疗。
- 巴氯芬戒断综合征可能危及生命，需要快速诊断和治疗。应尽快恢复先前治疗剂量的鞘内巴氯芬给药。如果无法重新开始鞘内注射巴氯芬，则应开始口服或静脉注射 GABA 能药物，如巴氯芬或苯二氮䓬类。
- 可乐定戒断综合征有潜在的致死性，可表现为高血压危象及心脏病后遗症。患者应入住重症监护室，接受可乐定静脉给药控制血压。临床医师还应考虑进行全面的心脏检查，如心肌酶、EKG 和超声心动图。

原书参考文献

［1］　https://professional. medtronic. com/wcm/ groups/mdtcom_sg/@mdt/@neuro/documents/ documents/hcp-pocket-refill. pdf

［2］　https://professional. medtronic. com/pt/neuro/ itb/fpi/mri-guidelines/index. htm?fgm=mri: refillkit#. VlaMXHarTIU

［3］　https://professional. medtronic. com/ppr/ intrathecal-drug-delivery-systems/index. htm#. VlaARHarTIU

［4］　Furnish TJ, Wallace MS. Intrathecal drug delivery: patient selection, trialing, and implantation. In: Benzon HT, editor. Practical management of pain. 5th ed. Philadelphia: Elsevier; 2014. p. 953–65.

［5］　Follett K, Naumann C. A prospective study of catheter- related complications of intrathecal drug delivery systems. J Pain Symptom Manag. 2000; 19 (3): 209–15.

［6］　Benzon H. Essentials of pain medicine. 3rd ed. St. Louis: Elsevier/Saunders; 2011.

［7］　Terrence CF, Fromm GH. Complications of baclofen withdrawal. Arch Neurol. 1981; 38: 588–9.

［8］　Rivas DA, Chancellor MB, Hill K, Freedman MK. Neurological manifestations of baclofen withdrawal. J Urol. 1993; 150: 1903–5.

［9］　Kirubakaran V, Mayfield D, Rengarchary S. Dyskinesia and psychosis in a patient following baclofen withdrawal. Am J Psychiatry. 1984; 141: 692–3.

［10］　Mandac BR, Hurvitz EA, Nelson VS. Hyperthermia associated with baclofen

withdrawal and increased spasticity. Arch Phys Med Rehabil. 1993; 74: 96–7.

［11］　Green LB, Nelson VS. Death after acute withdrawal of intrathecal baclofen: case report and literature review. Arch Phys Med Rehabil. 1999; 80: 1600–4.

［12］　Coffey RJ, Edgar TS, Francisco GE, Graziani V, Meythaler JM, Ridgely PM, Sadiq SA, Turner MS. Abrupt withdrawal from intrathecal baclofen: recognition and management of a potentially life-threatening syndrome. Arch Phys Med Rehabil. 2002; 83: 735–41.

［13］　Kroin JS, Bianchi GD, Penn RD. Intrathecal baclofen down-regulates GABA-B receptors in the rat substantia gelatinosa. J Neurosurg. 1993; 79: 544–9.

［14］　Samson-Fang L, Gooch C. Intrathecal baclofen withdrawal simulating neuroleptic malignant syndrome in child with cerebral palsy. Dev Med Child Neurol. 2000; 42: 561–5.

［15］　https://professional. medtronic. com/itbrc/ troubleshooting/index. htm#. VlaIGnarTIU

［16］　Khorasani A, Peruzzi WT. Dantrolene treatment for abrupt intrathecal baclofen withdrawal. Anesth Analg. 1995; 80: 1054–6.

［17］　Meythaler JM, Roper JF, Brunner RC. Cyproh- eptadine for intrathecal baclofen withdrawal. Arch Phys Med Rehabil. 2003; 84 (5): 638–42.

［18］　Zheng K, Brodsky J. Spinal surgery and abrupt intrathecal baclofen withdrawal. AA Case Rep. 2015; 5 (9): 160–1.

［19］　Lee HM, Ruffoo V, Graudins A. Intrathecal clonidine pump failure causing acute withdrawal syndrome with 'stress-induced' cardiomyopathy. J Med Toxicol. 2016; 12 (1): 134–8. Epub ahead of print

第三十三节　椎管内麻醉和抗凝药物

33.1　病例

患者：男性，78岁；发现Ⅱ型糖尿病、慢性肾功能不全、冠状动脉疾病、高血压和高脂血症病24年，因肺部腺癌住院进行右肺上叶切除术。患者4年前因心脏原因进行了冠状动脉支架置入术，开始服用抗血小板凝集药。此次按照手术要求，患者在手术前7天停用氯吡格雷，但继续服用81 mg阿司匹林。手术采用硬膜外麻醉，硬膜外导管位于第7胸椎间隙，手术顺利，术后留置硬膜外导管，并使用含0.0625%丁哌卡因和2 g/mL芬太尼进行术后镇痛。术后第一天，疼痛科医师在查房时观察到硬膜外导管继续保留，患者生命体征稳定且无疼痛。但胸外科病历记录单显示患者已经开始服用氯吡格雷。

紧急请血液科医师会诊，血液科医师建议患者暂时停用所有肝素产品和氯吡格雷7天，进行胸椎磁共振成像检查，并在氯吡格雷给药后24 h内，每2 h进行一次神经系统检查。患者神经功能完好，无背痛。患者于术后第7天拔除硬膜外导管，不久出院回家。值得欣慰的是，在整个术后过程中硬膜外置管治疗缓解了疼痛。

对患者在硬膜外镇痛情况下仍然使用氯吡格雷，相关医务人员进行了分析，尽管患者病历显示，患者停用抗血小板凝集药，但相关医师和护士并没有引起警觉，仍然下了医嘱让患者开始服用氯吡格雷，药房在没有询问患者的治疗情况下发了氯吡格雷给患者服用，虽然手术前，给患者预警不能服用抗血小板凝集药，但胸外科、疼痛科和药房之间缺乏有效直接沟通。

33.2　病例讨论

硬膜外腔有丰富的硬膜外静脉丛，具有较高的出血倾向。脊柱血肿可能在自发性出血或椎管内手术引起的创伤后形成。硬膜外血肿是一个问题，因为脊髓周围的解剖结构，硬膜外血肿可能导致压迫、缺血、神经创伤或麻痹。相比之下，经过脑脊液稀释后，鞘内出血的危害较小。硬膜外麻醉后硬膜外血肿的真实发生率尚不清楚，但估计在1∶15万～1∶19万。椎管内麻醉，发生率为1∶22万。术后与抗血栓药合用时，硬膜外麻醉的发生率增至33∶10万，腰麻增至1∶10万。硬膜外/椎管内麻醉后发生血肿的风险因素包括：高龄、脊髓或脊柱解剖结构异常、血管异常、酗酒、慢性肾功能不全，基础病和给予抗血栓或抗血小板药物。考虑到众多风险因素，进行椎管内手术的医师必须高度关注硬膜外血肿症状。硬膜外血肿症状为腰痛、感觉和运动丧失、肠管和膀胱功能障碍、截瘫等。如果出现症状应进行影像学检查，确保快速诊断，可以急诊椎板减压血肿清除术，如果延误治疗其后果可能是灾难性的。虽然硬膜外镇痛药和血液稀释剂之间的直接相互作用很少发生，但尽量减少它们同时出现在患者用药记录上。与此类联合给药相关的问题可通过标准工作流程予以预防或减少，该工作流程包含现行指南、多学科会诊和护理协调以及电子信息技术的应用。本节描述了局部麻醉期间各种抗血栓治疗的风险并说明了管理策略。

33.3　抗血栓药物的广泛使用

自 2010 年以来，已开发出两类新型口服抗凝剂：凝血酶抑制剂和 Xa 因子抑制剂。同样，最近也有一些用于治疗急性冠脉综合征的新型抗血小板抑制剂进入市场。通过抗凝药物预防心脑血管意外对患者来说有一定的风险。抗凝治疗不充分、过度，甚至是适当的抗凝治疗都存在风险。

估计北美每年有 25 万患者暂时中断口服抗凝治疗，预计未来几年还将上升。虽然这种情况很常见，但由于硬膜外血肿是一种罕见的现象，指导治疗的证据少得出奇。椎管内麻醉常用于围手术期、分娩麻醉和镇痛以及缓解慢性疼痛。随着口服抗凝剂和抗血小板药物的种类和数量增加，不当的椎管内介入操作导致的风险也同样增加。美国区域麻醉和疼痛医学会（ASRA）首先制定了相关指南，以协助麻醉医师接受抗凝治疗的患者进行介入治疗。该指南最初于 1998 年发布，最近一次更新

于 2010 年。2015 年该学会发布了针对慢性疼痛患者接受介入性手术治疗的指南，通过基于系统方法进行认识和预防来预防椎管内血肿和相关的风险。

33.4　围手术期评估

接受抗血栓治疗（抗凝剂或抗血小板药物）的患者的围手术期管理是通过评估患者的血栓栓塞事件风险与围手术期出血风险来指导的。这些问题将决定是否可以在手术或操作期间安全地暂停抗血栓治疗，或者考虑桥接治疗。

33.5　血栓栓塞风险评估

暂时中断抗凝剂治疗后血栓形成取决于抗凝治疗的高度个体化指征。美国胸科医师学会抗栓治疗指南为心房纤颤、静脉血栓栓塞和心脏瓣膜患者提供了全面的风险策略。表 33-1 是改编自该指南的建议；然而，患者特征可能改变风险分层。必须考虑特定手术或操作形成血栓的潜在风险。与其他类型的手术（例如，泌尿科或整形外科手术）相比，神经系统和血管外科手术与心房纤颤患者的卒中风险更相关。

33.6　出血风险评估

出血风险的评估需要评估患者和手术的具体特征。硬膜外腔广泛的静脉丛易受穿刺针、脊髓刺激器导线推进或硬膜外和鞘内导管的创伤。这些血管的脆性和管径随着年龄和各种生理或病理状态而增加。由于各种各样的原因造成的椎管解剖学上

表33-1 围手术期血栓栓塞的风险分层策略

血栓事件的风险分层	适应证		
	机械心脏瓣膜	心房静脉血栓形成	静脉血栓栓塞
高风险＞10％血栓栓塞（年风险）	任何二尖瓣假体 任何笼状或倾斜圆盘型主动脉瓣假体 近期（6个月内）卒中或TIA	CHADS2评分为5/6 例近期（3个月内）卒中或TIA	近期（3个月内）VTE重度血栓形成倾向
中度风险5％～10％血栓栓塞（年风险）	双瓣主动脉瓣修复术和以下风险因素之一：房颤、既往卒中或TIA、高血压、糖尿病、CHF、年龄＞75岁	风湿性心脏瓣膜病 CHADS2评分为3或4分	过去3～12个月内的VTE复发性VTE活动性癌症（6个月内接受治疗或姑息治疗）非重度血栓形成倾向
低风险＜5％血栓栓塞（年风险）	无心房颤动和其他卒中危险因素的双瓣主动脉瓣修复术	CHADS2评分为0～2	既往VTE＞12个月且无其他风险因素

充血性心力衰竭，短暂性脑缺血发作，静脉血栓栓塞。

CHADS2评分通过CHF（1分）、高血压（1分）、年龄＞75岁（1分）、糖尿病（1分）和既往卒中或TIA（2分）的累积评分计算。

重度血栓形成倾向包括蛋白C、蛋白S、抗凝血酶、抗磷脂抗体或多种异常。非重度血栓形成倾向包括凝血因子V Leiden或凝血酶原G20210A的杂合性。

的狭窄可能会降低神经压迫和损伤引起的脊髓出血的阈值。表33-2改编自ASRA 2015疼痛介入手术指南，提供了基于疼痛介入手术类型的风险评估。

表33-2 疼痛程序根据严重出血的潜在风险进行分类

高风险手术	中危手术	低危手术
脊髓刺激试验和置入 鞘内导管和泵置入 脊椎内镜和硬膜外减压术	脊柱内固定（C、T、L、S） 经皮椎间孔镜（C、T、L、S） 关节面MBNB和RFA（C、T、L） 椎旁阻滞（C、T、L）椎间盘内手术（C、T、L） 交感神经阻滞（星状、胸椎、内脏、腹腔、腰椎、下腹） 周围神经刺激试验和置入 囊袋翻修术和IPG/ITP置换术	外周神经阻滞 外周关节和肌肉骨骼注射 痛点注射包括梨状肌注射、骶髂关节注射和骶外侧支阻滞

C：颈椎，L：腰椎，MBNB：内侧支神经阻滞，RFA：射频消融，S：骶骨，T：胸椎，IPG：内部脉冲发生器，ITP：鞘内泵。

对于接受低风险或中等风险手术的出血高风险患者，应分别视为中等风险或高风险。出血风险高的患者可能包括高龄、出血倾向史、同时使用其他抗凝剂/抗血小板药物、肝硬化或晚期肝病和晚期肾病。

33.7 停止抗凝或抗血小板治疗

同时使用改变凝血状态的药物可能增加出血风险。导管应在抗凝药活性最低时放置和取出。移除导管后，不应立即给予额外的抗凝剂。在开始椎管内麻醉之前，应确定患者用药是否存在抗凝或抗血小板治疗。包括外科手术中常见的抗凝剂：抗血小板药物、口服抗凝剂、普通肝素、低分子量肝素、5-羟色胺再摄取抑制剂和草药制剂。

表33-3综述了与抗凝程度相关的药代动力学和实验室指标。药代动力学参数规定了导管置入前和导管拔除后恢复的时间。

虽然阿司匹林的半衰期为 30～40 分钟，但由于其不可逆地与血小板结合，其作用可持续超过 5 个半衰期。在高风险手术前，必要时停用阿司匹林 5～7 天。表 33-3d（抗血小板治疗）和表 33-3eCf（抗凝治疗）建议的导管置入或取出前、中、后抗血栓药物停药持续时间。这些时间仅适用于器官功能正常的患者；在肾功能不全或肝功能不全、年龄较大或体重较轻的患者中，达到正常凝血功能的时间可以延迟，使得预测困难。在这些患者中，通过服用凝血酶

抑制剂和服用 Xa 因子抑制剂患者的凝血酶时间来评估出血风险。这些数值有助于了解口服抗凝药活性。对于接受抗血小板药物治疗的患者，定量实验室数据有助于风险评估：如用于氯吡格雷、普拉格雷、替格瑞洛的 VerifyNow P2Y12 检测和用于阿司匹林治疗患者的 Ultegra 快速血小板功能检测-ASA。在估计凝血功能障碍程度的同时，有必要咨询药剂师和血液科医师确定药物代谢的影响。

表 33-3　留置导管期间使用药物

A　低剂量阿司匹林和低剂量肝素

治疗类别	药物	放置前停药的时间（末次给药与手术之间的最短时间）	移除后重新开始的时间（末次给药与导管移除之间的最短时间）
阿司匹林	阿司匹林 < 100 mg	无时间限制	无时间限制
血栓预防	普通肝素（UFH），皮下注射预防剂量（5000 U q 12 h）	8 h	2 h

注：在硬膜外导管留置时，抗血小板药物（包括阿司匹林/NSAID）不应与抗凝剂同时使用。

a 如果放置前接受肝素治疗>4 天，则检查血小板计数；如果取出日期在肝素治疗>4 天后，则考虑检查血小板计数。

b 2015 年 ASRA 择期疼痛手术指南与 2010 年区域麻醉指南的不同之处在于其建议在导管置入和移除前皮下预防性停用肝素。2015 年，作者指出，ASRA 2010 局部麻醉指南认为低剂量、每日两次皮下给予肝素不是导管置入或移除的禁忌证。在可能的情况下，应给予 8 h 以最大程度降低风险。但是，假设不存在脊柱血肿的其他风险因素，在低剂量、每日两次给药期间在该时间范围内置入或移除导管的决定仍然具有较低的风险。

B　草药、维生素和抗抑郁药

治疗分类	药物或补充剂	放置前何时停止（最后一次给药与手术之间的最短时间）	取出后何时重新开始（末次给药和导管取出之间的最短时间）	在放置导管时给药正常
草药	银杏	无禁忌	无禁忌	无禁忌
	大蒜	无禁忌	无禁忌	
	人参皂甙	无禁忌	无禁忌	
	ω-3 鱼油	无禁忌	无禁忌	
	姜黄	无禁忌	无禁忌	
维生素	维生素 C	N/A（不适用）	N/A	
	维生素 E	N/A	N/A	
抗抑郁药	SSRI	N/A	N/A	

C　留置导管时应避免使用的药物

阿司匹林和非甾体抗炎药

治疗类别	药物通用名（Trade）	放置前何时停止 （最后一次给药和手术之间的最短时间）	可以在导管处于适当位置时给药
阿司匹林	阿司匹林>100 mg/d	7 d	导管就位时避免
非甾体抗炎药	双氯芬酸（Voltarenfi）	1 d（$t_{1/2}=2$ h）	
	酮咯酸（Toradol fi）	1 d（$t_{1/2}=6$ h）	
	布洛芬（Motrinfi）	1 d（$t_{1/2}=4$ h）	
	依托度酸（Lodinefi）	2 d（$t_{1/2}=8$ h）	
	吲哚美辛（Indocinfi）	2 d（$t_{1/2}=10$ h）	
	萘普生（Alevefi）	4 d（$t_{1/2}=17$ h）	
	美洛昔康（Mobicfi）	4 d（$t_{1/2}=20$ h）	
	萘丁美酮（Relafenfi）	6 d（$t_{1/2}=30$ h）	
	奥沙普秦（Dayprofi）	10 d（$t_{1/2}=60$ h）	
	吡罗昔康（Feldanefi）	10 d（$t_{1/2}=50$ h）	

注：由于 ASRA 2015 未讨论围手术期或产科护理的特定风险：获益，因此产科和围手术期风险获益可能不同于择期疼痛管理手术。

假设不存在脊柱血肿的其他风险因素，上述药物可在导管拔除后 1 h 给药。

D　抗血小板药物

药物通用名（Trade）	放置前何时停止 （最后一次给药与手术之间的最短时间）	移除后重新开始（最后一次给药与导管移除之间的最短时间）	用于评估充分停药的抗血栓指数	可以在导管就位时给药
PDE 抑制剂				
西洛他唑（Pletal fi）	2 d	24 h	N/A	
双嘧达莫（Persantinefi）	2 d	N/A	N/A	
阿司匹林复方制剂（Aggrenoxfi）	7 d	4 h	N/A	
P2Y12 抑制剂				
氯吡格雷（波立维）	7 d	12~24 h	VerifyNow P2Y12 测定	导管就位时避免
普拉格雷（Effient fi）	7~10 d	12~24 h	VerifyNow P2Y12 测定	
替格瑞洛（Brilintafi）	5 d	12~24 h	VerifyNow P2Y12 测定	
GPIIb/IIIa 抑制剂				
阿昔单抗（Reoprofi）	2~5 d	8~12 h	N/A	
依替巴肽（Integrilinfi）	8~24 h（肾损害时更长）	8~12 h	N/A	
替罗非班（Aggrastat fi）	8~24 h（肾损害时更长）	8~12 h	N/A	

E 抗凝剂：预防剂量

药物通用名（Trade）	放置前何时停止，最后一次给药与手术之间的最短时间	取出后何时重新开始末次给药和导管取出之间的最短时间	用于评估充分停药的抗血栓指数	在放置导管时给药正常
依诺肝素（Lovenoxfi）	12 h（肾损害时更长）	4 h	Anti-Xa 检测试剂	导管就位时避免
达肝素（法安明）	12 h（肾损害时更长）	4 h	Anti-Xa 检测试剂	
磺达肝癸钠（Arixtrafi） 2.5 mg，q 24 h	2 d（CrCl＞80 mL/min） 3 d（CrCrl 30～80 mL/min） 4 d（CrCl＜30 mL/min）	6～8 h	Anti-Xa 检测试剂	
利伐沙班（拜瑞妥） 10 mg，q 24 h	2 d（CrCrl 60～90 mL/min） 3 d（CrCrl 30～59 mL/min） 4 d（CrCrl 15～29 mL/min）	6 h	Anti-Xa 检测试剂	
普通肝素 7500 U，q 8 h	8～10 h	2 h	活化部分凝血活酶时间 APTT	
普通肝素 5000 U，q 8 h	8～10 h	2 h	活化部分凝血活酶时间 APTT	

如果放置前接受肝素治疗＞4 d，检查血小板计数

F 抗凝剂：治疗剂量

药物通用名（Trade）	放置前何时停止，最后一次给药与手术之间的最短时间	取出后何时重新开始末次给药和导管取出之间的最短时间	用于评估充分停药的抗血栓指数	在放置导管时给药正常
依诺肝素（Lovenoxfi） 治疗剂量 1～1.5 mg/ （kg·q·24 h）	24 h（肾损害时更长	4 h	Anti-Xa 检测	导管就位时避免
磺达肝癸钠（Arixtrafi） 5～10 mg，q 24 h	2 d（CrCrl＞80 mL/min） 3 d（crl 30～80 mL/min） 4 d（CrCl＜30 mL/min）	24 h	Anti-Xa 检测	
普通肝素，静脉给药	4 haPTT＜40 s	2 h	APTT	
利伐沙班（Xareltofi） 15～20 mg，q 24 h	2 d（CrCrl 60 mL/min） 3 d（crl 30～59 mL/min） 4 d（crl 15～29 mL/min）	24 h	抗-Xa 测定（利伐沙班），PT	
达比加群酯（Pradaxafi）	2 d（CrCrl 50 mL/min） 3～5 d（CrCrl＜50 mL/min） （肾损害患者的持续时间更长）	24 h	TT、aPTT	
阿哌沙班（Eliquisfi）	3 d（CrCl 50 mL/min） 4 d（CrCl＜50 mL/min）	24 h	Anti-Xa 测定	
恩度沙班（Savaysafi）	3 d（CrCrl 50 mL/min）未针对肾脏剂量调整提出具体建议	24 h	Anti-Xa 测定	
阿加曲班 IV 持续输注	8～10 h，aPTT＜40 s（肾损害或肝损害时间较长）	4 h	DTI 或 aPTT	
比伐卢定（Angiomax）IV 持续输注	8～10 h，aPTT＜40 s（肾损害或肝损害时间较长）	4 h	DTI 或 aPTT	
华法林（Coumadinfi）	5 d，INR＜1.5	24 h	PT/INR	

	G 纤溶剂			
药物通用名（Trade）	放置前何时停止，最后一次给药与手术之间的最短时间	取出后何时重新开始末次给药和导管取出之间的最短时间	用于评估充分停药的抗血栓指数	在放置导管时给药正常
阿替普酶（全剂量卒中、MI 等）	禁用	如果给药 48 h，建议禁用	纤维蛋白原	否

用于治疗闭塞的血管内导管的 1 mg 剂量的阿替普酶可在不限制置入或移除椎管内导管的情况下给予

33.8   指导原则和共识

硬膜外安全管理的第一步是制定患者椎管内手术的共识和标准方法。本标准可借鉴本节总结的现行准则。接受抗凝治疗的患者不应接受椎管内手术，除非停药持续时间适当。静脉血栓栓塞预防应在术前由内科、外科和麻醉科医师明确约定。如果认为低剂量普通肝素和系列压迫装置疗法不足以降低风险，则应选择椎管内技术进行有效的术前和术后治疗，或者避免使用。在我们的病例中，在管理中遇到了重大挑战，通过及时的多学科治疗得到了最好的解决。当有神经导管插管的患者需要抗凝治疗或不适当地接受了抗凝剂时，可以使用标准工作流程来使风险最小化。

麻醉、外科、药学、心脏科、神经科、神经外科和血液科的医师应在使用椎管内导管的患者中确定标准化抗凝方法。对于择期手术病例，凝血病或使用抗凝剂的患者应在术前进行麻醉门诊评估，如果术前门诊不可用，则由外科医师在手术前对患者进行评估。此时，需要进行全面的药物核对，以评估和确定抗血小板或抗凝治疗方案以及咨询了解该治疗方案的诊所。停止这类治疗方案可能需要评估临床风险和获益，可能需要选择风险最小化的桥接治疗。该治疗应由管理医疗问题的医师或诊所指导，并获得该计划的多学科工作组的同意。应该在标准化工作流程中创建一个模式，在不同机构的临床医师之间的协调沟通过程中公认的指导方针。

在电子病历中，计算机化的医嘱输入为硬膜外麻醉前联合抗血栓治疗的处方医师和药剂师创建了安全模式。计算机化医嘱录入系统提高循证实践指南的依从性。这种方法主要是利用电子临床决策支持系统，当患者接受禁用抗凝剂的硬膜外溶液时，该系统会提醒。在一项研究中，在预警系统实施前的 3 个月中，有 213 例硬膜外麻醉患者出现 26 药物相互作用。在预警建立后的 3 个月内，放置了 237 个硬膜外导管患者中仅有 11 个存在药物相互作用。在预警系统建立后的潜在并发症中，大多数是硬膜外麻醉已经结束，但硬膜外麻醉药物尚未代谢完的情况。最佳实践警报有既往药物功能。

对于以下药物：阿司匹林、P2Y12 抑制剂、GP Ⅱ b/Ⅲ a 抑制剂、NSAID、血栓预防、治疗性抗凝血剂和纤维蛋白溶解药，将发出预警：

1. 如果在硬膜外麻醉前 5 天内医嘱过此类药物。

2. 如果病历记录上有过硬膜外麻醉记录。

由于在介入手术过程中存在同时进行抗凝治疗相关的风险。该指南有助于优化患者护理和使用抗血小板和抗凝药物实施局部麻醉的安全性。

在我们医疗机构内，麻醉科医师负责硬膜外放置、管理和移除。在需要去掉硬膜外导管的情况下（即术后、心肌梗死或脑血管意外），麻醉科医师可在导管拔除后

24 h 内提供抗凝剂或抗血小板药物使用时间的建议。

结论

硬膜外麻醉后出现硬膜外血肿，虽然罕见，但是这是一个潜在的灾难性事件。同时使用抗血栓药物可增加该并发症的发生。在置入或移除硬膜外导管之前，对患者用药方案进行评价是至关重要的。目前已有部分协会制订了在接受脊柱介入和疼痛手术的患者中安全使用抗血小板和抗凝药物的指南。

原书参考文献

[1]　Norouze S, Benzon HT, Provenzano DA, et al. Interventional spine and pain procedures in patients on antiplatelet and anticoagulant medications: guidelines from the American Society of Reginal Anesthesia and Pain Medicine, the European Society of Regional Anesthesia and Pain Therapy, the American Academy of Pain Medicine, the International Neuromodulation Society, the North American Neuromodulation Society, and the World Institute of Pain. Reg Anesth Pain Med. 2015; 40: 182–212.

[2]　Horlocker TT, Wedel DJ, Rowlingson JC, et al. Regional anesthesia in the patient receiving antithrombotic or thrombolytic therapy: American Society of regional anesthesia and pain medicine evidence-based guidelines (third edition). Reg Anesth Pain Med. 2010; 35: 64–101.

[3]　Kreppel D, Antoniadis G, Seeling W. Spinal hematoma: a literature survey with meta-analysis of 613 patients. Neurosurg Rev. 2003; 26: 1–49.

[4]　Douketis JD, Spyropoulos AC, Spencer FA, et al. Perioperative management of anticoagulant therapy: antithrombotic therapy and prevention of thrombosis, 9th ed: American college of chest physicians evidence-based clinical practice guidelines. Chest. 2012; 141 (Suppl 2): e326S–50S.

[5]　Ortel TL. Perioperative management of patient on chronic antithrombotic therpay. Hematology. 2012; 120: 529–35.

[6]　Kaatz S, Douketis JD, Zhou H, Gage BF, White RH. Risk of stroke after surgery in patients with and without chronic atrial fibrillation. J Thromb Haemost. 2010; 8 (5): 884–90.

[7]　Tran H, Joseph J, Young L, et al. New oral anticoagulants: a practical guide on prescription, laboratory testing and peri-procedural/bleeding management. Australasian society of thrombosis and haemostasis. Intern Med J. 2014; 44: 525–36.

[8]　Gurbel PA, Bliden KP, Butler K, et al. Response to ticagrelor in clopidogrel nonresponders and responders and effect of switching therapies the RESPOND Study. Circulation. 2010; 121: 1188–99.

[9]　Gupta RK. Using an electronic clinical decision support system to reduce the risk of epidural hematoma. Am J Ther. 2014; 21: 327–30.

第三十四节 鞘内药物输注系统感染

34

34.1 病例

患者：男性，19岁，56 kg，有脑瘫病史。因双下肢痉挛疼痛，药物治疗无效，转诊至疼痛诊所，准备行鞘内巴氯芬治疗。在经过50 μg 鞘内巴氯芬单次注射试验成功后，置入可编程的IDDS。按照常规预防措施，在皮肤切开前静脉给予头孢唑啉1000 mg。患者在术后第5天出院，设定鞘内巴氯芬45 μg/d。

术后第21天，患者前来就诊进行常规切口检查。体格检查显示泵囊切口有轻度发热和红斑，切口上方1 cm区域似乎有轻度组织分解和皮肤变薄。切口处无流脓或渗液，无发热或头痛病史。医师使用氯己定清洁伤口，并开始经验性10天疗程的头孢唑啉治疗。术后第33天，患者再次来到诊所进行常规检查。之前观察到的囊袋切口红斑和发热有所改善，但切口愈合仍较差。决定观察切口，患者出院回家。

术后第57天，患者从墨西哥旅行10天后返回医院，患者主诉有3天发热和头痛史。体检发现患者颈项强直，布鲁津斯基征阳性，泵囊袋上方有2 cm² 糜烂区，有活动性脓液。急诊行L3-L4水平腰椎穿刺，开放口压力为32 cm H$_2$O，外观混浊。诊断是泵囊袋感染伴相关细菌性脑膜炎。开始万古霉素和头孢曲松经验性抗生素治疗。血液检查显示白细胞增多，以中性粒细胞为主。脑脊液显示蛋白计数升高、白细胞计数为2100 WBCs/mm³，以中性粒细胞为主。

将患者送往手术室取出IDDS，无任何并发症。泵囊袋培养物、脑脊液培养物和导管头端培养物均生长出表皮葡萄球菌，因此停用头孢曲松，改用万古霉素治疗。患者开始口服15 mg巴氯芬，每日两次，防止巴氯芬急性停药。

术后第2天，发现患者出现心动过速并且逐渐增加，痉挛和易怒加重，患者感觉瘙痒。此时，将巴氯芬口服剂量逐渐上调至30 mg Tid，症状消退。到术后第4天时，患者对IV抗生素反应良好，细菌性脑膜炎的症状已消退。此外，口服巴氯芬30 mg，Tid；继续预防巴氯芬停药综合征。

术后第7天，患者出院，协调其家庭医师给予完整的14天抗生素治疗。随访时，抗生素治疗效果好，患者症状完全消失。患者持续出现双下肢痉挛，与IDDS置入前的痉挛相似，继续讨论重新置入IDDS。

34.2　病例讨论

与鞘内给药系统相关的细菌性脑膜炎

　　与 IDDS 相关的细菌性脑膜炎是最可怕的并发症。报告的 IDDS 和脊髓刺激器感染的总发生率为 2%～8%。虽然与这些器械相关的最常见术后感染是手术部位感染（SSI），如果不能早期识别和治疗，这些感染可能会累及中枢神经系统，导致抗生素治疗时间延长。

34.3　病因

　　器械置入早期容易发生鞘内药物输注系统感染，主要累及囊袋。主要病原体是皮肤菌群，即表皮葡萄球菌，推测在置入时患者和手术室工作人员身上都存在。围手术期正确的无菌技术、皮肤消毒和抗生素选择是预防 IDDS 相关感染必不可少的三项措施。一项研究显示，在发生 IDDS 相关性脑膜炎的患者中，在诊断脑膜炎前，均伴有囊袋感染。与手术部位感染相关的风险因素包括与癌症或癌症治疗相关的白细胞减少、糖尿病、不良卫生习惯、不良营养状况、吸烟和糖皮质激素的使用（图 34-1）。一旦发现囊袋感染，正确的方案是取出 IDDS。

34.4　IDDS　感染的临床表现

1. 手术部位感染的分类

　　CDC 将 SSI 分类为切口手术，切口手术又分为仅累及皮肤或皮下组织或累及深层软组织或器官（间隙）的手术。器官

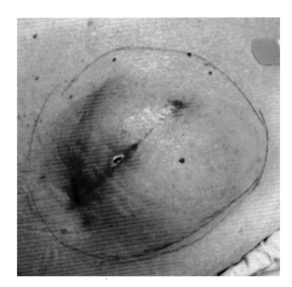

图 34-1　鞘内泵置入 2 周内，切口可见脓性分泌物

（间隙）感染涉及除体壁层以外的任何手术解剖部位：

　　（a）切口表面感染：这种感染发生在术后 30 天内，仅累及皮肤或皮下组织。检查时必须出现典型的感染体征，如局部压痛、肿胀、发热或红斑。切口部位也可出现脓性引流。

　　（b）深部切口部位感染：这种感染发生在术后 30 天内或置入后 1 年内，并且感染与手术相关，感染累及深部软组织。它会表现为深部切口层的脓性流出，伴有典型感染体征、发热或在检查时伤口自发裂开、影像学检查可观察到脓肿或其他深部感染体征。

　　（c）器官（间隙）感染：这种感染发生在术后 30 天内或置入 1 年内，并且感染与手术相关。感染必须存在于手术过程中操作的器官或间隙的任何部分。最后，必须有器官腔内引流管的脓性引流物、器官腔内组织或液体中分离出的微生物，或在再次手术或影像学检查过程中观察到的累及器官腔的感染证据。

2. 细菌性脑膜炎

　　细菌性脑膜炎可表现为典型的三联征：

发热、颈项强直和精神状态改变。然而，最近的一项研究发现，这种经典表现的患病率较低，但几乎所有患者（95%）均表现为头痛、发热、颈项强直和精神状态改变 4 种症状中的至少 2 种。也可能存在其他神经学体征，如癫痫发作、视盘水肿和脑神经异常，但通常在病程晚期出现。

3. 细菌性脑炎

表现与细菌性脑膜炎相似。与脑膜炎相比，局灶性神经学发作和癫痫发作在脑炎时可能更显著。导致脑炎的最常见病原体是病毒，但当病原体为细菌性时，脑膜体征通常比病毒性脑炎组分中的体征更显著，作为一个整体，其通常被称为脑膜脑炎。

34.5 特殊诊断方法

1. 血液检查

一旦怀疑 IDDS 相关感染，应送血进行全血细胞计数，结果应显示多形核白细胞增多（PMN）伴左移。也应将血样送革兰染色和培养。理想情况下，应在开始应用抗生素治疗前进行血培养，以便鉴定病原体同时了解电解质情况，以便获得肾功能和血清葡萄糖情况。

2. 组织培养

对于伴有开放性和引流伤口的病例，应将液体和切口分泌物送去进行革兰染色和培养。理想情况下，这些样本将在抗生素治疗开始前获得，以便确定感染性病原体。

3. 脑脊液（CSF）检查

一旦怀疑细菌性脑膜炎或脑炎，应进行腰椎穿刺。开放压力通常在 20～50 cm H$_2$O 范围内升高，脑脊液由于白细胞（WBC）和细菌增多，外观可能混浊。WBC 将以 PMN 为主，CSF 葡萄糖浓度较低和蛋白质浓度升高。CSF 样本也应送去进行革兰染色和培养。革兰染色鉴定病原体致病，可靠性在 33% 至 90%。在细菌培养前接受抗生素治疗的患者中，该可能性下降约 20%。出现局灶性神经功能缺损（脑神经异常）或重度意识障碍的患者应在腰椎穿刺前接受颅脑CT检查，以鉴别腰椎穿刺后存在脑疝风险的患者。

4. 影像学

（a）CT 扫描：由于金属伪影的影响，对泵腔进行 CT 扫描效果不佳。有时，在相关性蜂窝织炎中，可出现脂肪变性（图 34-2）。脑 CT 增强扫描可发现与细菌性脑膜炎或脑炎一致的改变，但并非确诊的必要条件。这些变化将记录为蛛网膜下腔弥漫性以及硬脑膜变化。然而，脑 CT 扫描对发现腰椎穿刺禁忌证是必要的。

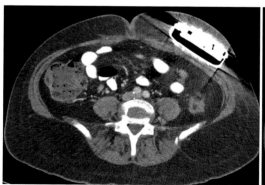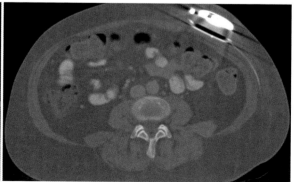

图 34-2 囊袋周围蜂窝织炎伴有脂肪变性

（b）磁共振成像（MRI）：MRI 更有助于鉴别与脑膜炎一致的脑膜改变；然而，也不能确诊，并且在涉及中枢神经系统的其他疾病中是一种非特异性疾病。MRI 还有助于识别与手术部位感染一致的软组织变化，以及识别可能与感染相关的硬膜外脓肿。

（c）超声：超声在诊断细菌性脑膜炎方面没有实用价值。然而，其可用于识别与软组织感染相关的液体囊袋填塞。

34.6 预防 IDDS 感染

从手术部位感染中识别出的主要病原体是皮肤的葡萄球菌，推测在置入时可能存在于患者和手术室工作人员身上。在围手术期应采取适当的预防措施，以降低感染的可能性。使用乙醇、聚维酮碘或葡萄糖酸氯己定进行手消毒，可能是预防 SSI 的最重要措施。适当选择和给予术前预防性抗生素，以及当存在远端感染（尿路感染、肺炎等）证据时推迟择期手术，也显示可降低 SSI 的发生率。术中，应适当消毒患者皮肤，并在患者身上以及 C 形臂上铺上宽的准备布和无菌铺巾。手术技术应包括充分止血、尽量减少组织创伤和手术时间、强力抗生素伤口冲洗和伤口闭合期间适当的组织对合。术后，封闭性敷料应保持 48 h，手术伤口应在置入后 7～10 天内进行第 1 次检查。

34.7 IDDS 感染的治疗

1. 手术部位浅表感染

应在置入后 7～10 天内对患者进行评价。如果出现超出术后预期的红斑或水肿，有必要进行随访和重新评价。然而，如果担心手术部位感染，如蜂窝织炎，应考虑伤口切开引流和（或）适当选择和给予可覆盖最可能微生物的口服抗生素（表 34-1）。

表 34-1　外科伤口感染常用抗生素

用于治疗 IDDS 相关感染的抗生素
表面 SSI 和深部切口 SSI
头孢氨苄 500 mg，每 6 h 一次 po SMX-TMP 160～800 mg，每 6 h 一次 po 克林霉素 300～450 mg，po qid 万古霉素 15 mg/kg IV，每 12 h 一次（疑似 MRSA）
脑膜炎和脑炎的经验性治疗
万古霉素 30～45 mg/kg IV，每 8～12 h 1 次，加头孢吡肟 6 g 每 8 h 1 次
万古霉素 30～45 mg/kg IV，每 8～12 h 1 次，加头孢他啶 6 g 每 8 h 1 次
万古霉素 30～45 mg/kg IV，每 8～12 h 1 次，加美罗培南 6 g 每 8 h 1 次

2. 手术部位深部感染

当存在 IDDS 相关囊袋感染或深部组织感染时，患者应住院并计划紧急取出 IDDS。2015 年的一项研究评价了三级医疗机构中与 IDDS 相关的感染性并发症患者，发现与深部感染相关的细菌性病原体为皮肤细菌。初始抗生素的选择应覆盖包括耐甲氧西林金黄色葡萄球菌（MRSA）在内的普通皮肤细菌。一旦从组织革兰染色和培养中分离出病原体，应根据其对抗生素敏感性调整抗生素方案。

3. 脑膜炎和脑炎

与深部手术部位感染一样，与 IDDS 相关的脑膜炎的出现应及时住院治疗并紧急移除 IDDS，因为不太可能挽救 IDDS。有病例报告表明，鞘内注射抗生素可成功治疗细菌性脑膜炎，且无须去除 IDDS 和其他泵挽救技术，但目前尚无足够证据支持其推荐。

在 1992 年对 22 项研究的审查中，作者观察了开始抗生素治疗前脑膜炎相关症状的持续时间以及随后发生的神经损伤和

（或）死亡。他发现，对于临床上有明显细菌性脑膜炎的患者，延迟抗生素治疗会增加永久性神经损伤的可能性。结合其他支持性证据，这表明细菌性脑膜炎是一种神经科急症，细菌性脑膜炎的早期诊断和早期抗生素治疗在改善患者预后方面发挥核心作用。

在与 IDDS 相关的细菌性脑膜炎和脑炎患者中经验性抗生素治疗的选择，应使用广谱抗生素（表 34-1），覆盖最常见的病原体，包括甲氧西林敏感金黄色葡萄球菌、耐甲氧西林金黄色葡萄球菌、凝固酶阴性葡萄球菌（表皮葡萄球菌）和需氧革兰阴性杆菌（铜绿假单胞菌）。

抗生素应用应该在社区和医院的细菌耐药模式指导下选择，并向感染病专家咨询。一旦细菌病原体被确定，根据药敏试验选择抗生素治疗，同时减少对广谱抗生素的耐药性。

关键点

- 鞘内药物输注系统（IDDS）相关感染是与 IDDS 置入相关的最可怕并发症之一。感染的范围从表皮切口感染到脑膜炎或脑炎。
- 浅表手术部位感染可选择口服抗生素治疗，密切观察有无脓肿。如果感染是浅表性的，大多情况下患者避免取出 IDDS。
- 泵囊袋感染需要住院治疗，应移除 IDDS 并开始使用广谱抗生素治疗。
- 当出现脑膜体征时，获取 CSF 样本进行分析是鉴别感染微生物的重要第一步。当怀疑脑膜炎时应开始使用广谱抗生素，并且不应延误开始抗生素治疗的时间。
- 深部间隙（器官）感染，如脑膜炎或脑炎，除给予适当的抗生素治疗外，还应紧急移除 IDDS。

- 急性细菌性脑膜炎的诊断主要根据病史、体格检查和 CSF。
- 有明显神经系损伤的患者应在腰穿获取脑脊液之前进行脑部 CT 扫描，以排除可能导致颅内压升高的原因，这些原因可能导致在硬脑膜穿刺后发生脑疝。

原书参考文献

[1] Koyyalagunta D, Vinh B, Chemaly R, Graviss L, LaFleur L. Infectious complications related to intrathecal drug delivery system and spinal cord stimulator implants at a tertiary care cancer center. J Pain. 2012; 13 (3): S65.

[2] Follett KA, Ph D, Boortz-marx RL, Drake JM, Dupen S. Prevention and management of intrathecal drug delivery and spinal cord stimulation system infections. Anesthesiology. 2004; 100 (6): 1582–94.

[3] Deer TR, Provenzano DA. Recommendations for reducing infection in the practice of implanting spinal cord stimulation and intrathecal drug delivery devices: a physician's playbook. Pain Physician. 2013; 16 (3): E125–8.

[4] Malheiro L, Gomes A, Barbosa P, Santos L, Sarmento A. Infectious complications of intrathecal drug administration systems for spasticity and chronic pain: 145 patients from a tertiary care center. Neuromodulation. 2015; 18 (5): 421–7.

[5] Neumayer L, Hosokawa P, Itani K, El-Tamer M, Henderson WG, Khuri SF. Multivariable predictors of postoperative surgical site infection after general and vascular surgery: results from the patient safety in surgery study. J Am Coll Surg. 2007; 204 (6): 1178–87.

[6] Mangram AJ, Horan TC, Pearson ML, Silver LC, Jarvis WR. Guideline for prevention of surgical site infection. ICHE. 1999; 20 (4): 247–78.

[7] de Gans J, Spanjaard L, Weisfelt M, Reitsma JB, Vermeulen M. Clinical features and prognostic factors in adults with bacterial

meningitis. N Engl J Med. 2004; 351 (18): 1849–59.

[8] Durand M, Calderwood S, Weber D, et al. Acute bacterial meningitis in adults. N Engl J Med. 1993; 328 (1): 21–8.

[9] Tunkel AR, Glaser CA, Bloch KC, et al. The management of encephalitis: clinical practice guidelines by the infectious diseases society of america. CID. 2008; 47: 303–27.

[10] Tunkel AR, Hartman BJ, Kaplan SL, et al. Practice guidelines for the management of bacterial meningitis. CID. 2004; 39 (1): 1267–84.

[11] Hasbun R, Abrahams J, Jekel J, Quagliarello V. Computed tomography of the head before lumbar puncture in adults with suspected meningitis. N Engl J Med. 2001; 345 (24): 1727–33.

[12] Minonzio G, Paolucci M, Angelo C, Davide G. Imaging of cranio-meningeal infectious and inflammatory involvement. Neurol Sci. 2008; 29: 279–82.

[13] Friedman DP, Hills JR. Cervical epidural spinal infection: mr imaging characteristics. AJR. 1994; 163: 699–704.

[14] Gaspari R, Blehar D, Mendoza M. Use of ultrasound elastography for skin and subcutaneous abscesses. J Ultrasound Med. 2009; 28: 855–60.

[15] Uçay I, Harbarth S, Peter R, et al. Preventing surgical site infections. Expert Rev Anti-Infect Ther. 2010; 8 (6): 657–70.

[16] Welsh A. Surgical Site Infection Prevention and Treatment of Surgical Site Infection. 2008.

[17] Stevens DL, Bisno AL, Chambers HF, et al. Practice guidelines for the diagnosis and management of skin and soft tissue infections: 2014 update by the infectious diseases society of america. CID. 2014; 59 (15): 147–59.

[18] Kallweit U, Harzheim M, Marklein G, Welt T, Pölau D. Successful treatment of methicillin-resistant Staphylococcus Aureus meningitis using linezolid without removal of intrathecal infusion pump. Case report. J Neurosurg. 2007; 107 (3): 651–3.

[19] Atiyeh BS, Hayek SN, Skaf GS, Al Araj A, Roukoz B. Baclofen pump pocket infection: a case report of successful salvage with muscle flap. Int Wound J. 2006; 6: 23–8.

[20] Zed PJ, Stiver HG, Devonshire V, Jewesson PJ, Marra F. Continuous intrathecal pump infusion of baclofen with antibiotic drugs for treatment of pump-associated meningitis. Case report. J Neurosurg. 2000; 92 (2): 347–9.

[21] Radetsky M. Duration of symptoms and outcome in bacterial meningitis: an analysis of causation and the implications of a delay in diagnosis. Pediatr Infect Dis J. 1992; 11 (9): 694–8.

第三十五节 鞘内注射齐考诺肽：并发症及临床决策

35

35.1 病例

患者：45岁，女性，到疼痛门诊接受鞘内泵治疗。患者10年前因椎板切除术后出现腰痛和双侧下肢疼痛。在两年前进行鞘内泵治疗，目前使用浓度为吗啡4 mg/mL和丁哌卡因10 mg/mL混合液进行治疗，每天推注1 mg吗啡。她使用的鞘内泵管理程序，在6小时内推注剂量为0.1 mg。既往病史有非胰岛素依赖性糖尿病、抑郁症和高血压。目前的药物包括口服：加巴喷丁800 mg 每日3次，文拉法辛150 mg/d，氢氯噻嗪，二甲双胍和氢可待因/对乙酰氨基酚根据需要服用。目前疼痛控制不佳，数字评分量表（NRS）为8/10。在检查中，脚踝有轻微的凹陷性水肿。

决定在鞘内给药方案中加入齐考诺肽，剂量为10 μg/mL，每日2.5 μg。在两周的随访中，患者的疼痛评分是6/10，但出现一些认知和记忆障碍。加巴喷丁只在睡前服用，减少到800毫克，1周后其症状改善，但疼痛程度增加到7/10。她的泵中再次注入吗啡4 mg/mL、丁哌卡因10 mg/mL和齐考诺肽20 μg/mL，每天推注1 mg吗啡。一周后，她回到诊所复诊，疼痛程度为4/10，但有明显的认知障碍。她的丈夫说患者

的记忆力减退更加严重。生命体征：血压124/82 mmHg，脉搏70次/分钟，呼吸频率16次/分钟，体温36.6℃。她看起来很警觉，有方向感，但记不起自己的家庭地址和电话号码。神经系统检查未见异常。随着对鞘内给药系统的检查，很明显的是，虽然吗啡和丁哌卡因每天的剂量保持不变，但由于浓度的意外加倍，齐考诺肽的剂量增加了一倍。从最初每日1 mg吗啡、2.5 mg丁哌卡因和2.5 μg齐考诺肽开始，患者在上周接受了相同剂量的吗啡和丁哌卡因，齐考诺肽增加至5 μg。齐考诺肽浓度的增加，虽然符合临床实践，但可能会造成患者的急性认知障碍；剂量减至3.5 μg/d，从2.5 μg/d的起始剂量开始，每3天缓慢滴定0.2 μg/d，使患者在疼痛缓解和副作用之间达到最佳平衡。患者的认知功能障碍得到改善，疼痛评分稳定在5/10，最终剂量为吗啡1 mg/d，丁哌卡因2.5 mg/d，齐考诺肽3.5 μg/d。

35.2 病例讨论

在美国，每年因疼痛造成的疾病负担超过3000亿美元，超过心脏病、癌症和糖尿病的总和。据估计，30%～50%的美国人承受着慢性疼痛的折磨，对他们的健康

和生活质量造成极大的损害。患有严重慢性疼痛的患者在治疗过程中经常探索多种方案，可能对全身性镇痛药和辅助疗法不耐受或疗效差。2004年，齐考诺肽在美国获得FDA批准，用于需要鞘内治疗的严重慢性疼痛患者，2012年多模式镇痛共识会议认为它是治疗伤害性和神经病理性疼痛的一线药物。研究齐考诺肽的有效性和安全性的随机对照试验显示，与安慰剂相比，在不产生耐受性、药物依赖性或戒断的情况下，治疗疼痛具有统计学意义。虽然有这些优点，但不良反应也常见的，通常涉及中枢神经系统，并可能导致患者停止使用药物。常见的不良反应包括认识障碍、头晕、行走困难和嗜睡，其机制主要是对中枢神经系统中电压门控钙通道的抑制。不良反应与剂量和速度有关，并随着停药而消失。临床上，齐考诺肽通常与其他鞘内药物联合使用，并已被证明与吗啡、氢吗啡酮、可乐定和巴氯芬具有相加性镇痛作用，混合用药的安全性与单药治疗相似。尽管齐考诺肽在联合治疗中具有潜在的优势，但专家警告说，目前还缺乏评估其长期安全性的正式研究。

35.2.1　芋螺毒素

齐考诺肽是ω芋螺毒素的合成衍生物，它是一种电压门控钙通道抑制剂，它存在于海蜗牛、僧袍芋螺的毒液中。图35-1是海蜗牛、僧袍芋螺的图片，它们产生的芋螺毒素，属于共肽类；它们是一组多样的神经活性肽，广泛存在于芋螺属，具有在狩猎和自卫过程中固定其受害者的功能。以鱼为食的海蜗牛、僧袍芋螺通过经皮刺入对方并输入芋螺毒素，毒素肽通过电压和配体门控离子通道的拮抗作用立即作用于受害者神经系统，但也被证明对G蛋白偶联受体起作用，并在神经递质的运输中

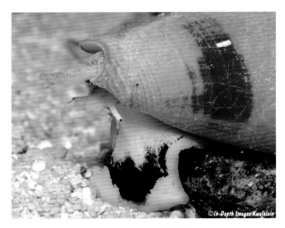

图35-1　蜗牛图片

起作用。图35-2是芋螺毒素的作用机制。在20世纪90年代，Yaksh和他的同事们在大鼠体内注射电压门控（N型）钙通道抑制物omega-conopeptide MVIIA时，发现了显著的镇痛作用。临床上，齐考诺肽通过抑制钙离子转运和防止伤害性传入神经末梢释放促炎性神经递质来发挥其镇痛作用。

35.2.2　N型电压门控钙通道

在神经系统中，钙具有高度活性，在激素分泌、突触传递、基因表达、酶活性调节和突触可塑性调节等方面发挥重要作用。在伤害性疼痛传导路径中，伤害感受器去极化引起的钙内流促进炎性物质的释放。这些物质包括P物质、谷氨酸和降钙素基因相关肽（CGRP），它们参与神经源性炎症、痛觉感受器对疼痛刺激的敏感和慢性疼痛的发展。因此，电压门控或N型钙通道对慢性疼痛的治疗和管理具有重要意义，是治疗疼痛的目标靶点。

在大鼠实验中，齐考诺肽作用于N型钙通道，该通道在传入神经末梢的细胞膜上紧密控制钙的运输。这些通道在疼痛刺激引起的膜去极化反应中打开，在非去极化状态下通过电压依赖和钙依赖机制失活。在开放状态下，N型钙通道允许钙沿着浓

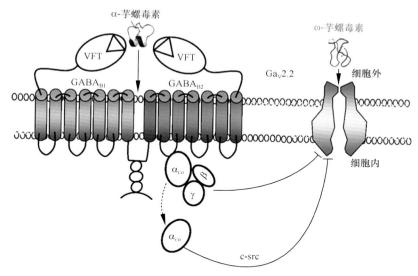

图35-2　芋螺毒素的作用机制

度梯度扩散到细胞内，促进突触囊泡融合，随后释放P物质、谷氨酸和CGRP到脊髓背角反射层Ⅰ和Ⅱ的伤害性传入神经末梢的突触中。在这里，炎性因子与携带传入信号到丘脑的中间神经元进行整合。N型钙通道是诱发突触传递的重要驱动因子，在伤害性和神经病理性疼痛信号中起重要作用。N型钙通道位于中枢和外周神经系统，包括大脑、脊髓和初级感觉神经元。这些通道在脊髓背角和背根神经节细胞体内的突触前、C纤维和δ传入纤维发挥作用。N型钙通道抑制在痛觉通路中的作用已经在基因上被证实，在炎症性和神经病理性疼痛模型中表现出疼痛敏感性降低，这一作用已通过证明齐考诺肽有效性的多个随机对照试验中得到临床验证。

1. 药效学和药代动力学

　　齐考诺肽在常温常压下具有极性、亲水性的特性。它通常有两种包装：1毫升或5毫升10 μg/mL或20毫升25 μg/mL，临床上可用无防腐剂生理盐水稀释，用于美敦力Synchronic Ⅱ和CADD微型移动式输液泵。图35-3是一张齐考诺肽包装的图片，用于

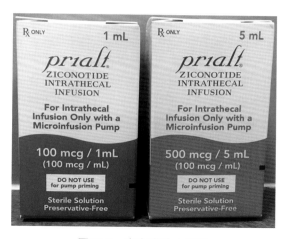

图35-3　齐考诺肽小灌装

泵的药物小瓶。

　　齐考诺肽主要用于鞘内持续输注。齐考诺肽输注的初始剂量小于或等于2.4 μg/d或0.1 μg/h，并且每2～3天可增加小于或等于2.4 μg/d或0.1 μg/h，第21天时可到最大剂量19.2 μg/d或0.8 μg/h。建议采用缓慢滴定技术来限制延迟不良反应的发生，对于紧急镇痛的情况，应限制快速滴定。

　　启动输注后，齐考诺肽的起效时间可延迟8～24小时。延迟的原因是齐考诺肽通过脑脊液（CSF）的缓慢分布及其对中枢神

经系统实质的缓慢渗透所致。增加输注量和速度可加快起效时间，从而增加药物在鞘内的播散。分布量近似于（155～260 mL）体内的CSF量，而齐考诺肽依赖于血液循环产生的大量CSF流量进行分布。

鞘内输注系统的使用极大地限制了齐考诺肽从脑脊液到血流的代谢。它在脑脊液半衰期为2.9～6.5小时，并估计脑脊液的日周转率。此外，齐考诺肽的大小、极性和亲水性进一步限制了其通过脑膜和进入系统循环的代谢。少量药物可能通过硬膜穿刺部位从脑脊液流出，但这种作用被认为是微不足道的。其代谢清除是通过线性动力学来描述的，无论是给药还是输注，其代谢主要依赖于脑脊液向蛛网膜的再分配和引流到静脉循环系统。一旦进入系统循环，齐考诺肽就被位于许多组织中的内肽酶和外肽酶裂解成小肽和游离氨基酸。脊髓组织摄取对齐考诺肽的清除作用很小，脑脊液中的蛋白质结合可以忽略不计。只有不到1%的齐考诺肽随尿液排出。图35-4是1微克剂量的齐考诺肽从脑脊液中代谢的示意图。估计脑脊液浓度为20 ng/mL，半衰期为4.5 h。

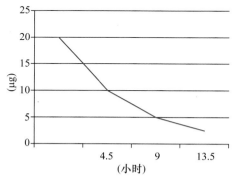

图35-4 推注1 μg齐考诺肽从脑脊液清除的示意图。估计CSF浓度为20 ng/mL，半衰期为4.5 h

2. 临床注意事项

齐考诺肽单药疗法适用于需要鞘内泵治疗、对全身镇痛药和辅助疗法或鞘内泵

吗啡不耐受或难治的中重度慢性疼痛的治疗。三个随机对照试验的临床研究，已经确定鞘内注射齐考诺肽治疗伤害性和神经病理性疼痛的疗效。使用疼痛强度视觉模拟量表（VASPI）评分作为疗效衡量标准，这些随机对照试验均显示，与安慰剂相比，30%的单用齐考诺肽治疗的患者疼痛明显减轻，一小部分患者甚至报告完全缓解疼痛。值得注意的是，早期的随机对照试验使用的剂量和滴定速度比目前使用的更高，这导致疼痛虽然减轻，但不良反应和停止治疗的发生率更高。重大不良事件通常在开始治疗后2～3天内发生，并被认为反映了药物的缓慢药代动力学。药厂建议在最初3周内缓慢滴定，随后的临床研究表明，与安慰剂相比，缓慢用药的不良反应和治疗中止的发生率显著降低。有趣的是，突然停止鞘内注射齐考诺肽并未导致任何受试者出现戒断综合征。

尽管齐考诺肽有许多优点，如极少出现耐药性或戒断症状，但鞘内输注齐考诺肽治疗疼痛的窗口狭窄，不良反应常见。临床研究1254名患者在7.5年内使用齐考诺肽单药治疗疼痛，结果表明不良反应以剂量和速率相关的方式出现在中枢神经系统中，通常在停止治疗后1～2周内消失。最常见的不良反应是认知和神经精神疾病，包括头晕（46%）、恶心（40%）、乏力（18%）、腹泻（18%）、嗜睡（17%）、呕吐（16%）和困惑（15%）。这些不良反应被认为是中枢神经系统特别是棘上神经结构的N-型钙通道受到抑制的结果。除脊髓外，小脑和基底神经节中还发现了N型钙通道，这些部位通道的抑制与头晕、行走困难、眼球震颤和意识混乱等副作用有关。齐考诺肽还具有交感神经活性，并可能抑制中枢自主神经通路，从而解释了在临床使用中出现的恶心、呕吐、尿潴留和低血压。

35.2.3　认知和神经精神不良反应

在临床试验中，认知障碍是最常见的不良反应，最常见于65岁以上的成年人（47% Vs. 29%）。记忆障碍是文献报告的第二常见的不良反应，与年龄无关。其他更为不利的神经精神不良反应包括幻觉、偏执反应、敌意、谵妄、精神病和躁狂。认知、精神和其他中枢神经系统的影响可能会延迟，需要1~2周的时间来发展，通常在停止治疗的2周内消失。齐考诺肽可以安全地停药而不产生停药效应。

使用说明书中警告在使用过程中会出现严重的精神症状和神经损伤，并建议经常监测患者的认知障碍、幻觉和情绪或意识的变化。此外，说明书中注明普里奥特可能导致或加重抑郁症，在易感患者中有自杀风险，故鞘内注射齐考诺肽禁用于有精神病或自杀想法史的患者。如果在给药过程中出现严重的精神不良反应，应调整或停止给药，并对患者进行适当的治疗。

除了监测药物不良反应外，患者和医护人员还必须注意脑膜炎的症状，包括头痛、发热、颈部僵硬、精神状态改变、恶心、呕吐和癫痫发作。在临床试验中，有3%（40例）患者并发症为脑膜炎，主要发生在外输液的患者（37例）。制备、放置或重新填充微量输液器时，应使用严格的无菌技术。如果怀疑脑膜炎，送检脑脊液培养物，并应开始对患者进行适当的抗菌治疗。通常情况下，应该将药物输注装置与鞘内导管和鞘内空间中的所有异物一起被移除。

35.2.4　肌酸激酶升高

在临床试验中，超过40%的患者出现肌酸激酶升高，一些患者肌酸激酶升高是正常上限的3倍。有两个病例报告患者发展为肌病，甚至出现横纹肌溶解症导致急性肾损伤；然而，绝大多数病例是良性的，并通过停止治疗得到解决。肌酸肌酶升高通常发生在使用泵的头2个月，病因不明。第一个月应每隔一周检查一次血清肌酸激酶，之后每月检查一次或视临床情况而定。

35.2.5　低血压

在和健康志愿者对比的临床研究中，静脉注射齐考诺肽显示血压呈剂量依赖性降低。齐考诺肽通过抑制N型钙通道和防止去甲肾上腺素在中枢自主神经通路中释放而抑制交感神经。值得注意的是，齐考诺肽是通过鞘内输注，血液实际浓度较低。

35.2.6　联合治疗

尽管随机对照试验的重点是使用齐考诺肽作为单一疗法，但在临床实践中，齐考诺肽经常与其他鞘内药物一起用作辅助镇痛药。常见的鞘内药物包括吗啡、氢吗啡酮、可乐定、巴氯芬和丁哌卡因。

35.3　齐考诺肽和吗啡

齐考诺肽比阿片类药物有明显的优势，不会导致药物成瘾、耐受、依赖或戒断的现象，也不会导致肉芽肿的形成。动物试验表明，动物不会产生吗啡对齐考诺肽的交叉耐受，齐考诺肽在耐受吗啡和未使用吗啡的个体中具有相同的疗效。齐考诺肽和鞘内吗啡合用时具有协同和相加的作用。此外，齐考诺肽不增强吗啡诱导的呼吸抑制，但增强吗啡诱导的胃肠动力下降和低血压。临床研究表明，齐考诺肽视觉模拟疼痛强度量表（VASPI）评分提高约20%，其常见不良反应为头晕和恶心。齐考诺肽可为阿片类药物戒断患者提供镇痛，但不会逆转阿片类药物戒断症状。

35.4　齐考诺肽和氢吗啡酮

氢吗啡酮目前没有被FDA批准用于鞘内用药。与吗啡相比，它是一种脂溶性更强的分子，直接作用于脊髓减少了不良反应的发生。氢吗啡酮和齐考诺肽联合治疗的数据有限，世卫组织报告称，与单用氢吗啡酮和氢吗啡酮与巴氯芬联合使用相比，使用齐考诺肽和氢吗啡酮的患者疼痛评分改善了约90%。

35.5　齐考诺肽和巴氯芬

巴氯芬作为一种抑制性神经递质，可阻断脊髓和中枢神经系统中的GABA-B受体。它来源于γ-氨基丁酸，经FDA批准用于鞘内推注治疗严重痉挛，可能对痉挛引起的疼痛有益。动物研究的数据表明，齐考诺肽和巴氯芬联合使用可产生抗伤害作用。使用巴氯芬和齐考诺肽鞘内联合治疗，相关的不良反应有镇静、尿潴留和丧失膀胱控制能力。停止治疗后，所有不良反应均得到缓解。

35.6　齐考诺肽和可乐定

动物试验表明，将可乐定和齐考诺肽联合使用时，可增加镇痛作用。尚未发现齐考诺肽会加剧可乐定诱导的低血压或心动过缓。可乐定是FDA批准用于硬膜外治疗严重癌痛的药物，但目前还未批准用于鞘内使用。

35.7　齐考诺肽和丁哌卡因

丁哌卡因是一种酰胺类局部麻醉剂，可与钠通道结合并抑制动作电位的传导。尽管未经FDA批准用于鞘内，但在临床上它是鞘内联合治疗的常用药物。动物研究结果它与齐考诺肽联合使用的益处并没有增加。

齐考诺肽易水解，在联合其他药物时齐考诺肽的稳定性因鞘内药物的不同而变化。例如，与氢吗啡酮相比，齐考诺肽在与吗啡混合时表现出相对稳定的作用。临床意义似乎很小，并且需要更频繁的剂量调整，还取决于与某种鞘内药物混合时的药物相互作用代谢情况。

35.8　禁忌证

有精神病史、对Prialt或其任何配方成分过敏或过敏的患者中，以及鞘内治疗对患者有危害或不安全，如出血性疾病或输注部位感染，禁止鞘内输注齐考诺肽。

35.9　总结

· 使用齐考诺肽治疗慢性疼痛要求医师拥有置入式和外部鞘内给药装置丰富的专业知识。
· 患者应保持心理稳定，易于护理和随访，并接受鞘内治疗。
· 齐考诺肽可显著缓解疼痛，这在很大程度上依赖认知的发展，这些不良反应随着停药而消失。
· 最常见的不良反应是意识模糊，记忆障碍，血清肌酸激酶升高和低血压。

- 尽管早期的数据有利于将其作为一种联合治疗用药，但仍缺少多中心、随机对照试验证据来确定其安全性。
- 考虑到这些因素，齐考诺肽似乎是安全的，可作为单一疗法和联合药物用于治疗中重度慢性疼痛。
- 齐考诺肽可以安全地停药而不产生撤药作用。

原书参考文献

[1] Gaskin DJ, Richard P. The economic costs of pain in the United States. J Pain. 2012; 13 (8): 715–24.

[2] Institute of Medicine (US) Committee on Advancing Pain Research, Care, and Education. Relieving Pain in America: A Blueprint for Transforming Prevention, Care, Education, and Research. Washington, DC: National Academies Press (US); 2011.

[3] Johannes CB, et al. The prevalence of chronic pain in United States adults: results of an internet-based survey. J Pain. 2010; 11 (11): 1230–9.

[4] Rauck RL, Wallace MS, Burton AW, Kapural L, North JM. Intrathecal ziconotide for neuropathic pain: a review. Pain Pract. 2009; 9: 327–37.

[5] Deer TR, et al. Polyanalgesic consensus conference 2012: recommendations for the management of pain by intrathecal (intraspinal) drug delivery: report of an interdisciplinary expert panel. Neuromodulation. 2012; 15 (5): 436–66.

[6] Staats PS, et al. Intrathecal ziconotide in the treatment of refractory pain in patients with cancer or AIDS: a randomized controlled trial. JAMA. 2004; 291 (1): 63–70.

[7] Rauck R, Wallace M, et al. A randomized, double-blind, placebo-controlled study of intrathecal ziconotide in adults with severe chronic pain. J Pain Symptom Manag. 2006;

31 (5): 393–406.

[8] Wallace MS, et al. The Ziconotide nonmalignant pain study 96–002 group. Intrathecal ziconotide in the treatment of chronic nonmalignant pain: a randomized, double blind, placebo-controlled clinical trial. Neuromodulation. 2006; 9 (2): 75–86.

[9] Wallace MS, et al. Intrathecal ziconotide for severe chronic pain: safety and tolerability results of an open-label, long-term trial. Anesth Analg. 2008; 106 (2): 628–37.

[10] Wallace MS, Rauck RL, Deer T. Ziconotide combination intrathecal therapy: rationale and evidence. Clin J Pain. 2010; 26: 635–44.

[11] PRIALT@[Package Insert]. Jazz Pharmaceuticals, Inc. Palo Alto, CA.

[12] Smith HS, Deer TR. Safety and efficacy of intrathecal ziconotide in the management of severe chronic pain. Ther Clin Risk Manag. 2009; 5: 521.

[13] Wallace MS, Kosek PS, Staats P, et al. Phase II, open-label, multicenter study of combined intrathecal morphine and ziconotide: addition of ziconotide in patients receiving intrathecal morphine for severe chronic pain. Pain Med. 2008; 9: 271–81.

[14] Webster LR, Fakata KL, Charapata S, Fisher R, MineHart M. Open-label, multicenter study of combined intrathecal morphine and ziconotide: addition of morphine in patients receiving ziconotide for severe chronic pain. Pain Med. 2008; 9: 282–90.

[15] Olivera BM, Rivier J, Clark C, et al. Diversity of *Conus* neuropeptides. Science. 1990; 249: 257–63.

[16] Lewis RJ, Dutertre S, Vetter I, Christie MJ. Conus venom peptide pharmacology. Pharmacol Rev. 2012; 64 (2): 259–98.

[17] Wermeling D, et al. Pharmacokinetics and pharmacodynamics of intrathecal ziconotide in chronic pain patients. J Clin Pharmacol. 2003; 43 (6): 624–36.

[18] Malmberg AB, Yaksh TL. Voltage-sensitive calcium channels in spinal nociceptive processing: blockade of N-and P-type channels inhibits formalin-induced nociception. J

Neurosci. 1994; 14 (8): 4882–90.

[19] Simms BA, Zamponi GW. Neuronal voltage-gated calcium channels: structure, function, and dysfunction. Neuron. 2014; 82 (1): 24–45.

[20] Zamponi GW, et al. The physiology, pathology, and pharmacology of voltage-gated calcium channels and their future therapeutic potential. Pharmacol Rev. 2015; 67 (4): 821–70.

[21] Lee S. Pharmacological inhibition of voltage-gated Ca^{2+} channels for chronic pain relief. Curr Neuropharmacol. 2013; 11 (6): 606.

[22] Yaksh TL, et al. Pharmacokinetic analysis of ziconotide (SNX-111), an intrathecal N-type calcium channel blocking analgesic, delivered by bolus and infusion in the dog. Neuromodulation. 2012; 15 (6): 508–19.

[23] Gohil K, et al. Neuroanatomical distribution of receptors for a novel voltage-sensitive calcium-channel antagonist, SNX-230 (ω -conopeptide MVIIC). Brain Res. 1994; 653 (1): 258–66.

[24] McGuire D, et al. Sympatholysis after neuron-specific, N-type, voltage-sensitive calcium channel blockade: first demonstration of N-channel function in humans. J Cardiovasc Pharmacol. 1997; 30 (3): 400–3.

[25] Pope JE, Deer TR. Ziconotide: a clinical update and pharmacologic review. Expert Opin Pharmacother. 2013; 14 (7): 957–66.

[26] Olivier Brenet MD, et al. Ziconotide adverse events in patients with cancer pain: a multicenter observational study of a slow titration, multidrug protocol. Pain Physician. 2012; 15: 395–403.

[27] Mohammed SI, et al. Bolus intrathecal injection of ziconotide (Prialt@) to evaluate the option of continuous administration via an implanted intrathecal drug delivery (ITDD) system: a pilot study. Neuromodulation. 2013; 16 (6): 576–82.

[28] Saulino M, et al. Intrathecal ziconotide and baclofen provide pain relief in seven patients with neuropathic pain and spasticity: case reports. Eur J Phys Rehabil Med. 2009; 45 (1): 61–7.

[29] Saulino M. Successful reduction of neuropathic pain associated with spinal cord injury via of a combination of intrathecal hydromorphone and ziconotide: a case report. Spinal Cord. 2007; 45 (11): 749–52.

[30] Coffey RJ, et al. Intrathecal baclofen for intractable spasticity of spinal origin: results of a long-term multicenter study. J Neurosurg. 1993; 78 (2): 226–32.

[31] Berde CB, Strichartz GR. Local anesthetics. In: Miller RD, Eriksson LI, Fleisher LA, et al., editors. Miller's anesthesia. 7th ed. Philadelphia: Elsevier, Churchill Livingstone; 2009.

[32] Shields D, Montenegro R, Ragusa M. Chemical stability of admixtures combining ziconotide with morphine or hydromorphone during simulated intrathecal administration. Neuromodulation. 2005; 8 (4): 257–63.

[33] Shields D, Monenegro R, Aclan J. Chemical stability of admixtures combining ziconotide with baclofen during simulated intrathecal administration. Neuromodulation. 2007; 10 (Suppl 1): 12–7.

[34] Shields D, Monenegro R, Aclan J. Chemical stability of admixtures combining ziconotide and bupivacaine during simulated intrathecal administration. Neuromodulation. 2007; 10 (Suppl 1): 1–5.

[35] Shields D, Monenegro R. Chemical stability of ziconotide-clonidine hydrochloride admixtures with and without morphine sulfate during simulated intrathecal administration. Neuromodulation. 2007; 10 (Suppl 1): 6–11.

第五部分
疼痛介入治疗：脊髓刺激器

第三十六节 癌痛鞘内泵置入术后伤口裂开

36

36.1 病例1

患者：男性，29岁，诊断阑尾腺癌Ⅳ期，因难以控制的疼痛和结肠炎引起的严重腹泻而入院。但在接下来的几周里，尽管对他的结肠炎进行了治疗，但腹痛随着化疗而加重。采用50 µg/h的芬太尼贴剂，羟考酮缓释片40 mg，每日两次，必要时服用氢可酮-对乙酰氨基酚片；用可乐定治疗失眠。患者有酗酒史，在诊断为癌症时停止了酗酒。

在接受疼痛评估后，医师开具了加巴喷丁、美沙酮、对乙酰氨基酚、可乐定贴剂、羟考酮和萘普生。停用羟考酮缓释片和氢可酮-对乙酰氨基酚缓释片，用芬太尼贴剂滴定。大麻因可能引起痛觉过敏而被停用。采用马里诺尔疗法以增加食欲。

在之后一个月的随访中，患者的慢性腹痛有所改善。然而，患者主诉有新发的严重的单侧膝和小腿疼痛。没有任何诱发因素，他的膝痛由触碰腘窝触发随着运动而加重。对脊柱和四肢的骨科评估和影像学检查未见异常，疼痛仍贯穿整个左腿。此时，患者停止服用加巴喷丁，并在萘普生的基础上服用布洛芬。根据需要在逐步增加羟考酮的剂量。患者在先前推荐的剂

量基础上恢复加巴喷丁、羟考酮、替扎尼丁和美沙酮，并开始用双氯芬酸代替萘普生和布洛芬。

虽然患者的腹痛得到控制，但左下肢的疼痛仍然存在，并被认为与化疗有关。经多学科会诊后，决定对其下肢疼痛进行鞘内给药治疗。在经过24小时鞘内试验后，患者选择鞘内泵置入术。

手术前一晚，患者进行了氯己定浴。在切开前和置入前，静脉注射2克头孢唑林，并用含杆菌肽的溶液充分冲洗泵袋。用2-0不可吸收聚酯缝线（Ti-Cron）将泵固定在筋膜上。用2-0可吸收缝线（Vicryl）缝合囊袋；表层用3-0可吸收缝线（Vicryl）缝合；皮下用4-0可吸收单丝缝合线（Biosyn）缝合皮肤。然后使用皮肤粘合剂、外科免缝胶带、抗菌不粘垫和透明敷料处理切口。

泵置入术后1周发现皮肤切口有1 cm的开口，有浆液性渗出物，但在泵部位的深层筋膜闭合良好。用无菌生理盐水清洗该区域，再应用外科免缝胶带封闭切口。尽管有明确的医嘱嘱咐他不要洗澡，该患者说他一直在洗澡。患者当天被送到创面护理诊所进行评估和治疗，并再次建议不要洗澡，而应改为淋浴。

接下来的1周，患者在浴缸里泡澡把伤口浸在水下。换药时从伤口边缘拆去一条

Biosyn缝合线，用三溴酚铋和杆菌肽软膏处理切口，贴上透明敷料覆盖伤口，并再次建议不要弄湿伤口。但他没有遵医嘱使用。患者回到创面护理门诊时，创面为1.4 cm×0.8 cm×0.3 cm，有健康的肉芽组织，没有渗出物或异味。距中线最近处有一个圆形开口，缝合处嵌有黄干焦痂。用镊子、手术刀和剪刀将伤口清创为粉红色的活肉芽组织。应用胶原敷料刺激肉芽组织生长，两周后的伤口换药显示基底部为清洁颗粒状，愈合良好。无感染症状。在这段时间里，患者一直在接受化疗。

36.2　病例2

患者：女性，48岁，主诉腹痛餐后加重，患有多发性硬化症，手术切除经过化疗后的IV期非鳞状细胞肺癌和转移盆腔肿块，盆腔肿块切除后，腹痛持续存在，进餐后疼痛加剧，尽管阿片类药物治疗不断升级，但腹痛仍放射到背部。检查发现一包绕肠系膜上动脉的大肿块。她接受了持续的鞘内用氢吗啡酮药物试验。在一次成功的试验后，按照病例1的描述置入了鞘内泵。在从麻醉苏醒之前，患者在鞘内输注氢吗啡酮和可乐定后，出现了从头到脚的红斑。均匀的红斑在没有干预的情况下在几个小时内消失，并且从未出现其他体征或症状。由于多发性硬化症，这种效应被认为是对鞘内药物的神经免疫反应。未发现确切的病因。

1周后，在诊所复诊时疼痛缓解了90%。切口愈合良好。患者被告知可以洗澡，但不推荐洗澡。在这段时间里，她一直在进行积极的化疗。

手术后1个月，患者的腹部切口有两小块裂开。切口长7.2 cm，内侧和外侧边缘有两段皮肤裂开。手术后大约4周，切口愈合，她穿牛仔裤后，腰围处的切口裂开了。她报告说，衣服在刺激切口，但她没有通知疼痛诊所，并认为刺激是正常的。切口没有引流，也没有疼痛。患者一直在用创可贴包扎。切口边缘有红斑，需要清创以暴露健康的肉芽组织。用无菌生理盐水和纱布清洁切口，然后将创可贴贴在裂开区域的内侧和外侧切口边缘。患者被转到创面护理诊所。

两个月后，患者接受了水疗，伤口的角孔看起来较小，但内侧开口有淡黄色的干燥渗出物。她穿运动裤是为了减轻对皮肤的刺激。伤口渗出液用生理盐水敷在纱布上清洁，其余部分用镊子清除。使用新纱布，并用胶带固定。患者可以在家把抗生素软膏涂在伤口上。在创面诊所的第3次随访中，伤口两边重新上皮化。中央伤口仍然敞开。患者遵医嘱在伤口完全愈合之前不要松动。伤口愈合的总时间为3个月。

36.3　讨论

病因与发病机制

感染是外科手术的风险之一。接受鞘内给药治疗恶性疼痛的患者可能会因营养状况不佳而面临更高的风险，导致伤口愈合不良。可能无法在术后维持适当的伤口护理。泵置入部位的感染率显示在2.5%至9%之间，是术后感染最多的部位。伤口中最常见的是葡萄球菌，假单胞菌是第二种最常见的培养菌。

鞘内置泵后伤口感染一般在术后2个月内出现。2个月之后感染的事件有报道，包括一例非癌症患者在泵置入18个月后不明原因的泵袋感染。从培养物中培养出白色念珠菌和阴沟肠杆菌，考虑肠道损伤所致。

一项回顾性研究报告了鞘内给药和放置脊髓刺激器的癌症患者和非癌症患者之间的感染率没有差异。手术时间是伤口感染的主要影响因素。

36.4　伤口裂开的临床表现

诊断

泵置入部位疼痛、红斑、肿胀、脓性分泌物、裂开或皮肤糜烂是感染的表现。发热可能提示深筋膜层受累。感染发生后，必须采取预防措施，防止其扩散到更深的组织层和设备，这可能会损害设备功能，需要对感染的组织进行手术干预（图36-1）。

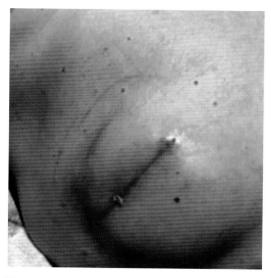

图36-1　显示一例慢性非恶性疼痛患者鞘内给药系统放置2周后的一小块开口。这张照片是在出现疼痛诊所并直接入院后开始静脉注射抗生素治疗后拍摄的（个人提供）

病例报告描述了术后伤口感染的特殊情况，其中包括一例遗传性粪卟啉病患者鞘内置泵后急性感染的病例。症状在放置泵后的几个小时内迅速出现，这在急性伤口感染中是不多见的。

鞘内泵置入的并发症有四类：机械性、药物、导管或手术相关的并发症。与手术相关的原因是最常见的。会导致伤口感染并影响愈合。皮下缝合技术不良可能会导致皮肤瘢痕，由于泵的置入闭合时可能不能提供足够长的皮肤。在伤口愈合不良的人群中，皮下固定缝合或减张缝合可能会使切口愈合良好。

如果怀疑感染，在切开、引流和冲洗之前，要获取伤口分泌物培养物以指导抗生素治疗。并评估伤口是否可能累及深筋膜层，最终可能需要取出泵。检查应包括CBC、C反应蛋白和血沉。泵置入前血液检查值可以与怀疑感染时的值进行比较。也可以通过腹部计算机断层扫描（CT）评估积液、脓肿或气体。

36.5　治疗

36.5.1　预防

恶性肿瘤患者由于营养不良和恶病质，这使得选择泵的大小和置入位置在防止伤口裂开方面至关重要。泵不应放置在包括髂骨或肋骨在内的骨性结构上，以防止伤口裂开和感染。不推荐在衣物摩擦部位（如腰带）上方放置泵，因为与手术切口摩擦可能会伤口愈合不良。对于手术准备，氯己定在预防手术部位感染方面优于碘。围手术期在皮肤切开后1小时内使用抗生素可使感染降至最低。适当的皮肤消毒以及使用消毒剂和无菌敷料的准备也是如此。对于未发生过过敏反应但青霉素皮试过敏的患者，研究显示头孢唑啉的不良反应比克林霉素少。特定的外科技术也可能降低风险。将手术切口相对于囊袋放置，使其不会越过置入设备的缝合线，使用单丝代替编织缝合，在非抗菌缝线上使用抗菌剂，最大限度地减少手术部位的死腔，并获得最佳止血效果，可以防止伤口开裂和感染。必须创建足够大的囊袋，以将设备周围的张力降至最低。对于体型较瘦的患者可以考虑置入腹直肌鞘。最大限度地缩短手术时间是预防术后伤口感染的最重要的一步。

36.5.2　治疗囊袋感染

如果诊断为囊袋感染，可能需要拆卸泵以控制和治疗感染。在某些情况下，泵内储存部分抗生素，局部应用经过抗生素浸渍的胶原蛋白缝线，以及在腹壁出现皮肤破裂的情况下使用腹直肌皮瓣和增厚的皮片移植治疗感染。及时的诊断和治疗降低了穿透深层组织或泵袋的浅表感染的风险，需要在术后期间保持警惕。明确的切口护理和频繁的切口换药，就可以密切监测愈合过程。

有潜在营养不足或感染性疾病的癌症患者可能面临更高的风险。所有感染应在置入泵前进行治疗，并应优化营养状况。术前获取白蛋白、前白蛋白、总蛋白、绝对白细胞计数和转铁蛋白水平可能有助于评估提升患者营养状况。

结论

通过置入装置靶向给药来缓解癌症患者的疼痛，改善了患者的生活质量。恶性肿瘤和化疗对皮肤切口的影响不应阻止置入鞘内综合系统。临床医师应评估伤口愈合或感染的风险，并与患者讨论。持续不断的患者教育、临床医师的监测、对手术最佳实践的承诺，以及必要时伤口护理顾问的专业知识，使癌症患者能够通过置入式装置获得疼痛缓解。

关键点

- 鞘内泵患者的癌症诊断、营养不良、糖尿病、恶病质、低肌肉和脂肪量增加了伤口裂开的风险。
- 手术时间是最能增加鞘内给药置入术患者感染机会的危险因素。
- 评价鞘内置泵患者的营养状况，正常值范围为白蛋白（3.4~5.4 g/dL）、前清蛋白（15~35 mg/dL）、总蛋白（6~8.3 g/dL）、淋巴细胞计数（1500~3300细胞/mm^3）、转铁蛋白（170~370 mg/dL）。
- 为了防止高危患者发生伤口裂开，泵应该放置在有足够软组织和脂肪垫覆盖的区域。在置入前优化营养状况，使用单股缝合线如单丝、氯己定进行皮肤准备和围手术期抗生素等。
- 伤口感染和破溃的体征和症状为疼痛、红斑、肿胀、发热、脓性分泌物、缝合线脱落或泵置入部位皮肤糜烂。
- 一旦伤口裂开被诊断出来，要进行的检查是血细胞分类、伤口分泌物培养、C反应蛋白、血沉和腹部CT扫描与增强。
- 静脉注射抗生素，由伤口分泌物细菌培养来选择敏感抗生素，并治疗潜在感染整个疗程。如果经抗生素治疗后感染没有消退，应该咨询传染病专家。可能需要拆去泵。
- 葡萄糖酸氯己定是一种外科手术消毒剂，已证明在预防手术部位感染方面具有优势。
- 单丝优于编织线。抗菌缝合线优于非抗菌缝合线。
- 头孢唑啉用于对青霉素过敏但不会导致过敏反应的患者。

原书参考文献

［1］ Follett KA, Boortz-Marx RL, Drake JM, et al. Prevention and management of intrathecal drug delivery and spinal cord stimulation system infections. Anesthesiology. 2004; 100 (6): 1582–94.

［2］ Deibert CP, Gandhoke GS, Forsythe RM, et al. Surgical site infection 18 months following intrathecal pump placement secondary to an asymptomatic bowel injury. Pain Pract. 2015; 15 (7): E69–71.

［3］ Engle MP, Vinh BP, Harun N, et al. Infectious complications related to intrathecal drug delivery system and spinal cord stimulator system implantations at a comprehensive cancer pain center. Pain Physician. 2013; 16 (3): 251–7.

［4］ Malheiro L, Gomes A, Barbosa P, et al. Infectious complications of intrathecal drug administration systems for spasticity and chronic pain: 145 patients from a tertiary care center. Neuromodulation. 2015; 18 (5): 421–7.

［5］ Zhou L, Villanueva J, Desai MJ, et al. Acute exacerbation of hereditary coproporphyria mimics early surgical infection following intrathecal pump implantation for chronic abdominal pain: a case report. Neuromodulation. 2010; 13 (4): 296–8.

［6］ Samuel M, Finnerty GT, Rudge P. Intrathecal baclofen pump infection treated by adjunct intrareservoir antibiotic instillation. J Neurol Neurosurg Psychiatry. 1994; 57 (9): 1146–7.

［7］ Levin I, Amer-Alshiek J, Avni A, et al. Chlorhexidine and alcohol versus povidone-iodine for antisepsis in gynecological surgery. J Womens Health (Larchmt). 2011; 20 (3): 321–4.

［8］ Mimoz O, Lucet JC, Kerforne T, et al. Skin antisepsis with chlorhexidine-alcohol versus povidone iodine-alcohol, with and without skin scrubbing, for prevention of intravascular-catheter-related infection (CLEAN): an open-label, multicentre, randomised, controlled, two-by-two factorial trial. Lancet. 2015; 386 (10008): 2069–77.

［9］ Beltran RJ, Kako H, Chovanec T, et al. Penicillin allergy and surgical prophylaxis: cephalosporin cross-reactivity risk in a pediatric tertiary care center. J Pediatr Surg. 2015; 50 (5): 856–9.

［10］ Fowler JR, Perkins TA, Buttaro BA, et al. Bacteria adhere less to barbed monofilament than braided sutures in a contaminated wound model. Clin Orthop Relat Res. 2013; 471 (2): 665–71.

［11］ Follett KA, Burchiel K, Deer T, et al. Prevention of intrathecal drug delivery catheter-related complications. Neuromodulation. 2003; 6 (1): 32–41.

［12］ Waqar M, Ellenbogen JR, Kumar R, et al. Indwelling intrathecal catheter with subcutaneous abdominal reservoir: a viable baclofen delivery system in severely cachectic patients. J Neurosurg Pediatr. 2014; 14 (4): 409–13.

［13］ Peerdeman SM, de Groot V, Feller RE. In situ treatment of an infected intrathecal baclofen pump implant with gentamicin-impregnated collagen fleece. J Neurosurg. 2010; 112 (6): 1308–10.

［14］ Atiyeh BS, Hayek SN, Skaf GS, et al. Baclofen pump pocket infection: a case report of successful salvage with muscle flap. Int Wound J. 2006; 3 (1): 23–8.

［15］ Lenke LG, Bridwell KH, Blanke K, Baldus C. Prospective analysis of nutritional status normalization after spinal reconstructive surgery. Spine. 1995; 20 (12): 1359–67.

37 第三十七节　发生器和导线挤压暴露

37.1　病例

患者：男性，48岁，主诉：左侧臀部疼痛伴瘙痒加重2天，患者有多年肥胖、糖尿病和慢性腰痛病史，曾因椎管狭窄导致的慢性腰痛进行了腰椎减压和脊柱融合术，术后疼痛缓解。术后2年后腰部疼痛逐渐复发，从双腿一直延伸到足部。因疼痛进行了SCS疗法试验，SCS疗法显著缓解了疼痛，恢复行走能力。随后置入一个不可充电的脉冲发生器（IPG），尺寸为64 mm×49 mm×15 mm，重72 g，有两个腰椎硬膜外导联。IPG放置在腰部正下方的左臀上区，深度为3 cm。患者没有任何SCS的并发症，并且每6个月进行一次随访评估。在实施SCS第3年，患者由于肥胖开始节食，在2个月的时间里减掉了40公斤。此外，作为卡车司机为增加收入还额外加班。患者开始感受到左侧臀部轻微疼痛和瘙痒。患者主诉"金属盒子从屁股里出来伴有疼痛和瘙痒2天"，否认发热或发冷。检查发现，左侧臀部皮肤可见0.5 cm×0.5 cm的IPG暴露区，触诊时该区域严重触痛（图37-1和图37-2）。根据病史和临床表现：IPG已经从皮肤穿出并暴露。

医师决定移除SCS系统，由于存在感染风险，局部用消毒剂和抗生素清洗，并

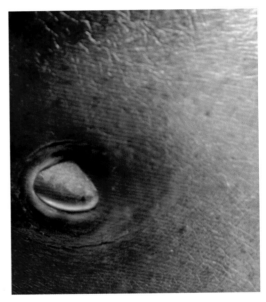

图37-1　置入式脉冲发生器（IPG）挤出的初始示意图（个人提供）

让患者服用一个疗程的头孢菌素；两天后，整个SCS装置被取出，没有任何并发症。硬件被送到病理科，没有培养出任何细菌。在接下来的两周里，患者的背部和腿部疼痛逐渐复发。在置入新的SCS之前，医师决定暂时通过物理治疗、保守治疗（TENS装置、背部支架）和药物来控制患者的疼痛。在移除SCS三个月后，决定再进行1次SCS试验，并计划在右臀部置入。告知患者过度减肥相关的风险。此外，还使用了

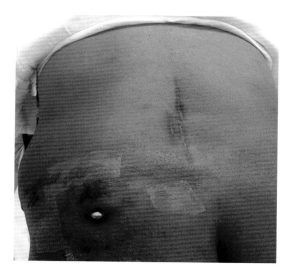

图37-2 最初的置入物从皮肤显露,可能是在作为卡车司机的长途驾驶过程中受到挤压压力,也可能是减肥的结果(个人提供)

更小的、可充电的IPG。试验和置入过程均没有任何并发症,患者的疼痛缓解。

37.2 电池和导线挤压

用于治疗疼痛的脊髓刺激器的使用率在不断增加。电池和导线挤压是脊髓刺激置入后罕见的并发症。挤压指的是脊髓刺激器的一个组成部分突出于皮肤之外。在此之前会出现皮肤糜烂和破溃,导致IPG部件挤压暴露。通常,挤压发生在导线放置之后。这种情况的实际发生率尚不清楚,但与SCS相似(导线/电池)的心脏起搏器中发病率高达1%。本节使用的数据来源于心脏电生理学和神经调控文献资料,因为并发可以以相似的方式发生在两者中。

37.3 病因与发病机制

置入式脉冲发生器(IPG)从皮肤挤出可能是多种因素造成的(表37-1)。第一,该部位的感染可能导致皮肤破溃,导致挤压。高达4%的患者会发生涉及IPG、切口部位或隧道区域的伤口感染。感染通常发生在置入后的急性期,这是由于无菌技术造成的。置入术中预防性应用抗生素可降低感染风险。感染的临床表现可以是轻微的全身体征或症状(白细胞增多、发热、血沉或C反应蛋白值升高),也可以是更严重的伴有暴发性危及生命的脓毒症。第二,在没有感染的情况下,软组织和皮肤的压迫性坏死可能会导致挤压。压力坏死受IPG的大小和设计的影响。某些IPG的尺寸较大,结构设计不同,可能会导致真皮局部紧张。较老的产品和不可充电的IPG往往较大,并且可能有尖锐的边缘,这在理论上可能会导致更多的局部紧张。第三,创建囊袋的技术技巧很重要。放置IPG的囊袋对于防止挤压的发生至关重要,因为皮下组织不够大或空间狭窄会导致局部组织紧张。一个小囊袋可能会导致伤口闭合不良,对组织造成压力,并最终导致糜烂。较大的囊袋大小可能会导致设备翻转,组织刺激导致疼痛,或在剩余的囊袋空间中出现浆液肿。囊袋应该建立在臀肌表面,上面有足够的软组织,并放置在3厘米深的地方,因为浅囊袋可能会导致皮肤破溃。为了确保适当的放置深度,可以在关闭之前在囊袋中进行遥测和阻抗测试。第四,外部因素如职业(即卡车司机久坐)对皮肤的磨损作用可能导致挤压。选择放置囊袋的位置很重要,因为它不应该放在长时间施压的地方,比如长时间坐着;因此,囊袋的最佳位置通常是在臀上区,在某些情况下是腹部。其次,过度减肥会导致皮下组织减少,导致皮肤紧张。最后,随着年龄的增长,由于皮下组织脂肪丢失和组织脆弱,老年患者发生皮肤溃烂的风险增加。随着患者年龄的增长，皮肤变得更加脆弱，导致保护性脂肪层的丧失。

表37-1 IPG挤出的病因

病因
感染
皮肤压力坏死的大小/IPG的设计，职业危害
创建囊袋的技术技能
过度减肥
组织脆弱性-老年人，糖尿病，卫生状况差，免疫力低下

与导线移位相比，导线挤压是一种非常罕见的并发症。只有几个病例报告描述了涉及导线的挤压。原因可能包括体重减轻、多次翻修、缝合或锚栓松动，导致导线在筋膜内自由漂浮，以及患者的移动导致锚导线过度紧张。

37.4　电池和导线挤压的处理

如果发生挤压暴露出皮肤，则认为该系统已被污染，大多数医师倾向于移除发生器和导线。挤出物应进行无菌清洁，局部用抗生素和无菌敷料覆盖，来预防置入体暴露在有菌环境中。应该服用一个疗程的抗生素，以避免继发感染。在取出过程中，可能需要对囊袋进行清创。此外，在清除过程中应进行长时间的用抗生素冲洗。根据生物体的严重程度和生长情况，外植体移植后应给予1～2周抗生素。应该对皮肤、血液、导线和IPG进行需氧和厌氧菌培养，以确定微生物（如果有的话）和对抗生素的敏感性。抗生素的选择应包括头孢菌素、氟喹诺酮或复方新诺明。如果培养出耐甲氧西林的金黄色葡萄球菌，给予的抗生素应该是多西环素、克林霉素、复方新诺明或利奈唑胺。在特殊情况下（结肠造口、骶骨裂孔、菌血症），抗生素的选择

也应覆盖革兰阴性菌。最好向感染专家咨询有关最佳抗生素方案。在移除脊髓刺激器系统后，应找出原因，以防止将来再次发生挤压。临床医师应该在重新置入之前让破溃皮肤愈合。IPG可以重新置入腹部，尽管这需要更长的导线或连接的延伸部分，而且在手术过程中或相反的臀部位置在技术上有难度。

临床医师和患者必须能够识别出IPG挤压前的侵蚀期，会出现瘙痒、不适、变色、皮肤变薄等迹象。手术修补的囊袋往往足以保护硬件免受污染、感染和最终挤压。

接受多次翻修的患者由于该区域的局部创伤有较高的伤口裂开风险。临床医师应该对造成导线迁移、硬膜外纤维化、脑脊液漏或感染的危险因素进行评估。伤口裂开的危险因素包括肥胖、糖尿病、缝合质量差和术后伤口创伤。伤口裂开可能会导致SCS系统的侵蚀，因此需要移除。

一份临床简报描述了一名中年男子在置入脊髓刺激器后，其疼痛得到了极好的缓解。由于SCS减轻了疼痛使患者更加活跃，参与了更多的锻炼。因此，患者可能会减轻体重，患者在2个月内减掉了40公斤。体重减轻可能会导致IPG的位置发生移动。此外，体重减轻会导致IPG和皮肤表面之间的皮下组织减少。因此，在置入脊髓刺激器之前，患者需要接受关于过度减肥的教育，因为过度的减肥会导致皮下脂肪的减少，并可能增加IPG通过皮肤挤出的风险。对于消瘦或过度减肥的患者，可能有必要对IPG的位置或筋膜下的组织进行修补。

关键点
- 置入式脉冲发生器和脊髓刺激器系统的导线挤压是罕见的。
- 由于感染、压力变大、浅表置入或过度

减肥而容易发生挤压。

- 患者出现的临床症状包括皮肤变色、瘙痒和IPG或导线挤压前的不适。
- 基于病史和体检的紧急诊断是必要的。
- 治疗包括移除IPG和一个疗程的抗生素。IPG应进行再置入到另一部位。

原书参考文献

[1] Harcombe AA, Newel SA, Ludman PF, et al. Late complications following permanent pacemaker implantation or elective unit replacement. Heart. 1998; 80: 240–4.

[2] Santarpia G, Sarubbi B, D'Alto M, et al. Extrusion of the device: a rare complication of the pacemaker implantation. J Cardiovasc Med. 2009; 10: 330–2.

[3] Deer TR, Stewart CD. Complications of spinal cord stimulation: identification, treatment, and prevention. Pain Med. 2008; 9: S93–101.

[4] Rabi J, Anitescu M. Late extrusion of an implantable pulse generator of a spinal cord stimulator. Pain Physician. 2016; 19 (4): E671–4.

[5] Nold CJ, McLennan MT. Spontaneous extrusion of sacral nerve implant secondary to massive weight loss. Int Urogynecol J Pelvic Floor Dysfunct. 2007; 18 (1): 105–7.

[6] Soliman S, Wang J, Kim D, Cipta A, Pang G. Percutaneous extrusion of an implanted spinal cord stimulator. Pain Med. 2015; 16 (2): 407–8.

[7] Shapiro M, Hanon S, Schweitzer P. A rare, late complication after automated implantable cardioverter-defibrillator placement. Indian Pacing Electrophysiol J. 2004; 4 (4): 213–6.

38

第三十八节　脊髓刺激器并发症：电极移位和功能障碍

38.1　病例

患者：55岁男性，有多节段颈椎和腰椎退行性疾病的病史，在颈椎和腰椎手术后出现慢性轴性颈痛和神经根性腰痛，符合颈椎和腰椎术后疼痛综合征。他置入了脊髓电刺激（SCS）系统来治疗他的腰痛，通过将两个经皮8触头置于T6椎体水平中间的位置，使用常规的电刺激来减轻疼痛，患者开始正常工作。1年后，由于先前疼痛部位的覆盖不足，镇痛疗效有所减轻。此外，患者注意到感觉出现异常并转移到乳头线以上，同时出现了顽固的失眠症。重新设置刺激器并没有解决这些问题。当时的影像学研究证实，其中一根刺激电极向头侧移位。在进行外科翻修过程中，发现两条电极的末端都磨损了。更换电极并重新定位，以充分覆盖他的疼痛区域。患者报告翻修后疼痛得到充分缓解，无不良反应。

38.2　病例讨论

38.2.1　脊髓刺激概述

SCS是一种成熟的神经调控技术，用于治疗慢性顽固性疼痛。置入式装置是整体疼痛治疗策略的一部分，只有在非手术治疗失败后才实施。它已被证明可以减轻疼痛，改善功能，使一些患者能够重返工作岗位，最终，尽管置入的初始成本相对较高，但SCS置入已被证明是具有成本效益的。这种侵入性治疗通常包括两个步骤，首先是为期一天或多天（通常为4～7天）的刺激试验，以验证是否有缓解疼痛，以及不良反应情况，包括感觉异常。在这一步骤中，一个或多个刺激电极经皮放置在后硬膜外间隙，并由外部IPG驱动。如果成功（在系统开启的情况下疼痛减轻50%以上），试验电极将被移除，取而代之的是手术置入永久性的皮下刺激系统。该系统由桨状或经皮刺激电极组成，分别在切除或不切除椎板的情况下放置到硬膜外后间隙，并通过皮下隧道连接并固定在皮下囊袋中的IPG，通常位在后背侧或臀部。SCS被FDA批准用于治疗躯干或四肢的慢性顽固性疼痛，包括腰椎术后疼痛综合征，该设备已被证明成功地治疗了多种神经病理性疼痛。尽管不在适应证范围内，SCS也被证明能成功治疗成人癌症相关性疼痛、外周血管疾病引起的缺血性疼痛、慢性内脏痛、甚至顽固性心绞痛，尽管最近的随机对照研究表明改善效果不大。

尽管临床疗效是肯定的，但机制尚未很好地阐明。电极设计、刺激模式和刺激强度等参数都可能以不同的机制影响结果，而通过确切神经纤维和神经通路仍不清楚。SCS已被证明在节段性脊髓或脊髓上水平抑制伤害性和非伤害性有髓感觉传入。一些关于SCS的研究使用静息状态功能MRI来研究刺激诱导镇痛中涉及的皮层网络和皮层处理的变化；他们发现SCS可以减少疼痛的情感成分。SCS的交感神经作用被认为是SCS对外周缺血和复杂性区域疼痛综合征有效的原因。这一效应也被认为是治疗其他慢性疼痛状态的一部分，如FBSS、幻觉痛、糖尿病周围神经病变和带状疱疹后神经痛。

38.2.2　影响脊髓刺激器置入成功率的因素

1.　患者选择

与任何疼痛治疗技术一样，通过全面的病史和体检筛选合适的患者。此外，有必要进行详细的心理评估，以确定可能限制疗效的心理社会因素。最终目标是患者在取得治疗成功的同时将不良事件降至最低。符合以下标准的患者最有可能受益：

- 慢性顽固性疼痛超过6个月。
- 符合疼痛主诉的病理学客观证据。
- 常规治疗无法得到充分缓解。
- 未指明最初或进一步的手术干预。
- 没有治疗或手术的禁忌证。
- 患者可以正确理解如何操作该系统，并能够操作它。
- 患者了解治疗风险。
- 制订治疗和功能目标。
- 筛选测试结果令人满意。
- 患者没有怀孕。
- 未经过治疗的药物滥用患者。
- 通过并完成心理评估。

- 18岁以上。

2.　围手术期准备和手术

在对所有患者进行SCS试验之前，先考虑解剖学、医学和心理学方面的因素。脊柱异常，如脊柱侧弯、既往手术和椎管狭窄，可能会给硬膜外间隙内成功放置刺激器导联带来技术方面困难。医学评估包括评估功能和神经状态，排除活动性感染源、确定凝血障碍、免疫反应受损和其他可能影响组织愈合的因素，如糖尿病和烟草滥用。心理评估是必要的，因为负面的心理社会因素已经被发现可以预测SCS的不良结局。患者受益于在试验前接受有关SCS手术和术后期望的教育。还应提供术前心理准备、详细的知情同意和术后信息。术中的医学考虑包括在适当的时间内进行抗凝药物和抗生素的使用。

3.　SCS设备比较

不同的供应商具有可能影响治疗结果的不同硬件组件。需要考虑的事项包括：

- 系统类型（例如电压，电源）。
- 覆盖范围（例如，触点数量、经皮与桨式电极、最大脉冲宽度、最大电压、最大频率）。
- 软件（例如，编程算法、可升级、位置冲击）。
- 电池（例如，无线充电、电池寿命）。
- SCS设备的保修和易操作性。

38.2.3　并发症概述

与任何复杂的医疗设备一样，SCS会发生并发症（表38-1）。在2014年的一项并发症回顾中，发现电极移位是SCS最常见的并发症，与桨状导联相比，经皮穿刺发生电极移位的发生率更高。其他并发症包括感染、电极断裂、延长线或置入式脉冲发生器故障、脑脊液泄漏、刺激器组件疼痛以及脊髓硬膜外血肿。最近对345名SCS患者的回顾性研究得出结论，这是一种安全、微创的手术，远期效果良好，但硬件故障率特别高，占所有并发症的74.1%，导致手术翻修率和再置入率各为23.9%。在另一项为期5年的回顾性研究中，对SCS系统患者的放射成像研究进行了回顾，发现硬件并发症占所有并发症的50%，而感染性并发症占29.1%（表38-1）。在一项系统回顾中，分析了该设备对FBSS和复杂性区域疼痛综合征的有效性和并发症，34%的患者经历了某种类型的不良事件，疼痛缓解程度随着时间的推移而减少。

表38-1 SCS并发症的大致发生率：基于Zan等人和Bendersky等人发表的数据汇编。

并发症	频率（%）
电极移位	1.5～13.2
硬件故障	
• 电极	3～9
• IPG	3～25
感染	2.5～14
脑脊液漏	0.3～8
切口疼痛，IPG放置	0.9～12
皮下血肿或浆液瘤	9
硬膜外血肿	4
电极断裂	
术中神经损伤	个案
不明原因的暂时性瘫痪	1.8
其他（如皮肤糜烂、无菌性脑膜炎、过敏性皮炎、锥体束激活）	报告

38.2.4 手术并发症

通过良好的手术技术和严格的无菌预防措施，以及根据发表的建议在置入前优化患者选择，可以避免或至少减少并发症。

1. 浆液瘤和脑脊液水瘤

在接受SCS治疗的患者中，高达9%的患者会出现浆液瘤和血肿。浆液瘤是伤口下的浆液性积液，是最良性的外科并发症之一。早期发现是预防感染并发浆液瘤的关键。浆液瘤在手术后早期出现，类似于血肿，在手术部位表现为急性、无热、肿胀和疼痛。如果浆液很软或很大，可以在无菌条件下吸出。不建议对浆液瘤使用经验性抗生素，以免使诊断复杂化：如有必要，浆液瘤可以通过腹部粘合剂和连续穿刺进行保守治疗，而感染的硬件则需要移除。

0.3%～7%的患者可能会发生脑脊液漏。如果液体收集是由于脑脊液积聚（水瘤），最初的护理是观察和治疗类似于浆液瘤护理，但如果伤口紧张和疼痛，应该在无菌条件下抽吸。如果实验室分析结果与脑脊液一致，而且水瘤对保守治疗没有反应，可以在导管进入鞘内间隙附近进行硬膜外血补丁治疗，从理论上封闭渗漏。少数情况下，大型或持续性积液需要转诊手术探查。如果患者有全身性感染症状和体征，并且存在水瘤，则应开始对脑膜炎进行紧急评估和治疗。

2. 血肿

血肿是皮下组织中的血液聚集。与浆液瘤相比，它们与感染风险增加有关，这可以通过手术技术和对彻底止血以及适当的围手术期处理凝血问题来解决；任何抗凝剂都应该在手术前停服一段适当的时间，以预防血肿。与等待观察相比，探查小而稳定的血肿有更大的风险，因为通常血肿会自行消退。在无菌条件下，应清除体积较大或不断扩大的血肿，以防止伤口裂开。抽液和超声成像的检查有助于鉴别浆液、血肿和感染。

3. 伤口裂开

当手术伤口的一层或多层组织分离时，伤口就会裂开（图38-1）。这通常发生在手

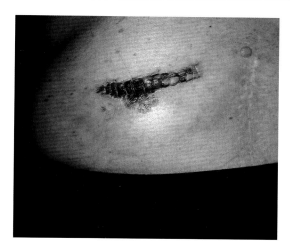

图38-1　术后切口裂开（图片由加州大学圣地亚哥分校麻醉系提供）

术后5至8天。它在伤口愈合不良的患者中更为常见，例如糖尿病、免疫抑制和癌症患者。切口关闭时如果切口皮肤张力过大，可能会导致缺血，随后会因坏死而导致组织层分离。组织层未能充分封闭也会导致裂开。在没有感染的情况下，部分切口裂开的患者可以保守处理，定期清理切口并更换敷料，让切口通过二次愈合。

4. 感染或硬膜外脓肿

在SCS置入后出现感染或硬膜外脓肿时需要移除该装置，并进行减压和引流。置入SCS后的感染率从2.5%到14%不等。硬膜外脓肿的症状类似于硬膜外血肿，包括发热、神经功能障碍、白细胞增多和剧烈疼痛，这些都是急诊手术减压的指征。怀疑硬膜外脓肿需要进行CT扫描和感染性实验室检查，包括血沉、CRP、CBC和血培养。

最近的一项国际调查研究了目前报道的SCS试验和置入物的感染控制措施，并将它们与疾病控制和预防中心、国家健康与卓越护理研究所和外科护理改进项目的标准手术指南和共识进行了比较。作者确定了多个不依从性项目，包括基于体重的

抗生素剂量、皮肤准备、双层手套、手术敷料、皮肤消毒剂选择和术后抗生素的持续使用。预防感染控制措施可以显著降低SCS手术后的感染率。

5. 硬膜穿刺和脊髓损伤

尽管硬脑膜穿刺是SCS的一种非常罕见的并发症，但它是可以发生的，正如在脊髓内放置电极导致患者四肢瘫痪的案例报告所指出的那样。"湿水龙头"最常见的原因之一，是在放置电极的过程中，无法识别的血液凝块阻塞了Tuohy针的管腔。针内有血块，则很难体会到进入硬膜外间隙时阻力的丧失。如果血液堵注针孔，医师应该停下来，用生理盐水冲洗针头，然后收回针头，以确保在继续操作之前它是通畅的。明智地使用多种透视角度（前后、侧向和斜向）、谨慎进针并进入脊髓末端下方的硬膜外间隙有助于防止意外的硬膜穿孔和潜在的脊髓损伤。

38.2.5　硬件并发症

虽然现有的SCS系统非常可靠，而且大多数硬件故障都可以很容易地排除，但设备故障和并发症不应被忽视，因为仍然需要手术来修复它们。并发症也会干扰患者的疼痛治疗，费用高昂，并伴有手术和麻醉的所有风险。

1. 电极移位

硬膜外放置后，经皮导联通常固定在椎前筋膜。尽管如此，电极的移位通常发生在置入后，不仅不能镇痛，而且由于电刺激其他结构（包括黄韧带和/或背根区），还有可能引发新的疼痛。经皮脊髓刺激（SCS）电极即使在瘢痕组织包裹之后也容易移位，并且是SCS失败的最常见的机械原因。在一项2008—2011年间SCS置入的回顾性研究中，2.1%的患者由于临床上电极移位而需要手术翻修。一些研究人员估计，由于电

极移位，翻修率为13%～22%，而另一些研究人员报告的翻修率高达30%～40%。电极的适当锚定将减少电极移位的机会。不同的制造商提供了几种不同类型的电极锚；简单的"8字"锚线扎带对于固定电极也是有效的。最近一项对一种新型固定装置的回顾性研究显示，在延长的随访时间（10～68周），没有电极移位，这表明这些类型的装置可能会减少电极移位的发生率。另一组显示了通过椎板切除术微创放置脊髓刺激器导线来防止电极移位的方法（图38-2）。

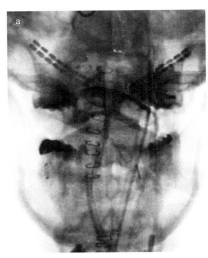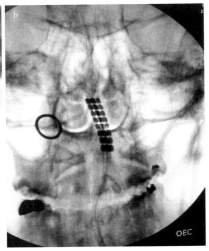

图38-2　枕神经刺激器导联移位。图a：术中正确放置电极。图b：术后电极移位（图片由加州大学圣地亚哥分校麻醉科提供）

2. 电极磨损，脉冲发生器故障和覆盖范围变小

　　如病例介绍所示，电极磨损（图38-3）是SCS系统的已知并发症。患者可能会经历疼痛加剧、感觉困难和（或）感觉异常。

通常，患者可能报告先前的创伤事件导致电极本身紧张。自发性电极断裂和绝缘故障也有报道（图38-4）。在极少数情况下，IPG也可能失败。所有这些情况都需要手术更换和修改系统。

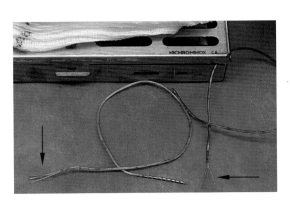

图38-3　脊髓刺激器电极磨损。箭头指向磨损的末端（图片由加州大学圣地亚哥分校麻醉科提供）

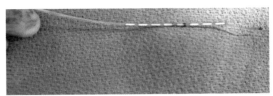

图38-4　脊髓刺激器导联缺损。4号触点烧焦，颜色不同；开启时，患者胸中有触电的感觉（图片由芝加哥大学麻醉科和重症监护科提供）

　　如果患者报告镇痛作用消失，则重新编程是首选措施。这可以在门诊完成。在一些文献中，接受SCS治疗的患者出现了

新的疼痛，并且设备重新编程为新区域提供了额外的疼痛控制。例如，一名患有 I 型复杂性区域疼痛综合征并伴有下肢神经根病的患者报告了使用 SCS 可以缓解 1 个月的疼痛。然而，她在开胸手术后出现了肋骨滑脱综合征，重新编程后 SCS 覆盖了她新近出现的疼痛。

3. 围手术期引起的硬件并发症：MRI 和电灼

在使用 SCS 系统的患者中，围手术期硬件并发症也可能发生。在 2013 年 7 月之前，SCS 系统与 MRI 不兼容，需要在成像前置入。现在，基于硬件规范，某些 SCS 系统与颅脑的 MRI 成像和全身（有条件的）MRI 成像兼容。在 MRI 检查之前，需要知道患者置入了哪个设备，以及它是否与 MRI 兼容，并在手术前评估设备功能是否正常且完好无损，因为这些问题可能会导致设备过热并对患者造成潜在伤害。电凝是另一个可能损坏 SCS 系统的过程，一般不推荐手术中使用。如果外科医师认为电凝是必要的，建议使用双极电凝，电凝装置应谨慎使用，以避免对系统的损坏和对患者的热伤害。与 MRI 相似，在 SCS 系统受损（例如疑似断裂或异常阻抗的系统）的患者中使用电凝镊是不安全的，可能会造成伤害。

关键点

- 从长远来看，脊髓刺激器具有成本效益，可以帮助慢性顽固性疼痛患者。
- 手术并发症包括浆液瘤、血肿、水瘤、伤口裂开、感染、硬脑膜穿刺和脊髓损伤。
- 硬件并发症包括电极移位（最常见）、电极磨损和 IPG 故障。
- 任何疑似并发症的及时检查均基于病史、体检、适当的实验室检查和影像学检查。

原书参考文献

[1] Kumar K, Malik S, Demeria D. Treatment of chronic pain with spinal cord stimulation versus alternative therapies: cost-effectiveness analysis. Neurosurgery. 2002; 51 (1): 106–15; discussion 115–6.

[2] Health Quality O. Spinal cord stimulation for neuropathic pain: an evidence-based analysis. Ont Health Technol Assess Ser. 2005; 5 (4): 1–78.

[3] Yampolsky C, Hem S, Bendersky D. Dorsal column stimulator applications. Surg Neurol Int. 2012; 3 (Suppl 4): S275–89.

[4] Peng L, et al. Spinal cord stimulation for cancer-related pain in adults. Cochrane Database Syst Rev. 2015; 6: CD009389.

[5] Wu M, Linderoth B, Foreman RD. Putative mechanisms behind effects of spinal cord stimulation on vascular diseases: a review of experimental studies. Auton Neurosci. 2008; 138 (1–2): 9–23.

[6] Kapural L, et al. Spinal cord stimulation for chronic visceral abdominal pain. Pain Med. 2010; 11 (3): 347–55.

[7] Tsigaridas N, et al. Spinal cord stimulation in refractory angina. A systematic review of randomized controlled trials. Acta Cardiol. 2015; 70 (2): 233–43.

[8] Guan Y, et al. Spinal cord stimulation-induced analgesia: electrical stimulation of dorsal column and dorsal roots attenuates dorsal horn neuronal excitability in neuropathic rats. Anesthesiology. 2010; 113 (6): 1392–405.

[9] Guan Y. Spinal cord stimulation: neurophysiological and neurochemical mechanisms of action. Curr Pain Headache Rep. 2012; 16 (3): 217–25.

[10] de Andrade DC, et al. Neurophysiological assessment of spinal cord stimulation in failed back surgery syndrome. Pain. 2010; 150 (3): 485–91.

[11] Deogaonkar M, et al. Spinal Cord Stimulation (SCS) and Functional Magnetic Resonance Imaging (fMRI): modulation of cortical connectivity with

therapeutic SCS. Neuromodulation. 2016; 19 (2): 142–53.

[12] Pedrini L, Magnoni F. Spinal cord stimulation for lower limb ischemic pain treatment. Interact Cardiovasc Thorac Surg. 2007; 6 (4): 495–500.

[13] Vannemreddy P, Slavin KV. Spinal cord stimulation: current applications for treatment of chronic pain. Anesth Essays Res. 2011; 5 (1): 20–7.

[14] Katayama Y, et al. Motor cortex stimulation for phantom limb pain: comprehensive therapy with spinal cord and thalamic stimulation. Stereotact Funct Neurosurg. 2001; 77 (1–4): 159–62.

[15] Viswanathan A, Phan PC, Burton AW. Use of spinal cord stimulation in the treatment of phantom limb pain: case series and review of the literature. Pain Pract. 2010; 10 (5): 479–84.

[16] Medtronics Spinal Cord Stimulation: Patient Selection. http://professional. medtronic. com/pt/neuro/scs/edu/patient-selection/index. htm. kQZEmSrQ1h.

[17] Kreis PG, Fishman S. Spinal cord stimulation: percutaneous implantation techniques. Oxford: Oxford University Press; 2009.

[18] Block AR, Ben-Porath YS, Marek RJ. Psychological risk factors for poor outcome of spine surgery and spinal cord stimulator implant: a review of the literature and their assessment with the MMPI-2-RF. Clin Neuropsychol. 2013; 27 (1): 81–107.

[19] Narouze S, et al. Interventional spine and pain procedures in patients on antiplatelet and anticoagulant medications: guidelines from the American Society of Regional Anesthesia and Pain Medicine, the European Society of Regional Anaesthesia and Pain Therapy, the American Academy of Pain Medicine, the International Neuromodulation Society, the North American Neuromodulation Society, and the World Institute of Pain. Reg Anesth Pain Med. 2015; 40 (3): 182–212.

[20] Bendersky D, Yampolsky C. Is spinal cord stimulation safe? A review of its complications. World Neurosurg. 2014; 82 (6): 1359–68.

[21] Hayek SM, Veizi E, Hanes M. Treatment-limiting complications of percutaneous spinal cord stimulator implants: a review of eight years of experience from an academic center database. Neuromodulation. 2015; 18 (7): 603–9.

[22] Zan E, et al. Spinal cord stimulators: typical positioning and postsurgical complications. AJR Am J Roentgenol. 2011; 196 (2): 437–45.

[23] Turner JA, et al. Spinal cord stimulation for patients with failed back surgery syndrome or complex regional pain syndrome: a systematic review of effectiveness and complications. Pain. 2004; 108 (1–2): 137–47.

[24] Provenzano DA, et al. An international survey to understand infection control practices for spinal cord stimulation. Neuromodulation. 2015.

[25] Meyer SC, Swartz K, Johnson JP. Quadriparesis and spinal cord stimulation: case report. Spine (Phila Pa 1976). 2007; 32 (19): E565–8.

[26] Jang SS, et al. Case series on variable presentation of ligamentum flavum stimulation following percutaneous cylindrical spinal cord stimulator lead implants. Pain Physician. 2014; 17 (3): E397–403.

[27] Renard VM, North RB. Prevention of percutaneous electrode migration in spinal cord stimulation by a modification of the standard implantation technique. J Neurosurg Spine. 2006; 4 (4): 300–3.

[28] Stojanovic MP, Abdi S. Spinal cord stimulation. Pain Physician. 2002; 5 (2): 156–66.

[29] Gazelka HM, et al. Incidence of clinically significant percutaneous spinal cord stimulator lead migration. Neuromodulation. 2015; 18 (2): 123–5; discussion 125.

[30] Justiz R 3rd, Bentley I. A case series review of spinal cord stimulation migration rates with a novel fixation device. Neuromodulation. 2014; 17 (1): 37–40; discussion 40–1.

[31] Connor DE Jr, et al. The utility of bone cement to prevent lead migration with minimally invasive placement of spinal cord stimulator laminectomy leads. Neurosurgery. 2012; 71 (1): 157–63.

[32] Kim TH, et al. Spontaneous lead breakage in implanted spinal cord stimulation systems. Korean J Pain. 2010; 23 (1): 78–81.

[33] Knezevic NN, et al. Reprogramming of in situ spinal cord stimulator for covering newly developed postthoracotomy pain. J Clin Anesth. 2015; 27 (5): 411–5.

[34] Moeschler SM, et al. Spinal cord stimulator explantation for magnetic resonance imaging: a case series. Neuromodulation. 2015; 18 (4): 285–8; discussion 288.

[35] Walsh KM, Machado AG, Krishnaney AA. Spinal cord stimulation: a review of the safety literature and proposal for perioper evaluation and management. Spine J. 2015; 15 (8): 1864–9.

39 第三十九节 硬膜外感染

39.1 病例

患者：女性，41岁，患有Ⅱ型糖尿病、胃食管反流病和哮喘，在置入单电极脊髓刺激器和内脉冲发生器3周后到门诊求诊疼痛。患者主诉腰痛、乏力、发热、血糖水平控制不佳以及24小时尿潴留。由于交通问题，她在1周内错过了预定的术后随访预约和切口检查。置入SCS的适应证难以掌握，在过去的2年中患者因顽固性左臀和左腿根性疼痛。被诊断为L5-S1椎间盘突出症，并接受了简单的L5-S1椎间盘切除术。手术后患者的疼痛症状几乎完全消失，但术后4个月，她出现了同部位的严重神经根性疼痛。MRI显示左侧L5-S1区域（先前的手术部位）有严重的硬膜外纤维化。患者在接受抗惊厥药、物理治疗和选择性脊神经注射糖皮质激素的治疗都没有效果。在永久性SCS置入前，她接受了为期9天的SCS试验，臀部和腿部疼痛减少了90%。永久性SCS置入术是在拔除试验电极的同一天进行的。

患者在一家康复机构担任护理助理，自从置入SCS以来，也就是前3周，她一直无法重返工作岗位。她不喝酒，每天抽半包烟，但在SCS试验期间停了下来。

患者的生命体征：血压为108/57 mmHg，心率为108次/分钟，呼吸次数为22次/分钟，体温为39℃。患者腰部和双侧臀部疼痛的VAS评分为8分。腰部疼痛局限在上腰椎中线区域的手术切口上。任何动作都让患者处于中度到重度的痛苦之中。患者步态缓慢，小心翼翼。其下肢运动和感觉检查显示没有异常，但双侧S2、S3和S4皮肤感觉减退。肠鸣音正常。直腿抬高会引起很深的腰部和臀部疼痛。右侧臀部内脉冲发生器（IPG）部位切口完整，瘀斑消退，有轻度浆液性肿块。置入电极的正中切口部分裂开，周围组织有脓性渗出和红斑（图39-1）。仔细检查这个切口，感染深入到皮肤层，在脓液中可以看到电极的一部分。

很明显，切口已经发生感染，但考虑到患者日益恶化的腰痛和体检所见，医师怀疑是硬膜外感染。遂抽取患者的血液进行细菌分析和培养：

WBC 12.5×10^9/L，分化：节段性中性粒细胞81%，淋巴细胞14%，碱性粒细胞2%，嗜酸性粒细胞3%；血红蛋白13.4 g/dL，血小板318×10^9/L；血红蛋白A1C（糖化血红蛋白）7.7%，红细胞沉降率（ESR）44 mm/h，C-反应蛋白（CRP）108 mg/L。

MRI显示T11-T12节段后硬膜外间隙积液增强。MRI上硬膜外脓肿见图39-2、

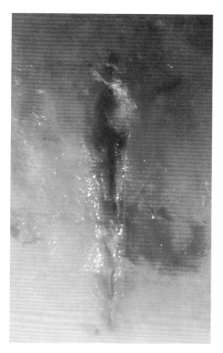

图39-1　胸腰段中线硬膜外电极置入瘢痕。切口上缘裂开，有浓厚的脓性引流。仔细检查发现了一大袋脓液，可以看到被污染的电极

图39-3、图39-4和图39-5。医师请神经外科会诊后认为脓肿需要手术切开引流。脓

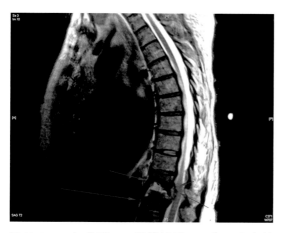

图39-2　T2矢状面MRI图像显示，一位78岁女性在T11-T12水平有一个巨大的腹侧硬膜外脓肿，周围环绕着绿色箭头。这种广泛的感染延伸到椎体和椎间盘。与这个病例研究中的患者不同，患者有严重的神经缺陷

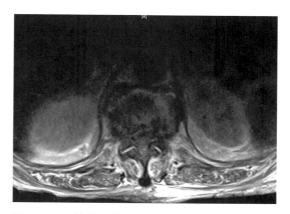

图39-3　T2轴位图像为同一患者。这个节段的椎管基本上是被脓肿填塞的

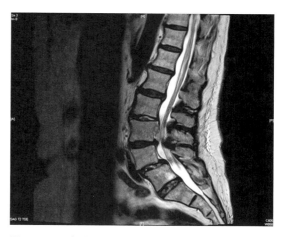

图39-4　已知的L4-L5前滑脱的69岁女性，在L3、L4水平LESI后，表现为腰部和右大腿疼痛加重。这张T2矢状图证实腹侧硬膜外积液与硬膜外脓肿相符

液的培养标本显示大量的革兰阳性球菌。考虑到患者感染耐甲氧西林金黄色葡萄球菌（MRSA）的可能性较大（最近的手术，在一家住院医疗机构工作），开始万古霉素治疗感染，直到完成抗生素敏感性测试。第2天，患者出现高热，神经检查正常，尿潴留症状有所改善。血培养结果显示MRSA阳性，对万古霉素敏感。她继续住院4天，在此期间，她的血糖水平稳定，血沉和CRP持续下降。放置了PICC导管，她被送回家接受5周万古霉素疗程。尽管有

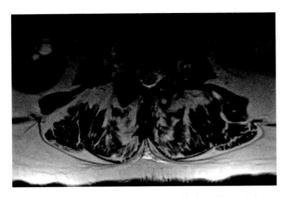

图39-5 同一患者L3水平的T2轴位图像。右侧腹侧硬膜外间隙可见积液

这种近乎灾难性的并发症，患者还是要求重新置入SCS，因为她在试验期间和最初置入后立即获得了疼痛缓解和功能改善。

39.2 病例讨论

SCS置入后的脊髓硬膜外脓肿（Spinal epidural abscess，SEA）是一种罕见且危及生命的并发症，一旦发生需要手术移除该装置，清除脓肿，并进行静脉抗生素治疗。早期诊断会避免可能出现的神经损害。1948年，Heusner等人将SEA分为4个不同的阶段：第1阶段：包括腰背部疼痛和脊椎触诊压痛；第2阶段：表现为脊神经根疼痛、神经根疼痛、颈项僵硬和反射亢进；第3阶段：发现感觉障碍、运动无力和膀胱或肠道功能障碍；最后阶段：瘫痪。在现实中，症状的发展可能不是那么界线分明。最近的研究表明，典型的"腰背痛、发热和神经功能障碍"三联症实际上只存在于10%的SEA病例中，但一旦出现，它就预示着不良的结果。

在这里介绍的病例中，诊断很简单，但在没有最近的脊柱手术或最近的手术的自发性SEA病例中，严重的腰背部疼痛和

白细胞增多是最常见的表现。70%～95%的SEA患者主诉腰背部疼痛。在一项对SEA患者进行的10年回顾性研究中，约有20%的患者发热，另一项10年的回顾性研究中有54%的患者发热。30%的SEA患者可能存在运动障碍，约25%的患者出现膀胱功能障碍或明显瘫痪。SEA的死亡率不到10%，通常与脓肿引起的严重的脓毒症或脑膜炎有关。大约50%的接受SEA治疗的患者会留下永久性的神经缺陷，包括15%的瘫痪或完全瘫痪。治疗后的永久性运动障碍与诊断时的运动障碍高度相关。

血液和切口培养中最常见的病原体是金黄色葡萄球菌和链球菌。在最近的SEA荟萃分析中，MRSA在20%的病例中被发现。治疗费用很高。在最近的一项分析中，SEA患者住院治疗的平均总费用为16万美元。临床快速恶化和预后不良的危险因素包括糖尿病病史、C-反应蛋白>115 mg/L、白细胞>$12×10^9$/L、年龄>65岁、血培养阳性和MRSA的存在。

SEA的原因包括血源性传播、直接接种或细菌的连续传播。皮肤和软组织感染是血源性传播的常见来源，此外还有泌尿道和呼吸道感染。脊柱是血运丰富的，所以血液扩散到这个区域并不是不可能的。在这种情况下，手术切口因感染而裂开可能导致细菌扩散到更深的组织层，或者细菌从切口感染连续扩散到硬膜外间隙。最理想的是，术后1周内的切口检查和患者更好的警觉性可以减少这种情况，因为SCS后的浅表伤口感染通常可以用抗生素成功治疗，而不需要移除整个SCS系统。在试验或永久置入时，无菌技术不严格或引入器针或电极的污染可能是SEA的原因，可能会在置入后更快地导致脓肿形成和临床症状。对于有糖尿病和吸烟史的患者，最好先进行经皮试验，让皮肤完全愈合，然

后再在同一区域永久置入SCS系统。在一个病例报告中，一名患者在经皮SCS试验后3天出现腰背痛和硬膜外脓肿，需要手术引流。在大多数自发性SEA病例中，细菌感染是单菌性的。

SCS置入后SEA的发生率尚未得到很好的研究，仅限于病例报道。Engle等人最近在一家机构对131名使用142个SCS或可编程泵的患者进行了回顾性分析，置入后前12个月的总感染率为2.8%。在置入的59个SCS系统中，有2个（3.4%）发生了术后感染。在本系列的所有病例中，感染发生在IPG或泵部位，没有硬膜外脓肿病例。较长的手术时间是这些感染的独立危险因素。Kumar等人报道了8%的SCS置入后感染或切口破裂的发生率。Follett等人回顾了2000年至2002年来自单一SCS制造商的医疗器械报告，分析了114例与SCS置入相关的感染病例。在所有病例中，SCS置入物的适应证均为非癌性疼痛，38%的患者有内科症状。这也是使感染风险增加的一个危险因素。大多数感染发生在IPG囊袋部位。切口培养葡萄球菌阳性者占48%，假单胞菌阳性者占3%，细菌培养阴性者占18%。感染最有可能发生在手术置入后的第1个月内，在91%的病例中，感染在治疗后消失，没有并发症。在Cameron等人对SCS进行的另一项长达20年的大型文献回顾中，发现2972例SCS手术的感染率为3.4%。还描述了一例与硬膜外电极置入相关的腰大肌脓肿。

39.2.1　脊柱硬膜外脓肿的危险因素

糖尿病和血糖水平控制不佳的患者更容易发生切口感染，特别是脊柱手术。糖尿病是SEA患者中最常见的内科疾病。在最近对12项SEA研究的荟萃分析中，27%的SEA患者患有糖尿病。SEA的其他危险因素包括肾功能衰竭、肝功能衰竭、近期的脊柱手术或脊柱内固定、免疫功能受损或衰弱状态、营养不良、静脉用药、酗酒、吸烟和长期使用糖皮质激素。在置入SCS系统之前，通过适当的筛查和患者教育，这些危险因素中的许多都可以在术前得到解决、减轻或以其他方式控制。在Schoenfeld等人的一项分析中，高龄和肺部疾病是SEA诊断后预后不良的独立危险因素。

慢性疼痛患者可能更容易受到MRSA感染，这与在多次住院或手术期间暴露于这种细菌有关。在这种情况下，患者可能是MRSA携带者，因为她在住院康复机构工作，并与慢性病患者有过接触。手术时原位接种MRSA和邻近的MRSA切口感染是其他可能的原因。

手术技巧和遵守感染控制程序以预防手术部位伤口感染对感染风险有很大影响。已知手术部位感染发生占所有手术病例中的2%～5%，无论位置在哪。疾病控制和预防中心建议在皮肤切开前静脉注射抗生素，因此当皮肤被切开时，药物的杀菌浓度是存在的。北美脊柱协会已经制定了脊椎手术抗生素管理的循证指南，并建议在切皮前使用单剂广谱覆盖革兰阳性细菌的抗生素。糖尿病、吸烟、卧床、血糖水平超过6.7 mmol/L、切口较长和住院时间较长都是脊柱手术后切口感染的危险因素。最近一项针对500多名SCS置入医师的调查评估了外科感染控制实践建议（即CDC、SCIP等）的依从率。总体而言，该队列中对这些推荐做法的依从率较低。以体重为基础的抗生素剂量、备皮、双手套、手术敷料、皮肤消毒剂选择和术后继续使用抗生素是常见的不依从性的具体事项。所有SCS置入者都应该遵从控制手术部位感染的最新建议。

除了遵循循证的感染预防和控制指南外，理论上，在手术切口闭合前使用万古霉素可以降低手术部位感染率，并在最近得到了普及。在一项荟萃分析中，在没有接受切口内万古霉素治疗的对照组中，脊柱手术后的手术切口感染率为7.5%，而与之相比，治疗组的切口感染率仅为1.4%。不良反应很少见，发生率为0.3%，但包括肾毒性和耳毒性。一项前瞻性病例对照研究显示，进行椎板切除术以放置桨形电极后采用切口内万古霉素使切口闭合，切口感染发生率降低，但总的来说，很少有高质量的前瞻性试验在常规SCS置入的情况下评估切口内万古霉素粉剂的有效性和安全性。

在不太严重或浅表的切口感染中，可能没有必要完全移除昂贵的SCS系统。浅层感染可以仅用抗生素治疗，但深层感染通常需要切开引流或手术翻修SCS组件。如果任何SCS组件暴露在感染或坏死区，则必须将其移除。一旦感染清除，可以重新置入一个新的装置，但置入的位置与先前的感染位置宜相距较远。

39.2.2　诊断性研究

在脊柱介入手术（如SCS置入或脊髓糖皮质激素注射）后出现日益加重的腰背部疼痛的患者，应高度警惕SEA。评估感染可能性的筛查工具包括红细胞沉降率（ESR）、C反应蛋白水平（CRP）和白细胞计数（WBC）。在一项大型回顾性研究中，98%的SEA患者在急诊科就诊时血沉＞20 mm/h。虽然发热并不少见，但SEA可以在没有这一发现的情况下出现。在同样的大型回顾性研究中，只有17%～38%的患者在发病时发热。与白细胞相比，血沉升高和CRP升高都是SEA筛查敏感的方法。

由于兼容MRI的SCS系统越来越多，MRI是评估SEA的首选影像学检查。当MRI被禁止时，可以进行CT扫描。不推荐进行脊髓造影和诊断性腰椎穿刺，因为这可能会导致感染扩散到鞘内间隙。MRI对确定SEA神经根或脊髓受压程度的敏感性为91%～100%，特异性高；硬膜移位可见硬膜外间隙的T1低信号和T2高信号软组织肿块。使用对比增强可以区分脑脊液和化脓性硬膜外积液。增强后MRI上硬膜外间隙的环状积液是SEA的病理征象；86%的病例可见邻近脓肿的椎体椎间盘炎。团块内很少见到空气。硬膜下脓肿也可能发生，但极其罕见。

当怀疑SEA时，建议对整个脊柱进行成像，以排除硬膜外间隙的跳跃性病变或非邻接性感染，特别是当怀疑血源性扩散时。胸或腰椎后硬膜外间隙是自发性SEA最常见的部位。

39.2.3　治疗

一旦SEA的诊断得到确认，且SEA与感染或污染的脊柱或器械有关时，手术是关键措施，就像本例中的硬膜外电极一样。根据脓肿的大小和范围，需要简单的引流、椎板切除术或节段稳定的多节段减压。除了请脊柱外科医师会诊外，还建议邀请感染科专家，以指导抗生素治疗时间、剂量、方法和抗生素的选择。头孢唑啉可覆盖大多数葡萄球菌，尽管青霉素过敏是其使用的相对禁忌证，因为这两类抗生素之间有10%的交叉反应发生率。在这些情况下可以替代克林霉素。当MRSA被确定为病原体时，需要静脉注射万古霉素。

脊椎感染后使用抗生素治疗失败的标志包括抗生素治疗4周后持续高的血沉和CRP。高压氧治疗已用于顽固性脊柱感染，成功率很高。

关键点

- 硬膜外脓肿是一种罕见且危及生命的脊柱

手术并发症。糖尿病是一个重要的危险因素。延误诊断会导致较严重的临床结果。患者和医师在术后要重点关注。术前，患者健康状况评估和患者教育同等重要。

- SEA患者最常见的是伴有发热、血沉或CRP升高的局限性背痛。白细胞可能不会明显升高。感觉障碍、虚弱、反射改变和括约肌张力丧失较少发生，但预示着不良的结果。对整个脊柱进行成像，以确定脓肿的大小和范围，并排除跳跃性病变。对比剂增强MRI（或CT扫描，如果MRI是禁忌证）是确认SEA诊断的关键。

- 虽然一些自发性SEA可以在没有发现神经异常症状的情况下进行治疗，但在电极等硬件受到感染或污染的情况下，首先需要移除受感染的设备。强烈建议在诊断时邀请脊柱外科医师和感染科专家会诊。

- 坚持循证感染控制措施是预防手术部位感染和SEA的关键。疼痛管理医师应熟悉CDC和SCIP减少手术部位感染（SSI）的指南，并在置入SCS系统时练习适当的无菌技术和手术技术。

- 疾病预防控制中心在http://www.cdc.gov/HAI/ssi/ssi.html.上提供了一个SSI"工具箱"。

- 手术时间延长是SCS置入术后感染的独立危险因素。有关建议的摘要，请参见表39-1。

表39-1　预防手术部位感染和硬膜外脓肿的建议摘要

1. 遵循疾控中心的指导方针以降低感染风险，包括切开前1小时内按体重预防性使用抗生素
2. 正确的手术技巧是必不可少的
3. 置入过程中限制手术室人员频繁走动
4. 戴手套前要保持适当的手部卫生。在手术中使用双手套，并在适当的时候更换手套
5. 患者在手术前应该用氯己定洗澡。MRSA携带者术前几天鼻腔使用抗生素软膏
6. 如果需要在手术部位脱毛，请用剪刀代替剃须刀

续表

7. 手术时皮肤准备应使用含乙醇的氯己定。使用黏性碘附切割无菌单
8. 在处理置入物时保持"无接触"或"最小接触"
9. 选择不会促进细菌黏附的缝线；避免使用真丝缝合；尽可能使用单丝缝合
10. 避免过度电凝，尽量减少组织处理
11. 缝合前用大量抗生素冲洗伤口。使用与病例开始时给予的非肠外抗生素不同的抗生素
12. 闭合多个筋膜层伤口，避免死腔。持续缝合比间断缝合感染风险小
13. 头48小时使用密闭性敷料
14. 在手术中和术后为患者保暖
15. 在手术前优化患者的健康状况，特别是在糖尿病患者戒烟4周并将血糖水平维持在150 mg/dL以下
16. 保持对手术伤口的适当监测，特别是在置入后的头几周

原书参考文献

[1] Heusner AP. Nontuberculous spinal epidural infections. N Engl J Med. 1948; 239 (23): 845–54.
[2] Davis DP, Wold RM, Patel RJ, et al. The clinical presentation and impact of diagnostic delays on emergency department patients with spinal epidural abscess. J Emerg Med. 2004; 26 (3): 285–91.
[3] Joshi SM, Hatfield RH, Martin J, Taylor W. Spinal epidural abscess: a diagnostic challenge. Br J Neurosurg. 2003; 17 (2): 160–3.
[4] Arko L, Quach E, Nguyen V, Chang D, Sukul V, Kim BS. Medical and surgical management of spinal epidural abscess: a systematic review. Neurosurg Focus. 2014; 37 (2): E4.
[5] Schoenfeld AJ, Wahlquist TC. Mortality, complication risk, and total charges after the treatment of epidural abscess. Spine J. 2015; 15 (2): 249–55.
[6] Rigamonti D, Liem L, Sampath P, et al. Spinal epidural abscess: contemporary trends in etiology, evaluation, and management. Surg Neurol. 1999; 52 (2): 189–96. discussion 197.
[7] Reihsaus E, Waldbaur H, Seeling W. Spinal

epidural abscess: a meta-analysis of 915 patients. Neurosurg Rev. 2000; 23 (4): 175–204; discussion 205.

[8] Rauchwerger JJ, Zoarski GH, Waghmarae R, et al. Epidural abscess due to spinal cord stimulator trial. Pain Pract. 2008; 8 (4): 324–8.

[9] Arxer A, Busquets C, Vilaplana J, Villalonga A. Subacute epidural abscess after spinal cord stimulator implantation. Eur J Anaesthesiol. 2003; 20 (9): 755–7.

[10] Engle MP, Vinh BP, Harun N, Koyyalagunta D. Infectious complications related to intrathecal drug delivery system and spinal cord stimulator system implantations at a comprehensive cancer pain center. Pain Physician. 2013; 16 (3): 251–7.

[11] Kumar K, Taylor RS, Jacques L, et al. Spinal cord stimulation versus conventional medical management for neuropathic pain: a multicentre randomised controlled trial in patients with failed back surgery syndrome. Pain. 2007; 132 (1–2): 179–88.

[12] Follett KA, Boortz-Marx RL, Drake JM, et al. Prevention and management of intrathecal drug delivery and spinal cord stimulation system infections. Anesthesiology. 2004; 100 (6): 1582–94.

[13] Cameron T. Safety and efficacy of spinal cord stimulation for the treatment of chronic pain: a 20-year literature review. J Neurosurg. 2004; 100 (3 Suppl Spine): 254–67.

[14] Gutierrez Vall de Cabres V, Solans Laque R, Pigrau Sarrallach C, Pahissa Berga A. Psoas abscess due to an epidural spinal cord stimulation catheter. Scand J Infect Dis. 1992; 24 (1): 119.

[15] Saeedinia S, Nouri M, Azarhomayoun A, et al. The incidence and risk factors for surgical site infection after clean spinal operations: a prospective cohort study and review of the literature. Surg Neurol Int. 2015; 6: 154.

[16] Boody BS, Jenkins TJ, Maslak J, Hsu WK, Patel AA. Vertebral osteomyelitis and spinal epidural abscess: an evidence-based review. J Spinal Disord Tech. 2015; 28 (6): E316–27.

[17] Barie PS, Eachempati SR. Surgical site infections. Surg Clin North Am. 2005; 85 (6): 1115–35. viii–ix.

[18] Watters WC 3rd, Baisden J, Bono CM, et al. Antibiotic prophylaxis in spine surgery: an evidence-based clinical guideline for the use of prophylactic antibiotics in spine surgery. Spine J. 2009; 9 (2): 142–6.

[19] Provenzano DA, Deer T, Luginbuhl Phelps A, et al. An international survey to understand infection control practices for spinal cord stimulation. Neuromodulation. 2016; 19 (1): 71–84.

[20] Alexander JW, Solomkin JS, Edwards MJ. Updated recommendations for control of surgical site infections. Ann Surg. 2011; 253 (6): 1082–93.

[21] Ghobrial GM, Cadotte DW, Williams K Jr, Fehlings MG, Harrop JS. Complications from the use of intrawound vancomycin in lumbar spinal surgery: a systematic review. Neurosurg Focus. 2015; 39 (4): E11.

[22] Amrani J. Intraoperative powdered vancomycin use with paddle lead placement. Neuromodulation. 2015; 18 (3): 177–80; discussion 181.

[23] Bendersky D, Yampolsky C. Is spinal cord stimulation safe? A review of its complications. World Neurosurg. 2014; 82 (6): 1359–68.

[24] Tali ET, Oner AY, Koc AM. Pyogenic spinal infections. Neuroimaging Clin N Am. 2015; 25 (2): 193–208.

[25] Sans N, Faruch M, Lapegue F, Ponsot A, Chiavassa H, Railhac JJ. Infections of the spinal column–spondylodiscitis. Diagn Interv Imaging. 2012; 93 (6): 520–9.

[26] Martin RJ, Yuan HA. Neurosurgical care of spinal epidural, subdural, and intramedullary abscesses and arachnoiditis. Orthop Clin North Am. 1996; 27 (1): 125–36.

[27] Hall WA. Vancomycin powder in spine surgery: still a work in progress. World Neurosurg. 2015; 83 (6): 1051–2.

[28] Yoon SH, Chung SK, Kim KJ, Kim HJ, Jin YJ, Kim HB. Pyogenic vertebral osteomyelitis: identification of microorganism and laboratory markers used to predict clinical outcome. Eur Spine J. 2010; 19 (4): 575–82.

[29] Onen MR, Yuvruk E, Karagoz G, Naderi S. Efficiency of hyperbaric oxygen therapy in iatrogenic spinal infections. Spine (Phila Pa 1976). 2015; 40 (22): 1743–8.

第六部分
疼痛介入治疗：椎体后凸成形术

第四十节　后凸成形术在纤维性结构不良中的应用

40

40.1　病例

患者：男性，48岁，主诉腰痛干扰了他的日常活动。患者有纤维性结构不良（Fibrous dysplasia，FD）病史并出现轴向骨痛10年。因颈部不稳接受了颈椎融合术，效果很好。在过去的5年里，他的L2椎体有一个稳定的占位性病变。但通过运动保持灵活性，常进行有氧和负重锻炼的有活力的日常锻炼。

9个月前发生一次车祸后，患者突然出现腰痛，休息或消炎药物没法缓解，几乎无法动作。其内分泌医师建议再次注射唑来膦酸（Reclast），过去他对此药效果良好。但这次治疗不成功。影像学研究再次确认了占位性病变，与先前的影像相比，该病变较稳定。患者不再能够进行常规锻炼，生活质量急剧下降。

患者服用的药物有：曲马多（早上25 mg，晚上50 mg）由于镇静作用而停止使用。布洛芬800 mg/8 h对疼痛无效。物理治疗的效果不佳（图40-1）。

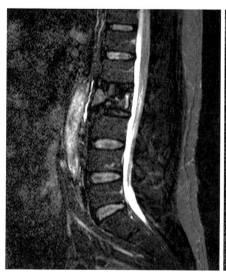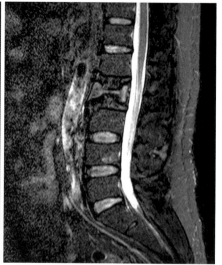

图40-1　矢状位MRI显示L2椎体高度降低和双凹畸形（个人文库）

患者描述疼痛最严重时为10/10，通常在运动10～15分钟后出现。他感到腰椎棘突触痛。他还有双侧大腿前部的根性疼痛，合并多层次退行性椎间盘疾病，L3-L4恶化，L5-S1轻度椎间盘突出，与MRI表现一致。物理疗法不能缓解疼痛。第一次就诊后1个月进行腰椎硬膜外糖皮质激素注射。对他的腰部疼痛没有作用，但神经根疼痛大约2周后减少到（3～4)/10。腰部支撑锻炼可以轻微地缓解腰部疼痛。由于持续的腰痛，患者的锻炼方案受到限制，他感到自己的整体身体机能正在迅速恶化。

随着体重增加，轴向疼痛加剧。由于恶心和便秘，包括氧康定和芬太尼贴剂在内的长效疗法被停止。

根据患者的疼痛和体格检查，医师认为这个患者在L2水平上有一个未愈合的骨折，在与患者的内分泌医师进行了多学科的讨论，疼痛科医师和内分泌医师对实施后凸成形术的医学必要性存在分歧。考虑到患者功能状态的迅速恶化，在仔细权衡风险和益处后，椎体后凸成形术最终被视为一个有效的选择。患者接受了L2椎体的球囊后凸成形术。在麻醉监护下，用18号椎管针彻底进入骨膜后，在透视引导下在L2椎体内推进椎体后凸成形术套管针。套管针和球囊的位置仅限于椎体的侧面，因为上下终板几乎完全并置在椎体的三分之一处。在低压下将球囊插入L2椎体并充气。然后放气，在椎体内注射甲基丙烯酸甲酯。L2椎体内骨水泥的分布与MR所见的凹陷一致。这项技术被用来避免在气囊充气和甲基丙烯酸甲酯沉积后大脑皮层的破坏。后壁入口很强，但通过2 mm后壁时无需消肿，这表明用纤维材料替换骨材料符合已知的纤维性结构不良（图40-2）。

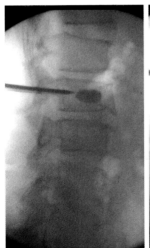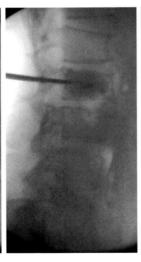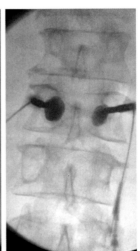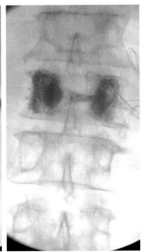

图40-2　L2椎体后凸成形术显示骨水泥在发育不良病变中的分布（个人文库）

患者的疼痛立即消失了，他能够在恢复室中无痛地行走，手术后1周，他恢复了积极的训练方案，包括300次仰卧起坐，慢跑几公里，每周进行3～4次跆拳道。随着体重的减轻，功能状态迅速改善，医学上的并发症也得到了缓解。阻塞性睡眠呼吸暂停显著改善，他不再需要夜间持续气道正压通气。他继续抱怨左下肢L5-S1椎间盘突出引起的根性疼痛，但总体上是轻微的，重复注射糖皮质激素反应良好。

40.2　病例讨论

40.2.1　病因

纤维性结构不良首先被 Lichtenstein 和 Jaffe 描述为一种良性的髓内纤维骨性病变，目前被定义为一种遗传性的非遗传性疾病，对男性和女性都有同样的影响。在这个良性过程中，正常骨被纤维结缔组织所取代。其结果是矿化不良、小梁骨不成熟、受影响骨变宽和随后皮质骨变薄。这些变化导致机械强度的丧失，疼痛和骨折风险增加。

这一过程发生在骨髓腔，被认为是鸟嘌呤核苷酸刺激蛋白（GNAS1）基因突变的结果，该基因编码位于染色体 20 q13.2–13.3 的刺激性 G 蛋白（G1）的 α 亚单位。

该蛋白负责刺激鸟嘌呤核苷酸结合蛋白 Gsα，导致高水平的环磷酸腺苷，进而过度表达 c-fos 原癌基因，该原癌基因调节成骨细胞和破骨细胞的表达和分化。

细胞突变似乎发生在体细胞受精后，因此从那一刻起，所有受影响的细胞都具有相同的发育异常特征。根据受累细胞在胚胎发生过程中的位置和受累细胞的数量，疾病的临床表现是可变的。这种疾病可以在任何年龄表现出来，但大多数病变是在 30 岁到 40 岁出现的。在最初的基因突变之后，原始骨无法重塑成熟的小梁片层。形

成的未成熟小梁虽然不断增长，但始终嵌在发育不良的纤维组织中，无法实现成熟骨的完整重塑过程，从而为骨骼提供稳定性。未成熟基质也缺乏有效和正常的矿化。因此，矿化不足加上未发育的小梁缺乏应力排列，导致机械强度显著丧失，随后出现疼痛和病理性骨折。美国国立卫生研究院罕见疾病办公室将 FD 列为罕见疾病，这意味着美国受感染的人数不足 20 万。考虑到这种疾病的罕见性和人们在没有症状的情况下受到影响的可能性，很难确定真正的患病率。据估计，1∶15 000～1∶30 000 的美国人一生的发病率为 1∶9000～1∶18 000。

FD 约占所有非恶性骨肿瘤的 7%，占所有骨损伤的 2.5%。有两种形式：单骨型和多骨型。四肢和脊椎骨在每种形式中都有牵连（表 40-1 和表 40-2）。

表 40-1　纤维性结构不良类型

	特点
单骨型	· 用纤维结缔组织替换正常骨，导致机械强度降低，疼痛和骨折增加；
	· 最常见的形式；
	· 涉及单个骨，可能包括一根骨上的多个损伤；
	· 很少，仅涉及脊柱 2% 的单骨 FD 病例；
	· 损伤与骨骼平行发展成长。很少在青春期以后进步；
	· 通常是偶然发现的；
多骨型	· 相同的病理生理学；
	· 不太普遍的形式；
	· 涉及两个或多个骨骼；
	· 脊柱受累的发生率高于单骨形态；
	· 骨成熟后病变继续生长，导致畸形和骨折

表 40-2　基于 Hoffman 等人的纤维性结构不良分类

	骨受累	%FD 病例数	脊髓受累	相关病理学
单骨型	单个	70	存在	
多骨型	多个	30	存在	
McCuneAlbright 综合征	单（单）体或多（多）体	3	存在	性早熟，皮肤色素沉着，甲亢，肢端肥大症
马扎布拉德综合征	单（单）体或多（多）体	未知（迄今为止报告的马扎布拉德综合征共 80 例）	存在	软组织黏液瘤

在FD患者中，3%有McCune-Albright综合征（性早熟、皮肤色素沉着和骨纤维异常增生的三联征）。FD也存在Maababrod综合征（纤维发育不良和软组织黏液瘤），至今已报道了80例。mazabrud综合征80%出现在女性中，纤维性结构不良的发病通常先于黏液瘤。

FD因骨受累的部位不同分为两种主要形式。单骨形成（70%的病例）涉及单个骨骼；多骨形成（30%的病例）涉及两个或多个骨骼。四肢骨骼受到更常见的影响，只有少数病例报告涉及躯干骨。在单骨FD的一项调查中，颅骨受影响20%，下肢34%，上肢10%，躯干骨仅2%。转化为恶性比较罕见的，不到5%发生率。

FD脊髓病理学的确切发生率和患病率尚不清楚。在对100多名FD患者的两项研究中，有证据表明脊柱病理学几乎完全以多骨水泥的形式出现。62例多发性FD患者中，39例（63%）脊柱有76处病变，绝大多数为腰段或胸段病变。56例FD患者中，6例脊柱受到影响，24例McCune-Albright综合征。在多骨症患者中，33例患者中有7例（21.2%）出现脊柱受累。脊柱FD在头骨或骨盆FD患者中的发生率也显著增加（表40-3）。

表40-3 基于文献的纤维性结构不良骨骼受累

	颅骨及附肢骨	躯干骨
单骨型	颅骨（20%）、下肢（34%）、上肢（10%）	3%
多骨型	股骨（91%）、胫骨（81%）、骨盆（78%）	21%～63%

40.2.2　临床表现

在单节段型中，发育不良病变是偶然发现的，诊断通常是在对受影响区域进行检查时进行的。当症状出现时，单骨病变似乎会随骨骼生长平行扩大。

罕见的多发性硬化有不同的临床表现和自然史。这种畸形伴随着青春期晚期的严重畸形。即使在骨骼发育成熟，并且通常造成骨折后，这些损伤也会扩大。

有症状时，到30岁时，纤维异常增生会导致局部骨痛和畸形，常与疲劳或应力性骨折有关。是通过典型FD影像的X线表现诊断。FD常见于腿部、手臂、骨盆和颅骨的长骨中，脊柱受累估计占病变的1.4%～5.5%。单一的脊椎受累是罕见的。鉴别诊断包括单纯性骨囊肿、纤维瘤、转移瘤、成骨细胞瘤、多发性骨髓瘤、慢性感染性脊柱炎、血管瘤、巨细胞瘤和Paget病。一旦确诊，由于维生素D缺乏、低磷血症、甲状腺功能减退、库欣氏症和甲状旁腺功能亢进引起的骨软化症也必须排除，因为FD导致骨转换。

局部疼痛通常是FD的第一症状，尤其是当疾病影响到股骨颈时。除了疼痛，病人可能还会跛行。受影响的妇女可能在怀孕期间疼痛加剧。月经期疼痛也是可能的，因为纤维性结构不良骨中有更多的雌激素受体。

骨畸形也很常见。畸形取决于病变部位、患者年龄、疾病严重程度和FD类型。在附属器骨骼中，典型的畸形位于股骨近端的水平。病理性的，所谓的牧羊犬弯曲，出现在多骨性的形式，是由于在股骨近端的异常重塑过程的结果，即使在骨骼达到成熟后仍然继续。股骨等大型负重骨呈弓形畸形，由于发育不良骨的疲劳性骨折，伴同侧腿缩短和髋部增宽。突然的病理性骨折和疼痛是由潜在的肿胀和畸形引起的。除了肢体长度差异和疼痛，大约50%的单骨病患者有病理性骨折（最常见的是股骨）。

单骨病变通常是不发展的，在青春期晚期骨骼发育完成时停止进展，但在多骨病变中，发育不良可能会持续到成年。

虽然不太常见，但第一个标志可能是轴向的。在一项对22例轴性疾病患者的研究中，16例有疼痛（其中6例是由外伤引起的），2例有脊髓压迫症状，1例有肿块（18）。在这项研究中，三个成人患者在诊断后和治疗前有进行性骨质破坏。

轴向纤维发育不良病变也可能导致畸形。脊柱多发性FD的疼痛是一种不常见的症状。然而，近40%的FD患者有多发性椎体骨折引起的脊柱侧凸。发育不良过程也可能影响横突和椎弓根，增加脊柱的不稳定性（图40-3）。

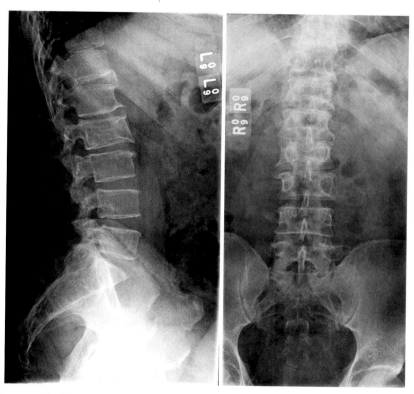

图40-3　椎弓根和L3右横突有FD的影像学表现。多发性轻度腰椎压缩畸形与L$_3$后路扩张重建（个人）

McCune-Albright综合征患者通常表现为单侧咖啡斑和内分泌紊乱，如性早熟和多发性纤维发育不良。第二性征的早期发病是McCune-Albright综合征最常见的内分泌疾病。色素沉着性病变，主要是在躯干或近端部分的四肢，有不规则的边界，从而不同于病变平滑边界看到的神经纤维瘤病。与多发性或单发性纤维不典型增生相比，骨性病变通常更大、更持久，并伴有更多并发症。

一种更罕见的FD，Mazabraud综合征，合并了常见于FD的骨性病变和肌内黏液瘤。

40.2.3　诊断模式

影像学检查对FD的诊断有重要价值。简单的X线片上显示清晰的病灶，边缘光滑硬化，基质模糊，主要位于股骨等大的承重骨中。骨畸形也可以在简单的放射学检查中发现，尤其是在四肢骨骼的多发性病变中。

在纤维不典型增生中，正常骨被一种呈灰色"磨玻璃"状、无可见小梁模式的放射性物质所取代。病变发生在髓内管，最终取代松质骨和皮质骨。然而，增生异常的病变是由一层反应性骨所包围，形成硬化边缘。在轴向FD，椎体高度作为椎体塌陷的一部分降低。扩张过程可见椎弓根受累。

MRI表现包括根据病变内纤维组织细胞基质内的成分在T1和T2加权图像上改变信号强度。MRI最好作为CT成像的补充。高纤维、低水分病变在T1加权像上表现为低强度信号。最常见的情况是，在注射钆后，MRI会在T2加权像上显示一个中等到高信号，并出现不均匀增强。T2高强度信号比肿瘤、脂肪或液体的信号要弱。当出血、囊肿或软骨变性与发育异常病变同时发生时，也可见异质性区域（图40-4）。

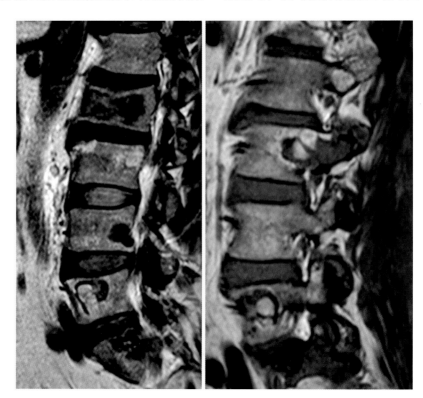

图40-4　腰椎MRI显示发育不良病变，T2增强（图1）；L3椎弓根病变T1增强（图2）

CT表现包括溶解性病变，本质上可扩张，边缘硬化，轮廓畸形。由于血管的存在，损伤组织增强了对比度。一项诊断性的CT研究显示一个清晰可见的、矿化不良的损伤组织，皮质边界清晰，随着新骨膜骨的形成，原生皮质厚度增加。CT图像是显示FD病变的最佳技术（图40-5）。

正电子发射断层扫描和闪烁扫描显示病变部位的活动性。摄片上可见条状结构，全骨受累，摄取面积与病变密切相关。随着病灶的成熟，示踪剂摄取的增加逐渐减少。这种诊断试验对检测病变很敏感，但不是特异性的（图40-6）。

如果只看到一些放射学特征，或者有癌症或侵袭性生长的病史，骨活检可能是必要的。大体上，整个病灶可见骨小梁，

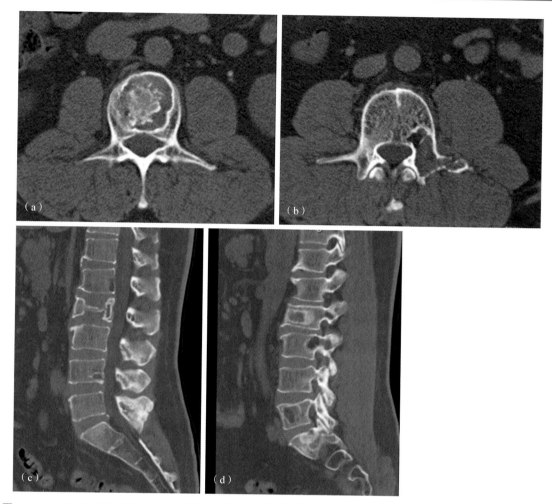

图40-5 CT显示皮质溶解过程和变薄。（a）和（b），椎体和右椎弓根病变的轴向视图。（c）和（d），相同病变的矢状面（个人）

呈黄白色，纹理粗大。在组织学上，发育不良的细胞呈梭形，没有成骨细胞的边缘，并有毛细血管贯穿。对发育不良病变的显微镜检查显示，许多间充质细胞不成熟，几乎没有胶原浸润。

40.2.4 治疗

考虑到这种情况的罕见性，在随机对照试验的基础上进行的治疗没有达成共识，而且治疗方案差异很大。治疗重点是缓解症状和纠正疾病表现。监测患者病情进展、双膦酸盐治疗和手术矫正。

在偶然诊断后，通过连续的放射照相术对疾病进行监测。诊断后，进行骨扫描以确定疾病的程度。如果多发性硬化症被证实，患者将被转介内分泌学排除相关内分泌疾病。每6个月进行一次放射学检查以测量进展情况。

缓解症状对成功治疗至关重要。虽然许多病例在一个多处就诊过程后偶然发现，但许多患者，无论是成人还是儿童，都遭受着巨大的痛苦。与最初认为FD的疼痛随

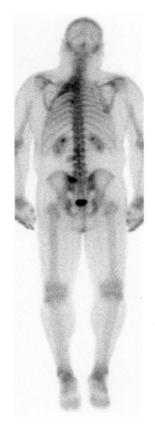

图40-6　骨显像显示：L2和L3椎体与纤维不典型增生一致（个人）

着年龄的增长而消失的观点相反，最近的研究表明FD的疼痛实际上持续存在，并随着年龄的增长而转变为剧烈疼痛。

FD疼痛的确切机制尚不清楚，但过去十年的研究表明，疼痛来自支配骨骼的特定感觉纤维的变化，δ纤维（有髓鞘的感觉神经纤维）和表达对影响神经元分化和存活的神经生长因子（NGF）受体TrkA有高亲和力。在恶性状态下，疼痛不仅是由骨重塑造成的，而且还由于骨结构内神经末梢的改变，导致骨转移的难治性和严重疼痛。在这一骨肉瘤模型中，持续应用抗NGF因子可阻断骨骼感觉神经和交感神经纤维的神经萌芽和神经瘤样结构的形成。在非恶性骨骼疼痛状态下，观察到类似的结果。人类椎间盘源性疼痛是TrkA神经纤维过度生长进入正常的无神经和无血管椎间盘的结果，而在大鼠骨折和人和动物的关节炎关节中观察到神经纤维的改变。受影响的骨骼结构的神经支配的类似改变可能导致疼痛。

治疗FD疼痛的药物有双膦酸盐、非甾体抗炎药和阿片类药物。

双膦酸盐能减轻骨痛，降低骨转换标志物。它们不会改变放射线照片上的外观，降低骨折发生率，或阻止骨损伤的进展。它们是有效的骨吸收抑制剂。帕米膦酸二代双磷酸盐，以60 mg/d的速度静脉滴注3天，然后每6个月重复一次。双膦酸盐的治疗是补充维生素D和钙。在一项对91名患者的研究中，高达81%的FD患者有骨痛，平均疼痛评分为4.1/10。许多双膦酸盐治疗后复发的患者有多发性骨折的病史。双膦酸盐治疗的不良反应通常是轻微和短暂的，包括发热、弥漫性骨痛和轻度低钙血症。一些患者，静脉注射唑来膦酸，导致颌骨骨坏死，因此建议进行预防性牙科治疗。6个月时测量骨转换标志物，如碱性磷酸酶和N-端肽，每年测量骨密度，以评估双磷酸盐治疗的疗效。

外科手术是为矫正严重的畸形或骨折，对药物治疗无效的疼痛，或恢复脊柱稳定而进行的。切除节段的组织学评价证实了诊断。脊柱的稳定性是在脊柱侧凸和后凸畸形因疲劳和病理性骨折而进行性神经功能缺损时所必需的。

一些病理学的进展可能超出药物单独治疗的范围。手术可以确诊，矫正畸形，消除症状性病变。然而，在一些患者中，由于发育不良和邻近稳定骨的解剖分布，手术选择是有限的。可能的手术干预包括刮除和移植、髓内固定、融合或肿瘤切除加关节融合术。这些选择中的许多不是脊柱的选择，其中唯一的治疗可能是多节段融合，假设稳定的骨可用于固定。

FD的骨折倾向于自行愈合，但伴有骨发育不良和纤维化，增加了同一部位再次骨折的风险。这可能是特别有害的轴向表现，其中压缩骨折可能出现慢性或不变的，但实际上是不稳定的，因此继续导致疼痛。FD中未经治疗的椎体压缩骨折导致椎体塌陷，其后果包括严重的脊髓压迫和神经功能缺损。

在刮除术和外科矫正术后有进展和复发的报告。尤其是对于未完全治疗或未治疗的椎体骨折，病变具有进行性增大和可能的移植物破坏的亲和力。随着重建，移植物再次被发育不良的骨所取代，并恢复到术前状态。为了防止这种类型的复发，切除时必须获得清晰的边缘。

椎体后凸成形术被认为是轴向病变患者的压缩骨折和疼痛的形式。慢性病理学可能掩盖了创伤后的急性骨折，或在没有明确原因的情况下引起疼痛。根据本病例报告和其他资料，我们建议仔细考虑后凸成形术在治疗纤维异常增生的疼痛和压缩性骨折中的应用（图40-7）。

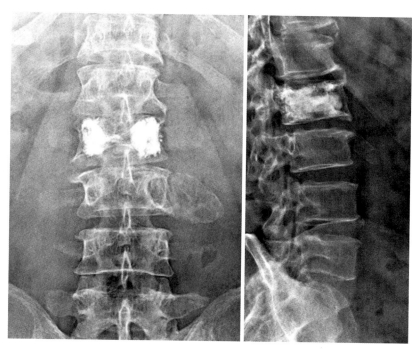

图40-7　脊柱纤维异常增生患者L2椎体后凸成形术后的平片；骨水泥填充骨空隙，稳定性好，疼痛明显减轻（个人）

后凸成形术的成功是由于解除了慢性压缩性骨折的不愈合。还由于压缩性骨折后一系列因素造成的伤害性纤维的破坏尚不清楚，然而，越来越清楚的是，后凸成形术有助于减少甚至消除由压缩性骨折引起的疼痛。

结论

在我们的FD患者中，发育不良脊柱的急性失稳与慢性未愈合的压缩性骨折（被退行性改变所掩盖）共同导致慢性疼痛。创伤事件导致疼痛的急性加重，很可能是疲劳性骨折。我们的手术成功地治疗了急慢性疼痛。在这个病例中，我们进行了后凸成形术，怀疑慢性椎体压缩性骨折至少在一定程度上导致了慢性疼痛和恶化的隐匿变化。

尽管椎体结构没有明显的改变，但患者可以通过后凸成形术立即和持久地缓解急性、慢性或急性慢性疼痛。疼痛缓解可能来自脊柱的稳定或发育不良骨内痛觉感受器的破坏；当骨水泥替代发育不良骨时，再也不存在重塑。需要更多的研究来确定该应用的整体疗效，但临床医师应该认为椎体后凸成形术对于压缩性骨折和与轴向纤维发育不良相关的疼痛（无论是急性、慢性还是两者）都是一种有价值的治疗选择。

关键点

- 在单发和多发性纤维发育不良，以及McCune 奥尔布赖特综合征和Mazabraud综合征中发现轴性病变。
- 轴纤维发育不良可导致急性和慢性疼痛，特别是椎体骨折。
- 纤维发育不良的异常改变可能会影响影像学。
- 尽管医疗管理在大多数情况下可能是足够的，但一些反常情况可能会发展到超出单靠药物治疗的程度。
- 未经治疗的椎体压缩骨折可能导致进一步的塌陷和严重的脊髓压迫。
- 并不一定必须用过手术矫正纤维性结构不良。
- 纤维性结构不良引起的椎体退行性疼痛可用球囊后凸成形术成功治疗。

参考文献

[1] Lichtenstein L. Polyostotic fibrous dysplasia. Arch Surg. 1938; 36: 874–98.

[2] Lichtenstein L, Jaffe HL. Fibrous dysplasia of bone: a condition affecting one, several or many bones, the graver cases of which may present abnormal pigmentation of skin, premature sexual development, hyperthyroidism or still other extraskeletal abnormalities. Arch Pathol. 1942; 33: 777–816.

[3] Chapurlat RD, Orcel PO. Fibrous dysplasia of bone and McCune-Albright syndrome. Best Pract Res Clin Rheumatol. 2008; 21 (1): 55–69.

[4] Dicaprio MR, Enneking WF. Fibrous dysplasia pathophysiology, evaluation, and treatment. J Bone Joint Surg Am. 2005; 87 (8): 1848–64.

[5] Candeliere GA, Glorieux FH, Prud'homme J, St-Arnaud R. Increased expression of the c-fos proto-oncogene in bone from patients with fibrous dysplasia. N Engl J Med. 1995; 332 (23): 1546–51.

[6] Kashima TG, Nishiyama T, Shimazu K, et al. Periostin, a novel marker of intramembranous ossification, is expressed in fibrous dysplasia and in c-Fos-overexpressing bone lesions. Hum Pathol. 2009; 40 (2): 226–37.

[7] Fibrous Dysplasia Foundation. https://www.fibrousdysplasia. org/index. php? page=16#12. Accessed 20 Dec 2015.

[8] Hoffman KL, Bergman AG. Kohler S Polyostotic fibrous dysplasia with severe pathologic compression fracture of L2. Skelet Radiol. 1995; 24: 160–2.

[9] Ozdemir Kutbay N, Sarer Yurekli B, Kartal Baykan E, et al. Characteristics and treatment. Results of 5 patients with fibrous dysplasia and review of the literature. Case Rep Endocrinol. 2015; 2015: 670809.

[10] Samper Wamba JD, Fernandez Bermudez MJ, Damiaguez TL, Pascua LR, et al. Polyostotic fibrous dysplasia associated with intramuscular myxomas: Mazabraud syndrome. Indian J Radiol Imaging. 2015; 25: 280–3.

[11] Parekh SG, Donthineni-Rao R, Richetti E, Lackman RD. Fibrous dysplasia. J Am Acad Orthop Surg. 2004; 12 (5): 305–13.

[12] Kransdorf MJ, Maser RP Jr, Gilkey FW.

Fibrous dysplasia. Radiographics. 1990; 10: 519–37.

[13] Leet AI, Magur E, Lee JS, et al. Fibrous dysplasia in the spine: prevalence of lesions and association with scoliosis. J Bone Joint Surg Am. 2004; 86-A (3): 531–7.

[14] Mancini F, Corsi A, De Maio F, Riminucci M, Ippolito E. Scoliosis and spine involvement in fibrous dysplasia of bone. Eur Spine J. 2009; 18 (2): 196–202.

[15] Henry A. Monostotic fibrous dysplasia. J Bone Joint Surg Br. 1969; 51: 300–6.

[16] Wu FL, Liu ZJ, Liu XG, et al. Polyostotic fibrous dysplasia involving the thoracic spine with myelopathy: case report and review of the literature. Spine J. 2014; 14 (1): E11–5.

[17] Park S, Lee I. CT and MRI of fibrous dysplasia of the spine. Br J Radiol. 2012; 85: 996–1001.

[18] Chow LT, Griffith J, Chow WH, Kumta SM. Monostotic fibrous dysplasia of the spine: report of a case involving the lumbar transverse process and review of the literature. Arch Orthop Trauma Surg. 2000; 120: 460–4.

[19] Bousson V, Rey-Jouvin C, Laredo JD, et al. Fibrous dysplasia and McCune Albright syndrome: imaging for positive and differential diagnosis, prognosis, and follow up guidelines. Eur J Radiol. 2014; 83: 1828–42.

[20] Fitzpatrick KA, Taljanovic MS, Speer DP, et al. Imaging findings of fibrous dysplasia with histopathologic and intraoperative correlation. Am J Roentgenol. 2004; 182: 1389–98.

[21] Chapurlat RD, Gensburger D, Jimenez-Andrade JM, et al. Pathophysiology and medical treatment of pain in fibrous dysplasia of bone. Orphanet J Rare Dis. 2012; 7 (suppl 1): S3.

[22] Kelly MH, Brilante B, Collins MT. Pain in fibrous dysplasia of bone: age-related changes and anatomical distributions of skeletal lesions. Osteoporos Int. 2008; 19: 57–63.

[23] Freemont AJ, Watkins A, Le Maitre C, et al. Nerve growth factor expression and innervation of the painful intervertebral disc. J Pathol. 2002; 197 (3): 286–92.

[24] Ashraf S, Wibberley H, Mapp PI, et al. Increased vascular penetration and nerve growth in the meniscus: a potential source of pain in osteoarthritis. Ann Rheum Dis. 2011; 70: 523–9.

[25] Suri S, Gill SE, Massena de Camin S, et al. Neurovascular invasion at the osteochondral junction and in osteophytes in osteoarthritis. Ann Rheum Dis. 2007; 66: 1423–8.

[26] Kiens D, Delmas PD, Meunier PJ. Long term effects of intravenous pamidronate in fibrous dysplasia of bone. Lancet. 1994; 343: 953–4.

[27] US Food and Drug Administration. MedWatch. The FDA Safety Information and Adverse Event Reporting Program. Zometa (zoledronic acid) injection. www. fda. gov/medwatch/ SAFETY/2004/safety2004. htm#zometa. Accessed 20 Dec 2015.

[28] Collins M, et al. McCune Albright syndrome and the extraskeletal manifestations of fibrous dysplasia. Orphanet J Rare Dis. 2012; 7 (Suppl 1): S4.

41

第四十一节　后凸成形术后硬膜外水泥渗漏

41.1　病例

患者：75岁，男性，因肾细胞癌导致腰背痛，患者无外伤史。主诉疼痛为持续不断的隐痛并且主要集中在腰椎中段，活动时加重。最近，患者从膝盖到左脚遭受了剧烈的疼痛。但没有运动障碍，行走良好。腰椎的MRI显示L4椎骨受压50%，并伴有与转移性疾病一致的可疑占位性病变。因关节突关节病和黄韧带肥大导致左L4椎间孔中度狭窄，无脊髓信号改变。保守疗法无法解决患者的剧烈疼痛。由于该区域

无法进行占位性病变的放射治疗，因此考虑做后凸成形术。MRI显示转移过程向左椎弓根延伸，完整的右椎弓根向靠近椎体后壁的广泛转移（图41-1）。安排患者进行后凸成形术。在手术过程中，放置套管后，将球囊充气至目标位置。因后壁和上壁受到转移浸润的损害。小心地沉积更呈糊状的水泥，注入水泥后，限制注射物向L3-L4椎间盘或硬膜外腔泄漏。尽管极少，但已注意到硬膜外有骨水泥的后漏。手术后，患者的背部疼痛得以缓解，但神经根性疼痛加剧，伴有轻微的新的右股四头肌无力。在恢复室中进行的第2张射线照相图像确认

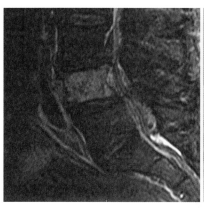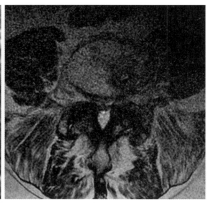

图41-1　活动性浸润转移过程的MRI矢状面视图，由STIR（短时间反转恢复序列）图像证实。STIR是MRI图像，会由于脂肪质子的松弛特性而导致脂肪信号（骨髓）降低。STIR成像是水肿和急性骨折可视化的最灵敏方式。T2加权图像中的MRI轴向图显示了左椎弓根的浸润性转移（个人图片）

了水泥向椎体后壁的渗漏，并且显示了少　　量的硬膜外渗漏（图41-2和图41-3）。

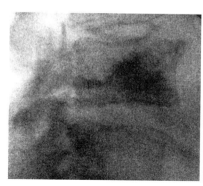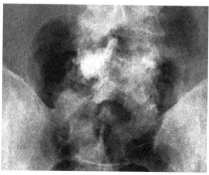

图 41-2　术中透视图、侧视图，显示了水泥向后方渗漏的轨迹；前后图像不能清楚地显示出水泥渗漏（个人图片）

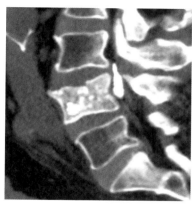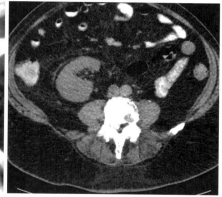

图 41-3　矢状位CT扫描显示硬膜外腔内有水泥渗移；最初的神经根炎经过保守治疗后症状消失。在轴向图中，可以看到水泥向右L4神经根渗移（个人图片）

患者遂住院观察。经过静脉注射糖皮质激素后，疼痛和肌肉无力有所改善，再次行MRI检查显示右侧水泥渗漏以及潜在的退行性变化，导致右侧L4椎间孔严重狭窄。经过咨询神经外科后，不建议进行手术。患者出院回家，出院时右L4分布区有轻微烧灼感，并且肌力正常。建议其进行门诊物理治疗。经过物理治疗后，患者出现有严重的头疼和腰痛。2天后他返回医院后，进行了腰椎CT对比检查。它证实了脑脊液（CSF）泄漏和L4椎体周围积液，可能是在物理治疗过程中硬脑膜靠近变硬的水泥。CT还证实了经椎体后凸成形术治疗

的L4相邻的椎体端板凹陷，很可能是由于椎间盘内的水泥渗漏所致。患者的头痛采用硬膜外血补丁治疗后反应良好，并且通过保守治疗方法改善了腰部疼痛。患者的功能状况得到改善，因此能够继续化疗。

41.2　病例讨论

背景

椎体压缩性骨折（VCF）即使只有极少的活动也会伴有严重的疼痛。在严重的情况

下，VCF引起的疼痛可能会使患者卧床不起。据报道，在50～79岁之间，每年女性椎骨压缩性骨折的发生率为1.21%，男性为0.68%，随着年龄的增长，女性椎体压缩骨折的发生率也在增加。VCF确诊后，首先尝试药物治疗、固定支撑以及物理疗法来治疗疼痛。椎体压缩性骨折正常过程是在3个月内随着骨折的愈合疼痛逐渐减轻。当最初的保守措施无效时，在诊断明确后及早进行介入治疗，例如椎体成形疗法。

1984年在法国进行了第1例经皮椎体成形术。此后，这一手术得到了改进。尽管椎体成形术是一种治疗VCF的极好技术，但它也伴随着多种并发症：邻近水平的骨折、肺栓塞、水泥渗漏、全身毒性、感染、CSF渗漏和硬膜外血肿。最近，后凸成形术的出现降低了其中一些并发症（如水泥外渗）的发生率。在技术方面，椎骨成形术和后凸成形术相似，但有一些明显的不同。在椎骨成形术中，在透视引导下将针头推进椎骨的松质骨，以便在骨折部位注入水泥。在后凸成形术中，使用相同的技术引导针头，但是在注入水泥之前，先在椎体中向气囊充气。人们认为，气囊会压缩骨骼并形成一个空腔，以便在低压下注入水泥，以最大限度地减少外溢。如果后凸成形术套管和球囊靠近受损的椎骨壁，则"蛋壳技术"会重新形成缺损的壁。此技术的详细信息将在本节后面介绍。

当前，聚甲基丙烯酸甲酯（PMMA）做为后凸成形术和椎骨成形术的标准水泥类型已被大家广泛接受。在一些将聚甲基丙烯酸甲酯与磷酸钙水泥（CPC）进行比较的研究中，与聚甲基丙烯酸甲酯相比，在X线照片上发现磷酸钙水泥在6周时仍没有修正。与聚甲基丙烯酸甲酯相比，磷酸钙水泥对弯曲、牵引力和剪切力的抵抗可能更低。在爆裂性骨折中，磷酸钙水泥发生骨水泥失败的风险更高，并且患者的疼痛评分将在1年后恢复到术前水平。而使用聚甲基丙烯酸甲酯后，术后1年疼痛水平降低了。其他研究认为磷酸钙水泥既安全又有效，但由于迄今为止尚无文献证明其优于聚甲基丙烯酸甲酯，因此聚甲基丙烯酸甲酯仍然是临床治疗的标准水泥。

后凸成形术可能具有纠正后凸畸形的额外益处。VCF随着前屈负荷的增加最终导致VCF中经常出现的进行性后凸畸形。除"骨折复位"和矫正后凸畸形外，后凸成形术在某些情况下可能比椎骨成形术更具优势。迄今为止，脊柱后凸成形术已被从业者成功应用于数千名希望疼痛、生活质量和功能得到改善的患者。在肺活量和最大通气量方面，肺功能也有所改善。基于经皮和血管外渗的比较下，后凸成形术的水泥外渗风险要比椎体成形术低。

椎体压缩性骨折的两个最常见原因是骨质疏松和恶性肿瘤。两种形式之间的症状几乎无法区分，但根据患者的病史而有所不同。诊断骨质疏松症或癌症有助于确定骨折类型。骨质疏松性骨折的危险因素包括饮酒或吸烟、更年期提前、痴呆和维生素D缺乏症。到目前为止，骨质疏松性骨折在这两者中更为常见，通常在诸如举起物体、剧烈打喷嚏或卧床等琐碎事件后出现。在中度骨质疏松症中，从椅子上摔下或绊倒后的外伤可能会导致骨折。对于55岁以下的患者，未诊断的恶性肿瘤也应被考虑。在椎体增强疗法中，通过术中骨活检证实可诊断。MRI可将骨质疏松症与恶性压缩性骨折区别开来。影像学研究已报告诊断转移性压缩性骨折的敏感性为100%，特异性为93%。椎体后凸边缘处的病变、后段椎弓根信号强度异常、硬膜外延伸、硬膜外肿块、脊柱旁包块和其他脊柱转移瘤提示转移性压缩性骨折。

T1和T2加权图像上的低信号强度带，

椎体的正常信号强度不充分，骨碎片以及多发压缩性骨折提示骨质疏松性骨折。在标准脊柱MRI上增加轴向加权成像可以提高骨质疏松和恶性压缩性骨折的诊断准确性。对于骨质疏松性VCF患者，更多的危险因素是吸烟、女性、已治疗或未治疗的VCF病史。两种骨折治疗均为保守疗法难以解决的疼痛问题，但一些恶性骨折患者接受放射治疗可能会更好。

41.3　水泥外渗

　　尽管椎体成形疗法取得了进步，但该手术并非没有风险。椎体后凸成形术中水泥外渗的概率可能比最初假定的要高。许多关于严重脊髓损伤和神经损伤的病例报告都与椎体成形术有关。最近，一些报道也记录了椎体后凸成形术的损伤。一项研究回顾了100例连续球囊后凸成形术的X光片，研究显示总的水泥渗漏率为31%，其中大多数渗漏是向前和向上的。后部只有2%，大多数渗漏在3 mm以下。在椎体后凸成形术报道的渗漏分布中，有48%为椎旁，38%椎间盘内，11%硬膜外，1.5%肺和1.5%椎间孔。硬膜外水泥渗漏对神经功能的影响最小。椎旁漏和椎间盘内漏的危害较小，尽管有人将椎间盘内漏作为相邻椎骨骨折的最重要预测因素之一（图41-4）。

　　在进行椎体后凸成形术后，手术医师

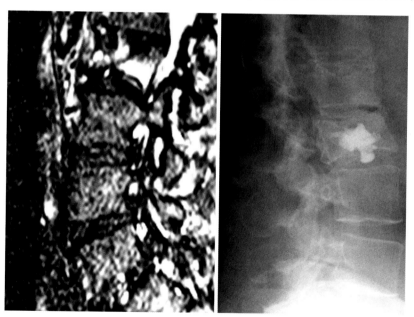

图 41-4　MRI和STIR图像显示了L2椎体上的骨折线；后凸成形术后的透视图像显示了水泥通过骨折的椎骨终板逸入下椎间盘（个人图片）

必须询问患者术后是否有任何新发症状。骨水泥硬膜外渗出时，患者可能会觉得腰背部疼痛得到改善，但是有新发的神经根性疼痛和下肢无力、麻木。患者可能无法走动，并且直腿抬高试验阳性。有报道称椎弓根断裂行后凸成形术，其硬膜外水泥渗漏会导致神经系统损害。

　　监测骨水泥渗漏可能很困难，尤其手术在C形臂下进行透视检查是唯一可行的成像方法。患者手术通常需要进行深度镇静，因此难以进行术中神经系统评估。一些人认为很难通过简单的影像图像来确认水泥泄漏，并且通常只能在侧面视图而不是前后视图观察。此外，通过椎弓根壁的渗漏可能难以评估，并且一些报告认为倾斜的影像将有助于及时检测出椎弓根壁穿孔后的渗漏。由于这些原因，如果出现神经系统症状，建议进行紧急CT扫描。在对49例接受骨质疏松性VCF椎体成形术治疗的76个椎骨进行的研究中，CT扫描发现的骨水泥渗漏病例比X射线照片多出1.5倍。水泥渗入椎旁静脉可能导致肺栓塞或心血管疾病。尽管椎体后凸成形术中水泥渗漏的发生率比椎骨成形术低，但当对64例患者进行了术后X线片检查以评估是否存在肺水泥栓塞时，发现肺的水泥栓塞与手术类型之间没有相关性。所有发生肺水泥栓塞的患者均无症状。有时，患者有轻度呼吸困难，很少有心肺不稳定而需要进行手术清除术。

41.4 预防与治疗

预防硬膜外水泥渗漏首先选择患者。

对于需要大剂量静脉注射或口服阿片类药物的顽固性疼痛患者，应考虑椎体成形疗法。同样，对于那些保守治疗（例如物理治疗，口服镇痛药，支撑装置和硬膜外糖皮质激素注射）失败的患者，也应考虑采用该治疗。

除了选择合适的患者之外，当椎体壁不完整时，一些专家建议使用一种称为"蛋壳"方法的技术。当套管和球囊的充气位置非常靠近椎体外侧或后壁时，也很有用。该技术于2007年首次被记载。如果球囊充气过程中一旦侵犯了皮质骨，则可获取前后图像和外侧图像。接下来，将球囊放气并取下，然后注入少量面团状水泥以覆盖缺损。然后将球囊重新插入，缓慢充气，并靠水泥膨胀。一旦硬化，水泥屏障将阻止之后的水泥渗出。为了保证这样，水泥的稠度必须呈糊状而不是流状（图41-5）。

其他预防方法则着眼于注入的水泥类型。即使在椎体成形术中，高黏度骨水泥也可降低水泥外渗的发生率。如果通过工作套管注入的水泥未到达所有骨折区域，则结果会好坏参半。

关于防止椎弓根破裂引起的水泥渗漏，

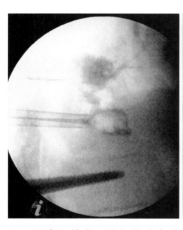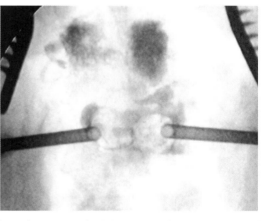

图 41-5 "蛋壳"技术。最初的球囊放气后放置少量的高黏度聚甲基丙烯酸甲酯。然后将球囊重新插入并充气几分钟，使水泥薄层变硬。随后，对球囊放气，并填充空腔其余的水泥在硬化水泥的"蛋壳"屏障内，从而防止相邻结构渗漏。

一项研究建议在前后视图中在椎弓根的侧缘中心放置一个套管针，在侧视图中在椎弓根的中间放置一个套管针。当套管针在侧视图中到达椎体的后边界时，应获得前后视图，并且套管针不应穿过椭圆形椎弓根的中间。这种方法将有助于防止套管针前进跨过椎弓根内侧壁。

了解椎体成形疗法的利弊可能有助于选择合适的患者和方法（表41-1）。

表41-1　经皮椎体成形术和球囊后凸成形术治疗单个椎体压缩性骨折的比较-基于Wang等人（经修改）的个人表格。

	椎体成形术	后凸成形术
长期缓解疼痛	可比	可比
短期镇痛	低	高
功能结果	可比	可比
相邻的新椎体压缩性骨折	可比	可比
注入水泥量	更高	降低
改善后凸角	低	高
水泥外渗率	更高	降低
手术时间	短	长
材料成本	降低	更高

如果发生了严重的症状性骨水泥渗漏，则应立即进行手术减压，并尽可能除去骨水泥导致压迫。

在多个病例报告中，患者在手术减压后无法立即承受重量或走动。在1个月的随访中，肌肉力量恢复为5/5。强调在有水泥渗漏症状的病例中，及时进行早期手术干预非常重要。如果症状与真正的腰椎神经根病伴无力和不减轻的根源性神经痛相比，更符合腰椎神经根炎，可以考虑采用硬膜外糖皮质激素注射进行保守治疗。

水泥渗漏椎间盘的治疗尚有争议。几位从业者报告说，在椎体成形术过程中，内水泥渗入椎间盘会增加相邻椎骨骨折的风险。椎体成形疗法中的水泥通过针尖或真空裂口端板穿孔渗出；由于恶性肿瘤或骨折破裂而导致椎体终板缺乏完整性也可能是原因。在实验动物中，椎间盘中水泥的存在也与椎间盘退变有关。当在狗的椎间盘中注射聚甲基丙烯酸甲酯或磷酸钙水泥时，聚甲基丙烯酸甲酯观察到的椎间盘退变大于磷酸钙水泥，并且似乎与注射的水泥量和注射后的时间段相关。尽管所研究的动物模型可能无法完全匹配真正的水泥意外渗漏，但确实导致了有关椎间盘无意水泥渗出的长期潜在严重并发症的问题。

值得注意的是，由于椎体后壁的完整性不足，也可能发生椎体后骨水泥渗漏。当使用射频消融术对单个病变脊柱转移瘤进行治疗时，这种情况可能会更经常发生。这里有两套系统，史赛克的DFINE系统和美敦力的OsteoCool射频系统。两者均允许在射频治疗结束时实施椎体后凸成形术。

在DFINE系统中，将导引器套管放置在靠近转移灶的位置，从而使具有弯曲尖端的消融器械可以直接在病变内放置，并可以病变内进行转向。该系统使用常规射频消融，因此在手术过程中可能需要重新定位探头以建立多个消融区，从而完全覆盖肿瘤区域。在射频手术结束时，通过椎体成形术使用更多的液态水泥来填塞；因此，需要实时的图像来确定任何可能的骨水泥渗漏位置，特别是被肿瘤细胞侵蚀的椎体后壁。

OsteoCool射频系统使用两个探头，加热至70摄氏度（图41-6）。在射频消融过程中，热量以协同方式在两个探头之间传播，从而在脊柱转移瘤内部形成了较大的毁损。由于采用了内部冷却技术，因此探针不会像传统系统中那样发热。当与组织结构有关的阻抗发生变化时（即，当加热范围超出骨骼边缘时），内置安全措施使探头在加热过程中关闭。如同在靠近椎体后

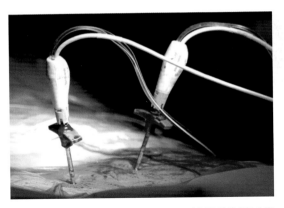

图 41-6 带水冷探头的 OsteoCool 射频系统通过后凸成形术工作套管放置（个人图片）

缘的任何毁损中一样，仔细监测阻抗变化或突然下降至0将提醒临床医师椎体壁的完整性破坏，从而为随后的骨水泥成形提供适当的措施（图41-7）。OsteoCool射频与球囊后凸成形术相结合，可在毁损后稳定椎骨。在后凸成形术中，随着球囊的膨胀和移除，医师使用更多的固化糊状水泥填充射频消融引起的椎体缺损（图41-8、图41-9和图41-10）。因此，如果发生水泥渗漏往往会更加局部化。早期发现椎体壁断裂是目前水泥渗漏的另一个重要特征。

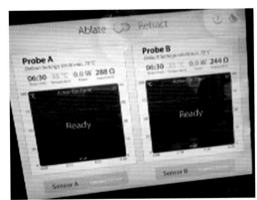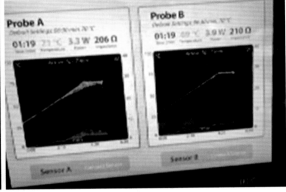

图 41-7 具有内置故障安全机制的消融系统。阻抗读数为200～400欧姆时，系统已准备就绪。阻抗恒定，在消融过程中向下变化很小（个人图片）

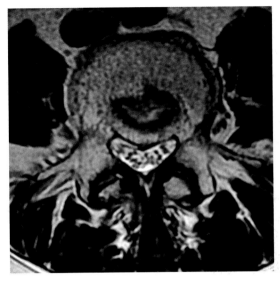

图41-8 多发性骨髓瘤脊柱病变。病变靠近椎体后壁；在这种情况下，使用 OsteoCool RF 进行后凸成形术，具有良好的效果并缓解了腰背痛（个人图片）

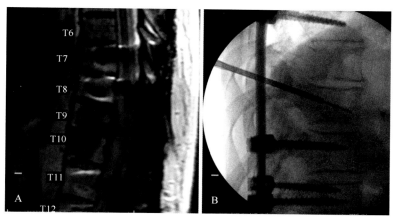

图 41-9 转移性肾细胞癌，由于椎骨转移引起明显的腰背痛。胸椎的MRI（A）显示T10椎骨壁完整，但T9处无后壁肿瘤浸润。OsteoCool RF 在T10 级别进行。B 显示了水冷探头在T10中部的位置（黑点是最高热量达到 90～95℃ 的位置）（个人图片）

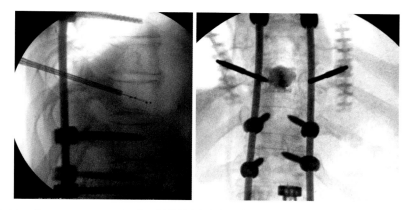

图 41-10 在 OsteoCool RF 之后，照常使用球囊和水泥进行椎体后凸成形术（个人图片）

总之，椎体成形术中骨水泥外溢虽然很少见，但渗漏到达椎管会导致毁灭性神经损伤。当水泥从骨折的椎体端逸出到椎间盘时，水泥渗漏会导致一些延迟的并发症，例如椎间盘退变和邻近的椎体压缩性骨折。当怀疑水泥外渗引起严重副作用和并发症时，可考虑采用特殊的预防方法和手术。

原书参考文献

［1］ Felsenberg D, Silman AJ, et al. Incidence of vertebral fracture in europe; results from the European prospective osteoporosis study. J Bone Miner Res. 2002; 17 (4): 716–24.

［2］ Park SY, Modi HN, Suh SW, Hong JY, Noh W, Yang JH. Epidural cement leakage through pedicle violation after balloon kyphoplasty causing paraparesis in osteoporotic vertebral compression fractures—a report of two cases. J Orthop Surg. 2010; 5: 54.

［3］ Phillips FM, Todd Wetzel F, Lieberman I, Campbell-Hupp M. An in vivo comparison of the potential for extravertebral cement leak after vertebroplasty and kyphoplasty. Spine. 2002; 27 (19): 2173–9.

［4］ McCall T, Cole C, Dailey A. Vertebroplasty and

kyphoplasty: a comparative review of efficacy and adverse events. Curr Rev Musculoskelet Med. 2008; 1 (1): 17–23.

[5]　Blattert TR, Jestaedt L, Weckbach A. Suitability of a calcium phosphate cement in osteoporotic vertebral body fracture augmentation: a controlled, randomized, clinical trial of balloon kyphoplasty comparing calcium phosphate versus polymethylmethacrylate. Spine. 2009; 34 (2): 108–14.

[6]　Grafe IA, Baier M, Noldge G, et al. Calcium-phosphate and polymethylmethacrylate cement in long-term outcome after kyphoplasty of painful osteoporotic vertebral fractures. Spine. 2008; 33 (11): 1284–90.

[7]　Robinson Y, Tschoke SK, Stahel PF, Kayser R, Heyde CE. Complications and safety aspects of kyphoplasty for osteoporotic vertebral fractures: a prospective follow-up study in 102 consecutive patients. Patient Saf Surg (electronic resource). 2008; 2: 2.

[8]　Van Meirhaeghe J, Wardlaw O, Bastian L, et al. An international multicentre randomised comparison of balloon kyphoplasty and nonsurgical care in patients in patients with acute vertebral body compression fractures. Orthopaedic Proccedings. 2012; 94-B (Suppl 4).

[9]　Yang HL, Zhao L, Liu J, Sanford CG Jr, Chen L, Tang T, et al. Changes of pulmonary function for patients with osteoporotic vertebral compression fractures after kyphoplasty. J Spinal Disord. 2007; 20: 221–5.

[10]　Old JL, Calvert M. Vertebral compression fractures in the elderly. Am Fam Physician. 2004; 69 (1): 111–6.

[11]　Alexandru D, So W. Evaluation and management of vertebral compression fractures. Perm J. 2012; 16 (4): 46–51.

[12]　Jung HS, Jee WH, McCauley TR, Ha KY, Choi KH. Discrimination of metastatic from acute osteoporotic compression spinal fractures with MR imaging. Radiographics. 2003; 23 (1): 179–87.

[13]　Sung JK, Jee WH, Jung JY, et al. Differentiation of acute osteoporotic and malignant compression fractures of the spine: use of additive qualitative

and quantitative axial diffusion-weighted MR imaging to conventional MR imaging at 3.0 T. Radiology. 2014; 271 (2): 488–98.

[14]　Ning L, Wan S, Liu C, Huang Z, Cai H, Fan S. New levels of vertebral compression fractures after percutaneous kyphoplasty: retrospective analysis of styles and risk factors. Pain Physician. 2015; 18 (6): 565–72.

[15]　Becker S, Meissner J, Tuschel A, Chavanne A, Ogon M. Cement leakage into the posterior spinal canal during balloon kyphoplasty: a case report. J Orthop Surg. 2007; 15 (2): 222–5.

[16]　Hulme PA, Krebs J, Ferguson SJ, Berlemann U. Vertebroplasty and kyphoplasty: a systematic review of 69 clinical studies. Spine. 2006; 31 (17): 1983–2001,

[17]　Patel AA, Vaccaro AR, Martyak GG, et al. Neurological deficit following percutaneous vertebral stabilization. Spine. 2007; 32 (16): 1728–34.

[18]　Komemushi A, Tanigawa N, Kariya S, et al. Percutaneous vertebroplasty for osteoporotic compression fracture: multivariate study of predictors of new vertebral body fracture. Cardiovasc Intervent Radiol. 2006; 29 (4): 580–5.

[19]　Yeom JS, Kim WJ, Choy WS, Lee CK, Chang BS, Kang JW. Leakage of cement in percutaneous transpedicular vertebroplasty for painful osteoporotic compression fractures. J Bone Joint Surg Br. 2003; 85 (1): 83–9.

[20]　Choe DH, Marom EM, Ahrar K, Truong MT, Madewell JE. Pulmonary embolism of polymethyl methacrylate during percutaneous vertebroplasty and kyphoplasty. AJR Am J Roentgenol. 2004; 183 (4): 1097–102.

[21]　Greene DL, Isaac R, Neuwirth M, Bitan FD. The eggshell technique for prevention of cement leakage during kyphoplasty. J Spinal Disord Tech. 2007; 20 (3): 229–32.

[22]　Becker S, Ogon M. Special indications and techniques of balloon kyphoplasty. In: Becker S, Ogon M, editors. Balloon Kyphplasty. New York: Springer Wien; 2008. p. 85–98.

[23]　Anselmetti GC, Zoarski G, Manca A, Masala S, Eminefendic H, Russo F, et al. Percutaneous vertebroplasty and bone cement leakage:

clinical experience with a new high-viscosity bone cement and delivery system for vertebral augmentation in benign and malignant compression fractures. Cardiovasc Intervent Radiol. 2008; 31 (5): 937–47.

[24]　Wang H, Sribastav SS, Ye F, et al. Comparison of percutaneous vertebroplasty and balloon kyphoplasty for the treatment of single level vertebral compression fractures: a meta-analysis of the literature. Pain Physician. 2015; 18 (3): 209–22.

[25]　Chen WJ, Kao YH, Yang SC, Yu SW, Tu YK, Chung KC. Impact of cement leakage into discs on the development of adjacent vertebral compression fractures. J Spinal Disord Tech. 2010; 23 (1): 35–9.

[26]　Mirovsky Y, Anekstein Y, Shalmon E, Blankstein A, Peer A. Intradiscal cement leak following percutaneous vertebroplasty. Spine. 2006; 31 (10): 1120–4.

[27]　Zhao H, Ni CF, Huang J, et al. Effect of bone cement on intervertebral disc degeneration. Exp Ther Med. 2014; 7 (4): 963–9.

42 第四十二节 脊柱手术后骨水泥椎旁血管渗漏

42.1 病例

患者：67岁，男性，外伤后出现了持续3个月的严重腰背痛。既往史包括控制良好的糖尿病和高血压，目前仅仅口服降压药和降糖药。患者使用对乙酰氨基酚，布洛芬和氢可酮保守治疗腰背痛三个月，但仍有持续性疼痛。检查时，患者的上腰椎和下胸椎棘突有明显的压痛，神经系统检查基本完好。胸椎和腰椎的X线平片显示L1椎体压缩性骨折。患者的胸椎和腰椎的磁共振成像（MRI）在短时间反转恢复序列（STIR）图像上显示L1椎体水肿，证实了骨折的急性性质，并且没有任何反冲的骨碎片。由于保守治疗无法缓解剧烈而持续的疼痛，而MRI图像证实了急性椎体骨折，因此决定进行L1椎体成形术（VP）。

手术是在疼痛医学科手术室的监测麻醉护理下进行的。采用双平面透视的经椎弓根入路方法。放置套管针并确认其在前后透视和侧面透视图像上的适当位置后，在实时透视下缓慢注射了总计4 mL的聚甲基丙烯酸甲酯。在注射过程中未观察到水泥向静脉、椎间盘或硬膜外渗出，并且患者在整个手术过程中血液动力学保持稳定。

手术完成后，麻醉苏醒后，患者被转

移到康复区。到达康复室后，患者主诉呼吸急促和胸闷。出现有心动过速，神经系统检查正常。立即给患者吸氧，急查心电图。后者在心前导联V1至V3以及导联II，III和AVF中显示ST段压低和T波倒置。由于持续的呼吸浅短、剧烈的胸痛、心动过速、呼吸急促以及心电图提示右心缺血，目前初步诊断为骨水泥性肺栓塞（PCE），并将患者转移到心血管重症监护室。实验室检查显示血清肌钙蛋白和肌酸激酶（CK）升高，并且在进行具有对比增强和三维图像重建功能的胸部X线断层扫描（CT）扫描时，发现两个主要的肺动脉干显示聚甲基丙烯酸甲酯。在通过介入放射学进行微创栓塞清除术的尝试失败后，进行了使用心肺旁路术的肺栓塞清除术，并提取了横跨主肺动脉分叉的聚甲基丙烯酸甲酯栓塞。患者术后恢复平稳，一周后出院。

42.2 病例讨论

椎体成形术和椎体后凸成形术通常用于各种病理性或骨质疏松性椎体压缩性骨折。由于其微创、易操作和良好的功效，这些手术的使用非常广泛。尽管确定的椎体成形术和椎体后凸成形术风险很小，但已报道了许多严重的并发症。其中包括椎弓根骨折、节段性神经和脊髓损伤、骨水泥渗出椎管和椎间盘内、感染和骨水泥椎旁血管渗漏。在提到的各种并发症中，骨水泥椎旁血管渗漏是最常见的。聚甲基丙烯酸甲酯外渗发生在椎骨和奇静脉中，并且可以延伸到下腔静脉（IVC）并最终延伸到肺静脉。许多与手术相关的因素可能会促进骨水泥椎旁血管渗漏，包括①注入大量水泥；②在较大压力下注入聚甲基丙烯酸甲酯；③注入相对液化的水泥。患者自身因素也可能有助于更多的骨水泥椎旁血管渗漏，包括更大的椎体血管，例如来自浸润性肿瘤和骨质疏松的存在。随之而来的水泥栓塞现象包括下腔静脉血栓形成，右室水泥渗透引起的心脏填塞，肾动脉、脑和其他周围动脉栓塞以及骨水泥性肺栓塞。在各种水泥栓塞现象中，骨水泥性肺栓塞似乎是最常见的现象。已报告的大多数骨水泥性肺栓塞病例无症状。椎管成形术后两项常规影像学检查（X线平片和CT）显示，分别有3.5%至23%的患者的肺血管中存在骨水泥。骨水泥性肺栓塞的症状范围从轻度到危及生命，并可能在手术后数天至数周发生。对于可疑的骨水泥性肺栓塞，没有明确的治疗指南。为了确定无症状的骨水泥性肺栓塞的存在，建议在手术后常规行胸部X线检查。无症状的骨水泥性肺栓塞患者通常不建议治疗。有症状患者的治疗取决于其严重程度。有症状但稳定的患者可考虑进行抗血栓和（或）血栓形成静脉肝素溶栓治疗，随后口服6个月的抗凝治疗。

6个月后，血管内骨水泥可能会被内皮化，减少了血栓形成的风险，从而无需进一步的抗凝治疗。通过介入放射科医师进行的介入栓塞清除术或通过正中胸骨切开术进行的手术栓塞清除术具有很高的死亡率，应该保留给血流动力学不稳定的骨水泥性肺栓塞患者。许多患者容易出现血管骨水泥渗漏延迟并发症，应在手术后几周内重新进行临床评估。术前应向患者明确说明椎体成形术和椎体后凸成形术可能引起的各种并发症尤其是骨水泥性肺栓塞的风险，并应征得适当的知情同意。减少椎体成形术和椎体后凸成形术期间骨水泥血管渗漏风险的建议包括：

1．俯卧位并有足够的腹部支撑，以在手术过程中保持足够高的胸腔和腹腔内压力。

2．水泥注入前采用静脉造影观察血管。

3．注入适量的水泥。

4．在没有过度的压力下注入水泥。

5．避免在注射过程中过量的水泥液化。

6．在注射过程中保持水泥外溢的警惕，并在发生这种情况时中止手术。

手术后应长期监控患者的各种呼吸道症状，如胸痛和呼吸急促。如果在手术后数天和数周内出现此类症状，应告诉患者立即通知医师。

关键点
- 在涉及骨水泥注射（例如VB和KP）的脊柱手术后，骨水泥血管渗漏很普遍。
- 骨水泥性肺栓塞是最常见的栓塞并发症。
- 大多数骨水泥性肺栓塞患者无症状。
- 骨水泥性肺栓塞的症状可能会延迟几天到几周。
- 症状的严重程度可能有很大差异。
- 骨水泥性肺栓塞的治疗主要是支持性的。
- 有症状的患者可能需要长时间抗凝治疗。
- 骨水泥性肺栓塞的有创性治疗仅在全身性血流动力学不稳定的极少数情况下才适用。
- 将水泥注入椎体时保持警惕和细致可以减少这种骨水泥血管渗漏的发生率。

原书参考文献

[1] Choe D, Marom E, Ahrar K, Truong M, Madewell J. Pulmonary embolism of polymethyl methacrylate during percutaneous vertebroplasty and kyphoplasty. AJR Am J Roentgenol. 2004; 183: 1097–102.

[2] Krueger A, Bliemel C, Zettl R, Ruchholtz S. Management of pulmonary cement embolism after percutaneous vertebroplasty and kyphoplasty: a systematic review of the literature. Eur Spine J. 2009; 18: 1257–65.

[3] Kao F, Tu Y, Lai P, Yu S, Yen C, Chou M. Inferior vena cava syndrome following percutaneous vertebroplasty with polymethylmethacrylate. Spine. 2008; 33: E329–33.

[4] Anselmetti G, Corgnier A, Debernardi F, Regge D. Treatment of painful compression vertebral fractures with vertebroplasty: results and complications. Radiol Med. 2005; 110: 262–72.

[5] Kim Y, Lee J, Park K, et al. Pulmonary cement embolism after percutaneous vertebroplasty in osteoporotic vertebral compression fractures: incidence, characteristics, and risk factors. Radiology. 2009; 251: 250–9.

[6] Nooh A, Abduljabbar FH, Abduljabbar AH, Jarzem P. Pulmonary artery cement embolism after a vertebroplasty. Case Rep Orthop. 2015; 2015: 582769. doi: 10. 1155/2015/582769.

[7] Righini M, Sekoranja L, Le Gal G, Favre I, Bounameaux H, Janssens JP. Pulmonary cement embolism after vertebroplasty. Thromb Haemost. 2006; 95: 388–9.

[8] Peh WC, Gilula LA. Additional value of a modified method of intraosseous venography during percutaneous vertebroplasty. AJNR Am J Neuroradiol. 2003; 180: 87–91.

第四十三节　后凸成形术后疼痛 **43** 加重

43.1　病例

患者：70岁，女性，主诉腰背部疼痛加重3周，患者既往有长期的疼痛病史，并使用泰诺来控制疼痛。患者在家中摔倒后疼痛加剧，并限制了其活动能力。疼痛位于腰背部，无放射痛，无明显的神经损伤。患者有高血压，冠状动脉疾病和膝骨关节炎病史多年。入院前，患者的家庭保健医师注意到患者背部局部压痛点后，对其进行了脊柱X光检查。脊柱X射线检查显示未骨折，因此使用肌肉松弛剂和阿片类药物治疗患者的肌肉疼痛和腰背痛。疼痛没有得到改善，反倒使她头昏眼花且造成便秘。迫使她去急诊室，患者在医院静脉注射阿片类药物后疼痛缓解。

随后在康复科就诊以改善其活动能力。但没有任何效果，后来患者就诊疼痛科。在对患者进行评估之后，疼痛科进行了脊柱MRI检查，显示出亚急性L2压缩性骨折。建议立即行后凸成形术以缓解疼痛并改善下肢活动。采用双椎弓根入路进行后凸成形术，手术过程平稳。在恢复区，患者叙述右腿疼痛。患者能够扭动脚趾并移动腿部。腰椎的CT扫描显示，水泥渗漏入椎管，压在L2神经根上。咨询了神经外科

建议不要进行手术。腿部疼痛使患者痛苦不堪，而且其下肢活动也没有改善。该患者被送到疼痛诊所就L2-L3水平进行腰硬膜外注射。腿痛有所改善并开始进行物理治疗。但腰背部疼痛仍使她无法独立行走。只能肌肉锻炼。一周后，患者因腰背部疼痛加重再次入院。MRI显示急性L1压缩性骨折。阿片类镇痛药并没有减轻疼痛，患者选择了后凸成形术治疗新的压缩性骨折。手术很顺利。之后，患者在麻醉护理中感到疼痛减轻。能够在步行帮助下行走，开始康复训练。一个星期后她注意到背部疼痛加重。在没有任何刺激下疼痛迅速加剧。甚至在平躺时也存在。脊柱的X射线检查未发现骨折。C反应蛋白升高，再一次行脊柱MRI，终板的变化引起了人们对L1椎体感染的怀疑。该患者开始静脉使用抗生素。并请感染病科和神经外科会诊。静脉抗生素治疗未成功，患者被送至手术室对感染部位进行手术治疗，她最终被送往康复医院住院治疗。

43.2　病例讨论

据估计，美国的骨质疏松症患者多达一千万，还有三千四百万的人骨量低，在

以后的生活中这些人极有可能发生骨折。随着老年人预期寿命的提高，骨质疏松症患者人数将会越来越多。椎体压缩性骨折（VCF）是骨质疏松症的严重并发症。80年代的女性患病率是为20%～25%，男性为15%～20%。50岁发生椎骨骨折的风险女性为3.1%，男性为1.2%。在美国，骨质疏松症导致每年超过150万例骨折，其中一半发生在脊柱中。在1998年的英国，骨质疏松性骨折每年花费约9.42亿英镑，其中1200万英镑是由于椎骨骨折的急救费用所致。一旦患者发生椎体骨折，另一椎骨或髋部骨折的风险就会成倍增加。腰椎压缩性骨折对生活质量影响最大。腰背痛可由椎体骨折直接引起，也可由脊椎畸形、继发性退行性改变和椎间盘疾病间接导致。神经根受压可能导致臀部和腿部疼痛。与骨质疏松症相关的椎骨骨折很少引起脊髓压迫。在接受治疗的椎体急性骨折的497例老年患者中，只有2%的患者出现了脊髓压迫。治疗急性椎体压缩骨折的目的是缓解疼痛和下床活动。在卧床休息期间，身体每个器官都会受到不利影响。这些影响在老年患者中更为明显，每周骨量减少约2%，这是关注骨质疏松症患者的重点。这些患者不太可能恢复失去的骨量。骨质流失往往会分阶段发生，最明显变化发生在固定的前12周。肌肉力量每天减少1%～3%，或者每周减少10%～15%。椎骨成形术在立即镇痛方面的好处是显而易见的。但是，镇痛的作用机制尚不清楚。后凸成形术确实可以减轻因骨折椎骨变硬而引起的疼痛，并且可以消除骨折部位的微观活动。目前椎体成形镇痛的机制包括聚甲基丙烯酸甲酯的化学和热神经溶解作用以及在水泥硬化过程中产生的热量引起的骨基质部分失神经等学说。该疗法的结果之一是疼痛缓解不充分或效果不佳，部分原因是老年患者

的疼痛具有多种因素，这些患者往往患有其他脊柱疾病。

后凸成形术或椎体成形术后的术后疼痛需要系统评价。疼痛可能与患者或手术相关。与患者相关的因素是患者适应证、椎间盘退变性疾病、椎管狭窄、关节突关节疾病或严重后凸畸形引起的肌筋膜疼痛。

持续疼痛可能是由于新的压缩性骨折复发所致，因为骨质疏松症的潜在疾病仍然存在。病史和体格检查以及脊柱MRI将有助于排除新的骨折作为疼痛原因的可能性。在MRI结果不明显的情况下，局部腰痛指向关节突关节疾病或肌筋膜疼痛，这两种情况都可以通过局部麻醉药注射然后进行物理治疗来证实。手术相关并发症包括由于频繁的针刺或重刺引起的软组织损伤、水泥渗入椎间盘或神经管、套管针插入引起的椎弓根骨折、肋骨骨折和邻近的水平骨折，注射部位始终存在的感染风险。

进行后凸成形术的最佳时间尚未达成共识，通常，椎体成形术疗法可在骨折的1～2个月内提供最佳的镇痛效果。压缩性骨折的自然愈合方式尚不清楚，但通常需要几个月的时间才能治愈。后凸成形术最适合椎体急性骨折。急性骨折最好通过短时间反转恢复序列（STIR）的MRI进行评估。在此序列里，脂肪抑制表现出椎体骨髓水肿，这是骨折未愈合的标志。尽管有很多病例报道一年以上的骨折预后良好，但成形术治疗在6个月以上的骨折中的作用尚不清楚。MRI显示无水肿的骨折不是后凸成形术的良好选择。手术后骨折已经愈合，但腰痛仍会持续很可能来自关节突关节疾病或其他脊柱疾病。关节突关节机械应变导致了压缩性骨折，引起了腰背部疼痛（图43-1）。椎体成形疗法疼痛缓解与插管过程中背支内侧支的神经切断有关。在后凸成形术之前进行内侧神经支阻滞可能

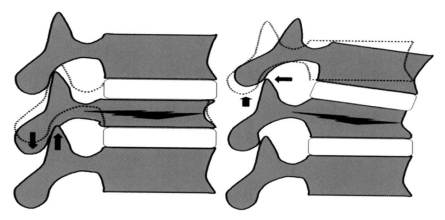

图 43-1　关节突关节应力改变导致压缩性骨折腰背痛

会有效缓解腰背痛。如果不进行后凸成形术，该阻滞可能会减轻疼痛。神经阻滞应在两个水平上：一个位于骨折水平，另一个位于骨折线之上。如果有效，应进行内侧分支的射频神经毁损术。在压缩性骨折的患者中，由于疼痛而导致的活动能力差会迅速导致背部肌肉不适，并且可能是导致背部疼痛的最重要因素之一。早期活动和物理治疗是所有压缩性骨折治疗计划的基石。对后凸成形术无反应的患者应仔细评估其康复治疗，以改善核心肌肉的力量和平衡。

　　持续的手术后疼痛可用X射线或CT评估，尤其是当疼痛因运动或在特定的位置上改变或变得更严重时。椎体后凸成形术已被报道用于椎弓根和肋骨骨折。

　　后凸成形术后常常发生新的压缩性骨折（图 43-2）。骨水泥（聚甲基丙烯酸甲酯）的弹性与天然的松质骨不同，可能导致邻近水平的椎体压缩性骨折。这种现象具有启发性，但没有必然性。椎体压缩性骨折的患者发生再次骨折的风险要高得多。新骨折会产生背痛或使先前存在的背痛恶化。临床上可能没有产生新骨折的诱发因素，体格检查可能会有椎体压痛点，也可能不会有。但MRI可以评估脊柱解剖结构

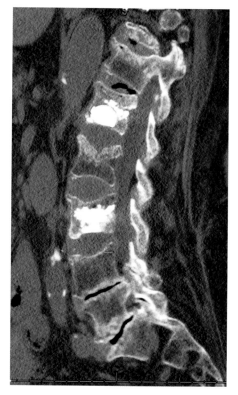

图 43-2　相邻椎体骨折导致新的疼痛或疼痛复发

以及确定骨折时间。也常用于骨水泥在椎体外部的泄漏确认。

　　根据骨水泥渗漏的定义和影像检查，骨水泥渗漏发生率高达70%。临床上对渗透的处理也不同。骨水泥渗漏入椎管导致

脊髓受压可能是毁灭性的，需要紧急减压手术。水泥渗入神经孔可刺激或压迫神经根。术后的症状是神经根疼痛。如果没有神经根受压的迹象，仅存在运动无力或深层腱反射消失，则可通过口服糖皮质激素或硬膜外糖皮质激素注射保守治疗渗漏。水泥渗入椎间盘可能会加速椎间盘的退化或引起椎间盘内的炎症反应，从而导致持续的腰背痛。缓慢注入骨水泥并限制注射量可防止水泥泄漏。

　　软组织损伤或血肿也可能引起腰背痛。尽量减少插管操作可预防这些问题。在没有凝血功能障碍的情况下，是不可能形成血肿的。在注射部位保持压力可最大限度地减少血肿的形成。感染很少见，但也有并发症报道。感染可能导致椎间盘炎、骨髓炎或硬膜外脓肿。常见的危险因素是之前存在感染、糖尿病和免疫抑制。金黄色葡萄球菌通是最常见的病原体。通常在手术后一周至一个月内出现腰背痛加剧和发热的症状。炎症标记物例如C反应蛋白、红细胞沉降率和白细胞计数升高。MRI在正确的临床影像背景下可以确认诊断，但在某些情况下，可能需要进行活检。由于许多患者仅靠抗生素无法改善病情，因此通常手术与延长抗生素治疗一起进行。在免疫功能低下的患者中，建议使用掺有抗生素的水泥以及围手术期使用抗生素。之前就有感染的患者在进行后凸成形术之前应控制感染。

　　椎体成形术是一种良性但无风险的手术。它可以减轻某些患者的疼痛。后凸成形术后的持续性疼痛需要系统评估。如果疼痛在腰背部和局部，则应进行体格检查以排除血肿或瘀伤。应排除神经功能缺损。如果疼痛是神经根性的不能排除神经功能缺损，则可立即进行脊柱CT检查以排除水泥渗入椎管或神经孔或肋骨、椎弓根骨折

（图43-3）。术后几天到几周开始疼痛可能代表新的骨折或感染。

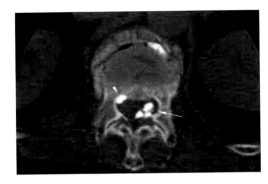

图43-3　水泥渗入孔腔/硬膜外腔

持续腰背痛的诊断思维

1. 无放射性疼痛的腰背病
　　（a）局部/非放射性疼痛。
　　（b）没有神经功能障碍。
　　（c）局部压痛。
　　鉴别：肌肉疼痛、椎弓根骨折、血肿、肋骨骨折。
　　治疗：激痛点注射，肋间神经阻滞，热疗。
2. 向大腿放射性疼痛
　　（a）没有压痛点。
　　（b）无局部肿胀。
　　（c）没有乏力。
　　鉴别：骨水泥渗漏，手术过程中伴有对神经根的机械刺激。
　　治疗：硬膜外注射糖皮质激素。
3. 放射性腰背痛
　　（a）没有压痛点。
　　（b）肌肉无力。
　　（c）感觉缺失或病理反射消失。
　　鉴别：水泥渗漏导致脊髓或神经根受压，在插管过程中神经根受损。
　　治疗：立即行脊柱CT，请神经外科会诊。
4. 迟发性疼痛
　　（a）局部疼痛。

（b）发热。

鉴别：新发骨折、复发性骨折、椎间盘炎、硬膜外脓肿。

治疗：脊柱MRI，后凸成形术，咨询神经外科或感染病科。

原书参考文献

［1］ National Osteoporosis Foundation: http:/www. nof. org/osteoporosis.

［2］ Genant HK, Cooper C, Poor G, et al. Interim report and recommendations of the World Health Organization task force for osteoporosis. Osteoporos Int. 1999; 10: 259–64.

［3］ Cooper C, Atkinson EJ, Jacobsen SJ, et al. Population-based study of survival after osteoporotic fractures. Am J Epidemiol. 1993; 137: 1001–5.

［4］ Silverman SL, Minshall ME, Shen W, et al. The relationship of health-related quality of life to prevalent and incident vertebral fractures in postmenopausal women. Arthritis Rheum. 2001; 44: 2611–9.

［5］ Lyritis GP, Mayasis B, Tsakalakos N, et al. The natural history of the osteoporotic vertebral fracture. Clin Rheumatol. 1989; 2: 66–9.

［6］ Silverman SL. The clinical consequences of vertebral compression fracture. Bone. 1992; 13: S27–31.

［7］ Jensen ME, McGraw JK, Cardella JF, Hirsch JA. Position statement on percutaneous vertebral augmentation: a consensus statement developed by the American society of interventional and therapeutic neuroradiology, society of interventional radiology, American association of neurological surgeons/congress of neurological surgeons, and American society of spine radiology. AJNR Am J Neuroradiol. 2007; 28: 1439–43.

［8］ Robinson Y, Olerud C. Vertebroplasty and kyphoplasty—a systematic review of cement augmentation techniques for osteoporotic vertebral compression fractures compared to standard medical therapy. Maturitas. 2012; 72: 42–29.

［9］ Humes PA, Krebs J, Ferguson S, Berlemann U. Vertebroplasty and kyphoplasty: a systematic review of 69 clinical studies. Spine. 2006; 31: 1983–2001.

［10］ Han S, Shuanglin W, Ning L, Tong Y, Zhang J, Fan S. Percutaneous vertebroplasty versus balloon kyphoplasty for treatment of osteoporotic vertebral compression fracture: a meta-analysis of randomized and non-randomised controlled trials. Int Orthop. 2011; 35: 1349–58.

［11］ Taylor RS, Taylor RJ, Fritzell P. Balloon kyphoplasty and vertebroplasty for vertebral compression fractures: a comparative systematic review of efficacy and safety. Spine. 2006; 31: 2747–55.

［12］ Nussbaum DA, Gailloud P, Murphy K. A review of complications associated with vertebroplasty and kyphoplasty as reported to the Food and Drug Administration medical device related web site. J Vasc Interv Radiol. 2004; 15: 1185–92.

［13］ Eck JC, Nachtigall D, Humphreys SC, et al. Comparison of vertebroplasty and balloon kyphoplastsy for treatment of vertebral compression fractures: a metaanalysis of the literature. Spine J. 2008; 8: 488–97.

［14］ Bliemel C, Ludwig O, Beucking B, Timmesfeld T, Ruchholtz S, Kreuger A. Higher incidence of new vertebral fractures following percutaneous vertebroplasty and kyphoplasty—fact or fiction? Acta Orthop Belg. 2012; 78: 220–9.

［15］ Kallmes DF, Comstock BA. Commentary: no comparison: conservative management of painful spontaneous osteoporotic compression fractures is the way to go. Spine J. 2012; 12: 1006–7.

［16］ Nikolai B, John M, James B. The Pain of Vertebral Compression Fractures Can Arise in the Posterior Elements. Pain Med. 2010; 11 (11): 1666–73.

第七部分
其　他

第四十四节　前锯肌激痛点注射后气胸

44

44.1　病例

患者：女性，22岁，短跑运动员。2周前患者右肩胛骨内侧下半部出现间歇性酸痛，并放射至右手小指和无名指。跑步锻炼时症状会加重，尤其在短距离冲刺时剧烈呼吸难受，症状与呼吸有关。经检查，她营养良好，没有明显的不适。检查脊柱没有发现任何异常弯曲，也没有皮疹，红斑或外伤迹象。肩部运动充分而无痛，但肩胛胸廓运动障碍。位于右腋中线上第5和第6肋骨上方的组织可触及绷紧的肌肉条带，这些条带疼痛会向肩胛骨的下部和前胸壁放射。

患者胸部X射线检查排除肋骨骨折以及其他肺部引起的症状，例如由于呼吸道症状引起的自发性气胸。患者诊断为前锯肌激痛点疼痛，用口服非甾体抗炎药治疗，并建议患者拉伸和自我按摩。

患者在2周后随访，症状没有改善，并在参加田径训练方面存在困难。影像学检查结果正常，并对患者进行了体格检查。在检查时，仍然有一个明显的激痛点（也叫触发点），其触发模式与她最初评估时的参考模式相同。与患者讨论了进一步的治疗选择，并决定进行前锯肌激痛点注射。

患者于左侧卧位，右臂伸出，右肩胛骨内收。平触法用于定位激痛点，并将25号4 cm针头扎进激痛点，引起抽搐反应。在此位置注入0.4 mL局部麻醉药，然后将针回缩，重新扎进激痛点的其他区域，重复此过程。进入第3个此类激痛点后，患者会出现剧烈疼痛，这种疼痛像往常一样辐射到手臂上，但是这种不适感在注射麻醉剂后可得到改善；患者情况稳定，离开医院。

6个小时后，患者打电话陈述出现呼吸急促和干咳加剧。过度的吸气时会使症状加重，由于呼吸困难她很难通过电话回答问题。她可能存在气胸，于是被转诊至急诊科。

患者到达急诊室后，她出现中度呼吸窘迫，但生命体征正常，包括氧饱和度为96%。与左侧相比，右侧的呼吸音有所降低。胸部X线片显示中度气胸。她放置了胸腔闭式引流，并被送往医院接受治疗。3天后，患者的症状好转，胸腔闭式引流摘除。重复进行胸部X射线照相，并确认气胸消失。情况稳定出院。

2周后，患者返回诊所接受随访。在插入胸腔闭式引流的部位，她还有一些残留的疼痛和感觉异常。患者打算开始一项训练计划，并希望在赛季结束前重返比赛。

44.2　病例讨论

　　激痛点是骨骼肌绷紧收缩带中高刺激性结节，可产生特征性症状并引起相应的疼痛。这类疼痛的发现很重要，因为这会将激痛点与压痛点区分开，压痛点仅在触诊部位引起压痛。激痛点通常分为潜在的或活动的激痛点。潜在激痛点对触诊很敏感，可能与活动受限和僵硬程度有关，但与自发的疼痛无关。根据定义，活动激痛点与临床疼痛有关，并产生包括局部压痛和放射到远处的疼痛；《肌筋膜疼痛和功能障碍：激痛点手册》中详细描述了由激痛点引起的疼痛的具体形式。

44.2.1　病因与发病机制

　　肌筋膜疼痛是一种常见症状，在疼痛管理中心报道的患病率高达 75%～95%。我们认为，激痛点和与之相关的疼痛是正反馈回路的结果。西蒙等人提出的"整合假说"中主要功能失调是在静止状态下异常运动终板处神经末梢释放乙酰胆碱的病理性增加。乙酰胆碱持续释放会导致肌肉纤维的持续去极化，从而导致肌节缩短和肌肉收缩。临床上，这被定义为与激痛点相关的绷紧带。持续的收缩会消耗 ATP 形式的能量，还会压迫穿过收缩肌肉的小动脉而产生局部缺血和缺氧。这种局部缺血会触发前列腺素、缓激肽、辣椒素、5- 羟色胺和组胺的释放，从而产生一种炎症环境，使周围传入神经纤维敏感。由此产生局部激痛点。与激痛点相关的疼痛可以通过中枢敏化来解释，并且可以驱动外周敏化。敏化的周围传入神经纤维使脊髓背角的次级神经元长期去极化，从而导致神经塑性改变，最终导致中枢敏化。此外，由

缓激肽、P 物质、5- 羟色胺和组胺等物质组成的所谓的炎性环境还可以刺激局部自主神经系统的活性，从而释放出更多的乙酰胆碱，从而使疼痛正反馈回路永久存在。

42.2.2　临床表现

　　肌筋膜疼痛可能是急性的或隐匿性的，通常表现为局部或区域性深痛感，其强度从轻度到重度不等。跑步时深呼吸（即"胁部剧痛"），由于肺部疾病引起的严重咳嗽，俯卧撑，举重物以及精神因素可能会引起前锯肌激痛点激活。该肌肉起源于第 8 或 9 根肋骨的外表面，并和肩胛骨胸侧连接。在正常情况下，外展手臂时前锯肌使肩胛骨伸出并向上旋转，同时将其固定在胸壁上以防止翼状肩胛。导致的强直收缩特性可能会限制这些运动。前锯肌有激痛点的患者可能会由于缺氧和短暂的喘息感出现疼痛。除了激痛点部位存在局部疼痛外，前锯肌激痛点通常会在胸中部前外侧，肩胛骨下角内侧边界的后方，以及臂向下延伸至外侧的区域引起前外侧手掌以及小指和无名指放射性疼痛。在这种参考模式下，鉴别诊断包括前胸痛的心脏原因，应通过心电图排除并酌情进一步检查。此外，前臂疼痛转移到小指和无名指与 C7 或 C8 神经根病或神经根炎相似。然而，前锯齿肌激痛点触诊会重现患者的特征性疼痛，包括放射症状（图 44-1）。

　　有前锯肌激痛点的患者的常规肌肉骨骼检查结果可能包括胸壁扩张减少，圆肩和肩胛骨节律紊乱导致的内收受限。激痛点的触诊部分可使用平触法（其中激痛点的拉紧带被压缩在检查者的手指和下方骨骼之间）或使用钳夹技术保持受影响的组织在临床医师的手指和拇指之间。识别活动性激痛点的最小标准是存在带细小的压

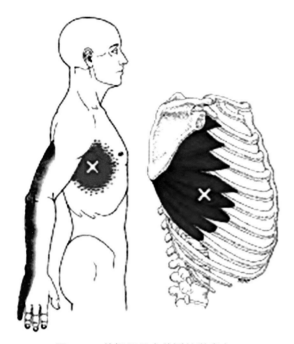

图 44-1　前锯肌具有共同的激痛点

痛和患者可识别的疼痛的绷紧带。当激痛点位于前锯肌时，沿着第 5 或第 6 肋骨周围的腋中线上的 2/3 的位置，在先前描述的分布中会出现上述疼痛。

44.2.3　诊断研究

现阶段超声检查，肌电图检查，热成像检查和肌肉活检可作为辅助诊断工具，但没有特定的实验室检查、影像学检查或干预措施来诊断激痛点。诊断依赖于仔细的触诊，但尚无经过循证验证的诊断标准。根据研究的不同，最可靠的体格检查指标是存在与压痛有关的绷紧带或存在跳跃迹象和放射性疼痛。

44.2.4　治疗

激痛点的初始治疗包括口服非甾体抗炎药以改善镇痛效果，并进行适当活动以消除患病肌肉的长期过度使用或压力。肌肉牵张和冷喷雾疗法通常用于抑制激痛点，

缓解肌肉痉挛所引起的疼痛。该技术涉及局部喷洒二氯二氟甲烷，三氯单氟甲烷或氯乙烷喷雾以产生暂时的麻醉作用，然后使肌肉被动拉伸以中断慢性挛缩并打破使激痛永存的恶性循环。对于前锯肌的肌肉牵张和冷喷雾疗法，患者侧躺，背对临床医师，患侧上臂伸出。开始肌肉的牵张，临床医师将肩胛骨处于极度内收状态以及患者通过深呼吸来扩大下肋骨。前锯肌的一种有效的自我伸展需要患者侧身坐在椅子上，患侧朝向椅背，患侧上的手臂位于椅靠背上方。然后，患者将躯干沿相反方向朝向椅子的前方旋转。这种手法的最终目的是训练患者有效地自我疼痛管理。

如果手法拉伸效果不佳，则采用激痛点注射疗法的更具创伤性的方法可以迅速缓解症状。激痛点注射疗法的禁忌证包括抗凝或出血性疾病、局部或全身感染、对麻醉剂的过敏、急性肌肉创伤或对针头的极度恐惧。患者应在舒适的位置，最好躺卧使注射部位的肌肉张力降至最低，并可以在患者发生血管迷走神经反应时防止跌倒受伤。对于前锯肌注射，该位置与肌肉牵张和冷喷雾疗法的位置相同，患者健侧侧卧于检查台上，而手臂向后延伸。用 22 号 4 cm 针扎入激痛点。注射 1% 利多卡因的溶液，可以合并注入其他药物例如双氯芬酸，A 型肉毒毒素和糖皮质激素，但它们与肌毒性有关。首先，确定激痛点并准备建立无菌区域。然后，医师将针头刺入距激痛点 1～2 cm 处，并使其与皮肤成 30° 前进。正确的胸壁肌肉注射方法需要将激痛点固定在两个手指之间的肋骨上，并直接将针尖指向肋骨，以避免比预期的深度更深地穿透肋间隙，从而导致气胸。确认针头未进入血管或肺部，应在对注射器施加负压的同时观察血液或空气的排出。一旦满意，便可以进行少量注射。然后，将针拔出至

皮下组织的水平，并重定向到激痛点的不同区域。在上、下、外侧和内侧重复此过程，直到不再引起局部抽搐反应或不再感觉到肌肉抵抗绷紧。注射后立即伸展受影响的肌肉群可以帮助提高激痛点注射的疗效。

44.2.5 治疗并发症

激痛点注射的潜在并发症包括血管迷走性晕厥、皮肤感染、断针、血肿形成和气胸。尽管罕见，但如果不及时发现和治疗，气胸的后果可能是致命的。

气胸可能会自发发生，通常发生在有潜在的肺部疾病的情况下，例如慢性阻塞性肺疾病、肺结核、囊性纤维化或严重哮喘，或由于外伤引起。创伤原因可能是医源性的（在这种情况下），也可能是非医源性的，例如在飞行中或潜水时出现穿透性的胸部创伤、肋骨骨折和气压伤。气胸的其他常见医源性原因包括胸腔穿刺术、经胸针穿刺活检、锁骨下静脉穿刺中心静脉置管、经支气管肺活检、肋间神经阻滞、肩胛上神经阻滞、鼻胃管留置、心肺复苏和正压通气。不太常见的原因包括在胸壁组织中注射，肉毒杆菌毒素、麻醉药或糖皮质激素。

尽早发现气胸对于提供及时治疗至关重要。体征和症状包括劳力性呼吸困难、呼吸急促、胸痛、干咳、发绀、发汗和患处呼吸音减弱。如果出现张力性气胸，纵隔结构可能会移位并导致心肺功能受损。医源性气胸后，症状发作可能会延迟数小时，并且可能保持相对轻度，尤其是如果使用小直径针头。如果怀疑，应获取胸部X平片以确认或排除诊断。气胸可以在直立、仰卧（最不敏感）或侧卧位（最敏感）的胶片上识别。特征性发现包括白色脏胸膜线，其通过气体的聚集与壁胸膜分

开。通常，在脏胸膜线以外没有可见的肺血管。计算机断层扫描提供了另一种选择，并且能够检测少量的胸膜内气体，但通常更复杂的病例或位置需要获得横截面胸部成像的情况。已经有一些方法用来估计以百分比表示的气胸的大小，但是很难应用，并且大多数情况下，临床医师只是简单地使用术语大或者小。如果胸壁到脏胸膜线的距离小于2 cm，英国胸科协会将气胸定义为小；如果该距离为2 cm或更大，则定义为大。对于其他气胸较小的健康患者，治疗包括监测以确保适当的肺再通气，这可以根据临床情况在住院或门诊基础上进行。如果发生大的气胸，应进行胸腔引流（尾纤导管或胸腔穿刺术），以利于肺的再次扩张。

进行激痛点注射时，要防止这种并发症，就要依靠谨慎的技术。胸骨旁和锁骨中线的针深为10~20 mm，后锁骨的针深为15~20 mm，可能会导致气胸。进行注射时，应避免将针头插入肋间隙。相反，应将其插入直接覆盖肋骨的组织中。一种有用的技术是用食指和中指跨过计划注射的裂口，保持组织绷紧，并为临床医师提供有关骨标志物边界的本体感受反馈。或者，如果可能的话，可以将要注射的组织从胸壁抬起，并将针以倾斜的轨迹插入，远离下面的肺组织。

关键点

- 前锯肌激痛点通常将疼痛放射到肩胛骨的下边界和前胸壁，并类似于心肺引起的胸痛。应该排除这些更严重的诊断。
- 激痛点的初始治疗应包括主动拉伸，以使患者能够控制症状。
- 气胸是胸壁激痛点注射疗法罕见但严重的并发症。
- 激痛点注射疗法后在肺部任何部位出现气胸，呼吸急促、干咳或呼吸音减少等与气

胸一致的体征和症状的患者，应进行胸部
X 射线检查以评估气胸。
* 伴有轻度症状的轻度气胸患者可通过密
切观察进行处理，但中度或重度气胸患
者需入院并放置胸管以扩大肺容积。

原书参考文献

[1] Travel J, Simons D, Simons L. Myofascial pain and dysfunction: the trigger point manual-upper half of body. 1999.

[2] Gerwin R. A study of 96 subjects examined both for fibromyalgia and myofascial pain. J Musculoskel Pain. 1995; 3 (Suppl 1): 121.

[3] Fishbain DA, Goldberg M, Meagher BR, Steele R, Rosomoff H. Male and female chronic pain patients categorized by DSM-III psychiatric diagnostic criteria. Pain. 1986; 26 (2): 181–97.

[4] Simons DG, Travell JG, Simons LS. Chapter 46: Serratus anterior muscle. In: Travell & Simons' myofascial pain and dysfunction: upper half of body. 2nd ed. Baltimore: Lippincott Williams & Wilkins; 1999. p. 887–99.

[5] Dommerholt J, Shah JP. Chapter 35: Myofascial pain syndrome. In: Bonica JJ, Fishman S, Ballantyne J, Rathmell JP, editors. Bonica's management of pain. 4th ed. Philadelphia, PA: Lippincott Williams & Wilkins; 2010.

[6] Bron C, Franssen J, Wensing M, Oostendorp RA. Interrater reliability of palpation of myofascial trigger points in three shoulder muscles. J Man Manip Ther. 2007; 15 (4): 203–15.

[7] Gerwin RD, Shannon S, Hong C-Z, Hubbard D, Gevirtz R. Interrater reliability in myofascial trigger point examination. Pain. 1997; 69 (1): 65–73.

[8] Han SC, Harrison P. Myofascial pain syndrome and trigger-point management. Reg Anesth Pain Med. 1997; 22 (1): 89–101.

[9] Alvarez DJ, Rockwell PG. Trigger points: diagnosis and management. Am Fam Physician. 2002; 65 (4): 653–60.

[10] Ruoff G. Technique of trigger point injection. In: Pfenninger J, Fowler G, editors. Procedures for primary care physicians. St Louis: Mosby; 1994.

[11] Fischer AA. New approaches in treatment of myofascial pain. Phys Med Rehabil Clin N Am. 1997; 8: 153–70.

[12] Despars JA, Sassoon CS, Light RW. Significance of iatrogenic pneumothoraces. Chest J. 1994; 105 (4): 1147–50.

[13] Noppen M, De Keukeleire T. Pneumothorax. Respiration. 2008; 76 (2): 121–7.

[14] Sanchez HB, Mariano ER, Abrams R, Meunier M. Pneumothorax following infraclavicular brachial plexus block for hand surgery. Orthopedics. 2008; 31 (7): 709.

[15] Zhan C, Smith M, Stryer D. Accidental iatrogenic pneumothorax in hospitalized patients. Med Care. 2006; 44 (2): 182–6.

[16] Chiou-Tan FY, Miller JS, Goktepe AS, Zhang H, Taber KH. Sectional neuroanatomy of the upper thoracic spine and chest. J Comput Assist Tomogr. 2005; 29 (2): 281–5.

[17] Dorman T. Prolotherapy: a survey. J Orthop Med. 1993; 15 (2): 49–50.

[18] Miller JS, Chiou-Tan F, Zhang H, Taber KH. Sectional neuroanatomy of the lower thoracic spine and chest. J Comput Assist Tomogr. 2007; 31 (1): 160–4.

[19] Rhea JT. Determining the size of pneumothorax in the upright patient. Radiology. 1982; 144 (4): 733–6.

[20] Noppen M, Alexander P, Driesen P, Slabbynck H, Verstraete A. Quantification of the size of primary spontaneous pneumothorax: accuracy of the light index. Respiration. 2001; 68 (4): 396–9.

[21] MacDuff A, Arnold A, Harvey J. Management of spontaneous pneumothorax: British Thoracic Society pleural disease guideline 2010. Thorax. 2010; 65 (Suppl 2): ii18–31.

[22] McCutcheon L, Yelland M. Iatrogenic pneumothorax: safety concerns when using acupuncture or dry needling in the thoracic region. Phys Ther Rev. 2011; 16 (2): 126–32.

45 第四十五节　枕神经阻滞并发症

45.1 病例

患者：26岁，女性，主诉慢性偏头痛和左枕骨痛。患者有长期的偏头痛病史，每周发生两次至三次，伴有先兆视力模糊。在最近几周内阵发性发作，发作时颈部左侧以及枕骨部位剧烈疼痛，触摸同侧头皮和后颈部会触发并加重症状。体格检查显示整个颈椎的运动和压痛范围缩小，触诊时头痛再现左侧枕骨同侧触诱发痛，患者头颅磁共振成像未见异常。根据其病史和体格检查，诊断为枕神经痛。已为患者提供了多种形式的症状管理方法：按摩疗法，肌筋膜释放，抗炎药和肌肉松弛剂。但疼痛缓解不明显，她被转诊至介入疼痛诊所。决定进行超声引导的左侧枕神经阻滞。并使用22号1 cm针头注射了4 mL消炎镇痛液，其中含有0.25%丁哌卡因和40 mg曲安西龙（丙酮化去炎松）。患者头痛和枕痛缓解了6个月。10个月后因疼痛复发而返回诊所，但注意到在阻滞部位，颅骨基部有一"凹陷"畸形。她曾被转诊至皮肤科门诊，经MRI确诊为糖皮质激素诱发的肌坏死，显示左头夹肌萎缩。她接受了肉毒杆菌毒素（Botox）注射治疗，并建议停用糖皮质激素。

45.2 病例讨论

45.2.1 枕神经痛

枕神经痛被国际头痛学会定义为"在枕大神经或枕小神经或第三枕神经的分布区域的阵发性刺痛，有时伴有区域感觉减退或感觉异常。"临床上枕大神经痛多见，其次是枕小神经痛，而第三枕神经则很罕见。枕神经痛与受累神经的卡压有关。疼痛可持续数秒至数分钟，但两次疼痛之间的痛苦可能会持续存在。枕神经在偏头痛的发病机理中也可能起作用。偏头痛是一种致残性疾病，影响了美国12%的人口。据估计，大约3%～14%的偏头痛患者会转为慢性偏头痛。偏头痛的病理机制尚不清楚，但与三叉神经传入纤维及颈2神经纤维有关。详细的病史采集、体格检查和神经专科检查对于枕神经痛的诊断是必要的。可能需要进行诊断测试以排除枕神经痛的原发或继发原因。例如头部和颈椎的计算机断层扫描、磁共振或X射线检查以排除潜在的肿瘤、感染和先天性异常（例如Arnold- Chiari畸形）。

尽管在发病机理上取得进展，但患者仍然执着于保守疗法：按摩，物理疗法，抗炎药，肌肉松弛剂，加巴喷丁类药物和抗抑郁药。使用介入手段治疗枕神经痛的可能是最恰当的。枕神经阻滞还可有效治疗偏头痛，丛集性和颈源性头痛，连续性半偏头痛以及结膜充血和撕裂引起的短时性单侧神经样头痛发作。疼痛种类不同决定了不同的治疗方法。

45.2.2　解剖学

枕大神经起源于第2颈神经的后支的皮支。它从头下斜肌和半棘肌下方穿出后上升。到达斜方肌并穿过腱膜，从皮下到达枕骨。它分布枕顶部皮肤感觉。枕小神经是一种皮神经，起源于第2、3颈神经的前支。它沿胸锁乳突肌后缘向上行进，支配着耳部后方和枕部皮肤。第三枕神经（也称为最小枕神经）是第三颈神经后支的内侧支，分布于颈部和下枕部皮肤。

45.2.3　操作

可以使用解剖体表标志（盲法）或超声检查来进行枕神经阻滞。盲法需识别乳突，枕骨隆突和颈上线。在确定枕动脉搏动后，在枕动脉隆起和乳突之间的距离的中间1/3处，在动脉搏动的内侧向内注射5 mL含局麻药的溶液（含或不含糖皮质激素）。超声引导有近端或远端的方法。在近端操作中，将探针横向移至头下斜肌的同时，可以在C2棘突的水平处识别出枕大神经。在远端操作中，超声探头在短轴平面上位于枕上隆起和乳突之间的距离的中间三分之一处，位于上颌线的水平处。

45.2.4　并发症

枕神经阻滞一般无副作用，但是感染和出血可能是任何经皮手术的并发症。罕见的副作用包括皮肤不良反应，肌肉坏死，

误入动脉内（导致局部麻醉剂全身毒性）和蛛网膜下腔（导致脑干损伤表45-1）。

表 45-1　枕神经阻滞并发症

并发症	代表
皮肤不良反应	萎缩、脱发、色素沉着，毛囊炎
心肌坏死/肌毒性	与局部麻醉药或糖皮质激素有关
误入动脉内	中枢神经系统表现 心血管表现
误入蛛网膜下腔	脑干损伤

45.2.5　皮肤不良反应

糖皮质激素类药物常用于神经阻滞。公认有局部注射糖皮质激素导致皮肤副作用但很少有报道。副作用包括全层软组织萎缩、脱发、色素沉着和毛囊炎（图45-1）。据报道，注射糖皮质激素后软组织萎缩的发生率<1%。皮肤不良反应的风险似乎与注射的糖皮质激素的数量和溶解度有关。不溶性颗粒糖皮质激素（如曲安西龙）与甲基强的松龙或倍他米松等可溶性药物相比，更可能导致不良后果。潜在的机制与周围血管的血管收缩和该部位不溶性晶体沉积有关，这导致皮肤萎缩和头发生长中断。

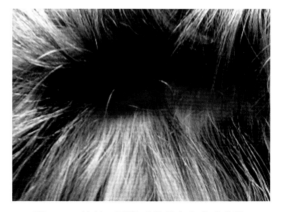

图 45-1　枕神经阻滞后的脱发和皮肤萎缩

45.2.6 肌坏死

糖皮质激素镇痛的确切机制尚不清楚，但与其抗炎作用有关，其可减少刺激痛觉的炎症介质。肌内注射局部麻醉药和糖皮质激素可导致肌坏死（图45-2）。已发现利多卡因，丁哌卡因和甲哌卡因具有肌毒性。肌毒性的发病机理很复杂。注射后，肌肉纤维过度收缩、退化并肿胀，并伴有炎性细胞浸润和坏死。潜在的机制被认为是局部麻醉药与肌浆网的相互作用。细胞内钙增加，进一步的钙再摄取被抑制，随后引起细胞死亡。最初对肌肉造成伤害后的2至5周内，肌肉的组织学变化会逆转。尽管可以期待肌肉的再生，但据报道晚期有瘢痕的形成。局麻药的浓度与损伤程度有关。单独使用曲安西龙的肌毒性证据是有限的，但曲安西龙和丁哌卡因的组合比单独的丁哌卡因更具肌毒性。已经提出了两种药物组合的协同作用。糖皮质激素似乎会延迟丁哌卡因诱发的肌肉坏死后的再生过程。

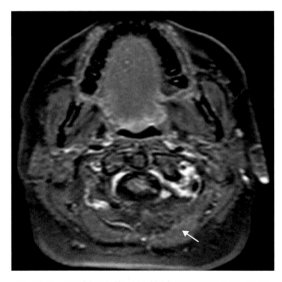

图 45-2 磁共振成像显示枕神经阻滞后左头夹肌萎缩（白色箭头）

45.2.7 局部麻醉药误入动脉内

局麻药误入枕动脉可导致全身毒性反应。局麻药沿枕动脉逆行性血管扩散，然后顺行性扩散于颈内动脉，使大脑内局麻药的浓度较高。产生中枢神经系统表现。局麻药全身毒性的典型症状是耳鸣、口周麻木、躁动、神志不清、癫痫发作和失去知觉（表45-2）。心动过缓和低血压可能发展为心脏停搏，QTc间期延长和室性心律失常。在对1979年至2009年已发表病例的回顾中，一项研究确定了93例局麻药全身毒性，中枢神经系统毒性（占89%）和心血管毒性（占51%）事件。同时有两种毒性为44%。单次注射局麻药后，症状发作的时间范围从少于1分钟到大于10分钟。

表45-2 局部麻醉剂全身毒性

病征	口周麻木，金属味，耳鸣，躁动，昏迷
迹象	中枢神经系统：癫痫发作 心血管系统：高血压或低血压，心动过速，心律失常，心搏骤停
治疗	脂肪乳剂 心脏支持：低剂量肾上腺素 10～100 μg。请勿使用利多卡因、普鲁卡因胺、钙通道阻滞剂、β阻滞剂或血管升压素。如果这些措施失败，进行冠状动脉肺旁路 苯二氮䓬或小剂量异丙酚用于癫痫发作

脂质输注已被描述用于治疗局麻药的全身毒性。开始以1.5 mL/kg的推注剂量施用20%的脂肪乳剂，然后在30分钟内以0.25 mL/（kg·min）的速度最大输注10 mL/kg。脂肪乳剂通过提取亲脂性局麻药并通过为心脏线粒体的需氧代谢提供脂肪酸来充当"脂质库"。目前缺乏有关脂肪乳剂副作用的数据。2010年，美国区域麻醉和疼痛医学学会发表了关于治疗局麻药全身毒性的实践共识。

呼叫寻求帮助，气道处理，癫痫发作

抑制，基本生命支持，高级心脏生命支持和输注脂质乳剂。超声引导的神经阻滞可减少意外血管穿刺的发生率。

45.2.8　误入蛛网膜下腔

有颅骨畸形或有颅骨手术史的患者进行枕神经阻滞时有可能在不注意的情况下将局麻药注入颅腔。曾有枕骨缺损存在注射局麻药误入蛛网膜下腔的报道，穿刺硬脑膜可能会导致危及生命的并发症。在脑干麻醉中，患者烦躁且无呼吸，需要支持。在所有开颅手术前要询问详细的病史。可能需要进行影像检查以识别和确保颅骨缺损。后颅窝开颅手术是盲法枕神经阻滞的禁忌证。建议将超声与透视引导相结合，以帮助识别身体缺陷的区域。

45.3　总结

枕神经阻滞是一种简单的操作，当由经过适当培训的医师进行时，它们是安全的，并且可能比其他选择更有利于治疗。并发症很少见，但可能具有破坏性。需要进一步的研究来证明神经阻滞的潜在风险。

关键点
- 通常在门诊患者中进行枕神经阻滞治疗头痛。
- 已经报道了罕见的并发症，包括皮肤副作用和肌坏死。
- 局麻药误入动脉内会引起全身毒性，也有报道称颅骨缺损患者枕神经阻滞时误入蛛网膜下腔
- 医师应预见到这些并发症，并在其实践中纳入安全措施以预防这些并发症。

原书参考文献

[1] Headache Classification Committee of the International Headache Society (IHS). The international classification of headache disorders, 3rd edition (beta version). Cephalalgia. 2013; 33: 629Y808.

[2] Hammond SR, Danta G. Occipital neuralgia. Clin Exp Neurol. 1978; 15: 258.

[3] Lipton RB, Stewart WF, Diamond S, Diamond ML, Reed M. Prevalence and burden of migraine in the United States: data from the American migraine study II. Headache. 2001; 41: 646–57.

[4] Goadsby PJ, Hargreaves R. Refractory migraine and chronic migraine: pathophysiological mechanisms. Headache. 2008; 48: 799–804.

[5] Katsarava Z, Schneeweiss S, Kurth T, et al. Incidence and predictors for chronicity of headache in patients with episodic migraine. Neurology. 2004; 62: 788–90.

[6] Dougherty C. Occipital neuralgia. Curr Pain Headache Rep. 2014; 18: 411.

[7] Greher M, Moriggl B, Curatolo M, Kirchmair L, Eichenberger U. Sonographic visualization and ultrasound-guided blockade of the greater occipital nerve: a comparison of two selective techniques confirmed by anatomical dissection. Br J Anaesth. 2010; 104: 637–42.

[8] Mutagi H, Boger A, Kapur S. Full thickness local soft tissue atrophy following steroid injection to greater occipital nerve. Pain Pract. 2011; 11 (6): 582–4.

[9] Lambru G, Lagrata S, Matharu S. Cutaneous atrophy and alopecia after greater occipital nerve injection using triamcinolone. Headache. 2012; 52: 1596–9.

[10] Shields KG, Levy MJ, Goadsby PJ. Alopecia and cutaneous atrophy after greater occipital nerve infiltration with corticosteroid. Neurology. 2004; 63: 2193–4.

［11］ Degerli S, Gulec H, Koc F. Folliculitis following greater occipital nerve block. Agri Derg. 2015; 27 (2): 121–2.

［12］ Papadopoulous PJ, Edison JD. The clinical picture: soft tissue atrophy after corticosteroid injection. Cleve Clin J Med. 2009; 76: 373–4.

［13］ Zink W, Graf BM, Sinner B, Martin E, Fink RH, Kunst G. Differential effects of bupivacaine on intracellular Ca^{2+} regulation: potential mechanisms of its myotoxicity. Anesthesiology. 2002; 97 (3): 710–6.

［14］ Reurink G, Goudswaard GJ, Moen MH, Weir A, Verhaar J, Tol JL. Myotoxicity of injections for acute muscle injury: a systematic review. Sports Med. 2014; 44: 943–56.

［15］ Okuda Y, Matsumoto T, Shinohara M, Kitajima T, Kim P. Sudden unconsciousness during a lesser occipital nerve block in a patient with an occipital bone defect. Eur J Anaesthesiol. 2001; 18: 829–32.

［16］ Di Gregorio G, Neal J, Rosenquist RW, Weinberg GL. Clinical presentation of local anesthetic systemic toxicity: a review of published cases, 1979 to 2009. Reg Anesth Pain Med. 2010; 35: 181–7.

［17］ Neal J. Ultrasound-guided regional anesthesia and patient safety: an evidence-based analysis. Reg Anesth Pain Med. 2010; 35 (suppl 1): S59–67.

［18］ Sprenger T, Seifert CL. Coma after greater occipital nerve blockade in a patient with previous posterior fossa surgery. Headache. 2013; 53: 548–50.

第四十六节　化脓性膝关节炎

46

46.1　病例

患者：男性，82岁，糖尿病史多年，最近出现右膝疼痛加重的情况。通常情况下，患者的典型疼痛平均为4/10，活动后加重，且休息后无法缓解。患者走四个到5个街区之后由于疼痛导致其活动受限。大约1年前，患者进行X线检查，结果显示关节外侧间隙变窄。曾采用物理治疗，但由于疼痛程度他无法完成全部治疗。在过去的12个月中，他接受了两次关节内糖皮质激素和局部麻醉剂注射治疗。每次注射后大约5个月内疼痛几乎可以完全缓解。在过去的6周至8周里，患者症状逐渐加重，患者要求再次注射。体检右膝关节外侧压痛，轻微的捻发音，被动的活动范围和神经系统检查未见异常，与患者讨论了该手术的风险和益处后，以通常的无菌方式准备和铺巾，然后用1 mL曲安西龙（40 mg/mL）和4 mL 0.25%丁哌卡因进行超声引导的右膝关节内注射。

3天后，患者返回诊所，主诉右膝疼痛加重，他认定为9/10，并且严重到足以使他晚上无法入睡。由于疼痛，他的膝盖不能弯曲，保持在一个完全伸展的状态。患者自感发热，但没有测量体温。

经检查体温为38.5℃，但其他生命体征均在正常范围内，并且似乎处于中度疼痛。右膝有红斑和肿胀，并有中度积液，没有皮疹或外伤的迹象，但触诊时有散在触痛，摸起来温度高。他将右膝保持在伸展的位置，由于严重的疼痛，主动和被动的运动范围都受到严重限制。膝盖的力量测试受到疼痛的限制，但是在其他受测肌肉群中，力量是完整的。没有感觉异常，并且他的足背和胫骨后侧双侧脉搏在2次以上。

进行包括全血细胞计数，C反应蛋白，红细胞沉降率和两组血液培养物在内的实验室检查和右膝关节的X线片。进行右膝关节穿刺术，排空6 mL的滑液并送去进行革兰染色和培养，对白细胞计数进行鉴别。放射线照片显示患者右骨关节炎和软组织肿胀程度。白细胞计数，C反应蛋白和红细胞沉降率均升高。最初的关节液分析显示：不透明的黄绿色极低黏度的液体，无晶体，>100 000 WBC s/mm³和83%的中性粒细胞。血液和滑液染色均显示革兰阳性球菌。

获得初步实验室检查后，患者立即入院，并开始用万古霉素进行经验治疗。3天后，滑液和血液培养显示出金黄色葡萄球菌为致病菌。根据抗生素敏感性试验，该患者改用静脉内克林霉素治疗，并安排家庭输液服务出院。静脉用抗生素治疗2周后，他转为口服治疗，总共治疗4周。完成4周的抗生素疗程后，患者可以参与办公室工作。他的疼痛程度和平时相似，运动范围已经恢复，但他在长距离行走时仍会遇到困难。他打算去找外科医师讨论外科手术方案，以恢复他以前的无痛行走水平。

46.2　病例讨论

化脓性关节炎是感染性微生物直接侵袭关节空间。最常见的是由细菌引起的，但是病毒、分枝杆菌和真菌也可能导致。如果未在24～48小时内得到诊断和适当的抗生素治疗，则会导致关节软骨的快速破坏，并可能发生包括软骨下骨丢失和永久性关节功能障碍在内的严重并发症。据报道，细菌性化脓性关节炎的发病率为每100 000人每年发生4例至29例。

46.2.1　病因与发病机制

化脓性关节炎大部分是病菌从血液扩散到关节的结果，但也可能是由于咬伤或其他创伤导致，在关节手术操作中接触细菌，或者是在先前存在的骨髓炎通过骨皮质进入关节后引起的。关节注射药物的患者其病原微生物为金黄色葡萄球菌、肠球菌或链球菌时，应怀疑感染性心内膜炎。尽管大多数情况是血源性扩散的结果，但是这些患者中有许多可能仅具有短暂的自限性菌血症，因此血培养可能不是阳性的。

细菌具有迅速破坏关节内软骨的潜力。滑膜没有基底板，细菌进入滑液并在该处发生炎症反应，释放出导致软骨降解并抑制软骨合成的细胞因子和蛋白酶。如果形成大量滑膜渗液，关节积液压力会导致软骨坏死和骨质流失。

几乎所有微生物都可能引起化脓性关节炎，但通常是单种微生物感染，除非在多菌血症患者中有穿透性创伤或血源性扩散。金黄色葡萄球菌（包括耐甲氧西林的金黄色葡萄球菌）是成年关节感染的最常见微生物，尽管其他革兰阳性菌（如链球菌）也很常见：创伤后、静脉吸毒者、新生儿、老年人和免疫抑制的患者、泌尿或皮肤感染患者均可见到革兰阴性杆菌、分枝杆菌、革兰阴性球菌、革兰阳性杆菌、厌氧菌、真菌和病毒等，这些也是关节感染的少见病因。

46.2.2　临床表现

化脓性关节炎通常表现为急性发作的单关节炎，具有单个关节疼痛，发热，肿胀，活动范围受限的特点。大多数细菌性关节炎患者有发热。通常，患者将关节保持在一个使关节腔内空间最大化姿势，从而使关节腔内脓性液体体积增加所导致疼痛最小化的位置。有时患者可能存在皮肤、尿路或呼吸道感染，有助于确定细菌的来源。

累及其他常见关节包括腕关节，踝关节和髋关节的关节炎病例占50%。关节炎有时会牵涉到轴关节，例如胸锁关节或骶髂关节，但这些患者常常有静脉吸毒史。尽管单关节炎最常见，但约有20%的化脓性关节感染发生单关节或多关节感染，通常发生在类风湿性关节炎，全身性结缔组织病或严重脓毒症的患者中。

成年化脓性关节炎患者中有84%患有基础疾病，而先前有关节疾病的患病率为59%。化脓性关节炎的危险因素包括：年龄大于80岁、糖尿病、类风湿关节炎、存在义肢关节、近期进行关节手术、皮肤感染、静脉内药物滥用、酒精中毒以及曾经进行过关节内糖皮质激素注射。现有的关节损伤也是重要的危险因素。一项研究表明，细菌性关节炎患者中有40%曾患有关节疾病，通常是类风湿关节炎或骨关节炎。类风湿关节炎患者发生细菌性关节炎的可能性较正常人高4～15倍，如果以前曾进行过关节内糖皮质激素注射，或者正在接受免疫抑制药物或抗肿瘤坏死因子治疗，则发生细菌性关节炎的可能性甚至更高。影响关节的其他原因，包括痛风、假痛风和夏科氏关节炎也会增加感染风险。一项欧洲研究显示，医源性的细菌性关节炎占41.8%。此外，关节内注射糖皮质激素和透明质酸盐可能会增加关节感染的风险，并且至少在1例病例中已有报道，如果糖皮质激素被污染，可能成为感染的来源。

由革兰阴性双球菌淋病奈瑟菌引起的淋球菌性关节炎通常发生在年轻、健康、性活跃的患者中，并且在临床上表现为游走性关节痛，腱鞘炎或非侵蚀性关节炎，而不是非淋球菌性化脓性关节炎的典型单关节表现。

真菌和分枝杆菌感染通常比起由更常见的生物体引起的病例具有隐蔽性和缓慢进程。

46.2.3　诊断方法

最初的诊断检查通常包括感染和炎症的血清标志物，包括白细胞（WBC）计数，红细胞沉降速率和C反应蛋白。在化脓性关节炎的情况下，这些可能是正常的，但在异常时，可用于评价治疗效果。此外，鉴于菌血症和血源性扩散至关节的高度一致，应进行细菌培养。化脓性关节炎不能通过影像学检查来诊断，但是它们可以提供其他有用的信息。治疗前X线片可以与治疗后进行比较，并可以鉴别骨髓炎或其他的关节并发症。超声可以确定积液的存在，特别是在诸如髋关节等难以检查的关节，并且可以在关节抽吸期间用于引导针刺进行滑液分析。透视检查和CT也可用于引导针头进行关节液抽吸，但提供的有关周围软组织和积液的信息较少。很少对化脓性关节炎的病例使用磁共振成像检查，但是如果出现诸如骨侵蚀和骨髓水肿等情况则应考虑磁共振诊断。

化脓性关节炎的诊断依靠关节液分析，是确定病原性传染源并排除急性关节炎的原因（包括痛风和假痛风）所必需的。进行关节穿刺术时，应在床旁进行记录液体的体积及其颜色、黏度和透明度。关节液的实验室检测应包括白细胞计数，差异分析，晶体分析，革兰染色和培养。根据关节液分析将积液分为生理性、非炎性、炎性、出血性或脓性（表46-1）。正常关节中可能存在少量液体（膝<3.5 mL）。被认为是生理的。关节液是透明的、无细胞和高黏性的、蛋白质浓度是血浆浓度的1/3，而葡萄糖浓度则接近血浆浓度。非炎性积液通常是透明的、黄色且高黏度的，白细胞计数范围从0到2000 WBCs/mm^3，中性粒细胞少于25%，通常由退行性关节病或创伤引起。在类风湿关节炎、急性晶体诱发性滑膜炎、反应性关节炎、银屑病关节炎、炎症性肠病、风湿热、系统性红斑狼疮和结节病相关的关节炎中可能出现炎性积液，其特征是不透明，黄色至绿色具有2000～100 000 WBCs/mm^{3}和中性粒细胞大于50%的低黏度液体。血友病、使用抗凝药、有出血性因素以及外伤后或存在肿瘤的患者可能会出现出血性积液，其特征是关节液有200～2000 WBCs/mm^{3}和中性粒细胞在50%～75%。白细胞计数大于50×10^9/L，中性粒细胞计数大于90%与感染性关节炎相关，尽管在结晶性疾病中也可能发现这些范围的值。此外，关节液白细胞计数越高，患者感染化脓性关节炎的可能性就越大。在

表 46-1 滑液分类的一般指南（应始终根据所有可用的临床信息解释数据）

	体积，mL（膝）	明晰	颜色	黏度	WBCs/mm^3	PML（%）	培养
正常	<3.5	透明	澄清	高	<200	<25	阴性
非炎性	通常>3.5	半透明-不透明	黄色	高	0~2000	<25	阴性
炎性	通常>3.5	半透明-不透明	黄色	低	2000~100 000	≥50	阴性
血性	通常>3.5	血性	红色	变量	200~2000	50~75	阴性
脓性	通常>3.5	不透明	黄色至绿色	变量	>50 000a~ >100 000	≥75	经常是阳性的

WBC 白细胞，PML 中性粒细胞

a 如果生物的低毒力可能低至 15 000

WBC 计数小于 25×10^9/L 的急性单发或寡关节炎的患者中，化脓性关节炎的概率比为 0.32；在白细胞计数超过 25×10^9/L 时增加到 2.9，在 50×10^9/L 以上时增加到 7.7，在 100×10^9/L 以上时增加到 28。传播性淋球菌病，周围性白细胞减少症或关节置换患者的关节液白细胞计数可能会降低。

由于革兰染色和培养物通常为阳性，因此与其他积液相比，脓性积液也很独特。阳性时，革兰染色可提供有关革兰阳性和革兰阴性菌存在的信息，这有助于指导最初的抗生素治疗。培养和敏感性结果可确定病原微生物并有助于指导后续治疗。常规的需氧和厌氧细菌培养通常就足够了。除非临床上怀疑有淋球菌、分枝杆菌或真菌感染，在这种情况下可能需要特殊的培养。

急性单发或多发关节炎的其他常见原因包括晶体关节炎，例如痛风和假痛风。临床上，这些患者可能难以与化脓性关节炎区分开来，因为这些患者表现为高烧和白细胞增多的关节疼痛。关节液晶体分析在区分这些方面非常有帮助。痛风中常见的尿酸单钠晶体为针状，负双折射。在假痛风中观察到的焦磷酸钙晶体是正双折射的，通常呈菱形或矩形。化脓性关节炎也可能与晶体关节炎同时发生，因此晶体的存在不一定排除化脓性骨关节炎的诊断。

46.2.4 治疗

一旦抽取了最初的血液和关节液，就应基于革兰染色的发现（表 46-2），开始使用经验性抗生素治疗化脓性关节炎。初始治疗通常从万古霉素开始治疗革兰阳性球菌。如果发现革兰阴性球菌，则通常以头孢曲松开始治疗。如果存在革兰阴性杆菌，则除非患者对青霉素或头孢菌素过敏，否则头孢他啶，头孢吡肟，哌拉西林/他唑巴坦或碳青霉烯类被视为一线治疗，在这种情况下，氨曲南或氟喹诺酮类药物可被视为替代药物。如果革兰染色阴性，但仍怀疑化脓性关节炎，则应同时给予万古霉素和头孢他啶或氨基苷治疗。如果临床上怀疑该方案未涵盖的另一种微生物，例如注射吸毒者中的铜绿假单胞菌或性传播疾病风险人群中的淋病奈瑟球菌，则应相应增加其他治疗方法。一旦获得培养和药敏结果，应适当缩小抗生素的覆盖范围。

表 46-2 基于革兰染色结果的初始抗生素治疗

染色结果	初始抗生素
革兰阳性球菌	万古霉素
革兰阴性球菌	头孢曲松
革兰阴性杆菌	头孢他啶，头孢吡肟，哌拉西林/他唑巴坦或碳青霉烯类。如果对青霉素或头孢菌素过敏：氨曲南或氟喹诺酮类
革兰阴性染色	万古霉素＋头孢他啶或氨基苷

治疗的持续时间是可变的，并且取决于病原体、感染的严重程度和医师的习惯，因为准确判断的依据很有限。通常，淋球菌性关节炎的治疗时间为7～14天，非淋球菌细菌性关节炎需要2周至4周的静脉用抗生素。许多医师在静脉使用抗生素治疗的初期就给予了额外的口服治疗。英国的一项研究将成人静脉注射治疗的持续时间定为至少7天，而口服治疗的持续时间应定为14天。回顾性研究显示，静脉治疗的平均治疗时间为10.2天，口服治疗的平均治疗时间为55.3天。其他人建议葡萄球菌和革兰阴性杆菌的注射最短治疗时间应为3周，而对于链球菌，脑膜炎球菌和嗜血杆菌则建议至少要10～14天的治疗时间，但要强调这些时间是最短的，并且实际持续时间必须根据临床治疗进行调整。

除抗生素治疗外，通常还进行化脓性关节的引流。这可以通过关节穿刺术或手术来完成。如果使用关节穿刺术，可能需要每天进行关节穿刺，尤其是治疗的前5天。应该分析关节液以确认对所选治疗的适当反应。关节镜或开放式手术技术也可用于快速引流关节液并清除存在的坏死组织。

人工关节注射可能导致置换失败，需要特别注意诊断、抗生素选择、治疗持续时间和引流方法，这些均不在本讨论范围之内。

46.2.5　并发症

如果治疗不当，化脓性关节炎可能导致死亡和长期残疾。细菌性关节炎患者的死亡率可高达10%至20%，尤其是有肾脏或心脏病并存或免疫抑制的老年患者中。65岁以上、肩、肘或多个部位感染的患者最有可能死亡。即使经过适当的抗生素治疗，化脓性关节炎仍然很严重，并且在一定程度上取决于主要的微生物。据报道，

金黄色葡萄球菌化脓性关节炎患者恢复了正常关节功能的46%～50%，而肺炎球菌化脓性关节炎所致20%的死亡率，得以幸存的成年人恢复了正常关节功能的95%。此外，1/3的细菌性关节炎患者、较早患关节病的患者和合成关节内材料的患者最常受到截肢、关节置换术、假体手术或严重功能恶化的影响。

关键点

- 化脓性关节炎是一种骨科急症，需要快速鉴定，诊断和治疗，以避免软骨破坏和长期发病。
- 血源性扩散是关节被感染的最常见机制，金黄色葡萄球菌是最常见的致病菌。
- 膝关节是化脓性关节炎最常见的关节。
- 滑液分析，革兰染色和培养是确定的诊断试验，显示不透明，黄绿色，低黏度液体（细菌性），$> 500\,00\ WBC/mm^3$，$> 75\%$的中性粒细胞和革兰阳性培养物。
- 收集血液和滑液进行培养后，立即根据革兰染色结果进行经验性抗生素治疗是治疗的第一步，然后进行关节引流，最终根据细菌培养和药物试验性结果缩小抗生素范围。

原书参考文献

[1]　Goldenberg DL. Septic arthritis. Lancet. 1998; 351 (9097): 197–202.

[2]　Mathews CJ, Weston VC, Jones A, Field M, Coakley G. Bacterial septic arthritis in adults. Lancet. 2010; 375 (9717): 846–55.

[3]　Margaretten ME, Kohlwes J, Moore D, Bent S. Does this adult patient have septic arthritis? JAMA. 2007; 297 (13): 1478–88.

[4]　Ross JJ, Shamsuddin H. Sternoclavicular septic arthritis: review of 180 cases. Medicine. 2004; 83 (3): 139–48.

[5] Goldenberg D. Bacterial arthritis. In: Ruddy S, Harris ED, Sledge CB, Kelley WN, editors. Kelly's textbook of rheumatology. 6th ed. Philadelphia, PA: Saunders; 2001. p. 1469–83.

[6] Dubost JJ, Fis I, Denis P, Lopitaux R, Soubrier M, Ristori JM, et al. Polyarticular septic arthritis. Medicine (Baltimore). 1993; 72 (5): 296–310.

[7] Kaandorp CJ, Dinant HJ, van de Laar MA, Moens HJB, Prins APA, Dijkmans BA. Incidence and sources of native and prosthetic joint infection: a community based prospective survey. Ann Rheum Dis. 1997; 56 (8): 470–5.

[8] Kaandorp CJ, Krijnen P, Moens HJB, Habbema JDF, van Schaardenburg D. The outcome of bacterial arthritis. A prospective community-based study. Arthritis Rheum. 1997; 40 (5): 884–92.

[9] Doran MF, Crowson CS, Pond GR, O'Fallon WM, Gabriel SE. Frequency of infection in patients with rheumatoid arthritis compared with controls: a population-based study. Arthritis Rheum. 2002; 46 (9): 2287–93.

[10] Edwards CJ, Cooper C, Fisher D, Field M, van Staa TP, Arden NK. The importance of the disease process and disease-modifying antirheumatic drug treatment in the development of septic arthritis in patients with rheumatoid arthritis. Arthritis Rheum. 2007; 57 (7): 1151–7.

[11] Katsarolis I, Tsiodras S, Panagopoulos P, Giannitsioti E, Skarantavos G, Ioannidis T, et al. Septic arthritis due to *Salmonella enteritidis* associated with infliximab use. Scand J Infect Dis. 2005; 37 (4): 304–5.

[12] Mor A, Mitnick HJ, Greene JB, Azar N, Budnah R, Fetto J. Relapsing oligoarticular septic arthritis during etanercept treatment of rheumatoid arthritis. J Clin Rheumatol. 2006; 12 (2): 87–9.

[13] Nadarajah K, Pritchard C. *Listeria monocytogenes* septic arthritis in a patient treated with etanercept for rheumatoid arthritis. J Clin Rheumatol. 2005; 11 (2): 120–2.

[14] Schett G, Herak P, Graninger W, Smolen JS, Aringer M. Listeria-associated arthritis in a patient undergoing etanercept therapy: case report and review of the literature. J Clin Microbiol. 2005; 43 (5): 2537–41.

[15] Goldenberg DL, Reed JI. Bacterial arthritis. N Engl J Med. 1985; 312 (12): 764–71.

[16] Goldenberg DL. Septic arthritis and other infections of rheumatologic significance. Rheum Dis Clin N Am. 1991; 17 (1): 149–56.

[17] Geirsson áJ, Statkevicius S, Víkingsson A. Septic arthritis in Iceland 1990–2002: increasing incidence due to iatrogenic infections. Ann Rheum Dis. 2008; 67 (5): 638–43.

[18] Ostensson A, Geborek P. Septic arthritis as a non-surgical complication in rheumatoid arthritis: relation to disease severity and therapy. Br J Rheumatol. 1991; 30 (1): 35–8.

[19] Albert C, Brocq O, Gerard D, Roux C, Euller-Ziegler L. Septic knee arthritis after intra-articular hyaluronate injection: two case reports. Joint Bone Spine. 2006; 73 (2): 205–7.

[20] Kainer MA, Reagan DR, Nguyen DB, Wiese AD, Wise ME, Ward J, et al. Fungal infections associated with contaminated methylprednisolone in Tennessee. N Engl J Med. 2012; 367 (23): 2194–203.

[21] Ohl C. Infectious arthritis of native joints. In: Mandell GL, Bennett JE, Dolin R, editors. Principles and practice of infectious diseases. 6th ed. Philadelphia, PA: Elsevier; 2010. p. 1443–56.

[22] Weston V, Jones A, Bradbury N, Fawthrop F, Doherty M. Clinical features and outcome of septic arthritis in a single UK Health District 1982–1991. Ann Rheum Dis. 1999; 58 (4): 214–9.

[23] Syrogiannopoulos GA, Nelson JD. Duration of antimicrobial therapy for acute suppurative osteoarticular infections. Lancet (London, England). 1988; 1 (8575-6): 37–40.

[24] Ross JJ, Saltzman CL, Carling P, Shapiro DS. Pneumococcal septic arthritis: review of 190 cases. Clin Infect Dis. 2003; 36 (3): 319–27.

第四十七节 丁哌卡因诱导的肌肉坏死

47

47.1 病例

患者：女性，27岁，因严重头痛入院。患者表现为全头痛，伴有持续1周的局限性右眶上疼痛。疼痛部位为右眶上切迹，表现为尖锐、灼热、抽搐样疼痛，合并枕神经痛。患者既往有偏头痛和Chiari（小脑扁桃体下疝）畸形，已通过减压手术治疗。脑室腹腔分流术后，在疼痛门诊对其持续性枕神经痛进行了评估。患者认为现口服的托吡酯和舒马曲坦对控制疼痛无效。由于担心患者术后分流功能不全，给予的对乙酰氨基酚咖啡因仅可部分缓解全头痛，对额叶区无疗效。药效可持续12小时。患者的抽搐样头痛会因站立而加重。CT和MRI显示患者有因过度分流导致的严重颅内低血压；可通过调整分流设置来改善位置性头痛。右额叶持续的灼痛、刺痛与眶上神经痛可一同改善。

在超声引导和解剖标志的指导下，在右眶上切迹上用3 mL 0.25%丁哌卡因和10 mg曲安奈德进行右眶上神经阻滞。手术后20分钟疼痛完全缓解。在随后的随访中，患者陈述疼痛缓解可持续约10周，之后疼痛又以相似的强度出现在同一部位。由于病人的枕部疼痛可以用肌肉松弛剂解决，所

以用同样药物进行眶上神经阻滞。第2次缓解仅持续8周，疼痛再次出现。患者坚持要求进行第3次眶上神经阻滞术。在详细讨论重复此疗法的风险和益处（包括糖皮质激素摄取后对机体的一般影响、可能的神经损伤和感染）后，使用3 mL 0.25%丁哌卡因单独进行第三次阻滞。这次阻滞完全缓解疼痛约6周，之后患者再次坚持进行一次阻滞。她拒绝接受其他药物，因为她担心阿片类药物和膜稳定剂带来的镇静、恶心和头晕的不良反应。她说，在第3次没有糖皮质激素的神经阻滞后，疼痛缓解并没有持续太久，她要求用糖皮质激素重复阻滞。经过对糖皮质激素副作用的深入讨论，重点是肾上腺抑制、脱钙、水潴留和高血压，患者同意仅用局部麻醉剂进行第4次阻滞。连续5次眶上神经阻滞恢复后，患者说她的疼痛得到了较好的控制。前额检查显示眶上切口上有一个小凹痕。是最近一次注射后1周出现，并且似乎随着时间的推移逐渐增大。触之不痛，但是会随着上一次注射部位加深而变得更软。局部没有感觉异常。面积约3 cm×3 cm，边界不均匀；凹陷为4～5 mm。请皮肤科医师会诊，皮肤科医师表示，这可能是反复使用丁哌卡因所导致的肌肉质量下降。由于这种情况通常是自限性的，

而且可能是可逆的，建议密切随访观察。

大约6周后，患者复诊，主要围绕严重的眶上疼痛及瘢痕讨论，患者担心出现新的畸形。她和她的朋友们注意到了这块瘢痕。一位整形外科医师证实这个区域是肌肉坏死。建议是观察该区域的再生情况，因患者不愿意进行等待。外科医师用脂肪移植来填补缺损，患者对手术结果满意。但疼痛依然存在。由于不愿进行额外的阻滞，且患者对神经调节不感兴趣，只能用氯胺酮输注来缓解眶上神经痛。最后，她的疼痛通过多种镇痛方案和注射氯胺酮得到了合理的控制。

47.2　病例讨论

47.2.1　局麻药常见的和少见的不良反应

有几个众所周知的、有据可查的、彻底研究过的局部麻醉药不良事件。中枢神经系统毒性的症状有口周麻木和刺痛、耳鸣，以及伴有"濒死感"，最终导致癫痫发作。到目前为止，进行局部麻醉治疗的医师都熟练应对治疗丁哌卡因血管内注射不慎引起的心脏衰竭。然而，在临床实践中，其他不太常见的不良反应可能仍然没有得到充分的重视。

47.2.2　肌毒性

自1959年以来，局部麻醉药的肌毒性已被临床确认。这些效应已经在大鼠、兔子、猪和人类身上以及多个临床和实验研究中重现。事实上，注射丁哌卡因已被作为一种可靠的产生肌毒性的方法用于实验室研究。在临床实践中，这个问题在眼科手术中得到了证实，在眼球后或球周阻滞后，眼外肌出现了萎缩。

所有的局部麻醉剂都会产生某种程度的肌毒性，丁哌卡因最重，普鲁卡因最轻。最近的病例报告重新探讨了局部麻醉剂对横纹肌纤维的影响。局部麻醉药的肌毒性，一度被认为仅局限于肌肉纤维浸泡在高浓度局麻药中的实验室领域，但新的证据表明，这可能不是一个罕见的事件。在局部麻醉和镇痛中，即使在由感觉异常引导的"容积阻滞"向超声引导的"靶向阻滞"过渡使所提供的剂量减少的情况下，术后仍有肌无力的报道。

尽管研究人员承认肌毒性的存在，但最近的一篇关于外周神经阻滞并发症的文章里没有报告肌毒性。尽管在实验室研究中重现了有深刻意义的肌毒性，但在文献中仅存在少数详细描述人类并发症的病例报告。多数是与白内障摘除或其他眼科手术中的复视及其他眼科并发症有关。其他人则讨论了激痛点注射、伤口浸润麻醉或使用周围神经导管进行长期局部给药后的影响。

1. 诊断

肌肉毒性的最初感觉是注射部位周围的疼痛和压痛。触诊和主动或被动地活动可引起肌肉疼痛，表明肌肉受到刺激。注射后的时间进程为疼痛的原因提供了线索。炎症开始于第1天，在注射后3至4天可达到高峰。在这段时间内，MRI可见肿胀和水肿。4周后，肌电图可见异常，包括小的、短暂的多相运动电位。尽管很少显示，但肌肉活检可提供明确的诊断与组织学变化。球后阻滞后，眼球后肌功能障碍的症状，包括眼球后或球周注射后复视，可提示不同程度的局部麻醉药肌肉毒性。

2. 鉴别诊断

急性炎症与局部麻醉药肌肉毒性的鉴别诊断包括感染和血肿。肌肉毒性的原因可能取决于给药的剂量。局部麻醉药，特别是丁哌卡因会引起肌肉毒性。然而，曲安奈德也可能有毒性作用。在一项系统研究中，研究糖皮质激素注射对肌肉损伤的肌毒性，肌肉注射糖皮质激素后没有发现组织学变化。研究表明，肌肉毒性来源是局部麻醉剂，而不是糖皮质激素。与单用丁哌卡因相比，注射曲安奈德和丁哌卡因联合用药对肌肉组织的损伤更大。

3. 机制

局麻药对肌坏死的组织学效应和时间进程有一个可预测的模式。最初，在肌细胞水肿和钙化坏死之前，肌原纤维过度收缩，最终组织会有再生的迹象。基底层和结缔组织通常保持完整，这有助于4周后通过成肌细胞再生。

肌毒性是由肌肉细胞中的线粒体破裂引起的。肌肉坏死的多种机制：氧化磷酸化的解偶联、ATP合成酶的抑制、呼吸链蛋白含量的减少和活性氧的介导。肌浆网（SR）也被认为起作用，因为它与钙稳态的调节有关。局麻药不仅作用于钠通道，而且作用于肌浆网的钙释放通道ryanodine受体（RyR），通过抑制再摄取导致钙过量。这种对RyR受体的影响以及由此产生的高收缩性引发了一场关于与恶性高热（MH）相关联的理论争论，但长期以来已经证实局部麻醉剂对MH易感患者是安全的。还认为活性氧的产生可能导致肌浆网（SR）中钙的消耗。其他研究表明，高浓度的局麻药会增加因细胞死亡而释放的胞浆钙。

在实验动物中，肌毒性的结果超出了在人类临床实践中使用的剂量。兔眼外肌浓度与肌毒性程度的关系（图47-1）。

比较生理盐水和丁哌卡因注射后5天的组织学变化，发现生理盐水和0.19%丁哌卡因均肌纤维正常。注射0.38%丁哌卡因5天后出现退行性改变。最显著的影响是丁哌卡因浓度为0.75%时，可伴有大面积退化的肌肉组织、炎症和纤维组织。

在猪的研究中显示行丁哌卡因和罗哌卡因的肌毒性严重程度。在研究中，0.5%丁哌卡因或0.75%罗哌卡因通过插入股神经旁的导管注射。然后以8 ml/h的速度注入0.25%丁哌卡因或0.375%罗哌卡因6小时。在第7天和第28天，活检的肌肉样本显示出不同的坏死和再生阶段，有钙沉积和坏死的心肌细胞簇、纤维再生迹象、有肌管成肌细胞增殖。最大的损伤是沿着肌肉束的表面，可能是沿着局部麻醉剂扩散的路径。在每种情况下，丁哌卡因都会形成瘢痕，并且损伤程度更大。在另一项临床研究中结论相似：手术前注射1.8 mL 2%利多卡因和1:10万肾上腺素进行颈淋巴结清扫术，术后的病灶证实有肌肉损伤。

肌毒性的机制，认为与局部麻醉药浓度有关，有时间依赖性，通过预先存在的代谢改变而增强，并且通常与年龄有关。因此，可维持高浓度麻醉药时间较长的外周神经导管的作用更为明显。有人认为持续释放高浓度麻醉药会增加肌坏死。还需要更多的证据来研究时间和浓度对人类的影响。与它在触点注射中的应用一致，局部麻醉剂与糖皮质激素联合使用的效果被认为会增加肌肉损伤。肾上腺素的联合给药被认为会增加肌毒性的发生率。

几十年来，在神经损伤的患者中，因各种外科手术中使用局部麻醉技术由针头和导管引起的机械损伤很少见。这可能成为局部麻醉药所致肌毒性的双重原因的组成部分。当然，患有罕见线粒体肌病的患者可能比其他患者需要更多的局部麻醉。在基底层、结缔组织、肌肉相关神经结构、肌管和类似再生结构上有缺陷的患者可能会经历局部麻醉药的更大程度和可能的永久性影响。

4. 预防

为了减少肌毒性的风险和程度，我们

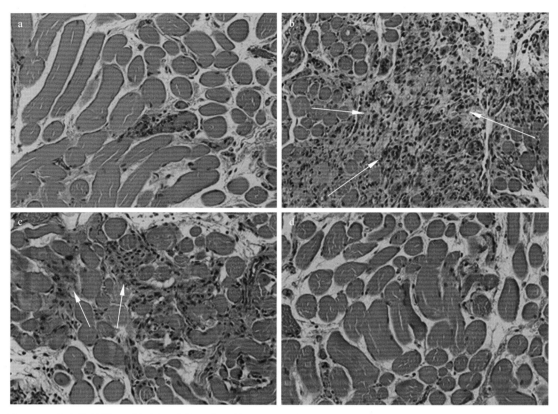

图47-1　浓度依赖性丁哌卡因肌毒性。兔眼外肌注丁哌卡因或生理盐水后5天。（a）生理盐水注射：正常的肌纤维细胞与纤维细胞周围的细胞核呈规则排列。（b）0.75%丁哌卡因注射液：大面积退化肌肉组织，肌纤维再生，炎性细胞浸润，这些细胞之间（箭头之间）形成纤维组织。（c）0.38%丁哌卡因注射液：散在退化区域显示再生肌纤维（箭头）。（d）0.19%丁哌卡因注射液：可见正常的肌纤维。经埃尔斯维尔许可复制

应该采用"尽可能低"或ALARA（可合理达到的尽量低）原则。考虑到与浓度、手术时间的强相关性，应使用最低有效浓度，且给药时间应限制在尽可能短的时间内。在当今的医学实践中，任何人都不应该对慢性阿片类药物的普遍使用问题感到陌生。局部麻醉剂引起的呼吸抑制和依赖的风险可能会超过肌毒性的风险。对于某些患者，量表可能会向另一个方向倾斜。知道哪怕是最罕见的副作用也有助于使一个人成为真正的医学艺术顾问和实践者。

有几种可能的方法，可以减少或甚至

防止局部麻醉剂引起的肌毒性。当联合给药时，右美托咪啶已被证实可降低丁哌卡因诱导神经毒性的程度，并延长阻滞的持续时间。鉴于以上讨论的Ca^{2+}的参与程度，在体外研究中，Ca^{2+}通道拮抗剂是预防性用药也就不足为奇了。抗氧化剂减少活性氧的存在，而重组人促红细胞生成素被认为可以减轻线粒体损伤。在临床前研究中，当与丁哌卡因合用时，这两种药物对机体都有保护作用。

罗哌卡因和左旋丁哌卡因具有较少的心脏毒性作用，且比丁哌卡因肌毒性小。

两种药物的起效时间和作用时间与丁哌卡因相似。丁哌卡因与其他的药物不同，它是非专利的，这降低了成本。当肌毒性的发生率较低或未被确认时，很难证明用昂贵的药物来节省总成本。

应注意评估长期或反复使用局麻药的潜在影响，特别是在较高浓度下。关于超声引导可以减少局部麻醉剂的用量，从而实现有效的神经阻滞，还需要进一步的研究。某些少见的线粒体肌病患者，可能需要一次大的"首次剂量"，并且可能有许多其他的表现型，使患者易患局部麻醉诱导的肌肉坏死。表47-1总结了可以采取的预防措施，以减少肌肉坏死的风险。

表47-1　降低肌肉毒性风险的因素

丁卡因，普鲁卡因＜利多卡因，罗哌卡因，普鲁卡因＜丁哌卡因
最低有效浓度
肌肉外注射
避免连续注射
避免注射肾上腺素和糖皮质激素
联用右美托咪定

5. 治疗

肌毒性通常不需要治疗，肌肉通常会随着时间的推移而再生。在肌肉坏死期间，可以通过停止重复注射、使用非甾体抗炎药或一个疗程的全身糖皮质激素来预防肌肉损伤。受损伤的肌肉可以通过康复治疗来恢复正常功能。

总结

虽然肌肉可再生，但重复注射肌毒性药物可能会使患者有不可逆性肌肉坏死的风险，特别是当肌肉薄、小时（图47-2和图47-3）。

神经网络或结构框架的某些缺陷可能

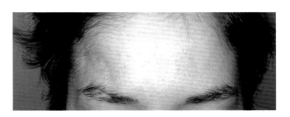

图47-2　丁哌卡因注射后出现肌肉坏死症状的患者（图片个人提供）

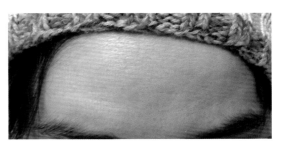

图47-3　同样的患者在脂肪转移后，2年后发生肌肉坏死（图片个人提供）

会阻止肌肉再生。慢性神经病理性疼痛使患者在反复神经阻滞后易产生不良反应。必须对每个临床患者的情况进行评估，以提供知情同意。必须注意肌毒性药物的可能后果，以预防它们并产生有利的结果。

关键点

- 所有局部麻醉剂均有一定程度的肌毒性，丁哌卡因引起的最严重。
- 肌毒性是由肌肉细胞中线粒体的破坏引起的。
- 肌毒性的机制，认为与局部麻醉药的浓度有关，是时间相关性的，通过代谢异常而增强，并且通常与年龄有关。
- 已知局部麻醉剂与糖皮质激素联合使用会增加肌肉损伤。
- 肌肉虽然可以再生，但反复注射肌毒性药物可能会使患者有不可逆性肌肉坏死的风险。

原书参考文献

［1］ Brun A. Effect of procaine, carbocaine and xylocaine on cutaneous muscle in rabbits and mice. Acta Anaesthesiol Scand. 1959; 3: 59–73.

［2］ Zink W, Seif C, Bohl JR, et al. The acute myotoxic effects of bupivacaine and ropivacaine after continuous peripheral nerve blockades. Anesth Analg. 2003; 97: 1173–9.

［3］ Yagiela JA, Benoit PW, Buoncristiani R, et al. Comparison of myotoxic effects of lidocaine with epinephrine in rats and humans. Anesth Analg. 1981; 60: 471–80.

［4］ Carlson BM, Shepard B, Komorowski TE. A histological study of local anesthetic-induced muscle degeneration and regeneration in the monkey. J Orthop Res. 1990; 8: 485–94.

［5］ Karpie JE, Chu CR. Lidocaine exhibits dose and time dependent cytotoxic effects on bovine articular chondrocytes in vitro. Am J Sports Med. 2007; 25: 1621–7.

［6］ Guyton DL. Strabismus complications from local anesthetics. Semin Opthalmol. 2008; 23 (5): 298–301.

［7］ Zink W, Graf BM. Local anesthetic myotoxicity. Reg Anesth Pain Med. 2004; 29 (4): 333–40.

［8］ Berg AP, Rosenquist RW. Complications of peripheral nerve blocks. Tech Reg Anesth Pain Manag. 2007; 11 (3): 133–40.

［9］ Hogan Q, Dotson R, Erickson S, et al. Local anesthetic myotoxicity: a case and review. Anesthesiology. 1994; 80: 942–7.

［10］ Zink W, Bohl J, Hacke N, et al. The long term myotoxic effects of bupivacaine and ropivacaine after continuous peripheral nerve blocks. Anesth Analg. 2005; 101 (2): 548–54.

［11］ Neal JM, Rathmell JP. Complications in regional anesthesia and pain medicine. Philadelphia: Lippincott Williams & Wilkins; 2013. p. 170–3.

［12］ Reurink G, Goudswaard GJ, Maen MH, et al. Myotoxicity of injections for acute muscle injuries: a systematic review. Sports Med. 2014; 44 (7): 943–56.

［13］ Guttu RL, Page DG, Laskin DM. Delayed healing of muscle after injection of bupivacaine and steroid. Ann Dent. 1990; 49: 5–8.

［14］ Nouette-Gauhlain K, Jose C, Capdevila X, et al. From analgesia to myopathy: when local anesthetics impair the mitochondrion. Int J Biochem Cell Biol. 2011; 43 (1): 14–9.

［15］ Nouette-Gauhlain K, Capdevila X, Rossignol R. Local anesthetic 'in-situ' toxicity during peripheral nerve blocks: update on mechanisms and prevention. Curr Opin Anesthesiol. 2012; 25 (5): 589–95.

［16］ Zhang C, Phamanvaechavan P, Rajan R, et al. Concentration-dependent bupivacaine myotoxicity in rabbit extraocular muscle. J AAPOS. 2010; 14 (4): 323–7.

第四十八节　治疗复杂性区域疼痛综合征锁骨上导管移位

48

48.1　病例

患者：男性，40岁，左手在工作中受伤后实施手术并石膏外固定，当石膏被移除后，出现左手肿胀伴有剧烈疼痛，左手不能触碰物体，同时运动活动范围缩小，诊断为复杂性区域疼痛综合征，由于不能耐受物理治疗，到疼痛门诊进行交感神经阻滞治疗。星状神经节阻滞3次后，症状无改善。遂采用连续的臂丛神经阻滞，患者在

超声引导下放置锁骨上导管。计划留置导管2周，以保障后续的物理治疗顺利进行。在第1周，患者经过物理治疗取得良好的效果；锁骨上导管置入后第10天，患者深呼吸时出现呼吸急促和胸口剧痛的症状，急诊室医师排除心功能不全，胸部平片检查没有发现气胸，但发现导管靠近左肺顶点，遂进行胸部CT检查来判断导管精确位置。CT显示导管尖端靠近壁胸膜。由于导管被卡在胸膜附近，所以请胸外科会诊，准备第2天在透视引导下取出导管（图48-1）。

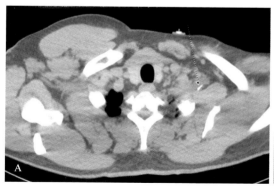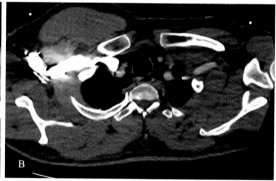

图48-1　胸部CT扫描；A图中箭头指向为导管；B图像显示导管紧贴壁胸膜；移动导管刺激胸膜引起的胸膜疼痛患者。箭头指向导管并接近胸膜（个人提供）

次日上午在疼痛门诊取导管，导管在透视引导下清晰可见；导管周围皮肤用氯己定溶液清洗消毒后，导管周围软组织在透视引导下注射1%利多卡因局部麻醉，

确保针头不会接触导管，在透视引导下，将16G血管导管穿入导管，直至中心，松动导管周围组织，再次确认皮肤下导管未破裂。没有扭结，没有断裂（图48-2和图48-3）。

经过反复的轻轻摇动，导管被拔出，导管尖端完好无损。患者从疼痛门诊回家（图48-4和48-5）。

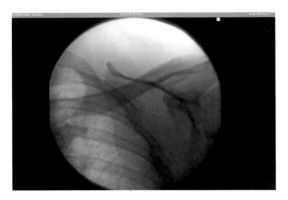

图48-2　开始移除时，在透视下看到导管（个人提供）

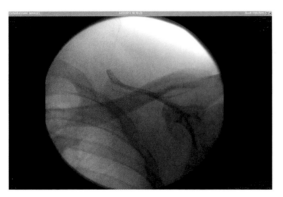

图48-3　导管取出后的透视图像。患者体内没有留下任何碎片，所有碎片都被取出（个人提供）

48.2　病例讨论

　　复杂性区域疼痛综合征（CRPS）是一种慢性疼痛性疾病。据报道，在大多数回顾性研究中，其患病率都<2%。荷兰的一项研究报告每10万人每年发生26.2例；美国的一项研究估计每10万人每年发生5.5例。

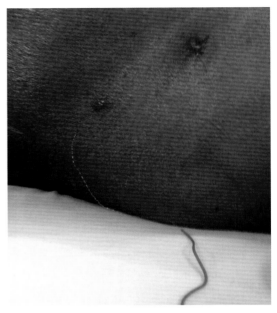

图48-4　从急诊室取出导管（个人提供）

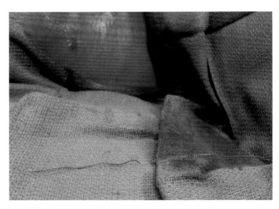

图48-5　在透视下完成手术后，导管从患者体内取出，针尖完好无损（个人提供）

　　CRPS是过程复杂的神经病理性疼痛，目前的诊断标准采用布达佩斯标准，该标准依赖于4个不同类别的症状和体征（表48-1）。在没有任何解释的情况下，至少包含4个类别症状中的3个类别中的任何1项，在4个类别体征中至少2个类别中任何1项，则作出诊断（表48-2）。

表48-1 布达佩斯临床诊断标准

1. 持续性疼痛与刺激性事件不成比例

2. 以下四种类型中至少有一种症状
   感觉
   运动/营养
   出汗/水肿
   血管收缩

3. 在下列两个或多个类别中，评估时至少有一个标志
   感觉
   运动/营养
   出汗/水肿
   血管收缩

4. 没有其他诊断能解释症状和体征

CRPS Ⅰ=无大神经损伤；CRPS Ⅱ=大神经损伤

这些标准的敏感性为85%，特异性为69%。一旦确诊，主要是物理和脱敏治疗，以缓慢和稳定地恢复运动功能。急性期采用甾体类抗炎药、三环类抗抑郁药、中枢镇痛药、阳离子通道阻滞剂等治疗。然而，这些药物对许多患者并非都有效。CRPS被认为是一种交感神经介导的疾病，但并不是所有的患者都对交感神经阻滞有效果。一般情况下，只要患者在物理治疗上取得疗效，相关的交感神经阻滞也应该进行。如果药物或交感神经阻滞治疗对患者没有效果，那么持续神经丛阻滞则有助于

表48-2 复杂区域性疼痛综合征的常见临床特征

诊断类别	症状	体征
感觉	感觉亢进和（或）超敏	痛觉过敏（针刺）和（或）痛觉超敏（轻度触觉和（或）温觉、深部躯体压力、关节运动）
运动/营养	运动范围缩小、运动功能障碍（虚弱、震颤、肌张力障碍）、营养改变（头发、指甲、皮肤）	运动范围缩小、运动功能障碍（虚弱、震颤、肌张力障碍）、营养改变（头发、指甲、皮肤）
血管收缩	温度不对称、颜色变化和（或）颜色不对称	温度不对称（>1℃）、肤色变化和（或）不对称
出汗/水肿	水肿、出汗变化和（或）出汗不对称的症状	水肿、出汗变化和（或）出汗不对称

控制疼痛和物理治疗。导管可以在超声引导下放置，导管放置时间为1～2周。为了保护导管并防止感染，导管可以放置在皮肤下并用氯己定贴剂和透明无菌敷料固定。患者出院时，导管内会注入足以缓解疼痛同时可保持运动功能的药物，通常是0.0625%～0.125%的丁哌卡因溶液，药量为5～8毫升/小时。物理治疗师必须注意该药物对感觉知觉的影响，以防受伤。重点是保持运动范围和脱敏。尽管成功地提供了镇痛效果，但连续神经丛阻滞的长期安全性是未知的。许多患者一旦导管被拔出就无法继续物理康复治疗（图48-6）。

这种镇痛方法的缺点是镇痛不足、导管脱出以及注入溶液渗漏。较少见的并发症是感染和神经损伤。止痛不足或渗漏常常需要更换导管。通过用无菌方法放置导

管和使用氯己定浸泡来减少感染。因为敷料必须保持干净和干燥。导管的通畅并不能预防感染，但有助于在感染扩散前进行诊断。大多数感染是从皮肤开始的，通过导管扩散，感染可以从导管进入皮肤部位周围诊断为蜂窝织炎，然后再扩散到更深的结构，这可能导致纵隔炎。导管感染与使用时间成正比，通常不建议更长的周期。长期放置导管可导致导管移位，并可能导致导管侵蚀到另一解剖位置。已发表的文献讨论了导管位置不正或卡住，但讨论并不全面，并发症可能证据不足。导管管理很重要，在患者出院前，要仔细记录检查。疼痛程度或运动功能的改变意味着导管尖端已经移动。如果失去了镇痛效果，并且没有其他症状（如胸痛、呼吸急促或低血压）出现，下一步处理取决于患者。如果

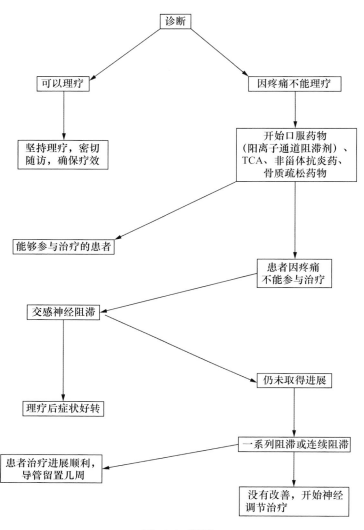

图48-6 流程

在家里，最有可能的情况是导管滑出或患者正从手术阻滞过渡到止痛阻滞。止痛阻滞最好通过增加药物注入率，辅以口服镇痛药来控制。如果导管滑出，导管周围的液体可能会泄漏，从而可确认导管滑出。在这种情况下，建议患者拔掉导管，依靠口服镇痛药止痛。若患者感到呼吸急促或虚弱程度增加，表明局部麻醉剂的使用范围逐渐扩大到颈段硬膜外腔。结果是广泛的躯体或心脏交感神经阻滞，导致心脏自主神经失调。需要立即停止输液并对患者进行评估（图48-7）。

如果导管有加强钢丝，则可以观察导管尖端的位置，并且可以排除其接近颈部硬膜外腔或气胸的位置。膈神经阻滞引起肺不张或同侧膈高。这种情况不应与肺部感染混淆。对于没有金属丝且是放射状的导管，在透视下注入不透射线溶液（如造影剂），以便识别导管尖端。造影剂的扩散显示硬膜外扩散可以解释症状的变化。当

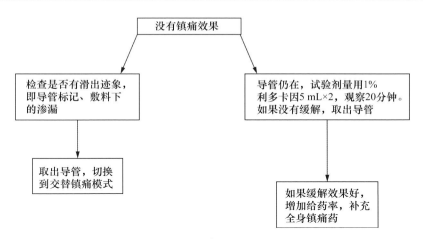

图48-7 导管故障排除流程

决定移除导管时，移除导管不需要用力。在大多数情况下，轻轻的拔管可以轻松地拔出导管。只有当所有的麻醉作用都消失时，才应该拔掉导管。如果拔除导管时拉扯神经或神经周围打结，患者会感到疼痛，要立即停止拔导管，因为神经损伤可能会随着进一步的拔管力度而发生。如果导管与MRI兼容，导管区域的MRI可排除导管在神经周围的异常扭结或打结，手术室取不透导管可在透视指导下进行。这项手术需要无菌技术，对导管周围区域进行麻醉，并使用可穿过导管的常规静脉导管进行钝性剥离。导管从周围的软组织中移动，便于取出。如果MRI或CT扫描显示导管缠绕在神经或神经丛上，则需要进行外科会诊。如果导管尖端弯曲成钩状，导管可能会卡住。这种情况通常发生在导管抵抗阻力时。例如，神经刺激导管的金属尖端可以在插入时弯曲成钩状。如果一个探针可以成功地插入，尖端可以被拉直，不需要打开探查就可以移除。如果插入管柱不能使针尖伸直，使用塑料血管导管或中心线套件中的扩张器穿过卡住的导管直到弯曲的针尖，可以帮助移除卡住的导管。最难取出的是近神经放置的导管。拔导管会导致严重的感觉异常，臂丛的MRI成像和强烈的感觉异常将证实神经内导管的放置，在拖拉时可能损伤神经。神经撕裂已被报道过。如果导管只有很小的一部分在神经丛内，那么可以通过密切的监测来尝试移除导管。导管插入位置是预先准备好。使用1%利多卡因对导管周围区域进行麻醉。然后使用钝性剥离，在超声引导下，使用一个18G或16G的静脉血管导管套管在导管上直到神经丛。套管将导管从粘连中解放出来，并稳定神经丛，使牵拉过程中神经伸展最小化，同时将血管导管固定在固定位置。轻轻的持续牵引可以帮助导管滑出。这个动作的关键是患者要清醒着，他需要回应是否有疼痛或感觉异常。如果操作不成功，不应施加任何力，需要进行外科会诊（图48-8）。

总结

周围神经导管卡滞是罕见的，但并非罕见的并发症。这需要一种系统的方法来解决。如果有条不紊地进行治疗，导管通常不需要手术探查就可以取出，但手术方法绝不能被忽视。

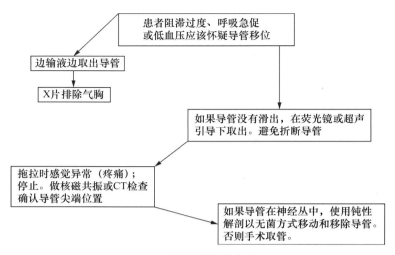

图 48-8　导管错位排除流程

原书参考文献

［1］　Albazaz R, Wong YT, Homer-Vanniasinkam S. Complex regional pain syndrome: a review. Ann Vasc Surg. 2008; 22 (2): 297–306.

［2］　de Mos M, de Bruijn AG, Huygen FJ, Dieleman JP, Stricker BH, Sturkenboom MC. The incidence of complex regional pain syndrome: a population-based study. Pain. 2007; 129 (1–2): 12–20.

［3］　Sandroni P, Benrud-Larson LM, McClelland RL, Low PA. Complex regional pain syndrome type Ⅰ: incidence and prevalence in Olmsted county, a population-based study. Pain. 2003; 103 (1–2): 199–207.

［4］　Harden RN, Bruehl S, Stanton-Hicks M, Wilson PR. Proposed new diagnostic criteria for complex regional pain syndrome. Pain Med. 2007; 8: 326–31.

［5］　Capdevila X, Pirat P, Bringuier S, et al. Continuous peripheral nerve blocks in hospital wards after orthopedic surgery. A multicenter prospective analysis of the quality of postoperative analgesia and complications in 1416 patients. Anesthesiology. 2005; 103: 1035–45.

［6］　Capdevila X, Jaber S, Pesonen P, Borgeat A, Eledjam JJ. Acute neck cellulitis and mediastinitis complicating a continuous interscalene block. Anesth Analg. 2008; 107 (4): 1419–21.

［7］　Capdevila X, Bringuier S, Borgeat A. Infectious risk of continuous peripheral nerve blocks. Anesthesiology. 2009; 110 (1): 182–8.

［8］　Burgher AH, Hebl JR. Minimally invasive retrieval of knotted nonstimulating peripheral nerve catheters. Reg Anesth Pain Med. 2007; 32 (2): 162–6.

［9］　Adhikary SD, Armstrong K, Chin KJ. Perineural entrapment of an interscalene stimulating catheter. Anaesth Intensive Care. 2012; 40 (3): 527–30.

第四十九节　丁丙诺啡在围手术期的挑战

49

49.1　病例

患者：女性，67岁，有高血压，纤维肌痛，右髋关节骨关节炎的病史，入院拟在全麻下进行全髋关节置换术。患者在他院进行纤维肌痛和慢性髋关节疼痛治疗。方案包括每晚100 mg加巴喷丁和10 µg/h经皮丁丙诺啡（Butrans布特拉斯）贴片。手术当天，在进行腰段硬膜外麻醉时，麻醉医师在患者的肩部发现丁丙诺啡贴片。患者病历中未注明使用此药物。因为预防血栓硬膜外置管在术后第1天要停用，并且由于担心潜在的严重并发症和难以控制的疼痛，手术被取消。因此，患者出院；患者和家属表示完全理解。但是，由于当天没有其他患者安排手术，手术室没有使用，处于关闭状态。

患者于当天被送往疼痛门诊，治疗方案转换为全阿片受体激动剂：羟考酮缓释片10 mg/8 h，必要时口服氢可酮扑热息痛每6小时一次用于突发性疼痛。经骨科、疼痛科和麻醉科医师会诊，认为1周的替代治疗足以使丁丙诺啡药效对手术的影响消失。

患者7天后返回，在硬膜外麻醉下成功进行了右侧全髋关节置换术。术后第1晚，疼痛评分一般小于或等于4分，术后第2天出院回家。术后随访1个月，患者不再服用

阿片类药物，身体感觉良好。

49.2　病例讨论

49.2.1　药物效应动力学

丁丙诺啡的一些药理特性决定了其作用。丁丙诺啡是阿片 µ 受体部分激动剂和 κ 受体拮抗剂，对阿片受体具有高度的亲和力，与受体分离缓慢，效价高。作为阿片 µ 受体部分激动剂，它结合并激活阿片受体，但与美沙酮、芬太尼和氢吗啡酮等完全激动剂相比，其内在活性较低。阿片受体刺激导致弱阿片效应，包括镇痛、快感、镇静、呼吸抑制、咳嗽抑制、瞳孔缩小、便秘、恶心和尿潴留。κ 受体介导镇静、烦躁和致幻效应，因此丁丙诺啡的拮抗作用可能对情绪和保持清醒有益。每日剂量小于8 mg时，它是一种低活性的阿片受体激动剂。阿片受体拮抗作用主要是在剂量大于32 mg/d时。部分 µ 受体激动产生天花板效应，这意味着大剂量药物递增仅仅可提供最小的额外镇痛或呼吸抑制作用。正因如此，丁丙诺啡比全 µ 受体激动剂具有更宽泛的治疗指标，因为增加剂量导致的有害的副作用较少。弱受体激活和天花板效应降

低了阿片类药物滥用相关的欣快感。对 μ 阿片受体的高亲和力会导致阿片耐受。因此，在急性疼痛发作期间，可能需要大剂量的全 μ 激动剂来镇痛。

丁丙诺啡对 μ 和 k 阿片受体的亲和力是吗啡的 1000 倍。可以抑制其他阿片类药物与这些受体的结合和激活，导致随后给予的阿片类药物（包括非法药物）的疗效较差。类似的，丁丙诺啡可取代阿片 μ 受体完全激动剂，并由于较弱的活性而导致戒断。另外丁丙诺啡与 μ 阿片受体的缓慢分离导致作用持续时间长，因此给药可能不频繁。丁丙诺啡的镇痛效果为吗啡的 25～50 倍。

这些药理特性使丁丙诺啡成为替代阿片类药物治疗的一个有价值的选项。但同样的特点使急性疼痛的治疗复杂化，部分 μ 受体激动导致阿片类药物耐受，丁丙诺啡的高受体亲和力进一步降低了 μ 受体完全激动剂的疗效。同时丁丙诺啡的剂量大小并不影响手术。

49.2.2 药物代谢动力学

丁丙诺啡具有高亲脂性，可舌下和肠外给药；口服生物利用度低是因为会经过肝的首过效应。

静脉给药的起效时间为 5～15 分钟；舌下给药起效时间为 30～60 分钟，在 90～100 分钟达到峰值，生物利用度为 60%～70%。丁丙诺啡半衰期长的原因有几个。舌下受体分布广泛，药物吸收后 96% 与蛋白结合，高亲脂性，与受体分离慢，半衰期为 24～60 h。

手术时间长可能会使围手术期疼痛管理复杂化。即使停药 5～7 天后，丁丙诺啡仍可能抑制阿片类激动剂的活性。小剂量可能会缩短 3～27 小时的半衰期，但需要更频繁的用药来维持治疗。因为药物从口腔黏膜释放缓慢，舌下丁丙诺啡的半衰期是静脉注射剂量的 10 倍。

1. 代谢与清除

丁丙诺啡通过细胞色素 P450 酶系统在肝脏代谢。它主要通过 CYP3A4 同工酶代谢，CYP2C8、CYP3A5 和 CYP3A7 的作用较小。同时服用 CYP3A4 诱导剂或抑制剂的患者可能需要调整剂量，以防止阿片类药物戒断效应或毒性。丁丙诺啡通过 N-脱烷基作用生成诺丁丙诺啡，并通过葡萄糖醛酸化反应生成丁丙诺啡葡萄糖醛酸。诺丙丁诺啡，是唯一的活性代谢物，作用是强效丁丙诺啡的 1/4。丁丙诺啡代谢产物中，85% 经过葡萄糖醛酸化反应形成结合副产物，经胆道排出。剩下的 15% 是以非活性代谢物由尿液排出。丁丙诺啡对肾功能受损的患者是安全的，不需要剂量调整，因为只有不活跃的代谢物通过肾排出。肝损伤患者可能需要减少剂量并密切监测的肝功能。

2. 剂量

阿片类药物替代治疗，方案中丁丙诺啡最大推荐剂量为 32 mg，每 2～3 天给 1 次。由于部分 μ 受体激动剂活性和天花板效应，在剂量大于 32 mg 时治疗效果受到限制。患者的有效镇痛剂量取决于适应证和病理状态。一些患者需要低剂量的 5 μg/h（每天 120 μg）经皮丁丙诺啡；有些患者每天需要 6～8 mg 丁丙诺啡的混合制剂。

急性疼痛患者应用丁丙诺啡可能会增加呼吸抑制的风险，因为丁丙诺啡可能与受体结合长达 72 小时，同时需要大剂量阿片类药物来充分镇痛；虽然单独使用丁丙诺啡镇静的可能性很低，但当与其他中枢神经系统抑制剂一起使用时，可能会出现呼吸抑制。由于受体高亲和力和缓慢的受体分离，解决阿片类药物逆转可能需要比预期更多的纳洛酮剂量。因此，在使用丁丙诺啡后至少 72 小时，应密切观察患者的脉搏、血氧饱和度、呼吸及心电图。

49.2.3　丁丙诺啡制剂

丁丙诺啡有几种剂型；每种剂型都有不同的临床应用（表49-1）。低剂量时是镇痛药。静脉注射丁丙诺啡（Buprenex®）治疗急性和慢性疼痛。Butrans® 是一种透皮贴剂，用于治疗严重的慢性疼痛。Butrans® 的剂量范围为5~20 µg/h（每天120~480 µg）。丁丙诺啡具有镇痛作用，可能与κ受体拮抗有关。κ受体是一种阿片配体，拮抗阻断了脊髓强啡肽的活性，与阿片诱导的痛觉过敏有关。丁丙诺啡在慢性疼痛治疗中也可能减弱中枢性疼痛的敏感性。

2002年，美国联邦药物管理局批准了

表49-1　丁丙诺啡制剂

商品名	作用途径	剂量	半衰期	适应证
Buprenex	静脉注射	0.3 mg/mL	1.2~7.2 h	中重度疼痛
Butrans	透皮贴片	5 µg/h、7.5 µg/h、10 µg/h、15 µg/h、20 µg/h	24~46 h	慢性疼痛
Subutex	舌下片	2 mg、8 mg	31~44 h	阿片依赖，诱导
Suboxone（buprenorphine/naloxone）（丁丙诺啡/纳洛酮）	舌下膜	2 mg/0.5 mg、4 mg/1 mg、8 mg/2 mg、12 mg/3 mg	24~60 h	阿片依赖，维持

两种舌下丁丙诺啡制剂用于治疗阿片类药物滥用。Subutex 是一种片剂，来自非法阿片类药物，用于阿片类药物的维持治疗或在解毒过程中的初始诱导。Suboxone 是丁丙诺啡/纳洛酮的4:1比例的薄膜剂。该药物还被用于慢性疼痛和阿片类药物依赖患者的联合维持治疗和镇痛。纳洛酮是一种全μ受体拮抗剂，其舌下生物利用度较差。纳洛酮的肠外生物利用度较高。如果压碎并注射该片，纳洛酮会引起阿片依赖者的戒断症状。纳洛酮的加入阻止了药物的滥用。丁丙诺啡/纳洛酮不应用于阿片类药物替代治疗的解毒阶段，因为纳洛酮可能会引起戒断效应。

用于阿片类药物替代治疗的丁丙诺啡和丁丙诺啡/纳洛酮制剂由于滥用可能性低、安全性好、作用时间长，可在门诊进行管理。《戒毒治疗法》将丁丙诺啡列为可在门诊使用的药物。向患者提供1个月的药物供应，以便自行用药（与美沙酮不同，美沙酮通常需要每天在美沙酮诊所见证分发）。门诊治疗阿片类药物依赖增加了患者获得治疗的机会，医师在向药物滥用和精神健康服务管理局提交申请之前，通过完成有关丁丙诺啡的8小时继续医学教育课程，获得处方丁丙诺啡的许可。医师还必须能够将患者转给咨询和其他咨询服务机构，来获得药品执法机构开具的管制药物的资格。一旦获得批准，医师可以在第一年给30名患者开丁丙诺啡/纳洛酮，然后在第一年后给100名患者开丁丙诺啡/纳洛酮，表49-2总结了丁丙诺啡治疗的处方要求。

表49-2　使用丁丙诺啡的医师资质要求

完成8小时阿片类药物依赖患者治疗的继续医学教育课程
根据州法律持有执照
向缉毒局登记以分发阿片类药物
在资格认证的第一年内治疗30名或更少的患者
有资源为患者提供咨询服务

49.3　丁丙诺啡的围手术期处理

目前没有关于丁丙诺啡的围手术期管

理的循证指南，但在文献中存在四个简洁的建议。这些都是基于病例报告、专家意见和药理学原理提出的。

49.3.1　丁丙诺啡持续治疗

在低剂量方案中，患者丁丙诺啡的每日维持剂量可在围手术期继续使用，并补充短效全阿片受体激动剂治疗急性疼痛。由于丁丙诺啡对阿片类药物的耐受性和部分μ受体的阻断作用，大剂量阿片类药物会在受体上与丁丙诺啡竞争。静脉自控镇痛（IV-PCA）的患者应进行滴定以达到效果，但这些患者的需求剂量可能是未经阿片类药物治疗的患者的3倍。阿片类药物的有效剂量可产生足够的镇痛作用，而不会产生令人担忧的阿片类药物相关副作用，包括呼吸抑制。首选的补充性全阿片激动剂应是可滴定的，并且对μ受体具有高亲和力，以便与丁丙诺啡有效竞争。首选的是芬太尼、氢吗啡酮和吗啡；可待因和氢可酮不是。芬太尼具有高亲脂性，起效快，作用时间短，是快速滴定镇痛的理想药物。围手术期持续使用丁丙诺啡可防止丁丙诺啡戒断，且术后无需恢复用药，这可能是一个复杂的过程。病例报告记录了持续使用丁丙诺啡的患者围手术期镇痛的成功率。在5例常规外科手术中不间断丁丙诺啡治疗的患者中，其自我报告或主观疼痛评分上显示达到了足够的镇痛效果。这五名患者均接受全μ激动剂；两名患者同时接受硬膜外阿片/丁哌卡因，一名患者接受氯胺酮。在另外两个接受丁丙诺啡治疗的产科患者中，剖宫产术后疼痛用阿片类静脉自控镇痛、阿片类/局麻药硬膜外液和非甾体抗炎药进行了充分治疗。围手术期继续使用丁丙诺啡，是为充分控制疼痛所需高剂量的阿片类药物。在其他的病例研究中，在围手术期继续使用丁丙诺啡的患者中，很难

实现充分镇痛，可能是因为部分μ受体阻滞和完全激动剂不能从受体中取代丁丙诺啡。

为了给丁丙诺啡患者提供镇痛，需要对其效果进行警惕性监测。非可滴定剂，如美沙酮或阿片类缓释药物的补充给药，可导致丁丙诺啡逐渐移位的延迟毒性，从而在达到镇痛阈值后数小时仍有效应部位浓度上升。非阿片类药物，如局部麻醉和氯胺酮输注，可能是减少疼痛和伤害的最佳方法。

49.3.2　补充丁丙诺啡以继续使用丁丙诺啡

丁丙诺啡可以作为围手术期疼痛控制的唯一药物，因为小剂量丁丙诺啡主要是镇痛作用。镇痛药的消除半衰期为2～6小时。丁丙诺啡的日总剂量可分为每6～8小时1次，并以相同剂量给药。在一例因阿片类药物依赖而使用丁丙诺啡/纳洛酮的患者中，她接受了隆胸手术，术后疼痛得到了充分控制，使用常规维持剂量和每隔6小时补充丁丙诺啡。这种方法可能只适用于每天服用少于32 mg丁丙诺啡的中度疼痛患者。在24小时内，一旦剂量超过32 mg，镇痛作用就会达到上限。更高剂量的丁丙诺啡不会增强止痛作用，但会阻止全μ阿片受体激动剂与受体结合。这种方法可防止有阿片类药物滥用史的患者接触于完全阿片受体药物激动剂。补充丁丙诺啡需要临床专业知识。但是如果初级临床医师不具备这方面的专业知识，如果药物没有经过处方给予处方上，患者可以在家服用丁丙诺啡，任何剂量的增加都应该在术前和整个滴定阶段与丁丙诺啡专家讨论。

49.3.3　术前转为完全阿片受体激动剂，以美沙酮为主的方案

第3种选择是在术前用完全阿片受体激动剂代替丁丙诺啡，通常是美沙酮，以维

持阿片替代治疗，同时增加用于镇痛的短效阿片类药物。从丁丙诺啡转换为美沙酮时，在最后1次使用丁丙诺啡24小时后使用第1次剂量的完全阿片受体激动剂。每天20毫克的美沙酮可替代每天4毫克或更少的丁丙诺啡。每日丁丙诺啡剂量超过4毫克时，用40毫克美沙酮替代，以防止急性停药。如果出现戒断症状，美沙酮每天可增加5～10毫克，直到症状消失。如果患者使用美沙酮有突破性疼痛，可滴定短效全阿片类激动剂以达到镇痛效果。阿片类药物从丁丙诺啡转为美沙酮是考虑到有高复发风险的患者，以及应在围手术期继续进行阿片类药物替代治疗，或预期有中重度术后疼痛的患者。转化为美沙酮可防止丁丙诺啡的上限效应，以便在不使用丁丙诺啡诱导的阿片类药物阻断的情况下，滴定短效全阿片类激动剂。由于丁丙诺啡和美沙酮的半衰期长且相当不可预测，因此在向美沙酮过渡期间和术后有必要对患者进行监测。如果患者同时服用全阿片类激动剂，手术后转换回丁丙诺啡则必须停药。患者应在恢复使用丁丙诺啡之前停止使用全阿片类激动剂。

49.3.4　转为全阿片类激动剂治疗，非美沙酮方案

丁丙诺啡可完全停用并滴定全阿片类激动剂。此选项适用于接受手术治疗的预计术后会有中重度疼痛的患者。使用全阿片类激动剂的预期治疗时间应该很短，这样缺乏阿片类药物替代治疗不会增加患者复发疼痛的风险。为了限制停药的风险，丁丙诺啡应在2周内逐渐减少。如果不能缓慢减量，丁丙诺啡可在3天内停用，但患者可能会出现戒断反应或复发。对于小剂量丁丙诺啡，理想情况下，最后1次给予丁丙诺啡至少为术前72小时，或者更高剂量的术前7天，以确保残余最小部分μ受体阻

断。在1个病例报告中，一个Chiari I（小脑扁桃体下疝）畸形患者在妇科手术前从丁丙诺啡转为氢吗啡酮。大量的全阿片类激动剂充分控制疼痛，反映了丁丙诺啡在受体中的潜在残留活性。一例创伤患者（维持丁丙诺啡/纳洛酮治疗阿片依赖性）术后4天恢复维持剂量后出现明显疼痛的情况下，停药而用全μ激动剂的治疗是成功的。停用丁丙诺啡防止了天花板效应和干扰全μ受体激动剂的部分激动剂效应。然而，由于阿片类药物的耐受性，服用丁丙诺啡的患者可能仍然需要大剂量的阿片类药物。停用丁丙诺啡可能会导致阿片类药物替代治疗的患者复发疼痛。一旦停用完全阿片受体激动剂，患者出现轻度戒断症状，丁丙诺啡就需要恢复使用。

49.3.5　多模式镇痛

意外的创伤和紧急手术可能会阻止丁丙诺啡发挥作用。在所有服用丁丙诺啡的外科患者中，考虑广泛的多模式镇痛（包括区域麻醉）是必要的。切口处局部麻醉剂浸润，使用非阿片类镇痛药，如氯胺酮、酮咯酸、非甾体抗炎药、三环类抗抑郁药、右旋美托咪定和全身麻醉药，如利多卡因和糖皮质激素，可能有助于减少术后疼痛。区域和神经轴麻醉可减少阿片类药物的需求，并已成功地应用于丁丙诺啡维持患者镇痛的方案中。非药物干预，如经皮神经电刺激、芳香疗法、针灸和按摩也可能有助于治疗肌筋膜和神经病理性疼痛。

总结

服用丁丙诺啡的患者通常有复杂的疼痛综合征或药物滥用史。他们可以从跨学科的疼痛治疗和医疗保健方法中获益。应持续与患者的丁丙诺啡处方医师沟通，特别是关于丁丙诺啡的剂量和术后镇痛方案。

可能有助于患者术后康复的其他顾问包括精神病医师、成瘾医学专家、社会工作者、疼痛专家和物理治疗师。应就医疗护理计划与患者保持开放性的沟通，临床医师应为术后镇痛设定现实的期望值。这些患者的术前协调和计划镇痛对于确保积极的治疗结果和高质量的康复是必要的。

原书参考文献

[1] Bryson EO. The perioperative management of patients maintained on medications used to manage opioid addiction. Curr Opin Anaesthesiol. 2014; 27: 359–64.

[2] Bryson E, Lipson S, Gevirtz C. Anesthesia for patients on buprenorphine. Anesthesiol Clin. 2010; 28: 611–7.

[3] Chen KY, Chen L, Mao J. Buprenorphine-naloxone therapy in pain management. Anesthesiology. 2014; 120: 1262–74.

[4] Gevirtz C, Frost EAM, Bryson EO. Perioperative implications of buprenorphine maintenance treatment for opioid addiction. Int Anesthesiol Clin. 2011; 49: 147–55.

[5] Roberts MD, Meyer-Witting M. High-dose buprenorphine: perioperative precautions and management strategies. Anaesth Intensive Care. 2005; 33: 17–25.

[6] Vadivelu N, Mitra S, Kaye AD, Urman RD. Perioperative analgesia and challenges in the drug-addicted and drug-dependent patient. Best Pract Res Clin Anaesthesiol. 2014; 28: 91–101.

[7] Huang A, Katznelson R, de Perrot M, Clarke H. Perioperative management of a patient undergoing Clagett window closure stabilized on Suboxone for chronic pain: a case report. Can J Anaesth. 2014; 61: 826–31.

[8] Cruciani RA, Knotkova H, editors. Handbook of methadone prescribing and buprenorphine therapy. New York: Springer; 2013.

[9] Ingelheim B. Buprenorphine sublingual tablets prescribing information. Columbus: Roxane Laboratories; 2015.

[10] McCormick Z, Chu S, Chang-Chien G, Joseph P. Acute pain control challenges with buprenorphine/naloxone therapy in a patient with compartment syndrome secondary to McArdle's disease: a case report and review. Pain Med. 2013; 14: 1187–91.

[11] Suboxone. com [Internet]. Richmond, VA: Indivior Inc; 2015. Available from http://www. suboxone. com. Accessed 5 Oct 2015.

[12] Substance abuse and mental health services administration [Internet]. Rockville, MD: SAMHSA. Available from http://www. samhsa. gov. Accessed 7 Oct 2015.

[13] Huxtable CA, Roberts LJ, Somogyi AA, Macintyre PE. Acute pain management in opioid-tolerant patients: a growing challenge. Anaesth Intensive Care. 2011; 39: 804–23.

[14] Childers JW, Arnold RM. Treatment of pain in patients taking buprenorphine for opioid addiction #221. J Palliat Med. 2012; 15 (5): 613–4.

[15] Kornfeld H, Manfredi L. Effectiveness of full agonist opioids in patients stabilized on buprenorphine undergoing major surgery: a case series. Am J Ther. 2010; 17: 523–8.

[16] Jones HE, Johnson RE, Milio L. Post-cesarean pain management of patients maintained on methadone or buprenorphine. Am J Addict. 2006; 15: 258–9.

[17] Harrington C, Zaydfudim V. Buprenorphine maintenance therapy hinders acute pain management in trauma. Am Surg. 2010; 76: 397–9.

[18] Book SW, Myrick H, Malcolm R, Strain EC. Buprenorphine for postoperative pain following general surgery in a buprenorphine-maintained patient. Am J Psychiatry. 2007; 164: 979.

[19] Alford DP, Compton P, Samet JH. Acute pain management for patients receiving maintenance methadone or buprenorphine therapy. Ann Intern Med. 2006; 144: 127–34.

[20] Chern SYS, Isserman R, Chen L, Ashburn M, Liu R. Perioperative pain management for patients on chronic buprenorphine: a case report. J Anesth Clin Res. 2012; 3: 1–4.

第五十节 脊髓刺激器高振幅刺激的感觉和运动障碍 50

50.1 病例

患者：男性，66岁，因腰椎术后疼痛综合征出现严重的慢性腰痛就诊。患者15年前因腰椎滑脱施实L4-L5融合术，当时症状有所改善。三年后，他因工伤，导致T7椎体压缩性骨折。他接受了T6-T8的融合术，但仍然有严重的腰痛和胸背痛。曾在几个疼痛诊所接受治疗，并接受多次胸腰椎硬膜外糖皮质激素注射，但疼痛没有得到持续缓解。

患者主诉疼痛严重，数字评分为8/10。腰痛伴双侧慢性神经根疼痛和持续的感觉异常，走路时加重，有时还会伴有足下垂。由于疼痛，他不能走超过两个街区，而且由于机械不稳定性，他每几个月就有跌倒现象。口服药物包括每晚1800 mg加巴喷丁缓释片，巴氯芬10 mg，每天3次，羟考酮/对乙酰氨基酚（7.5 mg/325 mg）每6小时1次，美洛昔康7.5 mg，每天2次。患者没有体重减轻，发热，盗汗或寒战，没有肠或膀胱症状。

其他病史包括非特异性自身免疫性疾病，因风湿病长期小剂量泼尼松治疗。在系统回顾中，他承认有疲劳、肌肉酸痛、步态问题和间歇性麻木。体格检查，患者髋关节运动范围包括屈曲和伸展受限。T6-T8椎体触诊有轻微触痛，椎旁肌肉触

痛，余未见异常。

由于保守方案没有解决疼痛问题，患者被评估需要放置脊髓刺激器。经过严格的筛选，患者满足手术条件。在放置脊髓刺激器前10天停止口服阿片类药物。刺激器试验的导联放在T8和T10。插入过程中意外出现硬脑膜撕裂，但没有任何症状。在持续1周的试验中，患者的疼痛评分下降到2/10，活动度和行走能力提高。试验结束后第2周患者放置永久性刺激器系统，导线位于T8-T10（图50-1）。

放置结束时，对患者的电极进行编程，并对患者进行调整脉冲宽度和幅度的使用教育。患者将振幅增加到更高的值，导致不能走路，表现在肌肉僵硬并有肌痉挛，导致步态不稳。躺下也不能改善症状。脑部CT扫描排除了脑血管病的可能。后来我们发现刺激器设置的振幅与初始PACU设置偏差很大（图50-2）。

振幅为7.5毫安（最大10.5），是由俯卧时感觉不到刺激的患者设置的。当刺激器关闭时，感觉和运动控制几乎立即恢复。体格检查显示步态正常，无局灶性神经功能缺损。胸片显示导联没有移位（图50-1）。调整设置后，患者的症状显著改善，出院回家。他的疼痛在数字评分表上保持在2～3/10的低水平。

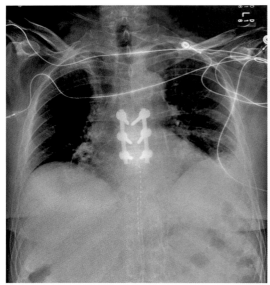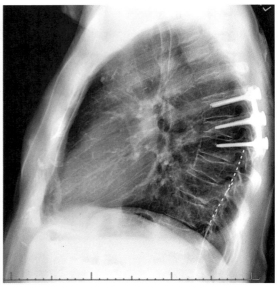

图50-1　（a，b）正位和侧位胸片：电极在T8和T10处证实没有明显的迁移（个人提供）

- -
Group Report
- -

　　　　　　　　　Group A

(# Indicates Adaptivestim Enabled)

Rate range (Hz) :	2 - 35 -85
Cycling on/off (?/?)	off
SoftStart/stop (s)	4
TargetMyStim	off

A1 :

|0	|8			Amp (v)	pw (µs)
	1		9			
	2		10			
|3	|11	Upper	10.5	450
|4-	|12			
|5+	|13	Programmed	2.6	450
|6+	|14			
|7-	|15	Lower	0.0	450
				Resolution	0.05	na

图50-2　从置入的脊髓刺激器输出数据打印出来，设定的程序振幅为2.6 V，患者在试验期间增加到7.5 V。如图所示，该患者的适应性刺激尚未激活。当姿势从坐变为站时，就产生了增加振幅的需要，会产生文中描述的副作用。通过将系统重置为较低振幅并激活位置感应，症状得以解决（个人提供）

50.2　病例讨论

　　脊髓刺激器最早用于治疗疼痛是在1967年。疼痛的闸门理论机制假设脊髓背角的胶质细胞调节感觉刺激的传递。大纤维抑制闸门，小纤维激活闸门。起初，神经调节剂装置直接放置在背柱上，刺激大纤维，抑制疼痛传递。随着未来几十年技术的进步，设备变得更小、更安全、更有效。

　　脊髓刺激治疗的适应证有腰椎术后疼痛综合征、复杂性局域疼痛综合征、周围神经病变、缺血性肢体疼痛、幻肢疼痛和慢性心绞痛。在安置背髓刺激器之前，患者要接受严格的标准筛选，包括至少6个月保守治疗的最低反应和排除躯体形式障碍的精神评估。必须停止处方药或非法药物。

　　使用较大的针头（14G）到达SCS硬膜外腔，会增加意外血管内插管或硬膜外腔血管结构损伤的风险。65岁以上服用抗血小板或抗凝药物的患者发生脊髓血肿的风险最高。尖锐、短暂的背部和腿部疼痛会导致弛缓性麻痹。置入后症状往往会在数小时后出现，这与患者的表现一致。

硬膜外脓肿是刺激器置入术的另一并发症。在这种情况下，发热、不适和背痛症状在放置后1～3天出现。根据对脊髓的影响，可以经历松弛性（早期）或痉挛性（晚期）瘫痪。严格的无菌手术技术可以限制这种并发症。影像学研究有助于明确诊断。我们的患者没有出现过这些并发症。

脊髓刺激器置入术产生并发症的概率约1/3。23%的患者需要手术翻修。最常见的原因是迁移、连接故障和断裂。迁移发生在置入后的头几天内，与手术放置的桨形导联相比，经皮导联更常见。刺激器取出最常见的原因是感染、设备故障和疼痛缓解不满意。感染率为4.6%，可能为深部或浅部感染。在10%的置入物中发现了真正的硬件故障。可以在脉冲发生器、导线或电线中发现故障。如果电极穿刺了硬脑膜，导联会暂时失灵，患者可能会出现硬脑膜穿刺后头痛。对刺激最有反应的患者通常有痛觉异常。经过一周的试验，若疼痛减轻了50%可置入永久性系统。

刺激的幅度是在电极上传递的电流或电压的幅度。它以毫安或伏特为单位。在我们的患者中，美敦力脊髓刺激器被设计成通过改变系统的电压来改变振幅的模式。电压范围从2.5伏到10.5伏。另一个可修改的变量是脉冲宽度，它是刺激的持续时间（微秒）。减小脉冲宽度被认为会增加大神经纤维和小神经纤维之间的激活阈值差距。刺激脊髓背侧纤维可产生许多皮肤尾侧的感觉异常，达到刺激阴极的水平。由于脊髓几何结构和脑脊液背侧容量的变化，阴极位置和感觉异常的理想位置之间的相关性很差。

在放置后的一段时间内，患者通常滴定幅度高于感知阈值，低于不适阈值。随着振幅的增加，感觉异常强度随着覆盖范围的扩大而增加。不适阈值是振幅导致疼痛、感觉丧失或运动刺激的水平。这个水平通常是感觉异常阈值的1.5倍。刺激幅度和患者位置有关。脊髓在硬脑膜囊内可以自由运动，并随重力变化。患者仰卧时电极与脊髓的距离减小，俯卧时电极与脊髓的距离增大。虽然存在一个感觉患者位置的自适应系统，但这个特征在术后的一段时间内通常不立即打开。在插入之前，患者与医师就与脊髓刺激器维持镇痛的变量的复杂性进行了深入的讨论。在使用这些置入装置的患者中，有一个系统能感觉到脊柱与刺激导联的位置，这对于确保最佳的疼痛治疗是至关重要的；然而，在许多情况下，这个系统在术后并没有立即激活，因为在术后有组织改变（硬膜外腔残留组织和血液）的情况下，需要先进行组织愈合，所以要限制功能以避免程序出现错误；此功能通常在术后1周就诊时启用；通常，患者很容易适应使用复杂系统；但是，对电子设备的设置所涉及的复杂过程可能会使患者像本例一样容易产生副作用和并发症；因此，需要在多次就诊时进行更好和详细的讨论，以使患者及其家属更容易正确理解和使用该设备。

总结

脊髓刺激器系统在各种顽固性疼痛综合征中提供了极好的疗效。虽然存在许多置入式系统，但医师应该选择一个最适合患者病情的设备。在置入前和置入后均需与患者详细讨论并修改参数将确保在术后即刻和以后取得最佳疗效。本病例描述了临床实践中较少描述的并发症，主要与患者能够调整参数有关。正如在我们的病例描述中看到的，这种不良事件可以很容易地模拟更严重的并发症，如卒中和硬膜外血肿，提醒医师及时干预；我们希望医师可以意识到这种可能的并发症，并将其纳入评估，以减少不必要的诊断测试。当然，医师更需要记住脊髓刺激器系统置入后可能出现的更严重的并发症，并加大预防力度。

关键点

- 脊髓刺激器上的高振幅设置可导致感觉和运动障碍，但这种障碍并非永久性的。
- 在脊髓刺激器上，振幅必须随着脊髓到电极距离的变化而相对调整。
- 不适阈值通常是感知阈值振幅的 1.5 倍。

原书参考文献

[1]   Moayedi M, Davis KD. Theories of pain: from specificity to gate control. J Neurophysiol. 2013; 109: 5–12.

[2]   Turner JA, Loeser JD, Deyo RA, Sanders SB. Spinal cord stimulation for patients with failed back surgery syndrome or complex regional pain syndrome: a systematic review of effectiveness and complications. Pain. 2004; 108 (1–2): 137–47.

[3]   Jeon YH. Spinal cord stimulation in pain management: a review. Korean J Pain. 2012; 25 (3): 143–50.

[4]   Eldrige JS, Weingarten TN, Rho RH. Management of cerebral spinal fluid leak complicating spinal cord stimulator implantation. Pain Pract. 2006; 6: 285–8.

[5]   Kunnumpurath S, Srinivasagopalan R, Vadivelu N. Spinal cord stimulation: principles of past, present and future practice: a review. J Clin Monit Comput. 2009; 23: 333–9.

[6]   Molnar G, Panken C, Kelley K. Effects of spinal cord movement and position changes on neural activation patterns during spinal cord stimulation (abstract). San Antonio, TX: American Academy of Pain Medicine; 2010.

第五十一节 前硬膜外间隙电极置入术

51

51.1 病例

患者：62岁，男性，诊断为腰椎术后疼痛综合征，主诉为弥漫性腰痛和双侧下肢神经根性痛，患者在试验性脊髓刺激治疗后疼痛缓解率超过75%，接受了永久性脊髓神经刺激器置入术。在X线透视引导下，8触点电极采用经皮双导入路置入，圆柱形电极头平行放置在硬膜外后间隙T8椎体水平。电极放置在离中线不超过2毫米的地方，并间断地用2.0不可吸收硅锚缝线固定在棘上筋膜。此外，在中线切口和置入式脉冲发生器（IPG）的位置，每根电极的应变释放回路都能将导线的张力降到最低。将IPG置于右侧臀后上区，导线穿入囊袋。术中和术后检查显示并证实疼痛区域的感觉异常覆盖率为100%。患者在手术完成后的第1周内，病情得到了持续良好的缓解。

术后第11天，患者右下肢逐渐出现程度同置入前的疼痛，同时出现了一种新的症状，即在电刺激期间，出现右腹肌不自主收缩，伴随沿T8肋骨分布的皮肤感觉异常和肋骨疼痛。到诊所复诊，患者否认发热、盗汗、体重减轻、身体不适、虚弱、肠道或膀胱控制力丧失，也否认术前疼痛加剧。患者生命体征在正常范围内，只是血压轻微升高150/90 mmHg。体格检查显示：手术部位皮肤闭合良好，切口干净，缝合线完整，伤口无红肿、发热或渗出液。切口触诊没有肿胀或波动的迹象。与试验前和永久性SCS置入检查相比，运动强度和反射测试没有改变。可见腹部肌肉抽搐，在刺激周期中右上腹部更严重。从手术部位皮肤干净、无红斑、无裂开，无发热、触诊触痛来看，患者临床感染的可能性较小。术后感染包括硬膜外脓肿、IPG或连接道感染和浅表伤口感染。在手术切口处或附近没有触及明显的起伏或肿胀，也不能作为硬膜外脓肿或硬膜外血肿的诊断依据。

刺激模式的改变、异常肌肉收缩和沿下胸椎肋骨分布的新发疼痛表明涉及导联和连接系统的功能障碍或置入器械的故障。有关电极和连接器系统故障包括电极偏移、电极故障和电极扭结、断裂或脱落。涉及仪表故障有电池质量问题，包括电池寿命和充电容量，以及整个SCS系统的故障。在检查室里，对神经刺激器的电池进行了检查，发现电池的整体质量没有问题。刺激参数包括脉冲宽度、振幅、速率和电极选择，在不同的值进行了尝试，希望恢复正常；然而，在改变刺激参数后，患者注意到在他的下胸部周围有一个更宽的刺激区域，随后出现了疼痛强度增加，沿着肋骨出现嗡嗡声，以及肌肉收缩的改变。症状随着参数的变化和肌肉收缩的出现而加重时，我们认为电极的迁移是导致其症状改变的原因，患者被送去做前后位和侧位平片来评估电极的位置。

　　X片显示左电极在T8椎体水平，位于硬膜外后间隙的适当位置，电极没有明显的扭结、弯曲或断裂。在进一步的图像检查中，右电极在T8水平上出现了横向前移，最后电极尖端进入前硬膜外腔。几天后，患者接受了翻修手术，这次采用了"中线锚定"技术，包括使用背内侧皱襞，而不是传统的锚定技术。术中检查显示患者双侧感觉异常，覆盖了腰部和神经根的疼痛，术后2周未见明显并发症。他在各种后续随访中，否认刺激模式有任何进一步变化。

51.2　病例讨论

51.2.1　背景

　　自1967年Norman Shealy博士及其同事引入置入电极诱导电刺激治疗不受控制的慢性疼痛以来，SCS已被用于治疗各种疼痛状态，并取得了越来越大的成功。目前，SCS被批准用于治疗复杂性区域疼痛综合征（CRPS）、腰椎术后疼痛综合征、带状疱疹后神经痛、周围血管疾病、胸、腹、骨盆内脏疼痛和周围神经病变。传统的脊髓刺激，也被称为背柱刺激，使用传递到脊髓的持续脉冲电能来抑制或改变对疼痛的刺激。它利用了两种放置在硬膜外后间隙的电极：圆柱形电极，采用经皮穿刺入路放置；桨式电极，历史上需要通过椎板切开术置入。（图51-1和图51-2）。

　　2011年研制出的一种手术用桨式电极，也可经皮放置。虽然确切的机制尚不清楚，

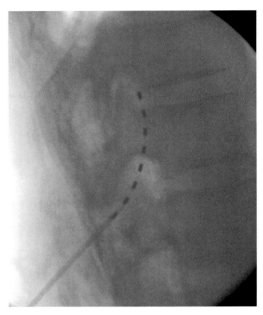

图51-1　放置刺激性导联时的侧视图，显示硬膜外前间隙轨迹；导联被抽出并在硬膜外后间隙复位。在测试过程中，患者在T10附近受到刺激，出现睾丸感觉异常和腹壁不适，提示应快速复位和重新测试（个人提供）

但可假设刺激背角会影响神经递质水平上的局部神经生理特性，促进或抑制神经元的兴奋性，改变交感神经张力，以及通过逆向反应抑制刺激的正交传递。

51.2.2　流行病学及病因学

　　神经调节技术的进步已经带来更有效的刺激与更安全的试验和永久置入技术。尽管有这些进步，但SCS并非没有并发症。脊髓刺激器的并发症不常见，是继发性的技术限制或生物环境限制，很少两者并见。根据2004年的文献回顾，在过去20年中的3679名患者中，27%的SCS置入并发症是技术故障，其中87%与电极问题有关。刺激器置入术后最常见的并发症是电极迁移，其发生率在11%～13.2%。

　　若未能保持后硬膜外电极的位置，电

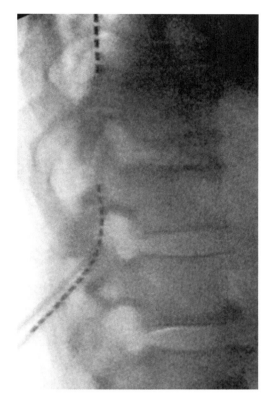

图51-2　刺激性电极放置的侧视图。同一患者的不同视角显示硬膜外后间隙轨迹。患者表示腰痛和双腿感觉异常代替疼痛（个人提供）

极移位是最常见的继发性锚定技术问题。迁移通常有两种模式：垂直平移或水平移动。要发生这种情况，电极上的方向力和触觉力都必须超过锚定力的强度。许多因素都会影响施加在电极上的锚定力，包括缝合强度、技术和放置位置。其他因素，包括锚定过程中使用的组织类型、进入硬膜外腔的角度和轨迹、电极穿过的活动区域以及构成刺激器剩余部分的硬件的选定放置区域，都对电极迁移的发生起着重要的作用。以往置入SCS时，经皮穿刺与椎板切除术相比，电极迁移更为常见，而且当电池放置在腹部时，电极迁移的发生率比放置在臀部时更高。库马尔和他的同事在一项研究中得出结论，置入的脉冲发生

器（IPG）越靠近放置电极的实际位置，电极迁移的风险就越低。这一观察结果可能反映了锚定位置和IPG之间的导线上的应力增加，而这些部件之间的距离较大。在脊柱伸展和屈曲期间，这种分离增加更多。此外，在2006年，Rosenow和他的同事发现，289名患者中的电极迁移率实际上高于那些接受了SCS置入手术椎板切开术的患者。颈椎电极的迁移率也较高，几乎是下胸段电极的两倍，反映了脊柱不同节段的迁移率差异。

51.2.3　解剖学

脊髓的背柱纤维呈片状排列，其感觉模式与背柱的内侧结构和外侧结构相关。放置电极的目的是在硬膜外后间隙直接刺激脊髓背柱或背神经根，而不刺激前运动角。针对脊髓这一部分的刺激旨在以感觉异常的形式产生纯粹的感觉变化，从而避免任何运动异常。当达到适当的位置时，产生的感觉异常应覆盖同侧和尾端至导线水平的区域。在SCS放置后，出现肌肉收缩、温暖的感觉、烧伤感或异常的感觉，可能表明刺激作用是在背柱外部进行的。根据所观察到的异常以及对脊髓解剖的深入了解，可以定位异常刺激的位置，从而可以快速地诊断故障并采取纠正措施。

当电极迁移或异常程序发生时，不同的脊髓束可以在刺激期间激活，这取决于硬膜外腔内的空间占用度和脊髓与仪器的接近程度。以皮质脊髓束刺激为例，在脊髓同侧和尾端都达到刺激水平，通常是低于90 Hz的频率，患者出现肌肉收缩的表现。同样，对脊髓的腹侧刺激，包括腹部神经根，会引起同侧的肌肉收缩。如果电极覆盖自主神经通路，并达到刺激水平，患者可以感受到同侧和尾端的温暖或灼热感。应用于脊神经管中更侧面的背根纤维

的刺激会产生同侧感觉异常；然而，与背根刺激不同的是，神经根的激活在较低的刺激强度下就可出现。在极少数情况下，脊髓丘脑束通过电极被激活，从刺激水平上可以观察到对侧和尾侧的疼痛和灼烧感。

51.2.4　注意事项

无论是试验还是永久性经皮穿刺，都需要通过透视引导，使用标准硬膜外针或弯曲硬膜外针将SCS电极引入硬膜外腔。电极直接进入硬膜外后间隙或后旁间隙，皮点入路通常低于硬膜外中线入路两级。然后，将它们穿入指定的解剖位置，涉及T8和T10节段之间的下胸髓区域，通常用于治疗腰部痛和神经根性腿痛。对于出现上肢症状（包括颈痛）的患者，根据疼痛的主要部位，颈电极可以放置在C2和C7之间。当永久性刺激器电极达到所需水平时，在针尖部位切开，切至棘上筋膜。其他外科医师最初会做一个单一的中线切口，切开棘上突，将硬膜外针放入这个进入的区域。无论采用何种技术，电极都应使用不可吸收缝线固定在尽可能靠近筋膜入口的位置，理想情况下，电极的尖端应穿入筋膜。

由于技术的进步，更新的外科技术降低了电极的迁移率。一些预防电极运动的措施包括：采用30°的入针角度，将硬膜外针至少放置在目标远端的两个椎体上，使用脊柱韧带（最常见的是棘上筋膜）作为固定点，在电极进入韧带的位置以及发电机的位置放置一个应变消除回路以改进结果。Mironer和他的同事们发现，以背内侧皱襞为锚定点的"中线锚定"技术使电极的迁移率从23%下降到6%，与标准技术相比，电极的迁移率从24%下降到7%。自从多极和多导电极系统的出现和使用以来，十多年来人们注意到迁移发生率显著下降。Kumar等人发现在一个10年的病例系列中，

手术翻修的发生率下降了5%，从而确定了多通道电极与单极系统相比所提供的覆盖范围的可变性，以及多通道系统重新捕获的成功率增加了。North等人报道称，在使用简单双极电极的病例中，手术矫正率高达23%，而使用多通道可编程设备的病例中，只有16%需要矫正。此外，放置两条独立的电极可以通过扩大可行电极的数量来刺激覆盖区域，在迁移的情况下增加了再捕获的成功率。

近年来，人们发明了新的锚定装置，希望能取代稳定电极的缝合方法。与标准的固定方法相比，这些装置标榜为既增加了锚定力又减少了操作时间。波士顿科学公司（Valencia，CA，USA）生产的一种商业化锚，在尸体测试中，其锚定力是传统硅胶缝合套管的2.9倍。此外，他们报告手术时间平均减少了34%。Bowman等人进行了一项研究，他们发现这些新型的半自动装置与标准的山羊脊柱缝合技术相比，提供了更安全的SCS电极固定方式。然而，在这些装置被应用于临床之前，还需要进一步的研究来评估它们对人体的益处。

51.2.5　诊断措施

当评估有异常感觉覆盖、刺激模式改变、疼痛脉冲恢复或肌肉活动异常的患者时，必须首先评估硬件和SCS设置。可以进行内部评估，以评估电池的功能，包括电池是否已正确充电，评估电池质量，特别是充电能力。此外，应评估SCS的各种设置，以确定最佳的疼痛缓解治疗，包括频率或速率、脉冲宽度、振幅和电极选择。如果发现硬件在正常参数范围内并以预期运行，则应尝试在不同设置下更改SCS编程参数，以重新获得预期解剖的感觉异常覆盖范围。以微秒为单位测量的脉冲宽度表示刺激脉冲的持续时间。脉冲宽度通

常设置在100到400微秒之间，任何改变都会改变患者的感觉障碍覆盖范围。以伏特（V）或毫安（mA）为单位测量的振幅表示刺激强度，通常被视为最重要的可编程参数。频率，以赫兹（Hz）为单位，表示每秒脉冲的周期。传统的SCS使用的频率通常在20到120 Hz之间，较低的频率产生砰砰的感觉，较高的频率产生嗡嗡的感觉。2015年，FDA批准了一种新的高频SCS，其频率为10 000 Hz。Kapural等人在2015年进行了一项研究，将高频SCS治疗与传统SCS进行了比较，证明了高频刺激器的非劣效性和优越性。试验结果表明，高频组腰痛和腿痛的缓解率分别为84.5%和83.1%，而传统组为43.8%和55.5%。电极选择允许不同的导联接触，也就是所谓的"电流转向"，它可以通过增强刺激力度来覆盖大部分的疼痛区域，并且提供编程的能力。

在无法再捕获电极的情况下，下一步涉及放射成像来评估电极的位置。如果医师可以方便地使用C形臂，则可以使用实时荧光透视成像；否则，应根据硬膜外放置的原始靶区，让患者去做包括胸椎或颈椎的前后、侧位X片，照片用于评估任何可能的电极迁移、电极扭结或断裂，或任何其他可能改变刺激模式的异常。如果怀疑有液体聚集，如硬膜外血肿或脓肿，不管外观和表现如何，CT扫描可以更好地确定液体边界和体积。另外，CT和MRI在电极迁移的诊断上没有多大用处，因为可以在平片上看到电极，如此节省了患者额外的辐射暴露。

51.2.6 治疗

目前，电极迁移的纠正方法包括尝试对系统参数进行SCS重新编程，以便重新捕获，并可在无法实现适当的感觉异常重

新捕获的情况下保留手术修正的可能。然而，Jeon等人试用了一种新开发的矫正技术，使用SCS置入套件中的导丝帮助迁移的电极返回其预期位置。该技术是在透视引导下，用14号Tuohy针将弯曲的导丝穿入硬膜外腔，直到与迁移的电极接触。然后导丝和电极一起前进，直到电极重新调整到最佳覆盖位置。May等人报告的继发于电极迁移的外科翻修率为4.5%。同时，Barolat和他的同事报告说，修订率高达13.6%。Kumar及其同事报告说，10年里，他们的160名患者中，11.3%的电极需要手术矫正。1998年，Kemler和Furnee报告称，重新定位电极和更换电极的费用分别为360欧元和1530欧元。相似的是，在1993年，Bell和他的同事报告同样的手术的费用为2700美元和5450美元。

关键点

- 电极迁移是脊髓刺激器最常见的并发症。它占所有并发症的11%～13%，最常见于垂直或侧向迁移。虽然极为罕见，但极为偏侧的电极可导致前路进入硬膜外腔，给患者带来非常痛苦的症状。
- 对于感觉异常、疼痛覆盖率降低、肌肉收缩或产生灼热感的患者，应怀疑电极迁移。
- 对脊髓解剖的透彻理解有助于识别刺激模式和潜在的电极迁移部位。
- 可利用实时荧光透视或标准前后位和侧位平片进行快速诊断。
- SCS参数，包括脉冲宽度、速率或频率、电极选择和振幅，可进行调整，以尝试重新获得患者疼痛分布的感觉异常覆盖范围。包括多通道电极系统在内的新技术使得重新捕获导线更容易，并降低了与电极迁移相关的发病率。
- 如果再捕获尝试失败，电极迁移的最终

纠正措施是改型手术。较新的外科锚定技术在不影响刺激器效能和功能的前提下降低了迁移速度。

原书参考文献

[1] Mironer YE, et al. A new technique of "midline anchoring" in spinal cord stimulation dramatically reduces lead migration. Neuromodulation. 2004; 7 (1): 32–7.

[2] Shealy S, Mortimer JT, Reswick JB. Electrical inhibition of pain by stimulation of the dorsal columns: preliminary clinical report. Anesth Analg. 1967; 46: 489–91.

[3] Mekhail NA, Mathews M, Nageeb F, Guirguis M, Mekhail MN, Cheng J. Retrospective review of 707 cases of spinal cord stimulation: indications and complications. Pain Pract. 2011; 11: 148–53.

[4] Kumar K, Nath R, Wyant GM. Treatment of chronic pain by epidural spinal cord stimulation: a 10-year experience. J Neurosurg. 1991; 75 (3): 402–7.

[5] Lanza GA, Grimaldi R, Greco S, Ghio S, Sarullo F, Zuin G, De Luca A, et al. Spinal cord stimulation for the treatment of refractory angina pectoris: a multicenter randomized single-blind study (the SCS-ITA trial). Pain. 2011; 152 (1): 45–52.

[6] Holsheimer J, Buitenweg JR. Review: bioelectrical mechanisms in spinal cord stimulation. Neuromodulation. 2015; 18 (3): 161–70.

[7] Oakley JC, Prager JP. Spinal cord stimulation: mechanisms of action. Spine. 2002; 27 (22): 2574–83.

[8] Marchand S. Spinal cord stimulation analgesia: substantiating the mechanisms for neuropathic pain treatment. Pain. 2015; 156 (3): 364–5.

[9] Cameron T. Safety and efficacy of spinal cord stimulation for the treatment of chronic pain: a 20-year literature review. J Neurosurg Spine. 2004; 100 (3): 254–67.

[10] Kumar K, Wilson JR, Taylor RS, Gupta S. Complications of spinal cord stimulation, suggestions to improve outcome, and financial impact. J Neurosurg Spine. 2006; 5 (3): 191–203.

[11] Rosenow JM, Stanton-Hicks M, Rezai AR, Henderson JM. Failure modes of spinal cord stimulation hardware. J Neurosurg Spine. 2006; 5 (3): 183–90.

[12] Levy RM. Anatomic considerations for spinal cord stimulation. Neuromodulation. 2014; 17 (S1): 2–11.

[13] Deer TR, Douglas Stewart C. Complications of spinal cord stimulation: identification, treatment, and prevention. Pain Med. 2008; 9 (S1): S93–101.

[14] North RB, Calkins S-K, Campbell DS, Sieracki JM, Piantadosi S, Daly MJ, Dey PB, Barolat G. Automated, patient-interactive, spinal cord stimulator adjustment: a randomized controlled trial. Neurosurgery. 2003; 52 (3): 572–80.

[15] North RB, Recinos VR, Attenello FJ, Shipley J, Long DM. Prevention of percutaneous spinal cord stimulation electrode migration: a 15-year experience. Neuromodulation. 2014; 17 (7): 670–7.

[16] Chen R, Surekha H, Anne P, Syed ZA. Improved efficiency and holding force with a novel mechanical SCS anchor. Poster presented at: 6th annual meeting of the Canadian Neuromodulation Society, Jacksons Point, ON; 15–17 June 2012.

[17] Bowman RG, Caraway D, Bentley I. Comparison of a novel fixation device with standard suturing methods for spinal cord stimulators. Neuromodulation. 2013; 16 (5): 454–8.

[18] Abejón D, Cameron T, Feler C, Pérez-Cajaraville J. Electric parameters optimization in spinal cord stimulation. Study in conventional nonrechargeable systems. Neuromodulation. 2010; 13 (4): 281–7.

[19] Kapural L, Yu C, Doust MW, Gliner BE, Vallejo R, Sitzman BT, Amirdelfan K, et al. Novel 10-kHz high-frequency therapy (HF10 therapy) is superior to traditional low-frequency spinal cord stimulation for the treatment of chronic back and leg pain: the SENZA-RCT randomized controlled trial. Anesthesiology. 2015; 123 (4): 851–60.

[20] Barolat G, Oakley JC, Law JD, North RB, Ketcik B, Sharan A. Epidural spinal cord stimulation with a multiple electrode paddle lead is effective in treating intractable low back pain. Neuromodulation. 2001; 4 (2).

[21] Jeon SY, Ji JY, Yoo SH, Chon JY, Jung SH, Moon HS. Percutaneous adjustment method for transversely migrated spinal cord stimulation leads: a technical report. J Anesth. 2015; 29 (6): 953–6.

[22] May MS, Banks C, Thomson SJ. A retrospective, long-term, thirdparty follow-up of patients considered for spinal cord stimulation. Neuromodulation. 2002; 5 (3).

[23] Kemler MA, Furnée CA. Economic evaluation of spinal cord stimulation for chronic reflex sympathetic dystrophy. Neurology. 2002; 59 (8): 1203–9.

[24] Bell GK, Kidd D, North RB. Cost-effectiveness analysis of spinal cord stimulation in treatment of failed back surgery syndrome. J Pain Symptom Manag. 1997; 13 (5): 286–95.

52 第五十二节 胸段硬膜外导管置入术后硬膜外气肿

52.1 病例

患者：女性，44岁，有IIB期子宫颈癌病史，计划在硬膜外麻醉置管的情况下进行子宫切除术，以进行术后疼痛管理。采用硬膜外穿刺空气阻力测试技术，在T10-T11放置硬膜外导管。术后第1天，患者躺下时出现颈部疼痛。腹部和颈部的疼痛在一天中加重，遂行硬膜外导管移除。患者在夜间予氢吗啡酮自控镇痛（PCA），第二天在T9-T10层间隙再次以硬膜外穿刺空气阻力测试行硬膜外导管置入。到了晚上，患者腹痛减轻了，但颈痛加重了。有医师考虑患者的症状是由于意外的硬脑膜穿刺导致硬脑膜穿刺后头痛引起的。但她并没有表现出典型的硬膜后穿刺头痛的症状，这种症状在仰卧位下会消失。静脉水合作用、Fioricet™和含咖啡因的饮料也会引发此症状，且不会消失。为了查清症状产生的原因，我们对患者进行颈椎X检查。报告显示患者颈后部软组织和硬膜外腔有气体（图52-1）。通过头部和颈部的计算机断层扫描进一步成像（图52-2）显示颈1至颈4水平的硬膜外腔有气体进入。胸椎也可见硬膜外空气（图52-3）。很明显，我们的病例是罕见的硬膜外气肿。空气可能从硬

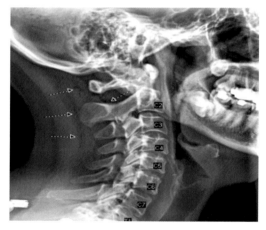

图52-1 颈椎X线提示颈部后部软组织内气体密度

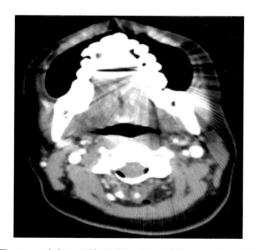

图52-2 头部、颈部和软组织的计算机断层扫描显示沿筋膜平面走行，颈1至颈4硬膜外气体进入颈部的右椎旁和后部皮下组织

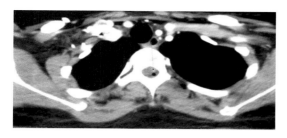

图 52-3　在胸 3 水平，计算机断层扫描与胸椎对比显示硬膜外气体小病灶

膜外针或硬膜外导管进入硬膜外腔，气体可能形成感染。不过患者没有感染的症状或体征。检查硬膜外导管，导管内无气体。硬膜外泵在线空气传感器和报警器已被激活，以检测管道中超过 2 毫升的气体。根据计算机断层扫描，我们估计在所有腔室中共有 $5 \sim 10 \ cm^3$ 的气体，大部分气体在硬膜外腔。这可能是由于使用了硬膜外穿刺空气阻力测试技术。患者用面罩持续供氧 24 小时，其间颈部疼痛强度减轻，出院时完全缓解。

52.2　病例讨论

　　椎管积气，也被称为管道积气，描述了一种在椎管内气体存在的罕见现象。椎管积气与颅内气体存在的气颅有区别。椎管积气可以是硬膜内或硬膜外的。硬膜外类型也称为硬膜外积气、硬膜外气肿或硬膜外椎管气肿。由于松散结缔组织的阻力较低，与前面丰富的血管网相比，硬膜外积气通常聚集在硬膜外后间隙。

52.3　病因与发病机制

　　硬膜外气肿的出现与医源性、创伤性和非创伤性有关（表 52-1）。硬膜外气肿的医源性原因有：①硬膜外麻醉和广泛应用

的硬膜外穿刺中应用空气阻力消失技术，②硬膜外导管意外输注空气；③其他侵入硬膜外腔的手术或诊断性干预措施。创伤性硬膜外气肿的原因是穿透性脊髓损伤、颅骨骨折或外伤性气胸和纵隔气肿。空气通过筋膜平面进入椎旁结缔组织，沿着血管和神经根鞘走行，并通过神经孔进入硬膜外腔。纵隔筋膜平面与硬膜外腔筋膜平面相通。气压增加了压力梯度，是临床上最常见的硬膜外气肿。当较高的胸内或腹腔内压力传导到硬膜外腔后形成压力梯度时，气体可以通过这些气道。当皮肤和皮下组织充当单向阀时，气体被截留。非创伤性硬膜外气肿由可产生气体的硬膜外感染，髓核破裂，自发性气胸或纵隔气肿引起。退行性椎间盘内可能含有气体。$2\% \sim 3\%$ 的人被发现椎间盘内有气体存在。椎间盘突出可导致硬膜外气肿。与创伤性气压伤相似，自发性气胸和纵隔气肿沿着筋膜平面向硬膜外腔的神经孔输注气体。

表 52-1　硬膜外肺气肿的原因

医源性：
硬膜外麻醉，
手术和诊断干预

创伤性：
1. 穿透性脊髓损伤，
2. 头骨骨折，
3. 外伤性气胸或纵隔气肿，
（1）产生高胸内压和气压创伤的条件，
（2）通过神经根鞘的神经孔椎旁软组织

非创伤性：
（1）产气微生物感染，
（2）V 型针盘现象，
（3）自发性气胸或纵隔气肿

52.4　临床表现

　　硬膜外气肿，很少有症状，可能与不适、疼痛或神经功能缺损有关。当注入气体

作为占位性病变对神经施加压力以压迫脊髓或神经根或增加颅内压时，就会出现症状。患者可能会出现头痛、恶心和呕吐的症状。更严重的症状包括视力和听力改变、精神状态改变和癫痫发作。在体格检查中可以发现视盘水肿。库欣三联征可表现为特征性收缩期高血压，脉压增宽，脑灌注压增高，反射性心动过缓，脑干功能受损导致的呼吸不规则。在最严重的病例中，患者可能出现脊髓压迫症，伴有神经功能缺陷和马尾综合征症状，肠或膀胱功能丧失。

接受硬膜外麻醉的患者如果在术后出现头痛或颈部疼痛，则被认为是硬膜后穿刺头痛。根据国际头痛学会的标准，硬膜后穿刺性头痛是指坐立后15分钟内加重，躺下后15分钟内好转的头痛。它至少具有以下特征之一：颈部僵硬、耳鸣、高敏感、畏光或恶心。头痛也必须在硬膜穿刺后5天内出现，通常在1周内自行缓解。硬脑膜穿刺会导致持续性脑脊液漏。渗漏会降低颅内压，导致血管扩张和感受向下牵引疼痛的颅内结构，如静脉、脑膜和中枢神经系统的敏感。硬膜外气肿的症状是颅内高压的结果。有趣的是，颅内高压和低血压有相似的症状。两者都会导致头痛、恶心、呕吐、视力和听力改变。然而，在颅内高压和低压之间，视力的变化是不同的。颅内低血压时，视力改变的患者常有Ⅲ、Ⅳ或Ⅵ神经麻痹。颅内高压患者通常有外周视野缺损。当颅内压过低的患者躺下时，头痛就会好转。当颅内高压患者躺下时，头痛会加重。颅内高压患者也可能出现精神状态改变、癫痫发作或库欣三联征。

52.5　诊断方法

硬膜外气肿是影像学上的一个偶然发现。硬膜外气肿可导致严重的损伤，应确定其潜在的病因。平片是一种简单、快速、低成本的检查方法，但在区分确切的位置或气体量方面没有作用。计算机断层扫描是一种快速、可靠的诊断方法，可用于描述气体的位置和大小。它还可以定位较小的气团。然而，在某些情况下，硬膜内气体和硬膜外气体可能难以区分。在这些情况下，磁共振成像可能更有益。如果存在神经缺损，脊髓、神经和周围软组织的磁共振成像将有助于识别脊髓和神经压迫的区域。

52.6　预防

实施预防措施可预防硬膜外镇痛后硬膜外气肿的发生。用生理盐水替代空气阻力消失技术来固定硬膜外腔，以消除少量硬膜外气体的积聚。少量的气体存在很少会产生症状或需要医疗干预。冲洗硬膜外导管以减少气体的存在。激活硬膜外泵的气体传感器和报警器，以防止输入大量空气。由于硬膜外腔和药物输注管之间的连接松动可能会使气体进入到管内传感器的远端，所以所有连接都必须是稳固的。

52.7　治疗

硬膜外气肿的治疗没有既定的指导原则或护理标准。大多数硬膜外气肿的患者，如果气体潴留很小，则无症状。若有轻微的症状，如恶心、呕吐和头痛，可以保守治疗，如吸入较高浓度的氧，以促进氮的排出和减少气体的聚集。使用氧化亚氮全身麻醉，积气量可能会增加。如果有颅内压升高的症状，应注意防止颅内压升高。

更严重的症状可能需要在高压舱内100%输氧，以提高气体吸收率。对于有脊髓压迫症状的患者，可能需要紧急手术或硬膜外针减压术。可根据具体情况进行监测，对神经功能缺损或症状缓解延迟的患者需要进行更频繁的监测（表52-2）。

表52-2　颅外硬膜外气肿

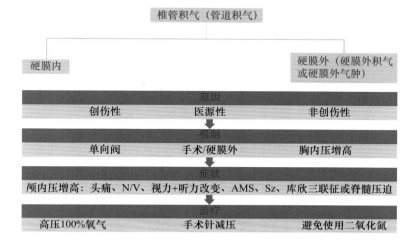

关键点

· 硬膜外气肿是指硬膜外腔有气体存在。硬膜外气肿也称为硬膜外积气或硬膜外椎管气肿。

· 硬膜外气肿的病因有医源性的、外伤性的和非外伤性的。

· 硬膜外气肿通常是无症状的；症状来自气体对椎管的压力作用。

· 硬膜外气肿可以通过观察、影像学监测、补充氧气、高压氧或急诊手术减压针来治疗，具体方法取决于症状的严重程度。

· 硬膜外气肿和硬膜后穿刺头痛分别由颅内高压和低压引起症状。这两种情况有许多共同的症状。

原书参考文献

[1] Newbold R, Wiener M, Volger J. Traumatic pneumorrhachis. Am J Roentgenol. 1987; 148: 615–6.

[2] Schirmer C, Heilman C. Pneumocephalus: case illustrations and review. Neurocrit Care. 2010; 13: 152–8.

[3] Oertel M, Reinges M. Pathogenesis, diagnosis and management of pneumorrhachis. Eur Spine J. 2006; 15 (5): S636–43.

[4] Cloran F, Bui-Mansfield LT. Extracranial epidural emphysema: pathway, aetiology, diagnosis and management. Br J Radiol. 2011; 84 (1002): 570–5.

[5] Ford LT, Gilula LA, Murphy WA, Gado M. Analysis of gas in vacuum lumbar disc. AJR Am J Roentgenol. 1977; 128: 1056–7.

[6] International Headache Society. Post-dural (post-lumbar) puncture headache. IHS classification ICHD-Ⅱ. 7. 2. 1. http://ihsclassification. org/en/02_classification/03_teil2/07. 02. 01_nonvascular. html. Accessed 1 Mar 2016.

[7] Overdiek N, Grisales D, Gravenstein D. Subdural air collection: a likely source of radicular pain after lumbar epidural. J Clin Anesth. 2001; 13: 392–7.